お悩み別 こころとからだを癒すレシピ

ハーブティーブレンド100

100 Herbal Tea Blend Recipes

しばた みか

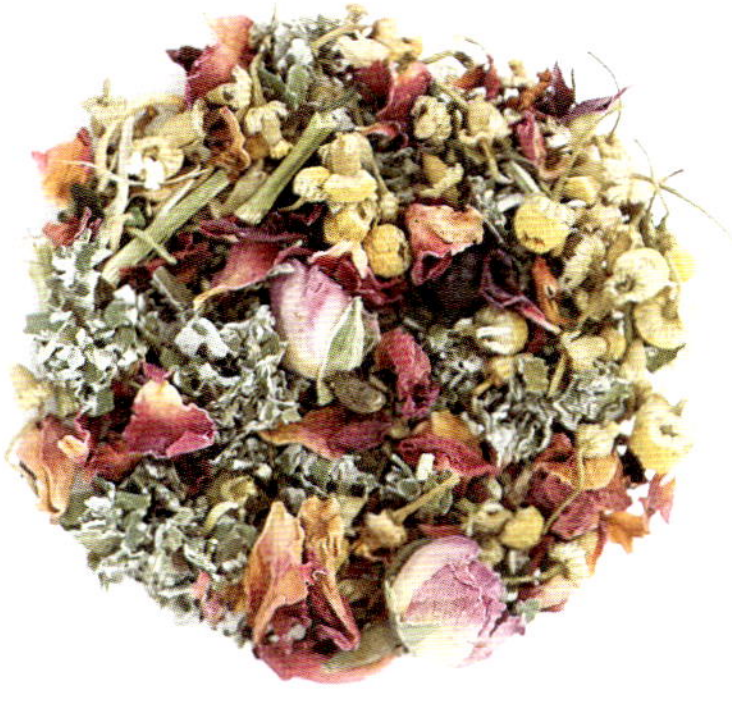

山と溪谷社

はじめに

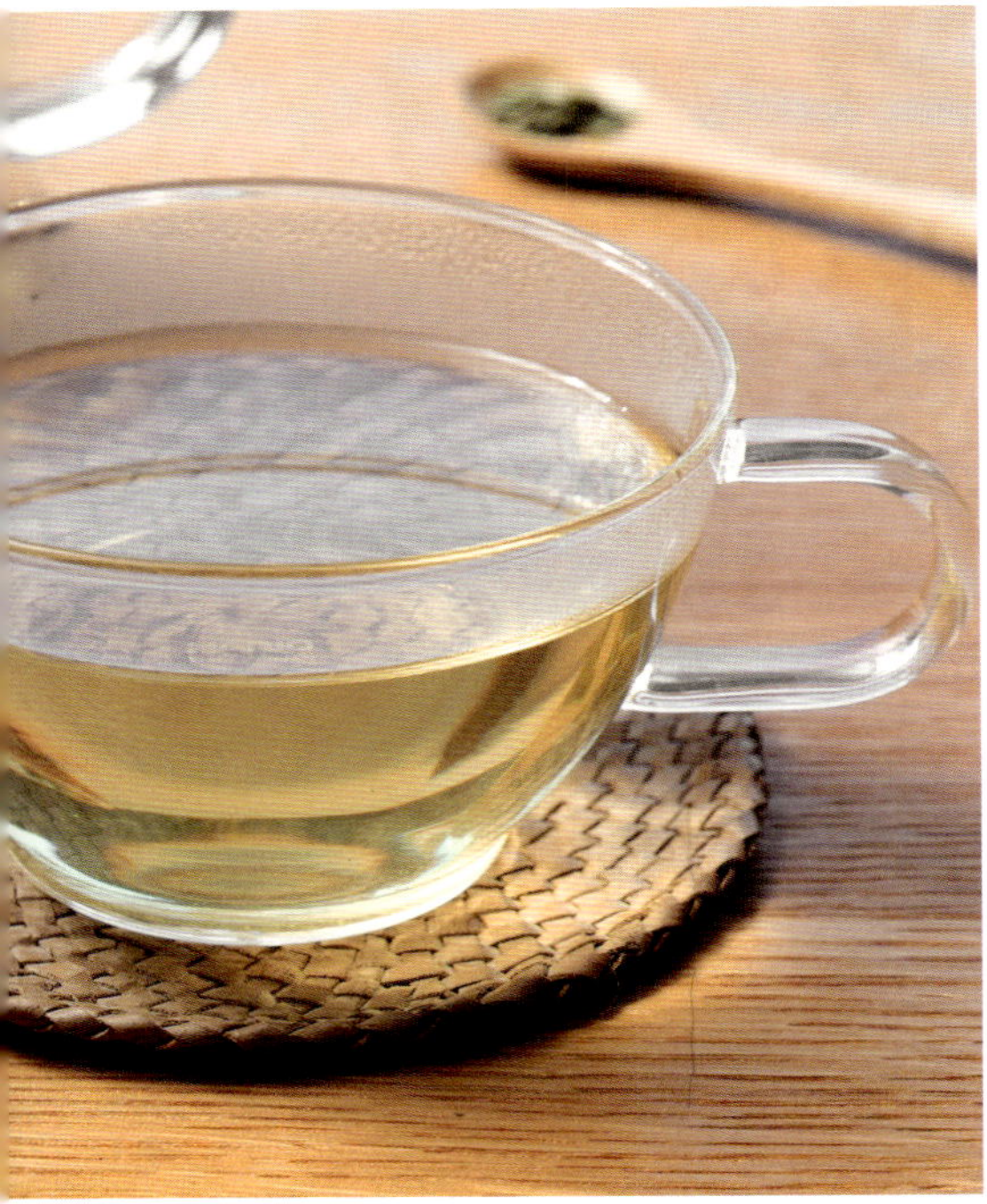

私は小さい頃からコミュニケーションをとるのが苦手で、人間関係にぎこちなさを感じてきました。

そのなかで、ありのままを受け入れてもらえる、かけがえのない存在である夫に出会い、楽にコミュニケーションができるようになっていったのです。

ハーブの道に進み始めたのは、そんな夫のうつがきっかけでした。薬を長期間服用する事で、心身ともに疲弊していく夫。夫の役に立ちたい一心で、どうしたらうつから脱出できるのか、家族としてなにをしたら良いのか模索を続けました。

しかし、山のように溢れる情報を試しては挫折する事を繰り返すうちに、私自身も疲れてきてしまいました。

そんなときに出会ったのが、カップ一杯のハーブティーです。

「ハーブティー淹れようか」

夫と一緒に飲んでいたときの何気ない会話から、「これだ！」と確信しました。なにも考えなく

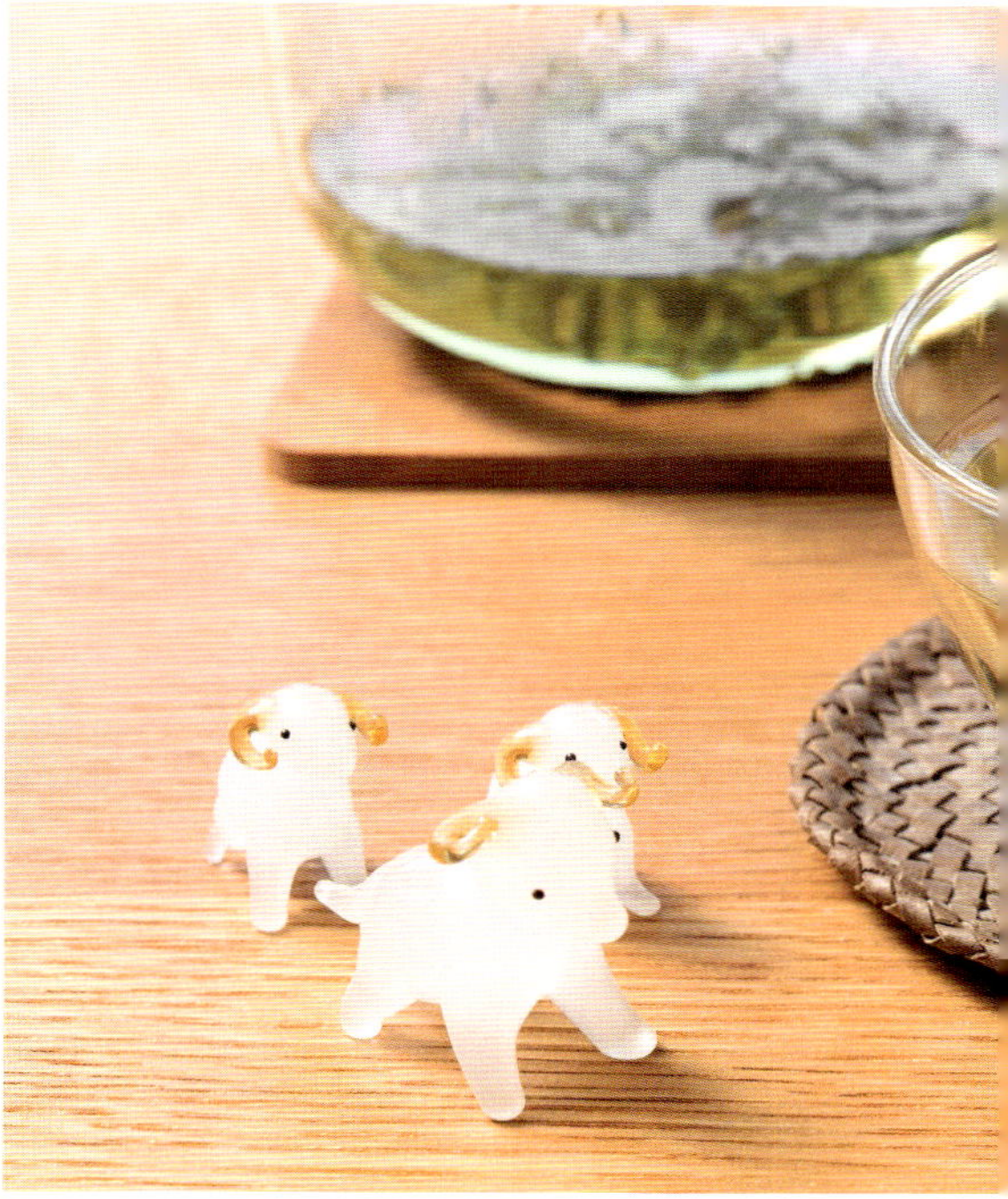

ても、頑張らなくても良いのです。
自然療法・自然治癒力からメディカルハーブにたどりついた私は、ハーブティーがこころとからだを癒し、夫とのコミュニケーションを再び築いていってくれた事を実感しました。

現在、私は、現代ストレス社会に生きている多くの人たちにハーブの力を伝える活動をしています。「美味しいから飲みたい！」と思ってもらえるハーブティーだったら、心身にも、より効果があると思うのです。

この本では、毎日のお困り事を助けるブレンドハーブレシピを１００種類紹介しています。あなたのお悩みにもきっと応えられると思います。

なるべく薬に頼らないで、毎日の暮らしをたのしみたい、感情を良い状態に保ちたい、コミュニケーションに役立てたい。そう願っている人に、ハーブティーを使って本来の笑顔を取り戻してもらえたら幸いです。

目次

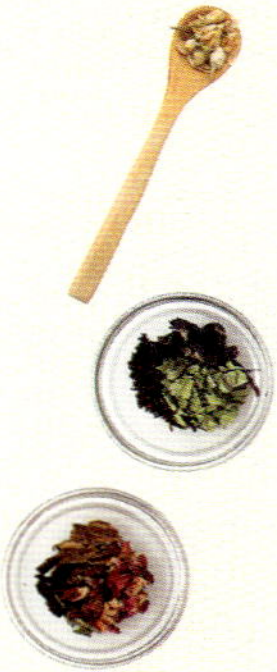

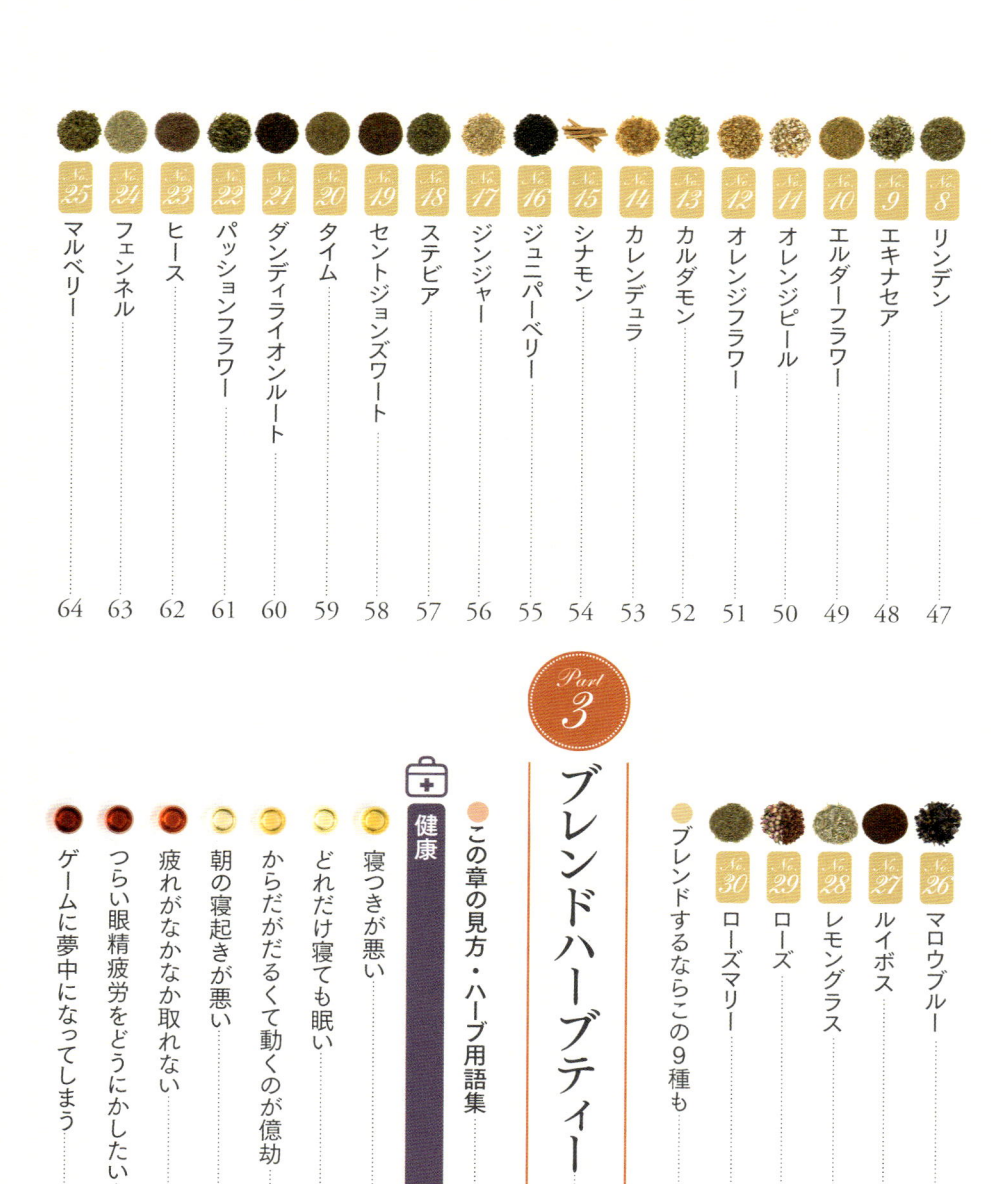

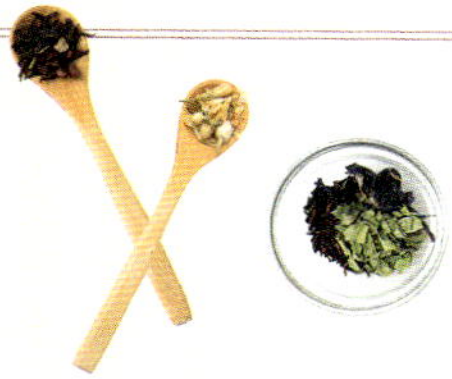

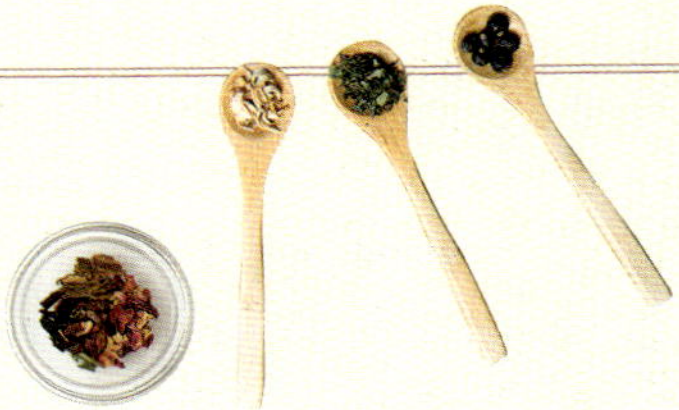

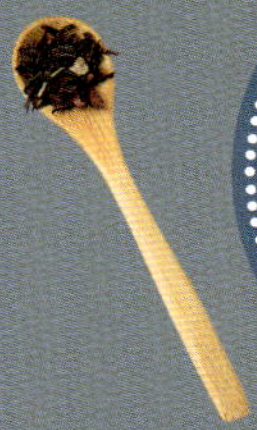

Part 1

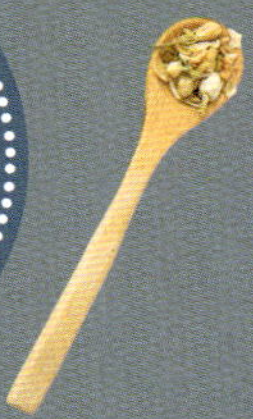

ハーブティーの基礎知識

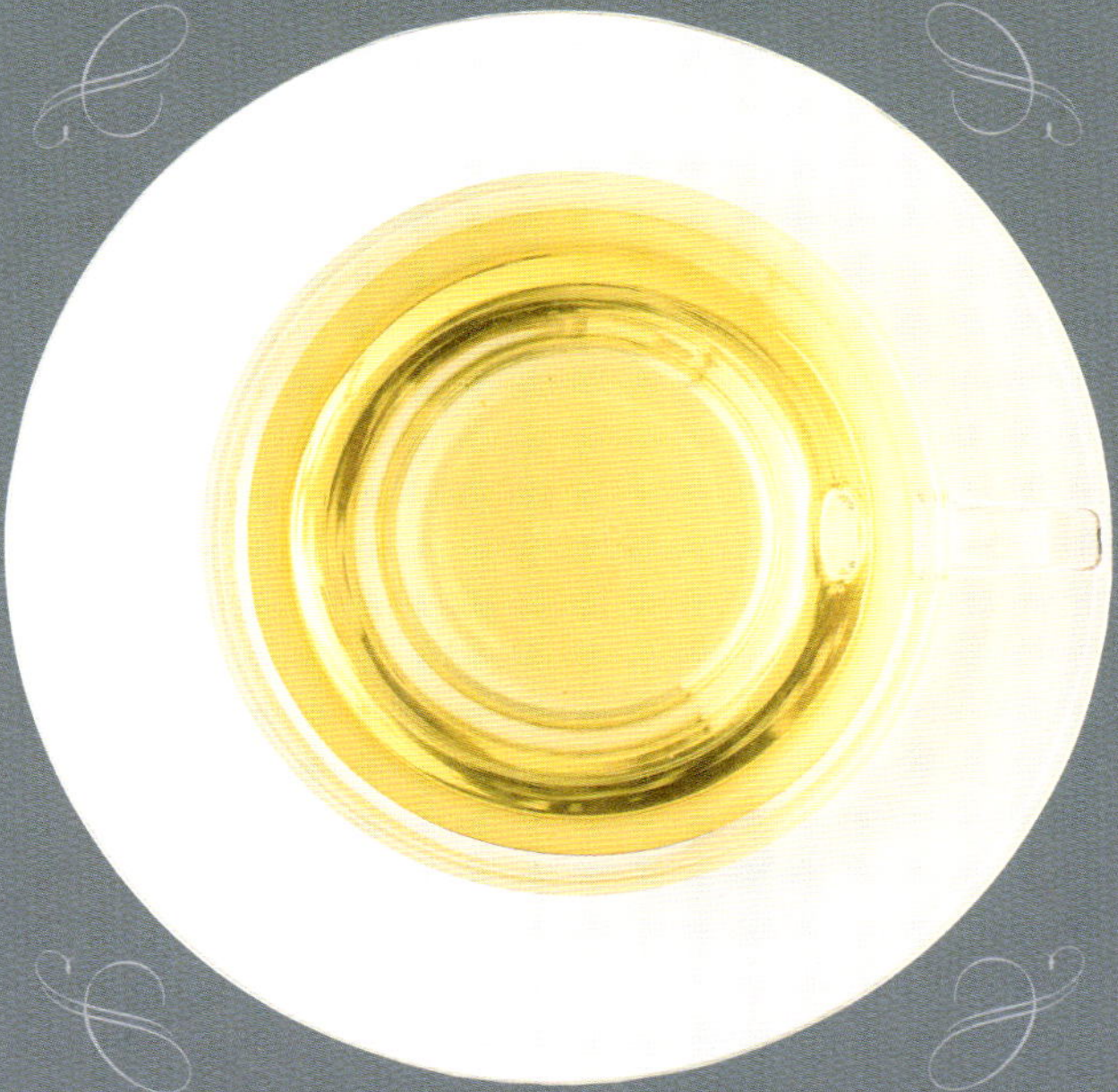

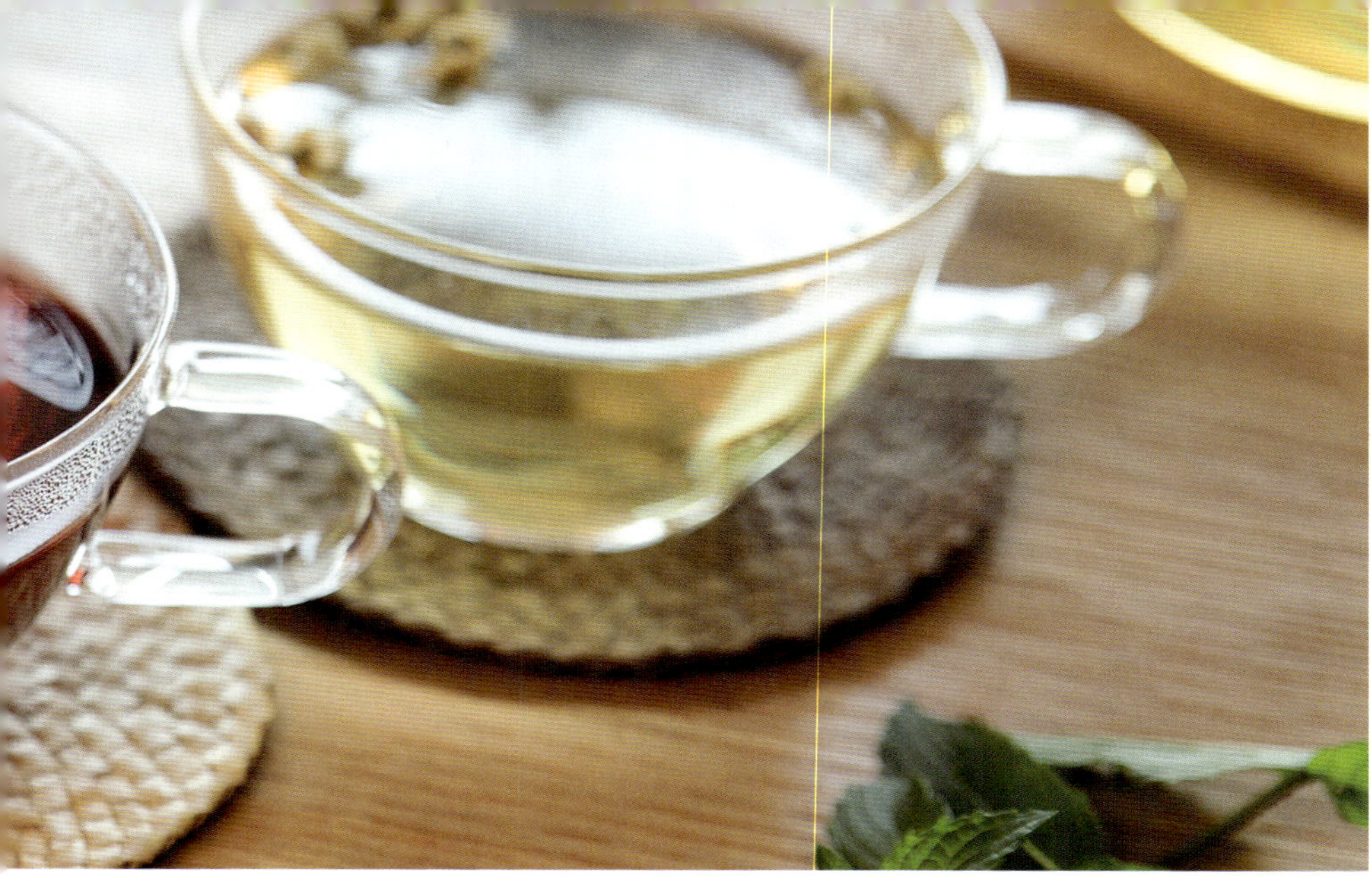

五感でリラックス
ハーブのひみつ

〝生活に役立つ、香りのある植物〟として知られるハーブ。

ハーブには、ポリフェノールやカロテノイドなど、こころとからだにさまざまな働きをしてくれるフィトケミカルという成分が含まれています。フィトケミカルには、私たちが日常生活を送るうえで嬉しい効果があります。①血圧のコントロール ②ストレスや神経の高ぶりを和らげる ③細胞の成長や代謝を上げる ④免疫細胞を増やして活性化させる ⑤ホルモンの分泌を助ける ⑥消化酵素の分泌を促進し、コレステロールの吸収を阻害する……など、ざっと挙げただけでも、さまざまな効能がある植物と分かります。最近では、強い抗酸化作用がある事でも注目を集めています。薬草として親しまれてきた事も頷けますよね。

ハーブをお湯で抽出した飲み物を、日本では「ハーブティー」と呼んでいます。ハーブティーを

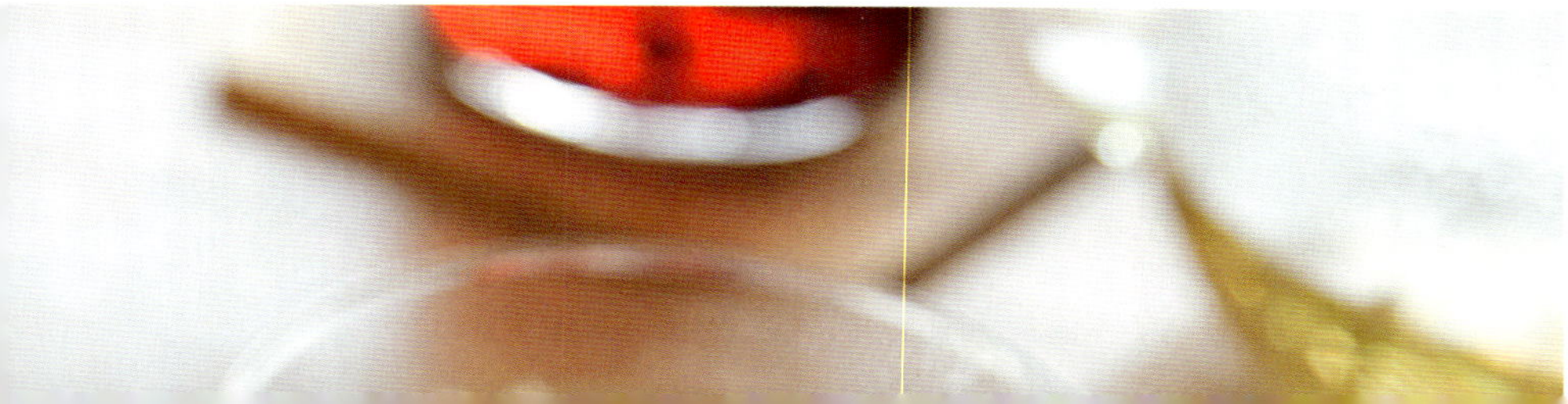

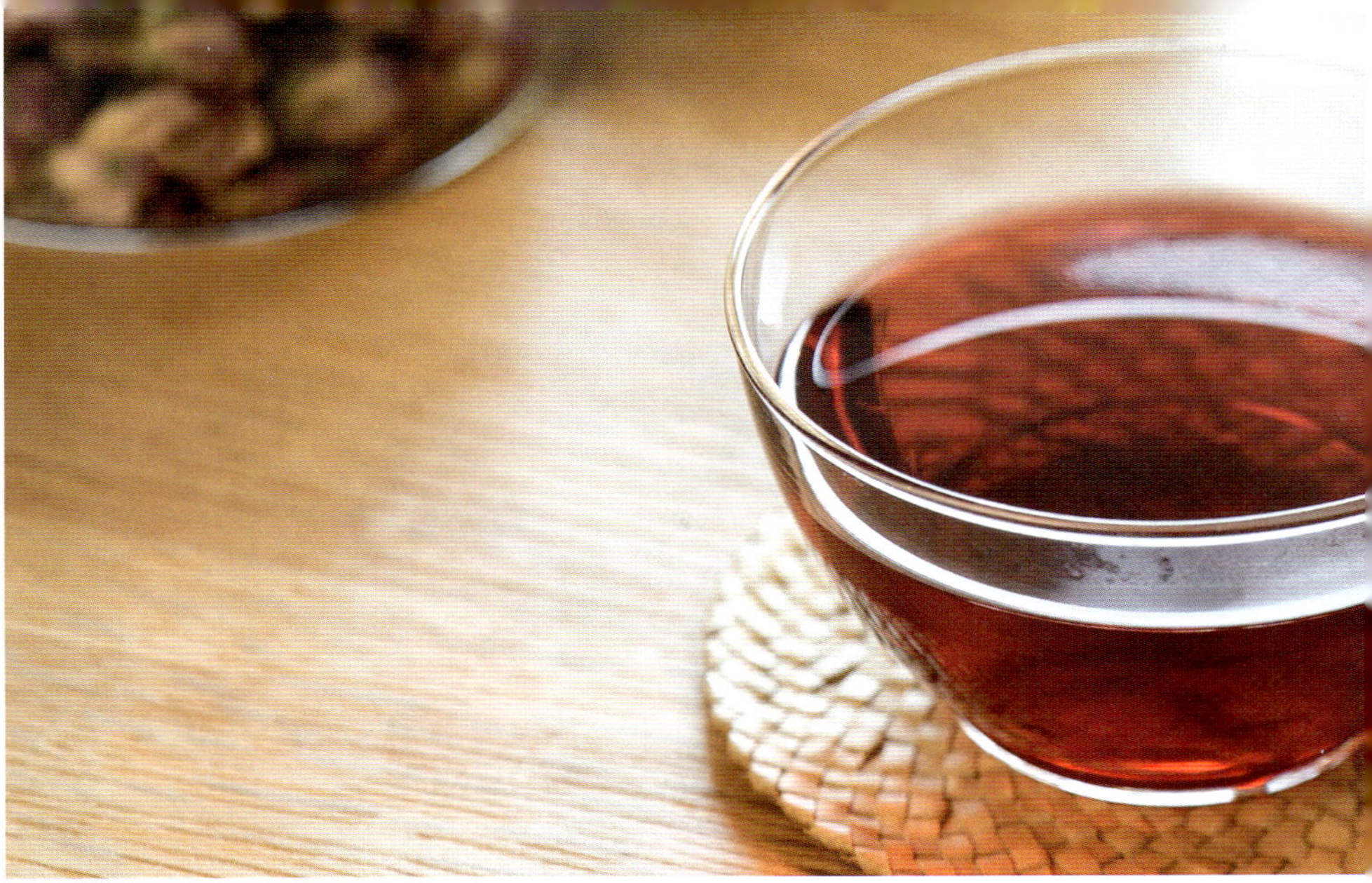

淹れて飲むという行為は、からだに良いものを摂取する以外にも、〝そっと五感を使う〟という大きな意味があります。

〈視覚〉
ポットで蒸らしていると、徐々に濃くなっていく水色《すいしょく》から、自然の色や形を感じる

〈触覚・聴覚〉
ドライハーブをかき混ぜる時の音、スプーンですくって左手を添えるときの感触、そしてポットにお湯を注ぐときの音をたのしむ

〈嗅覚〉
蒸らし時間が経って、蓋を開けたときに広がるたっぷりの香りを吸い込む

〈味覚〉
カップに注いだときの香りに包まれながら、自然の味をゆっくり味わう

ポットで蒸す3～5分の間ぼーっとリラックスするのが、ストレスを溜め込まないコツです。

ハーブティーについて、少し理解していただけたでしょうか。健康を維持するために、ハーブティーを生活に取り入れてみませんか？

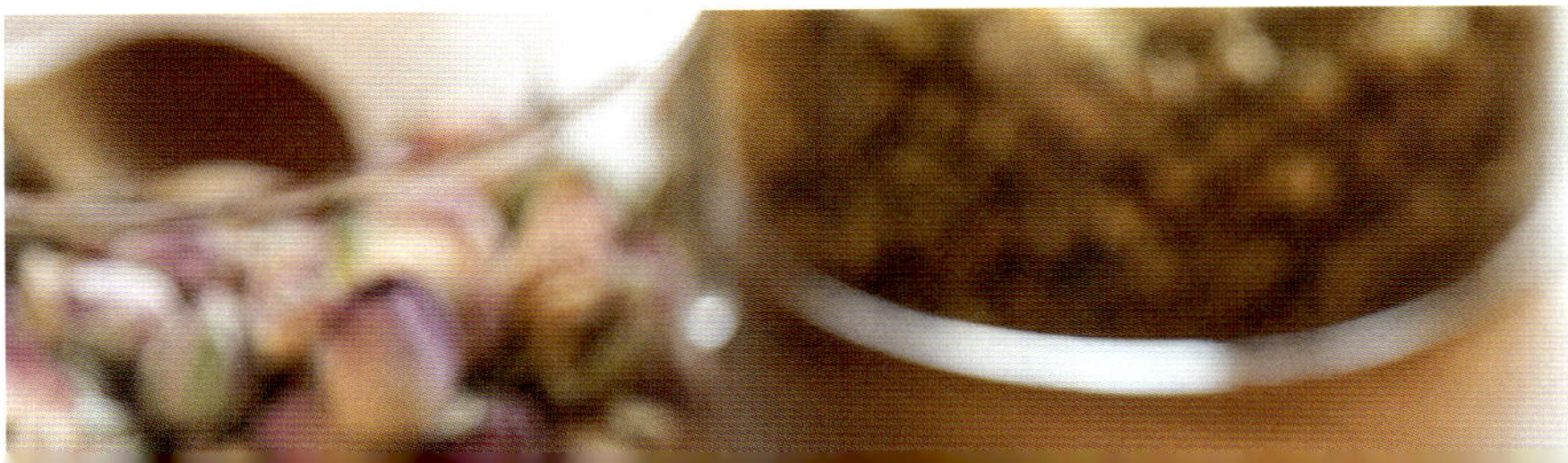

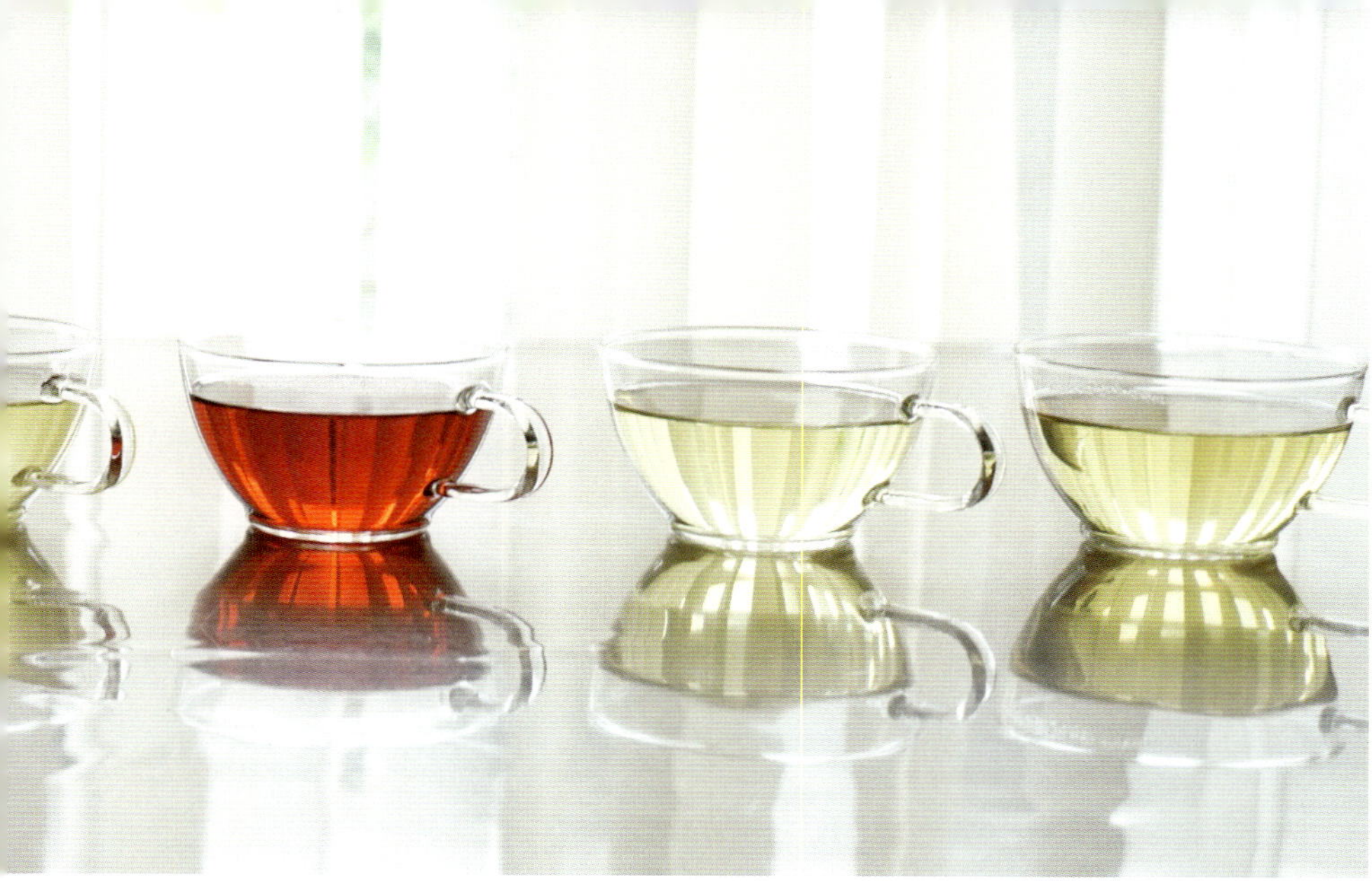

人々を癒し続けるハーブヒストリー

ハーブには、長く人々と歩んできた歴史があります。

中世では、キリスト教がハーブの歴史に大きな影響を及ぼしました。この時代は、一部の修道院を除いてすべての〝癒し〟が禁止されていたのです。しかし、禁止の対象外であった修道院では薬草園が作られ、薬草酒が盛んに製造されるなど、ハーブを使用した病気やけがの治療が行なわれていました。それほどハーブの治癒力は認められていたのでしょう。

東洋では、一種類の茶の木から数百とも言われる数の加工法を編み出し、緑茶や紅茶、ウーロン茶など、いろいろな種類の茶を作り出しました。美味しさを追求するなかで、それが政治的な力を持つ事もあれば、おもてなしのこころを示す行為にもなりました。

一方西洋では、何百という種類の薬草がある

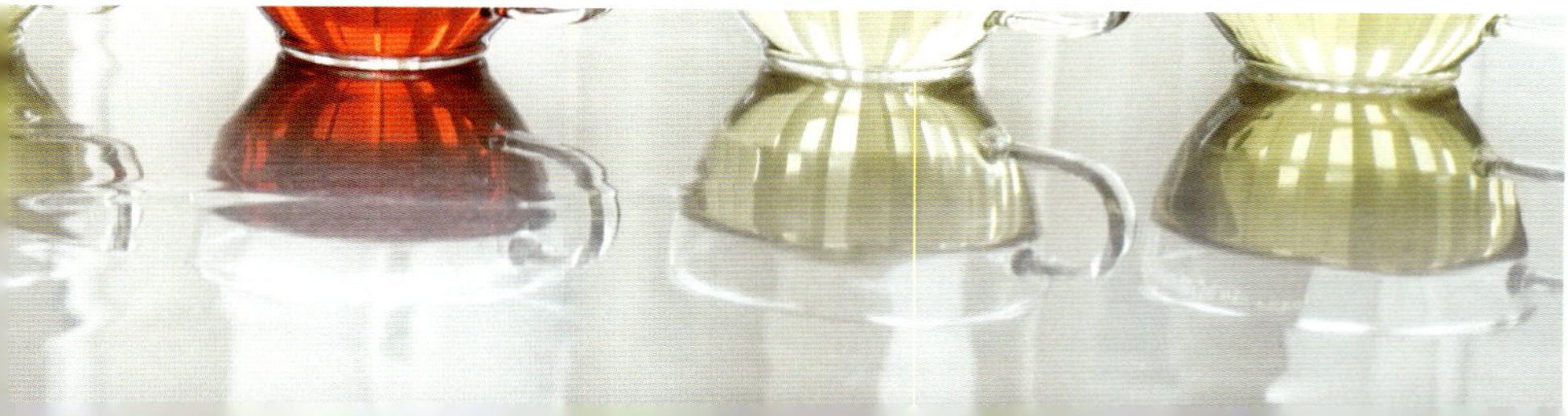

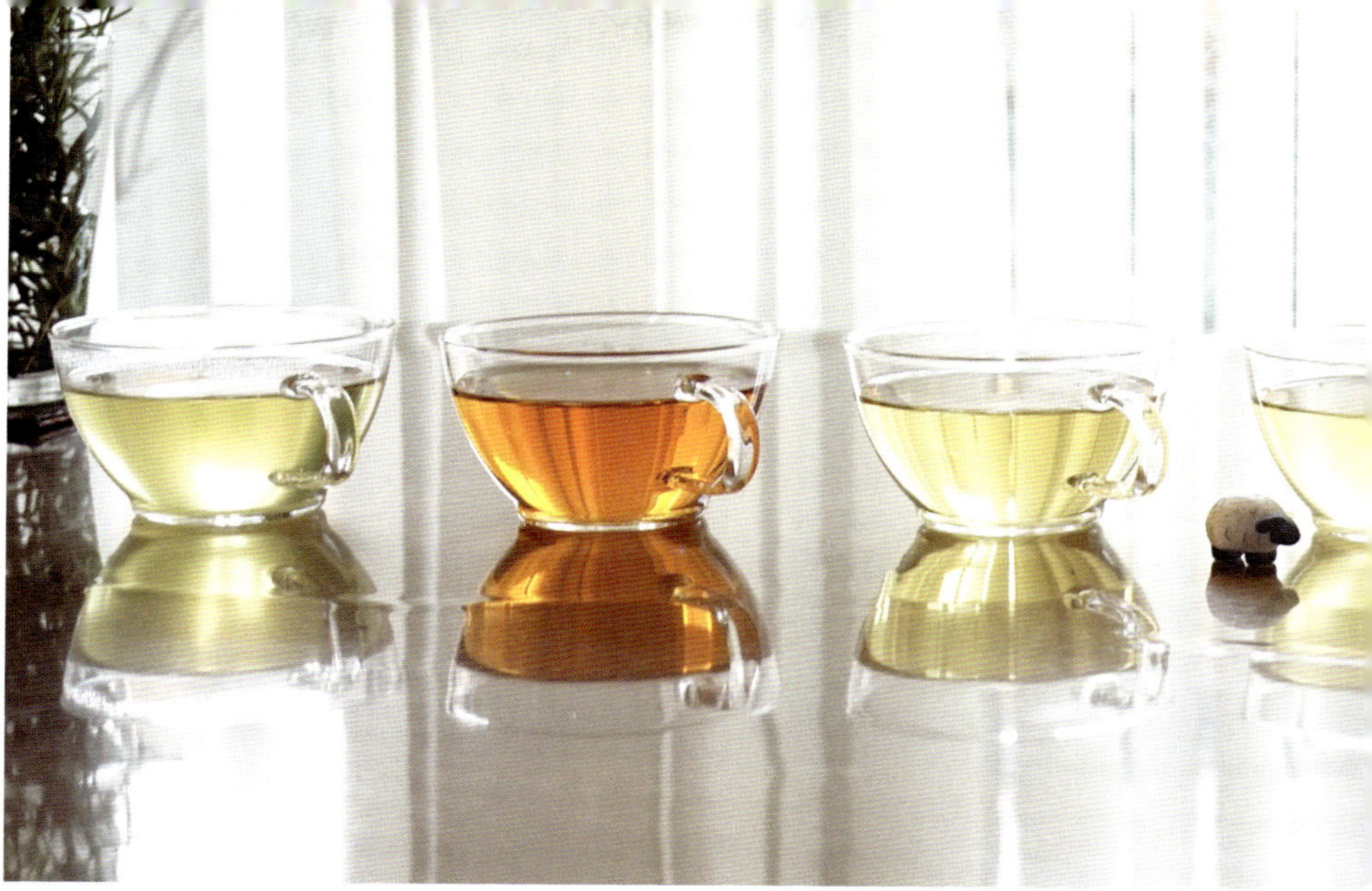

にも関わらず、一種類のハーブに対してほぼ一種類の加工法しかありません。フレッシュハーブとしてそのまま使用するか、乾燥させてドライハーブにするしかないのです。西洋においてハーブは、医薬品の域に達していたというエビデンス（医学的な研究に基づく根拠）があります。

〝からだにどんな作用があるか〟のみを追求した結果、美味しさは重視されなかったのだとすると、東洋のお茶の捉え方との対比が興味深く感じられますよね。

20世紀に発見された抗生物質は、即効性があり、多くの病気の治療薬として使われています。しかし、長期間の使用や、副作用が不安な人もいるのではないでしょうか？

こころの病や生活習慣病が問題視されるなかで再び見直されているのが、こころとからだを調和してくれる植物療法（フィトセラピー）です。ハーブは、副作用の心配もなく、〝ちょうど良い〟状態にしてくれます。「少しいつもと違うな」と感じたら、症状に合わせて〝緑のくすり〟ハーブも選択肢に加えてみませんか？

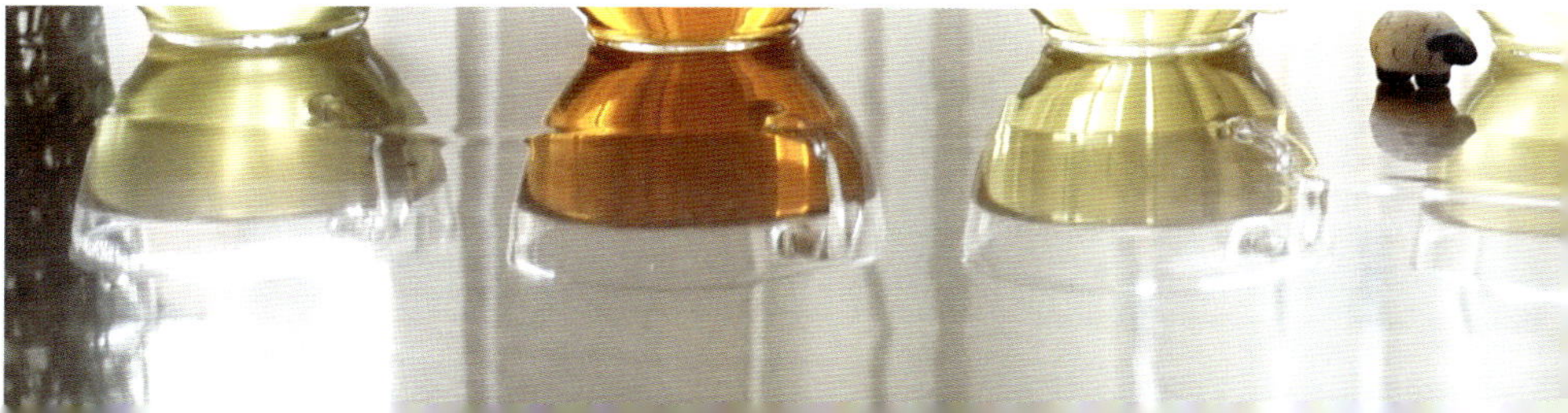

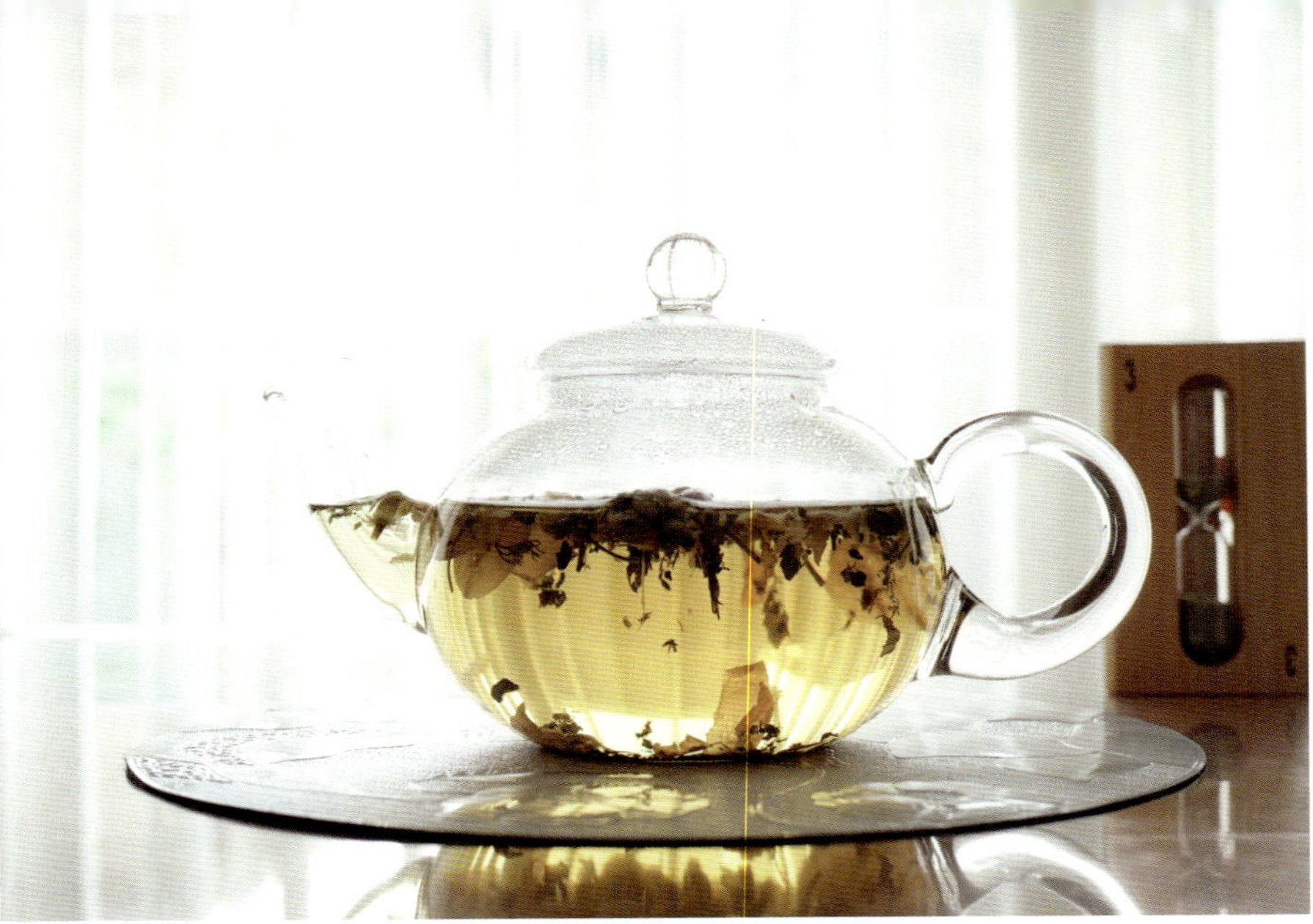

コーヒー、茶類、そしてハーブ

世界中で愛されているコーヒーやお茶。コーヒーは、コーヒーの木から採れる種を焙煎して作ります。茶類は、カメリア・シネンシスというツバキ科の葉を加工したもので、緑茶、ウーロン茶、紅茶などに分類されます。つまり、私たちの手元に届くまでに、さまざまな人の労力と技術が使われて、一番美味しい状態に完成されているのです。

一方ハーブは、ほかの二つとは大きく異なり、植物をそのまま使うか、保存のために水分を蒸発させて乾燥させただけのもの。ずっと同じ手法で使い続けられてきているのです。

薬がなかった時代、ハーブは薬草として使用されていました。お母さんに「からだに良いから」と言われ、いやいや飲んでいたんだろうな……と想像できます。ハーブは、私たちの手元に届いて初めて、それぞれの物語が始まるのですね。

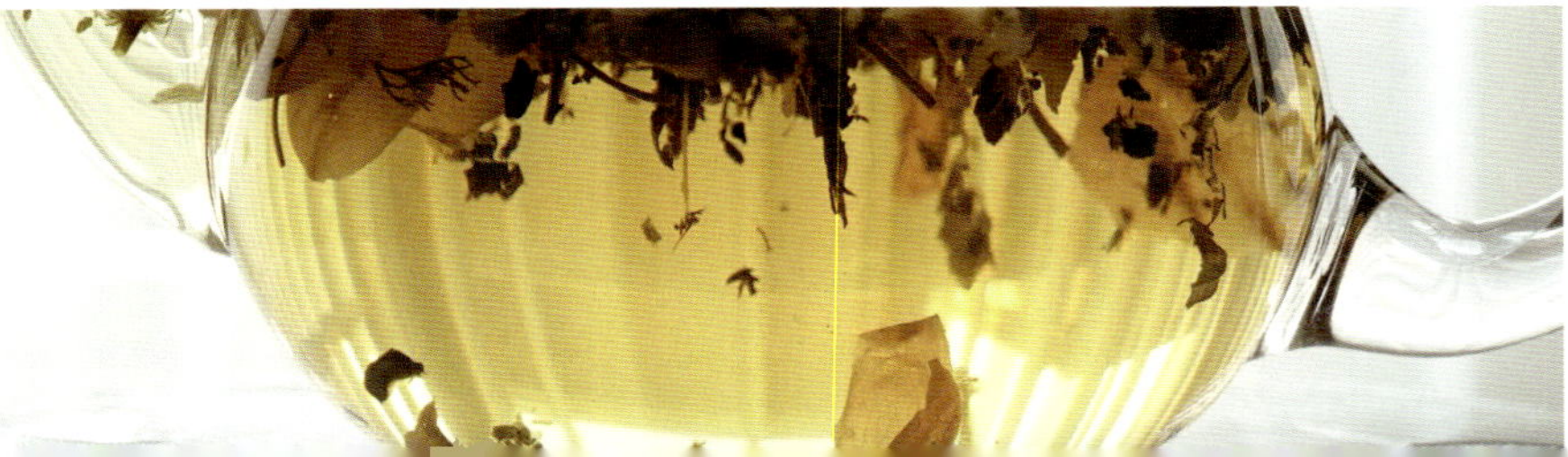

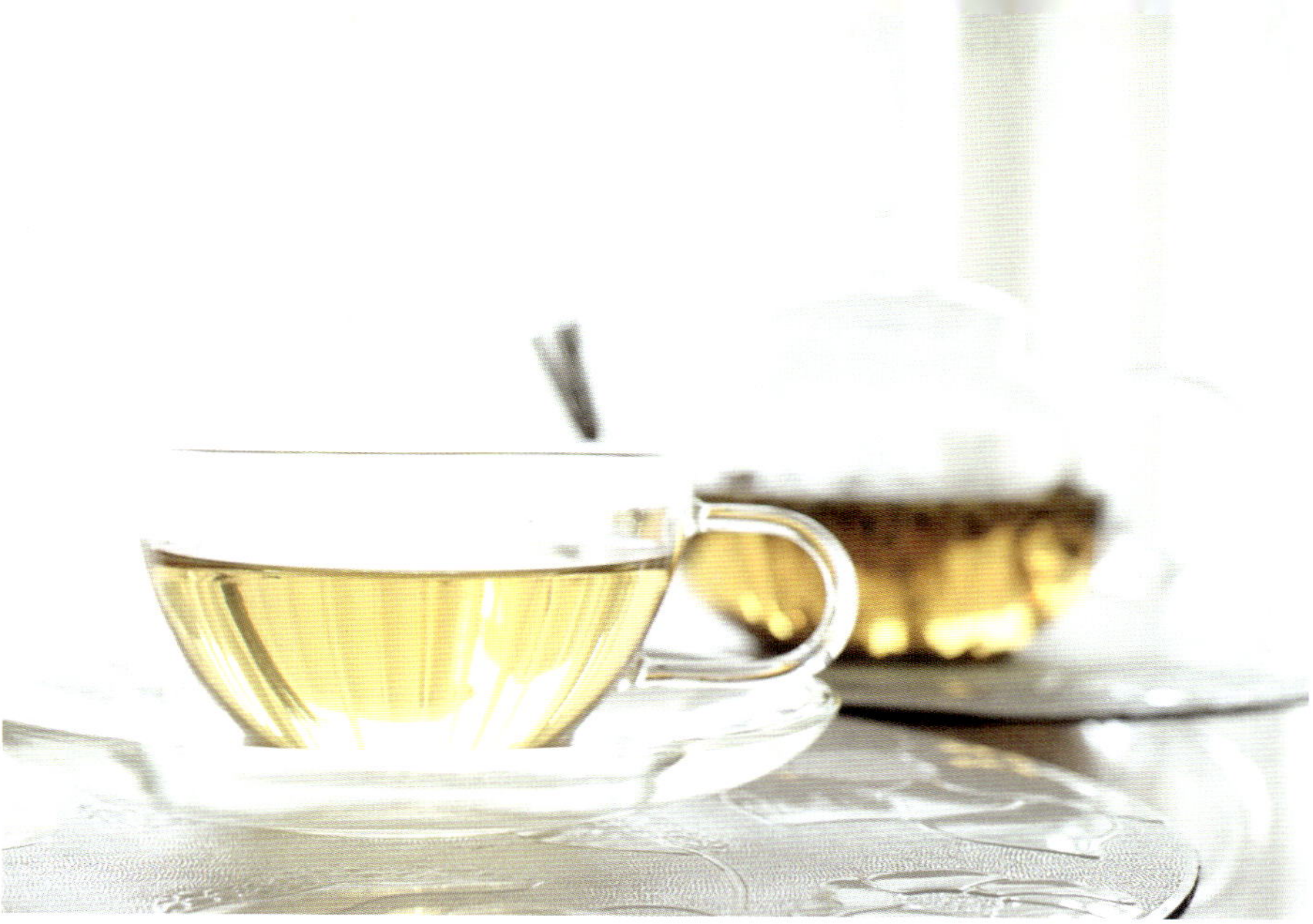

ハーブティーのペアリング

フードペアリング、マリアージュという言葉をご存知ですか？　紅茶やワインと相性が良いお菓子や、料理の組み合わせの事を指します。

同様に、ハーブティーにもペアリングがあります。特にオススメしているのが次の組み合わせです。

- ネトル×海苔を使ったおにぎり
- ハイビスカス／ローズヒップ×ビネガーや酸味のあるフルーツを使った料理
- ラズベリーリーフ／ローズ×バターをたっぷり使ったお菓子
- マルベリー／ジャスミン×甘い和菓子
- シナモン／ジンジャー／ペパーミント／ダンディライオンルート×チョコレート菓子

ハーブティーを「名脇役」と考えるのがみかまる流。口のなかで調和するものもあれば、お互いの味をそれぞれ引き立てるものもあります。

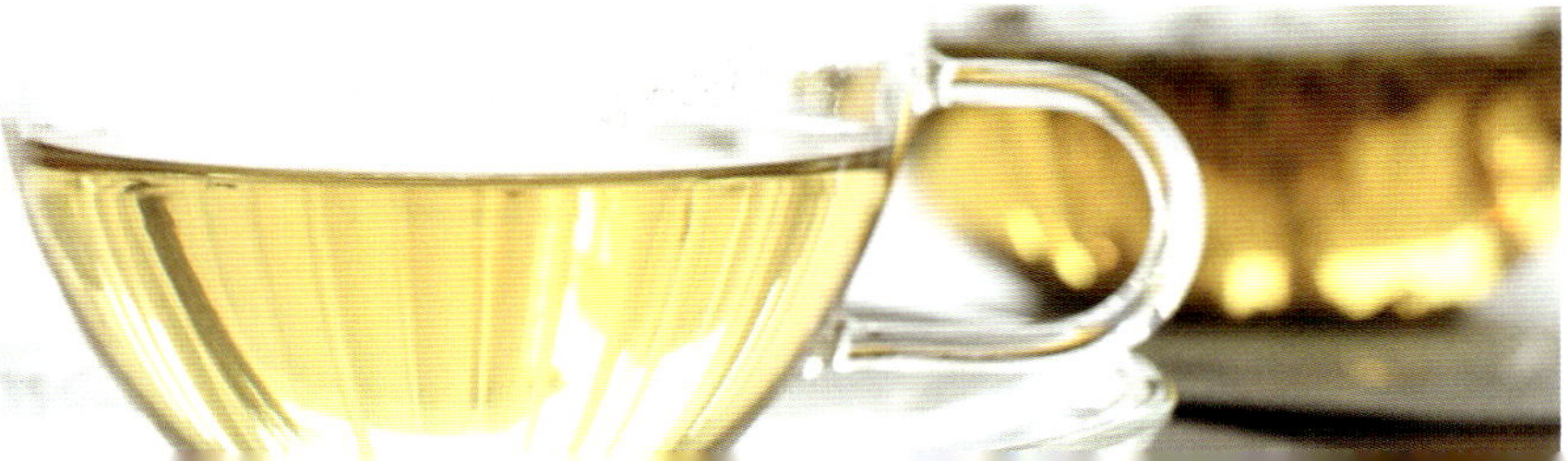

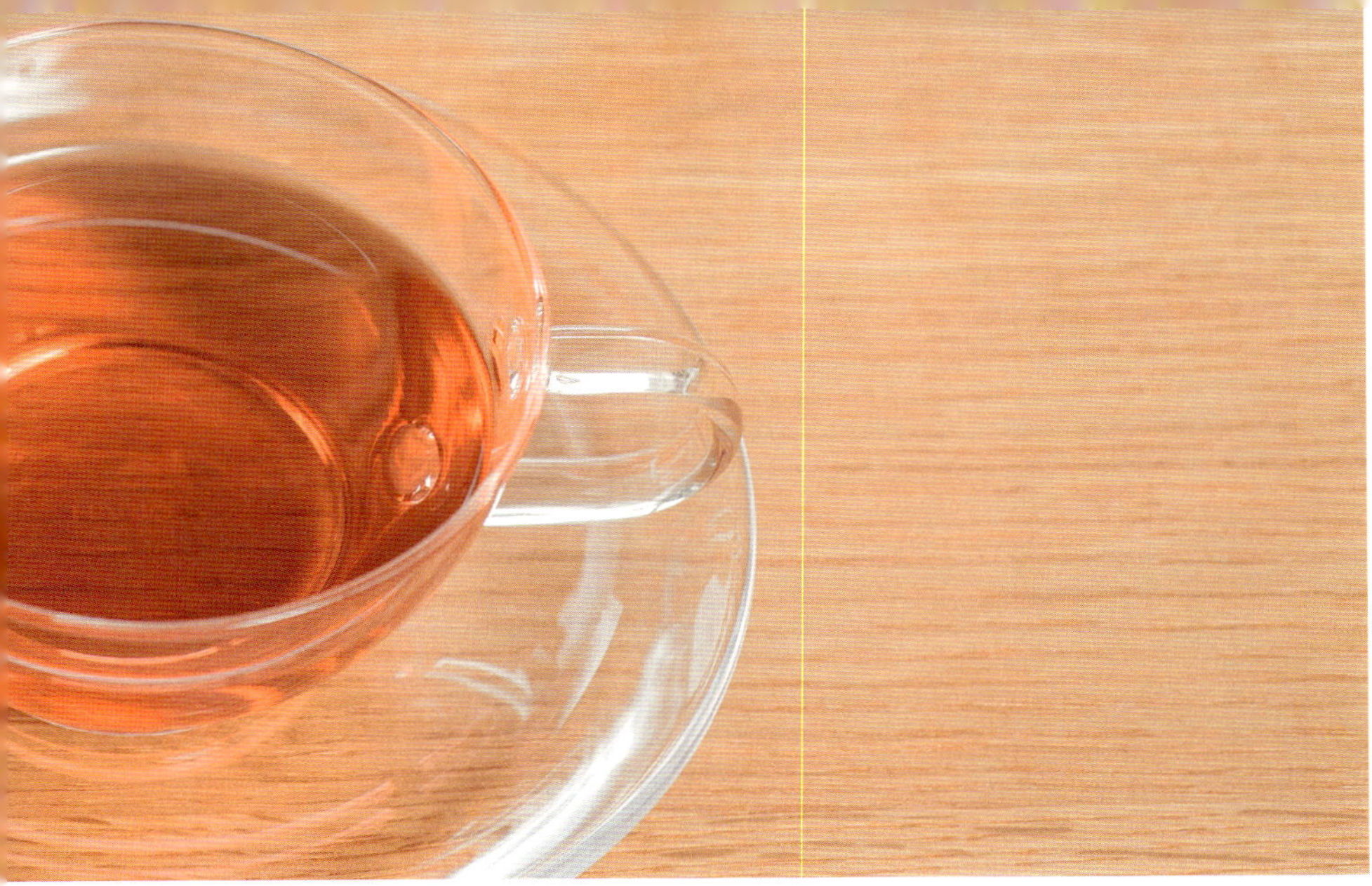

ブレンドで広がるハーブティーの世界

ハーブティーを美味しく飲むためには、ブレンドやアレンジが大いに役立ちます。それによって、単に効能だけに留まらず、味や香り、色などもたのしめるようになるのです。

特にブレンドは、二種類以上のハーブを合わせる事で相乗効果も期待できるので、一石二鳥なんですよ。

例えば紅茶は、ティーブレンダーのプロの技によって、最高に美味しい紅茶に仕上がっています。そのため、家庭でブレンドするという事はほぼありません。

一方ハーブは、数種類をストックし、家庭でブレンドする事により、そのときどきにほしい効能、ほしい味や、香りの風味を取り入れられるのです。

ハーブのブレンドについては、これまで本で読んだ事があったり、販売されているのを見たり、購入した事がある人も多いでしょう。ただ、「難し

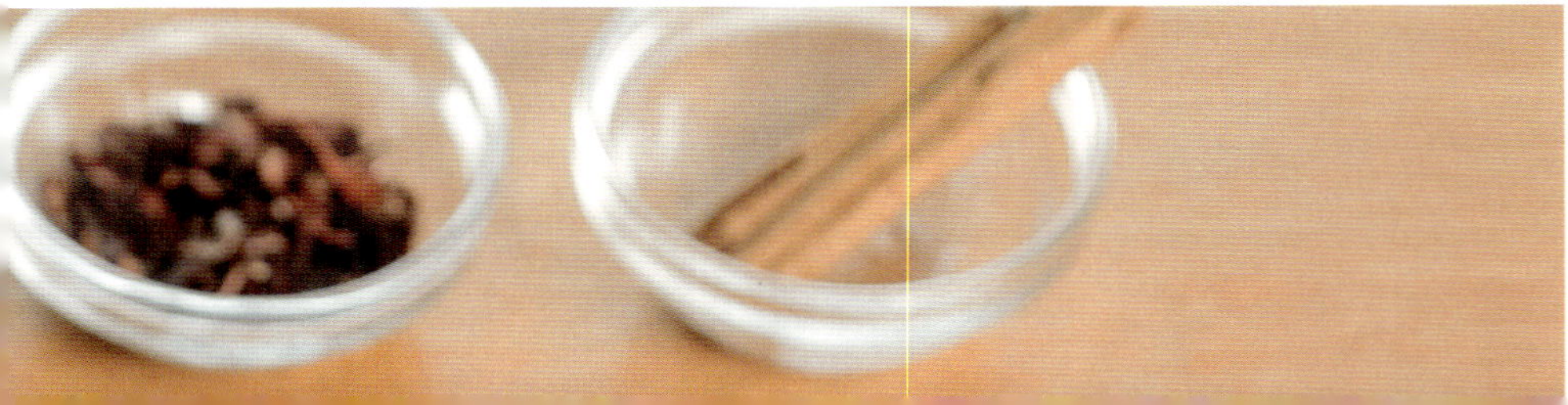

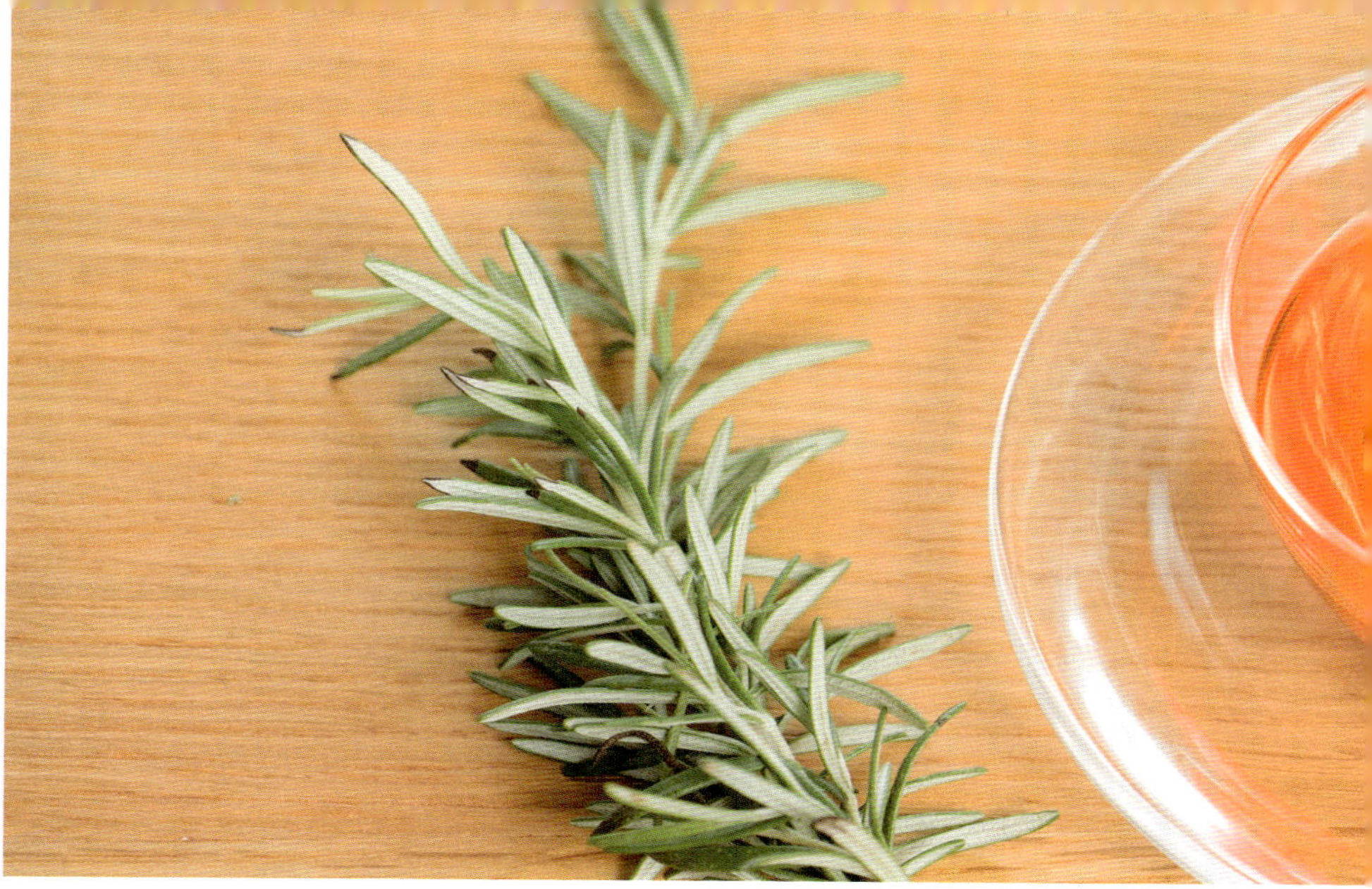

そう」「自分にはできなさそう」と感じている人もいるのではないでしょうか？
実は、ハーブをブレンドする事は、レシピさえあればとても簡単。たくさんのハーブを揃える必要もなければ、豊富な知識が必須という事もないのです。それでいて、いくつかのハーブをブレンドするだけで、料理するよりもずっと簡単に、ありとあらゆるお困り事に対応するレシピをたのしめるのです！
からだの調子や、天候、シーンによってハーブを自由にブレンドできれば、今よりもっとあなたの世界が広がると思いませんか？
簡単で、美味しく、健康に良いハーブは、シングルハーブティーとして飲んでも、もちろん魅力的。ですが、ブレンドする事で何倍にも広がる魅力をたくさんご紹介していきます。

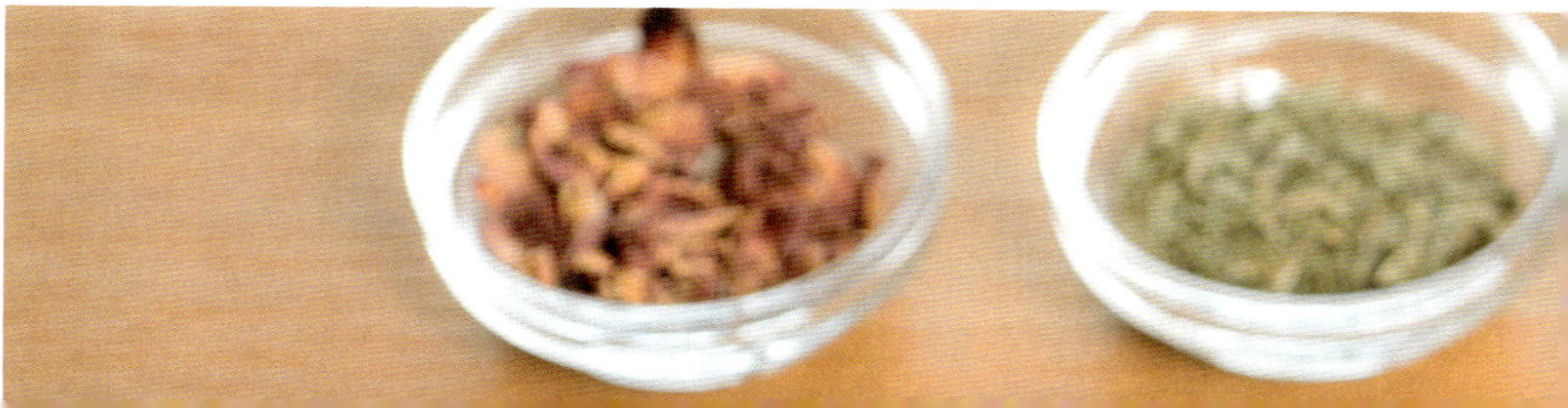

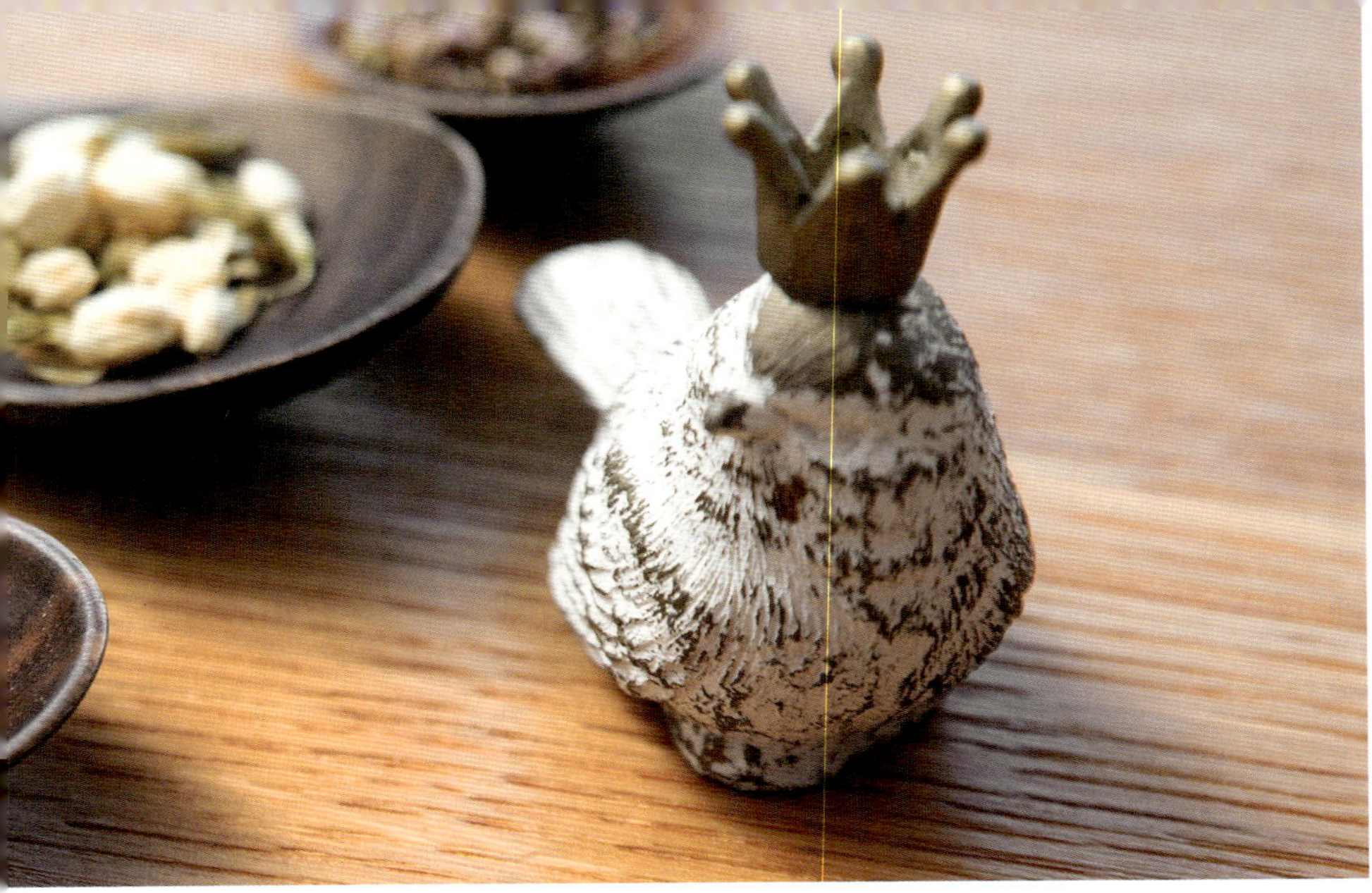

みかまる流メソッド

―ターゲット〜分量の比率―

ハーブティーは、理科の実験に似ています。ブレンドする事で症状や気分が改善され、美味しさもアップする相乗効果が期待できるのです。とはいえ、なんだか難しそうなイメージを持つ人もいるのではないでしょうか？　ここでは、〝みかまる流〟のブレンドメソッドをご紹介します。

最初のブレンドは、自分のために作ってみるのが良いでしょう。まずは直感で、どんな味や色のものを作りたいかをざっくりイメージします。例えば、花の香りがする甘く優しい感じ、色が鮮やかで元気が出る感じ、スパイシーでシャキッとする感じ……といったイメージです。

同時に、今の状態を把握してどうなりたいかテーマを決めます。例えば、元気が出て前向きになる、質の良い睡眠をとってスッキリ起きられるなどがありますね。最初にテーマを決める事で、ブレンドの方向をしっかりと決められます。

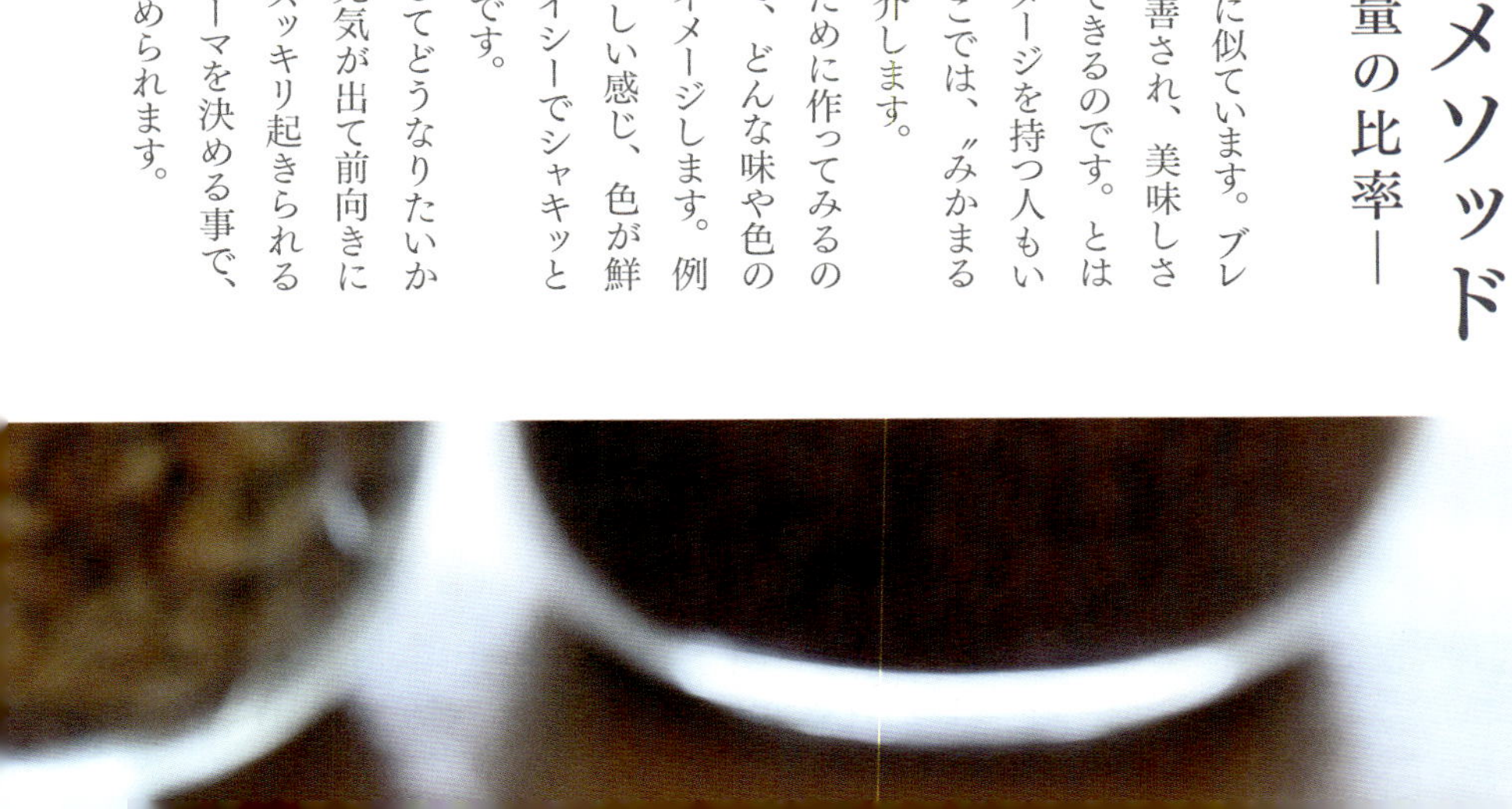

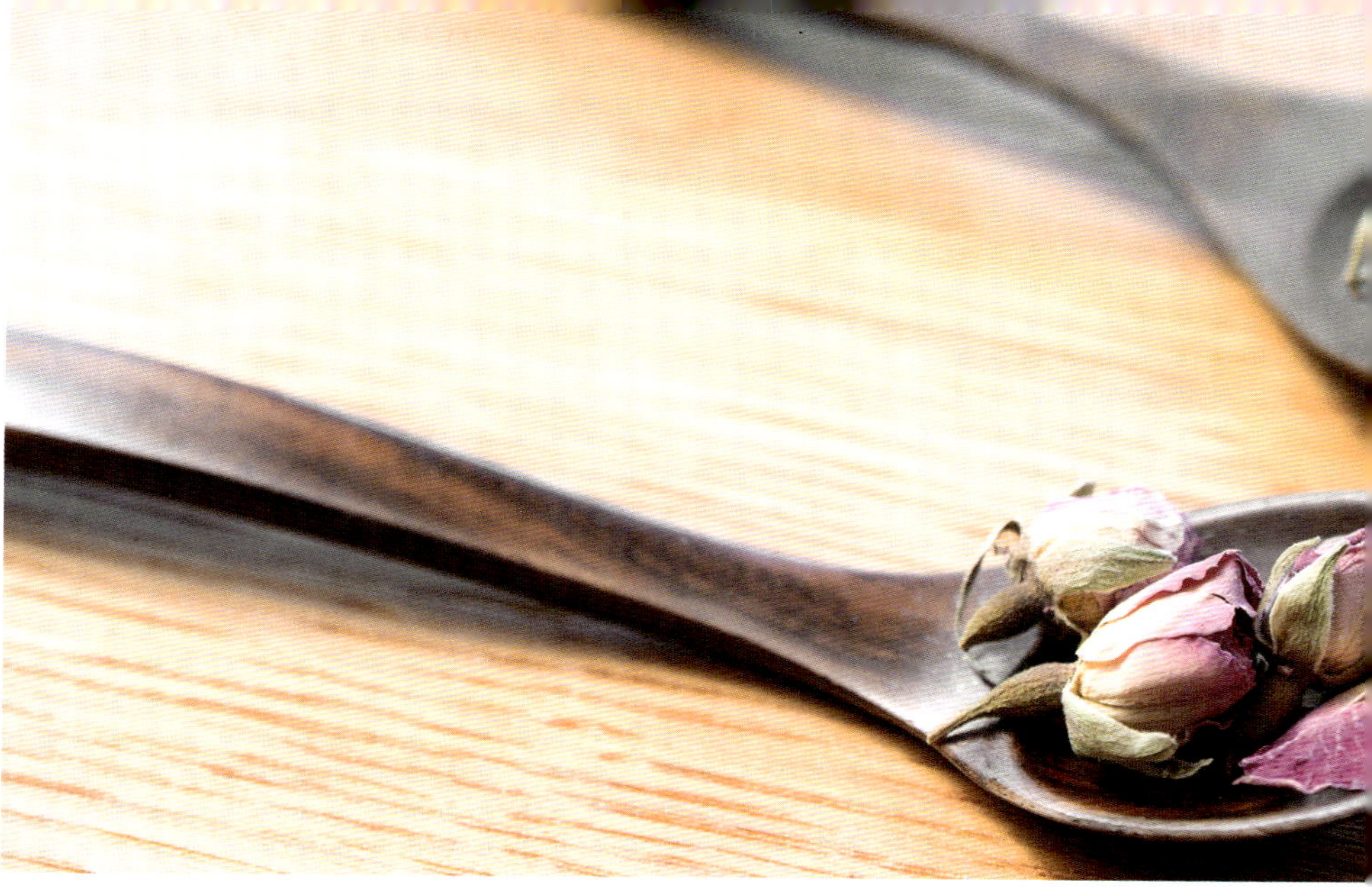

ここで、いよいよハーブを選んでいきます。まずは、あなたのとっておきを一つ選んでみましょう（P.36参照）。そのハーブは、あなたのブレンドレシピの中心となるハーブです。（もちろん、いつでも変更して良いので、考えすぎないでくださいね）

ブレンドに使用するのは、多くても六種類までにするのがみかまる流。あまりに多すぎると、香味や効能がぼやけてしまいます。

メインのハーブを選んだら、色や味を想定しながらブレンドの分量を検討していきます。おおよそ一杯分は、ぎっしりとつまった感じのものだと、こんもり小さじ1杯（5cc）程度、花のようにふんわりしたものだと、大さじ1（15cc）以上が標準の量になります。

みかまる流だと、表のブレンド比率をよく使用しています。

ブレンドハーブの比率を変えると味に違いが出るので、興味がある人はやってみてくださいね。

〈基本の比率〉	5：5
〈バランスの比率〉	6：3：1
〈調和の比率〉	7：3
〈アクセントの比率〉	5：3：1.5：0.5

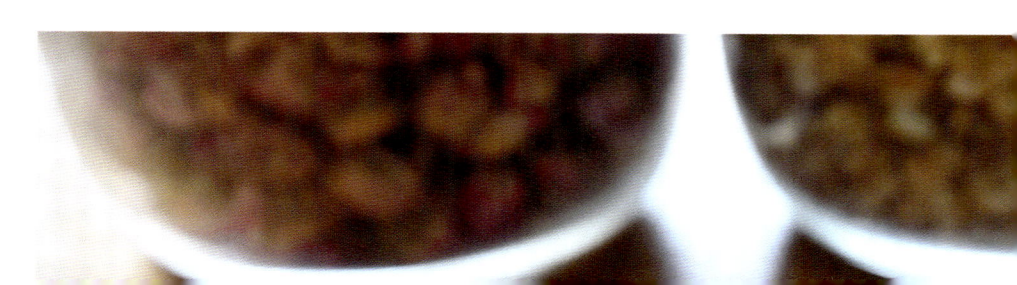

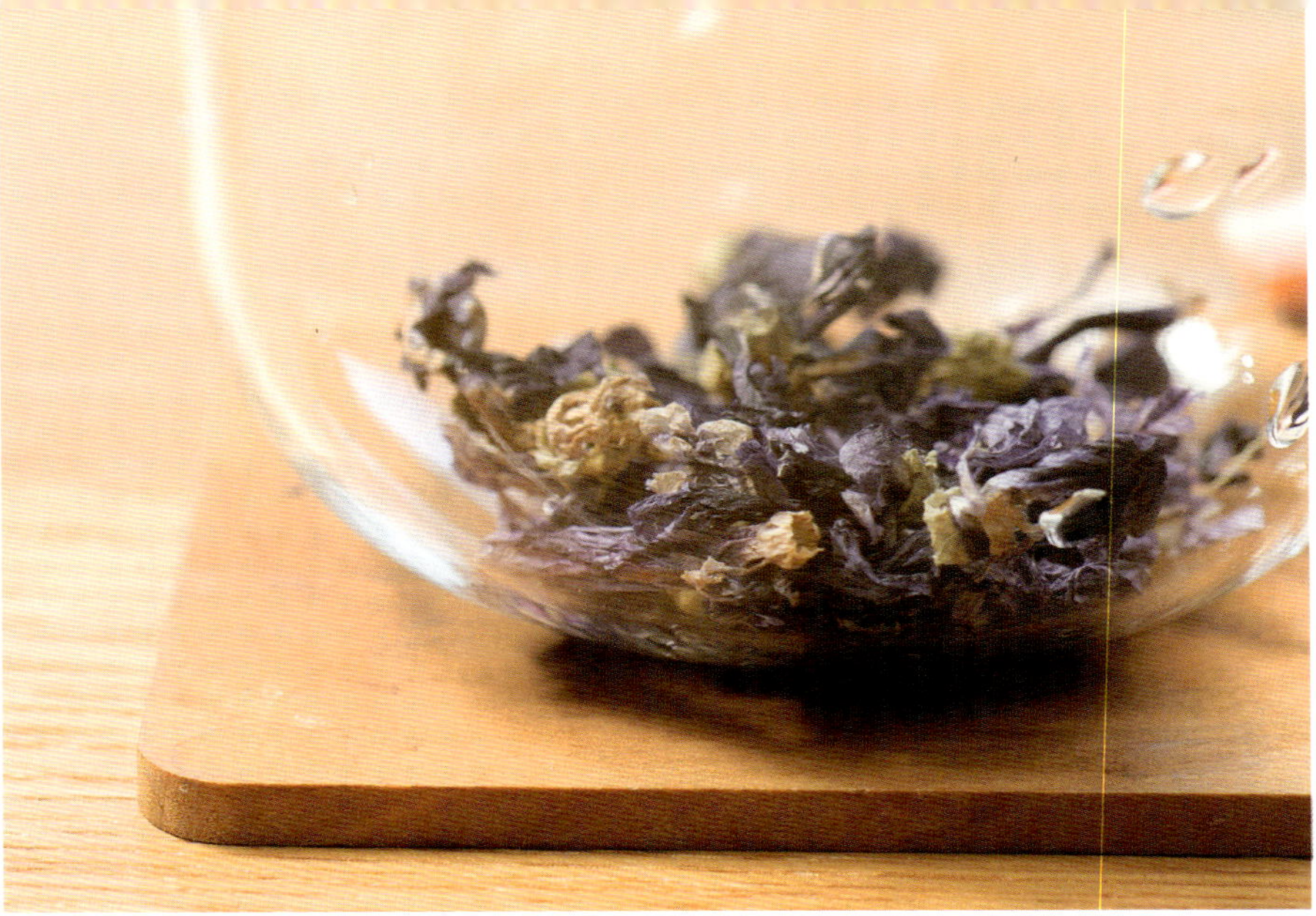

みかまる流メソッド
―抽出時間〜ハーブと暮らす―

ハーブの比率が決まったら、お湯を注ぎます。ここで悩むのが抽出時間ですよね。

ハーブには、花、葉、根、種子と大きく分けて四つの部位があります。ブレンドする場合は、どの素材をメインにするのかによって抽出時間を決めましょう。香りをたのしめる花をメインにするのであれば、花の抽出時間に合わせます。サポート役が多い根や種子の味もしっかり感じるようにするためには、細かく砕いて表面積を大きくするか、最初から標準よりも多めに使うのがオススメ。香りは期待せずに効能だけを摂りたい場合は、根や種子の量を標準にして、花の量を少なくし、抽出時間もそれに合わせましょう。いろいろ試して、あなたのお気に入りを見つけてください。

あなたがハーブと関わっていくなかで、前より調子が良さそうだ、綺麗になったなどと周りの人から気づかれ始めたら、ハーブを取り入れた生

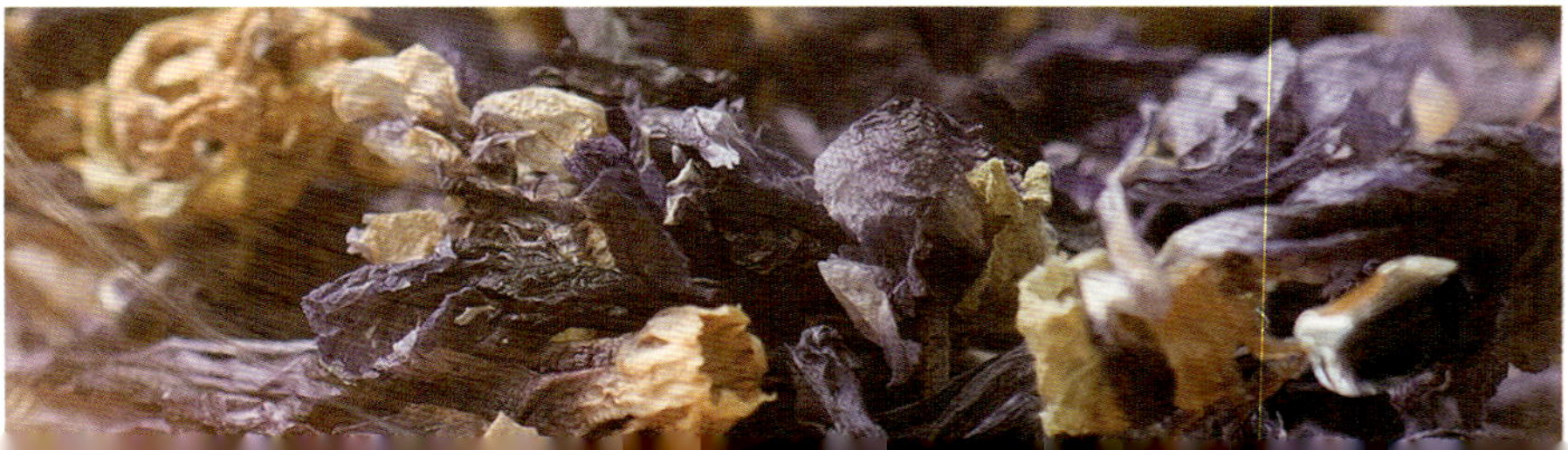

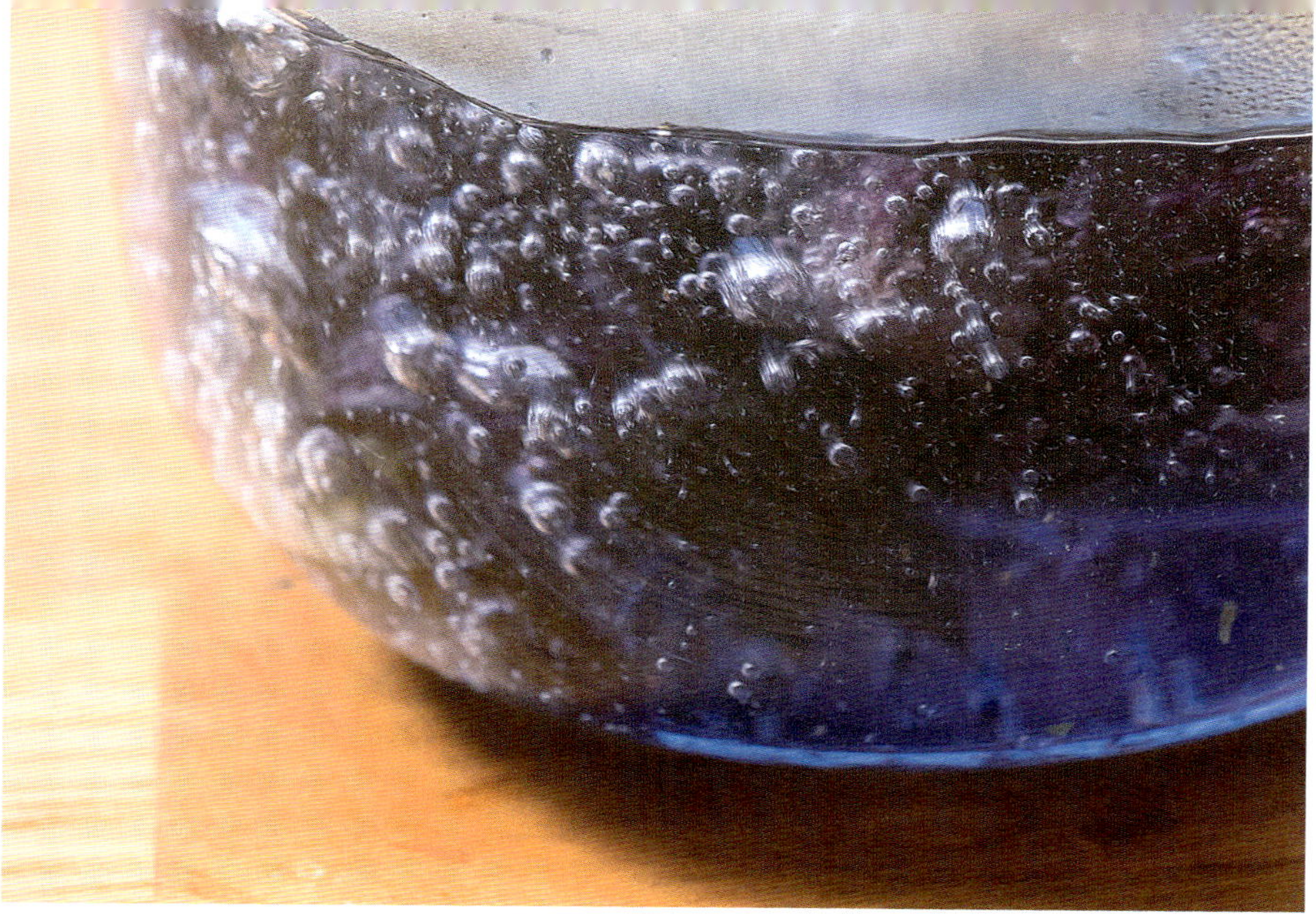

活を送っている事を教えてあげてください。
もし、興味を持ってくれたときは、ぜひ一杯のハーブティーを淹れてあげましょう。（事前に苦手な味や注意が必要なハーブがないか、ヒアリングしてくださいね！）
自然の恵みによって、あなたとあなたの周りの人たちが笑顔になりますように。

ブレンドハーブ行程表

●**誰のために作る？**
自分／家族／友人／恋人／恩師……
←
●**テーマやシーンを決める**
肌の調子を整えたい／雨の日の朝……
←
●**ハーブを選ぶ**
メインのハーブと、それにに合うサポート役
←
●**分量を決める**
重視する要素…香り／味／色／効能
←
●**抽出時間を決める**
重視する部位…花／葉／根／種子

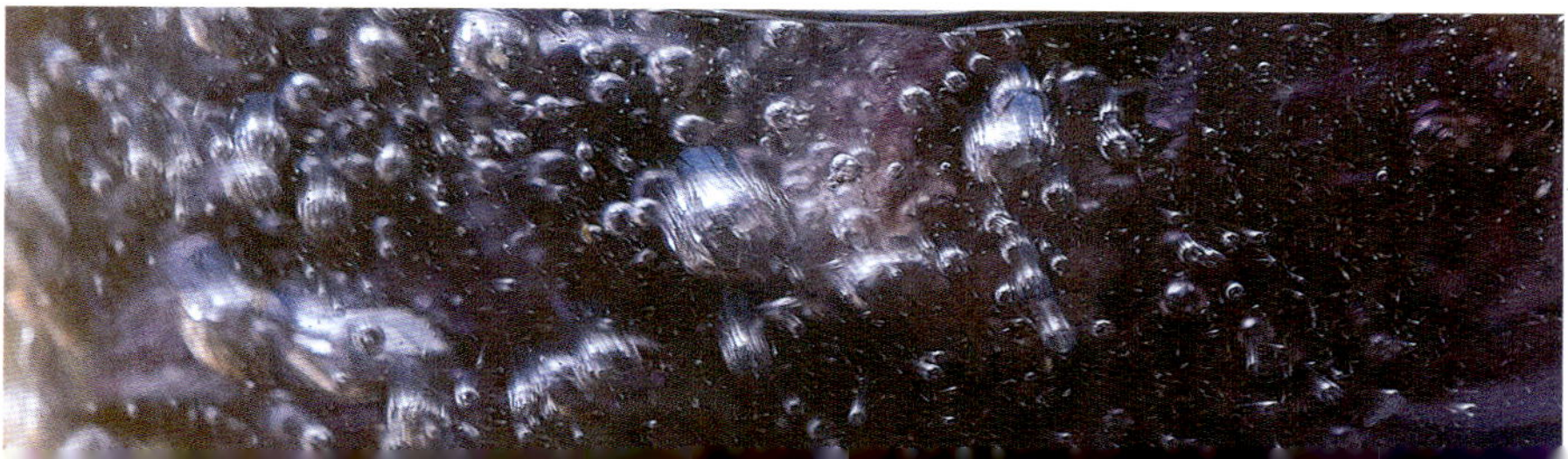

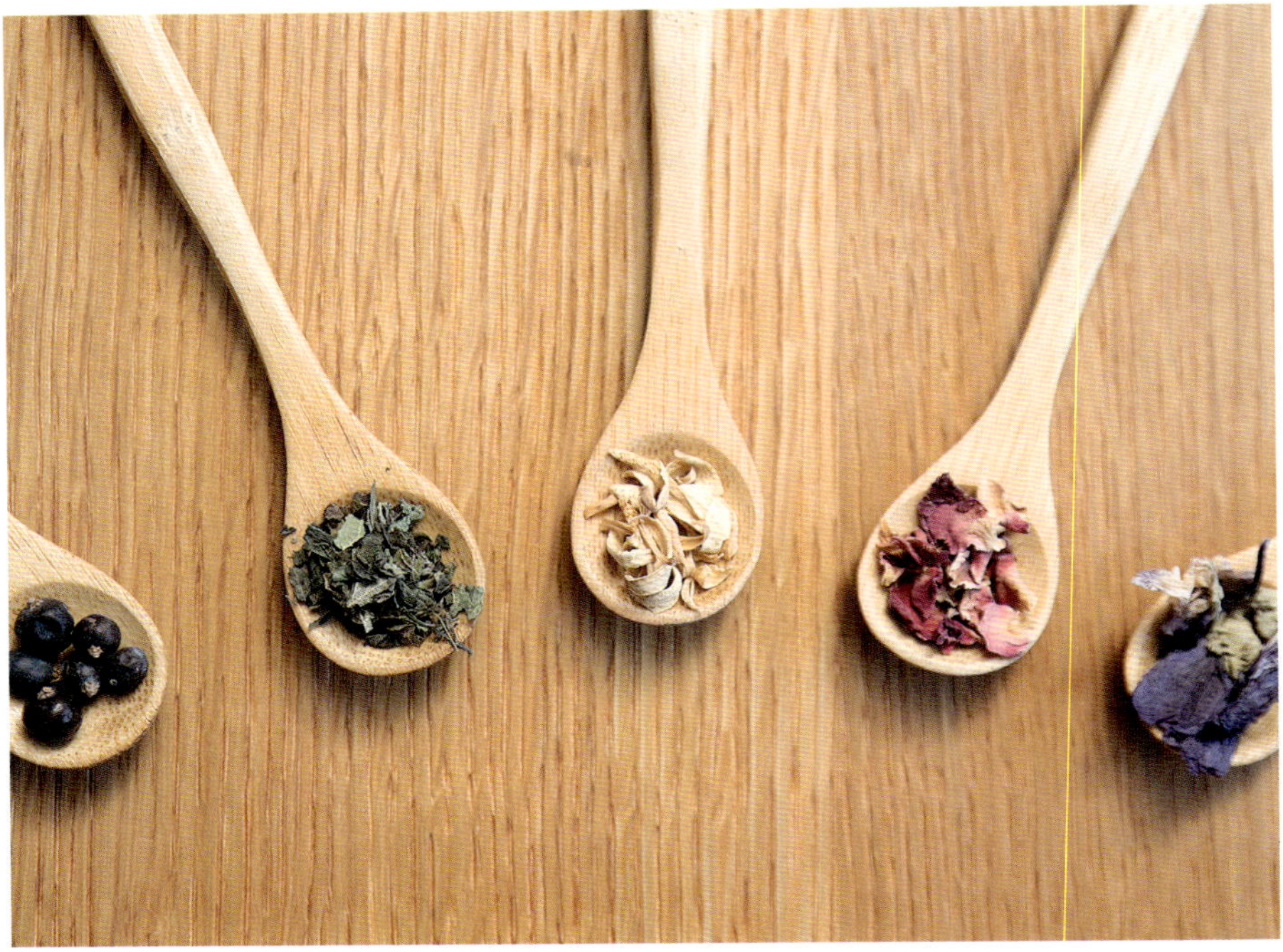

ハーブ専門店でのチェックポイント

ハーブには、大きく分けてフレッシュとドライがあります。使用するのはどちらでも良いですが、購入するときは食用である事を確認してくださいね。

まずは、学名をチェックします。販売店によって表記が異なるハーブもありますので、世界共通の学名を確かめましょう。

次に、使用部位や原産国、賞味期限をスタッフに確認します。同じ植物でも部位で働きが変わりますし、原産国によっては風味が異なる場合もあります。専門店以外では、使用部位や原産国が明記された商品を購入すると良いでしょう。

最後に、購入する量は、なるべく新鮮なうちに飲み切る量が良いと思います。

ハーブは野菜と同じように農産物です。そのため、採取された場所や季節によって外観や風味が異なります。でも、それが自然であるという事。まずはお店で、運命を感じたハーブを選んでみてくださいね。

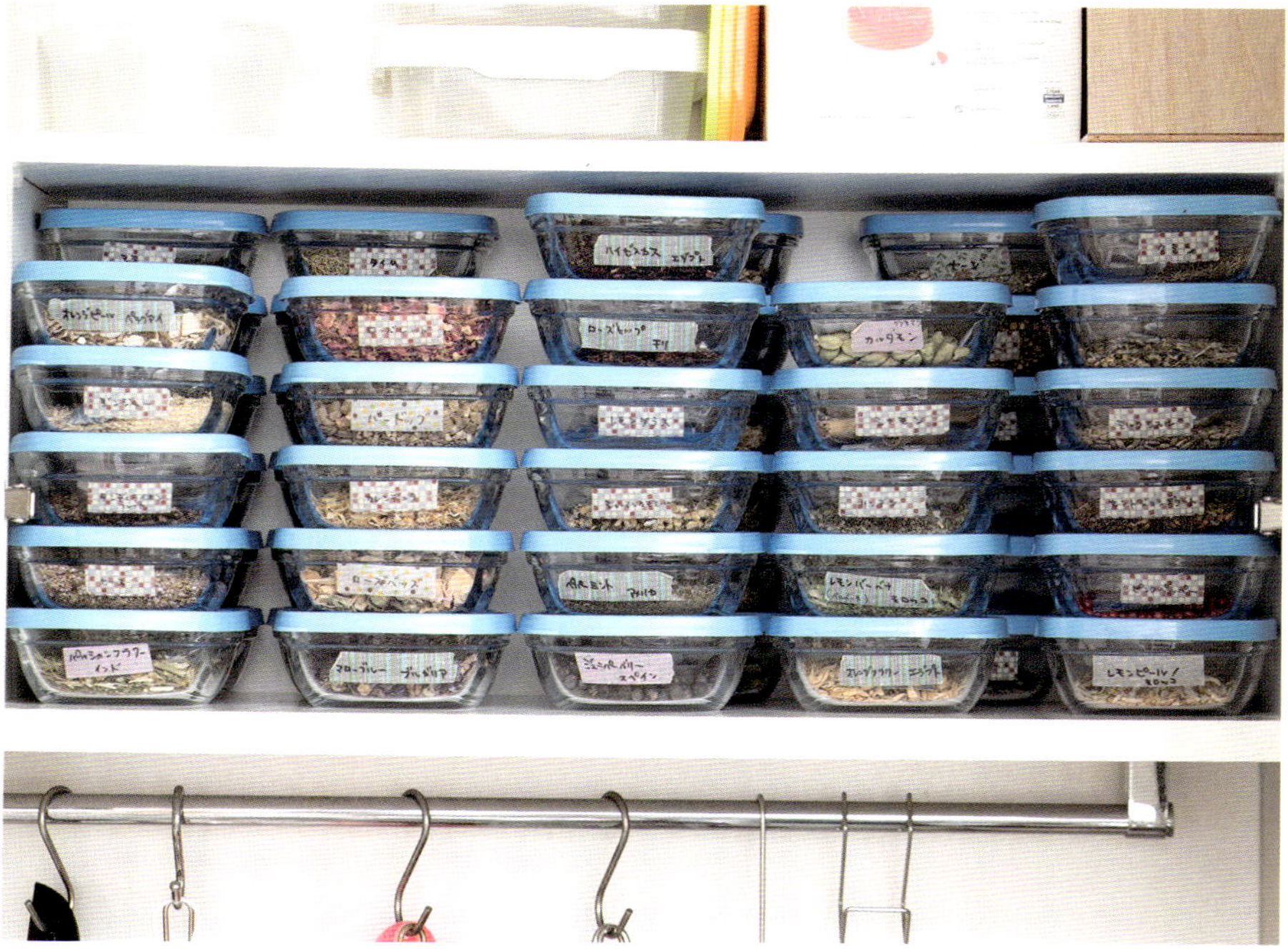

ドライハーブのオススメ保管方法

ハーブの風味を損なわない秘訣は、新鮮なうちに使う事。保管は以下の方法がオススメです。

〈遮光〉直射日光や紫外線が防げる場所
〈密閉〉保存瓶などで密閉し、乾燥剤を入れる
〈臭い〉臭いが強いもののそばに置かない
〈温度・湿度管理〉なるべく涼しい場所に保管し、熱源のそばや温度差のある場所は避ける

「冷蔵庫で保管すべきですか?」と質問される事がありますが、戸棚に収納するのがみかまる流。戸がついているのがポイントです。冷蔵庫は食品の臭いを吸ってしまうのと、容器の結露が心配という理由で使っていません。結露は虫の発生や、カビの原因にもなりかねない事が理由です。

湿気が多い日本では、高価なお茶の葉を中蓋付きのお茶缶に保管し、戸がついている茶だんすに収納してきました。ハーブもそれにならうと良いのでは、と思うのです。

1
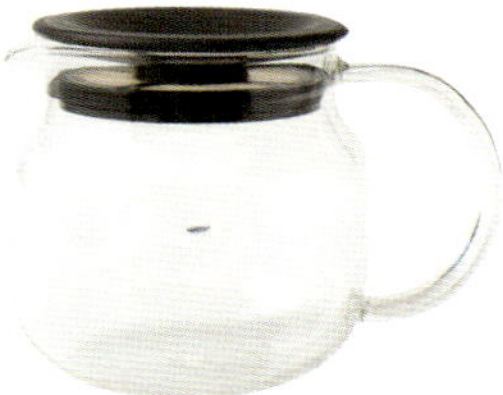
2
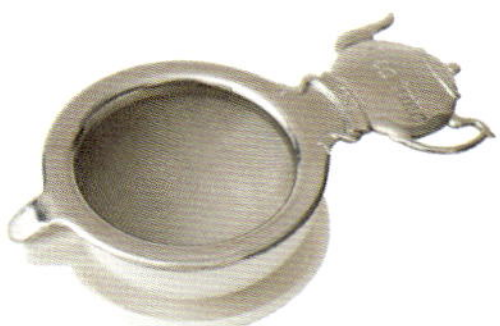
3
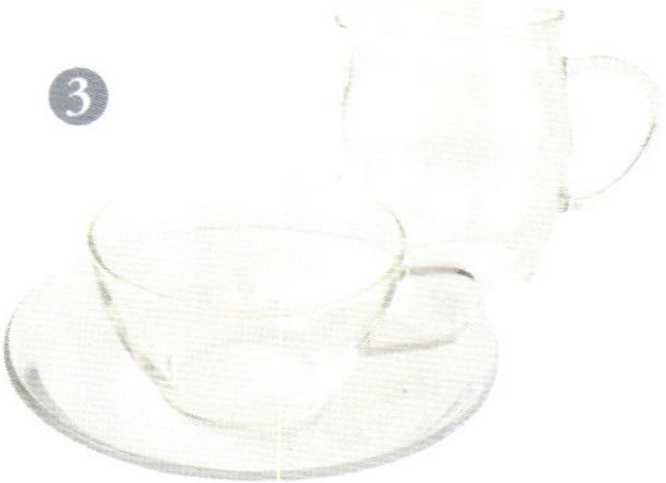
4
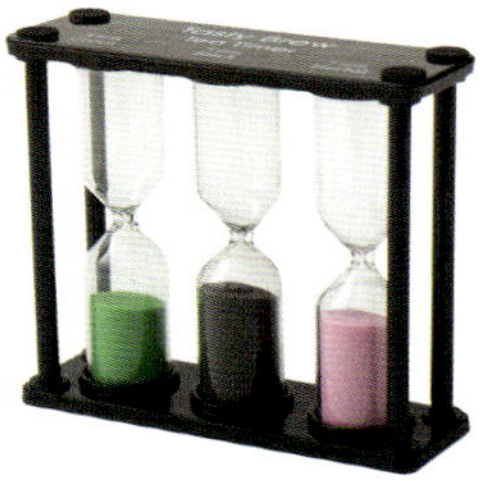
5
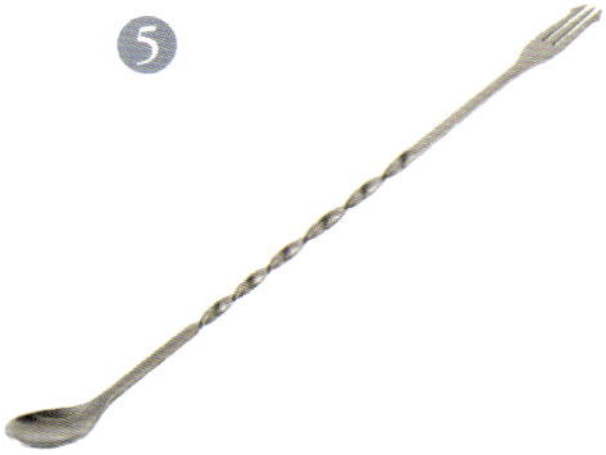
6
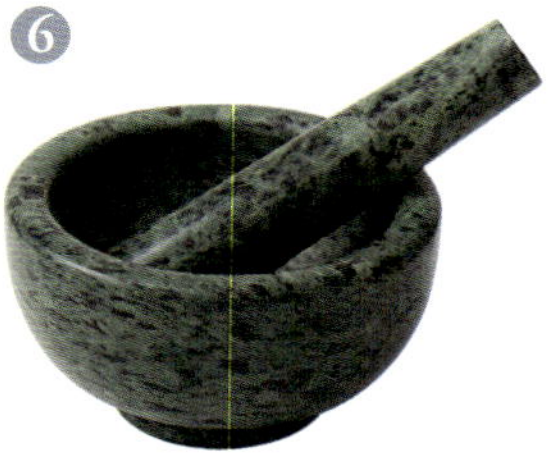
7
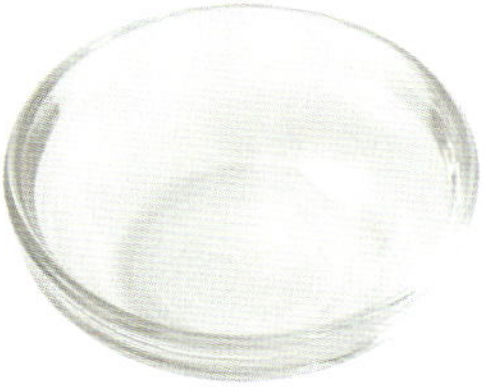
8
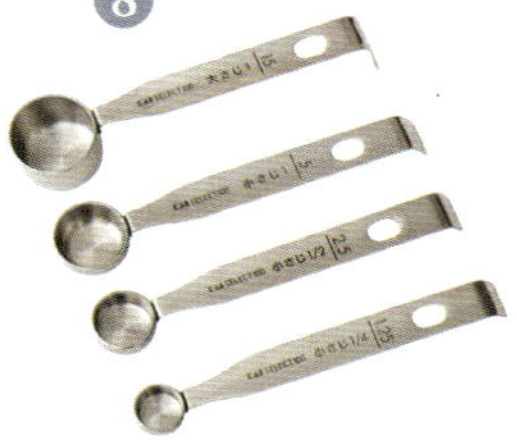
9
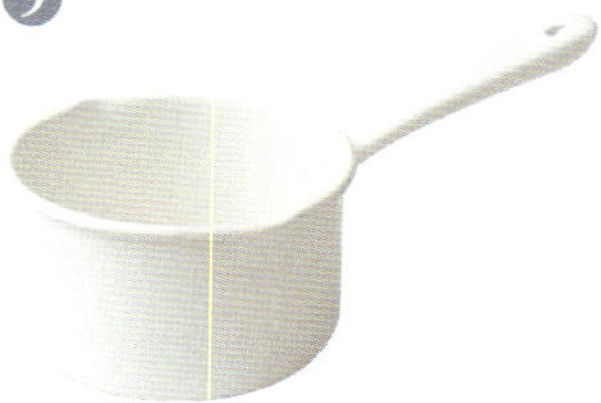

ハーブティーで使う道具を準備しよう

なにかを始めるときに、〝形から入るタイプ〟という人もいるのではないでしょうか。とはいえ、最初からすべての道具を揃える事は難しいですよね。家にある物でどんどん代用していきましょう。

　ポットの代わりには、耐熱のメジャーカップや小鍋が使えます。蒸らすための蓋には、耐熱シリコンやお皿を代用しても良いですね。大事なのは、どんな状況でもたのしむ事。徐々にあなたに合ったお気に入りの道具を揃えていくと良いと思います。「工夫してる私ってなかなか良い感じ」と思えたら最高ですね。

　ハーブによるリラックスタイムは、淹れるハーブティーに合わせてカップを選ぶところから始まります。お気に入りのものを使うと、気分が上がりますよね。ハーブティーのちょっと嬉しい利点は、ほかの茶類と違って茶渋がほぼ付かない事。でも、使用後には毎回丁寧に洗って、乾かしてから保管するようにしましょう。大事に扱っていくうちに、あなたの良い相棒になるはずです。

1 ティーポット

形はどんなものでも大丈夫です。鉄がむき出しになっている素材だとハーブティーの水色《すいしょく》が変色してしまう事があるので、避けたほうが無難。ガラス製なら、茶葉が広がる様子が見られるのでオススメです。ポットマットも一緒に準備しましょう。

2 ティーストレーナー（茶漉し）

ポットに茶漉しが付いていないものですと、カップに注いだときにハーブが一緒に出てきてしまいます。目が細かいと、細かなハーブにも対応できます。

3 ティーカップ

シーンによって選ぶと良いでしょう。ガラス製や白色の磁器製ですと、ハーブティーの美しい水色《すいしょく》をはっきり見る事ができます。深めのカップのほうが冷めづらいですよ。カジュアルなマグカップは、普段使いにぴったり。

4 砂時計

ハーブは種類によって抽出時間が異なりますので、それぞれに合わせて時間を計ります。キッチンタイマーを使っても良いですが、砂時計ですと、癒しの雰囲気が増します。リラックスしながら待ち時間をたのしみましょう。

5 バースプーン

砂時計の砂が落ちたら、ゆっくりと蓋を開けてかき混ぜます。湯気でやけどをしないように注意しながら、バースプーンで軽くかき混ぜます。ふわっと出てくる香りに癒されてくださいね。

6 乳鉢

硬い実や種子などは、お湯で抽出しやすいように使う直前に潰します。そのときに使うのが乳鉢。理科の実験を思い出すかもしれませんね。なければすり鉢などで代用してください。潰す事で成分が抽出されやすくなります。

7 ハーブ用受け皿

ハーブの保存状態を良好に保つため、ブレンドをしやすくするためなどの理由から小皿を用意します。ポットは湯通ししてあらかじめ温めておきますので、小皿を使う事で、湯気で計量スプーンが濡れるのを防げます。

8 計量スプーン

マイ計量スプーンを決めて、毎回同じスプーンを使用する事をオススメします。慣れてくると「このハーブはこれくらい」という分量の目安がつかめますよ。使うときはスプーンが乾いているか必ず確認してくださいね。

9 小鍋

抽出時間が長いハーブは、煮出す事をオススメします。例えば、ダンディライオンルートのような根は、じっくり煮出すとしっかり成分が抽出できます。コーディアルを作るときにも必要ですね。

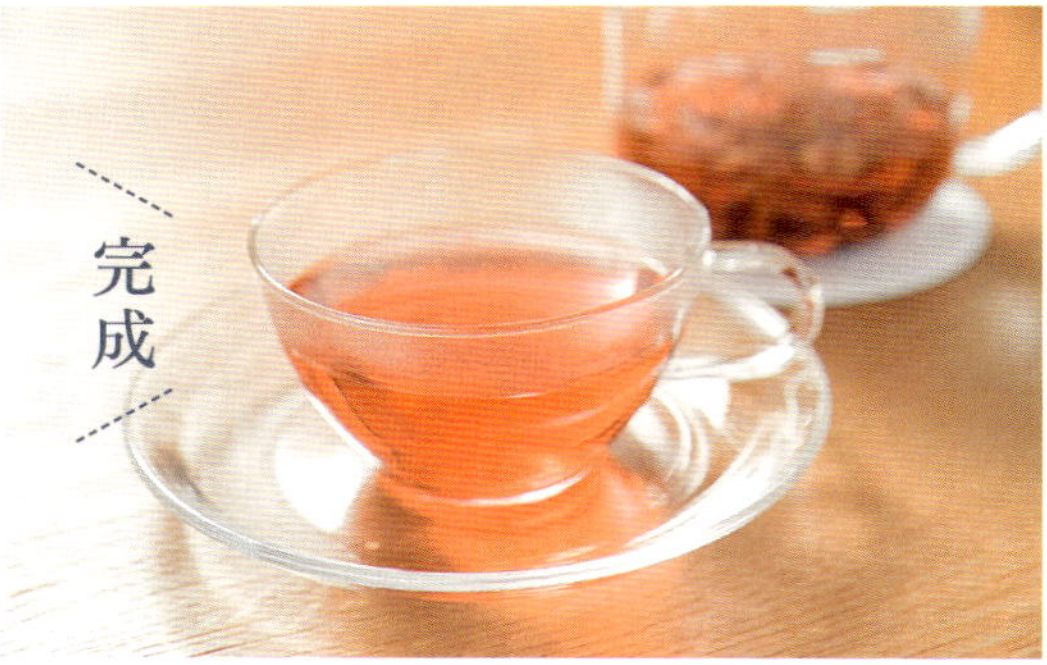

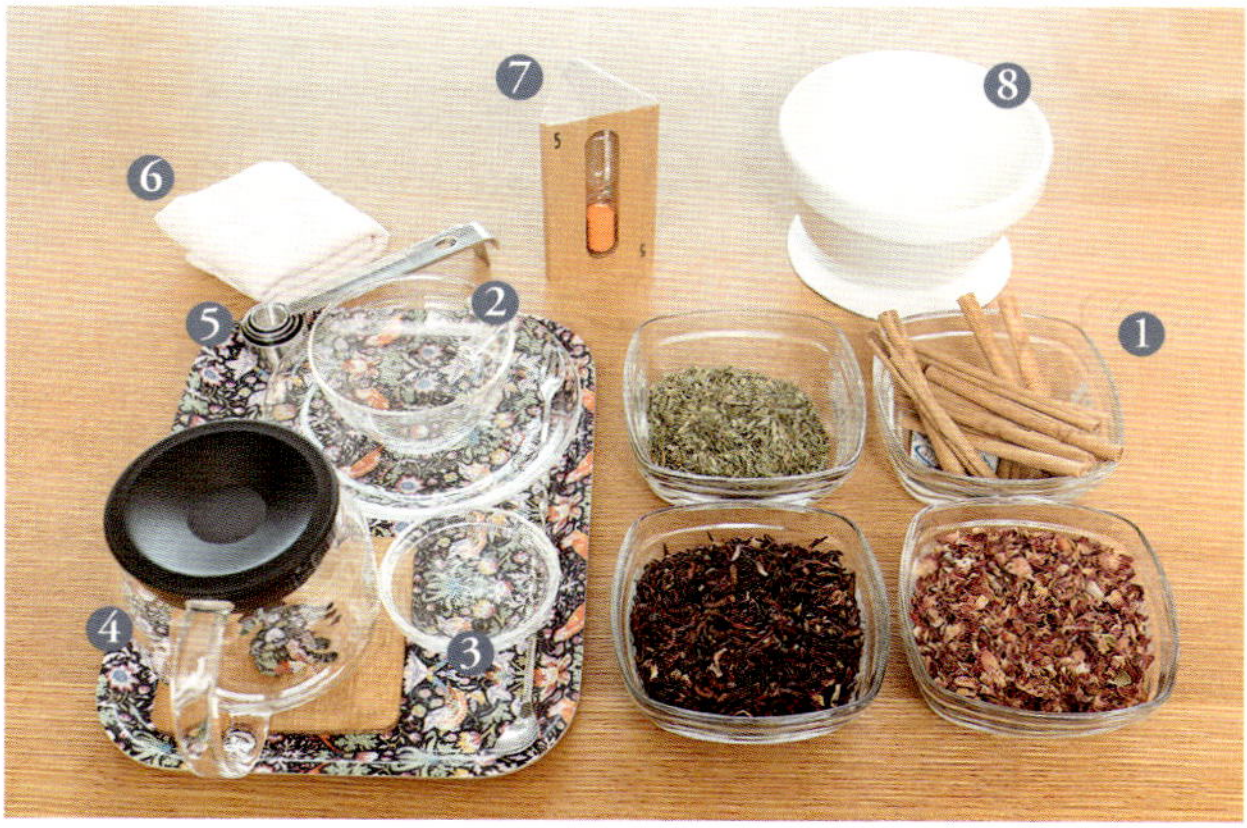

用意するもの

1. ドライハーブ
2. ティーカップ
3. ハーブ用受け皿
4. ティーポット
   ポットマット
5. 計量スプーン
6. 布巾
7. 砂時計
8. スロップボウル

ハーブティーの美味しい淹れ方

ハーブティーは、多くの人がからだに良いと感じています。でも、美味しくなければ飲む事自体がストレスになってしまい、本末転倒ですよね。

ハーブティーを美味しく飲むためには、大きく二つのポイントがあります。まず、ブレンドやアレンジを施す事。次に、美味しく淹れる事です。

基本的には、紅茶と同じ淹れ方をゆるくしたのがみかまる流。紅茶には、渋みが強いカテキンと苦味が強いカフェインが含まれている性質上、とても気を遣いますが、ハーブティーでは、渋みが強すぎる事はありません。もし「濃い」と感じたら、差し湯をして薄めるだけで良いのです。

気負わずにリラックスして、ハーブの織り成す世界をゆっくりとたのしんでもらうのが一番です。回を重ねるごとにお湯にも慣れて気軽に淹れられるようになるので、どんどんチャレンジしてみてくださいね。やけどにだけは気をつけましょう。

ドライハーブティーの美味しい淹れ方

Process 1 ポットとカップを湯通しして温めておく

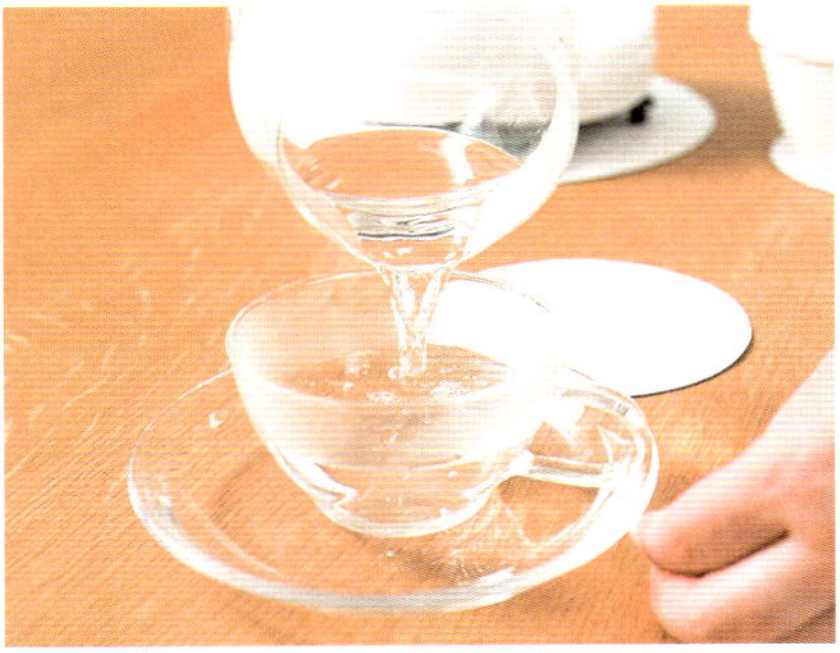

熱湯をポットに注いだときに温度が著しく下がらないように、あらかじめ湯通しをしておく。ポットの熱を保つために、ポットマットを敷いておくのがポイント。

Process 2 杯数分の熱湯を注ぐ

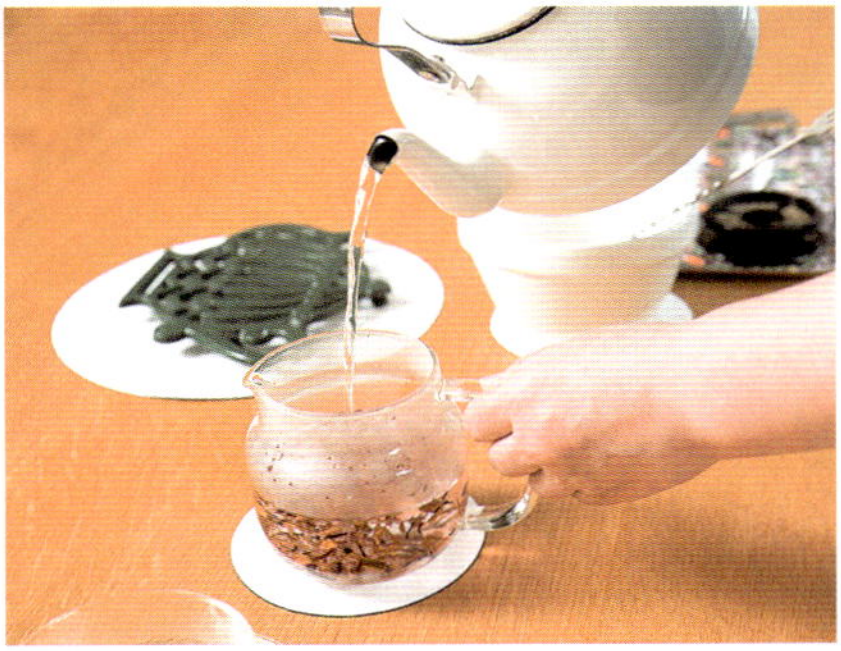

温めたポットに、受け皿に用意しておいた杯数分のドライハーブをサッと入れ、沸騰した熱湯を注ぐ。お湯の量は1杯あたり180ccが目安。こぼしてしまったら、布巾でそっと拭きましょう。

Process 3 蒸らす

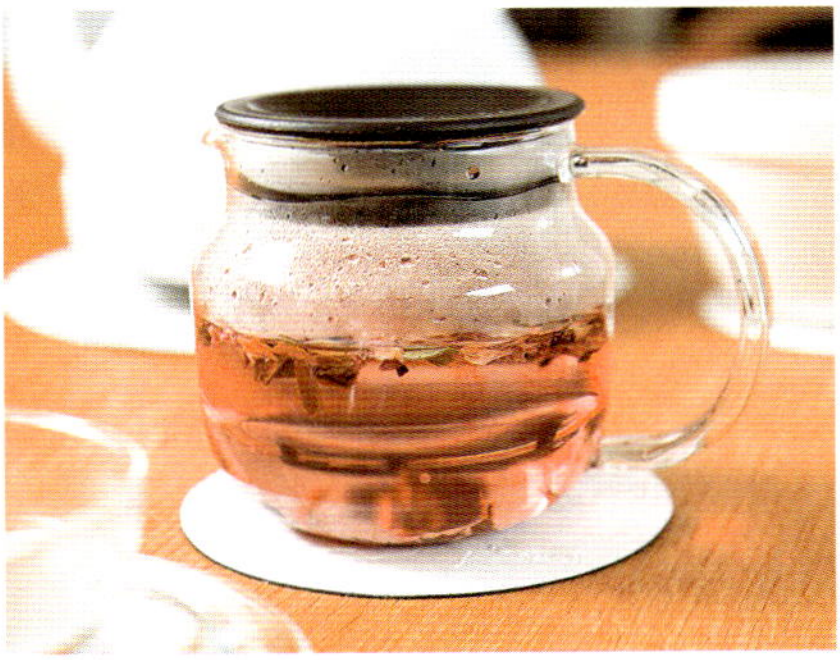

ポットに蓋をして、規定の時間蒸らす。使用する部位が花や葉なら砂時計で3分間程度、根や種子なら5〜7分間程度。待っている間に①でカップに溜めたお湯をスロップボウルに流す。

Process 4 カップに注ぐ

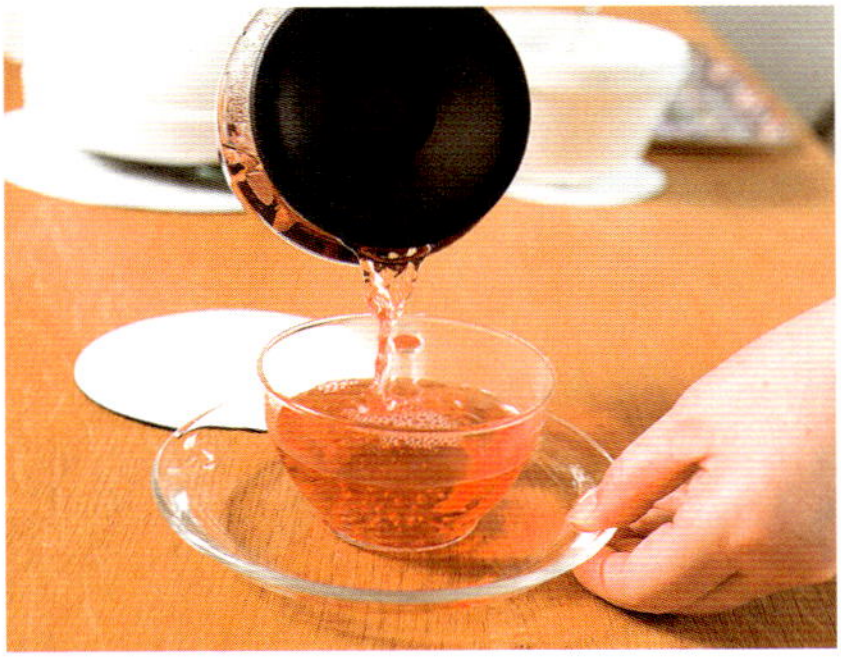

時間になったらスプーンで軽くかき混ぜ、茶漉しを使ってカップに注ぐ。美味しさが凝縮されているので、最後の一滴まで注ぎ入れるのがオススメ。

※ここでは、茶漉し付きのポットを使用しています

アイスハーブティーの美味しい淹れ方

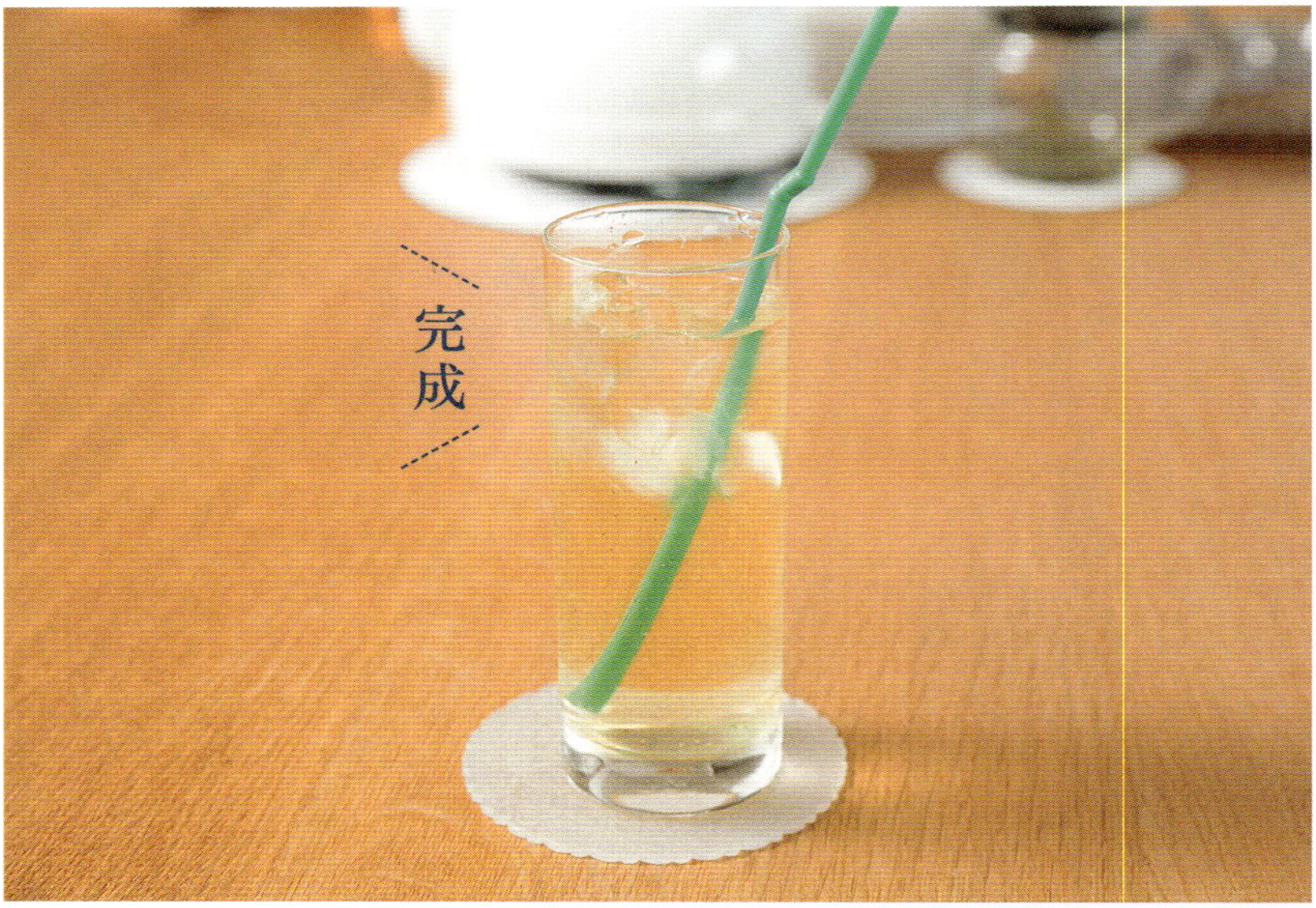

Process 1 ドライハーブティーと同じ①〜③を行う

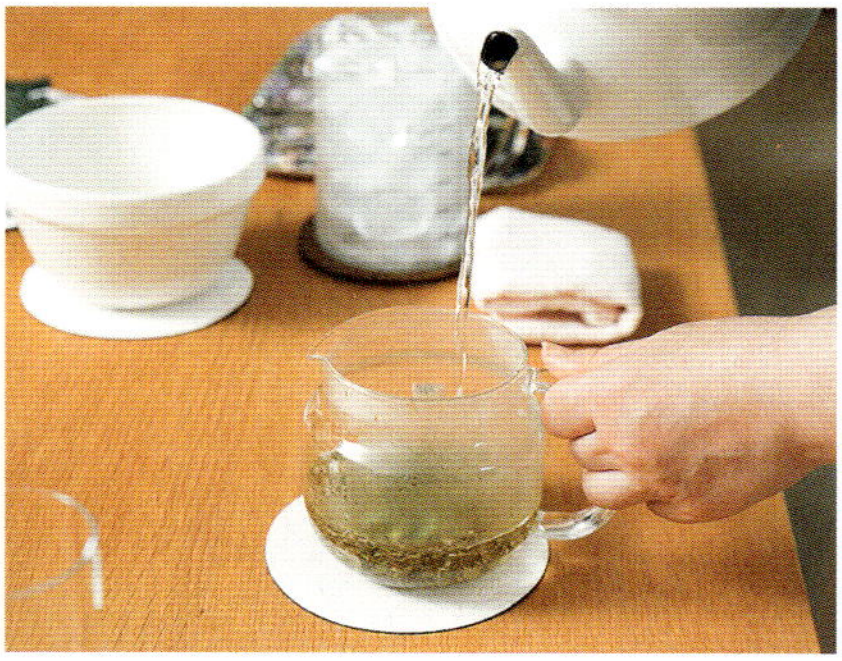

P.26の道具に加えて、氷とアイスティー用のグラスを用意する。湯通しして温めたポットに杯数分のドライハーブを入れて通常の半量の熱湯（1杯分約90cc）を注ぎ、ポットに蓋をして蒸らす。

Process 2 氷をいっぱい入れたグラスに注ぐ

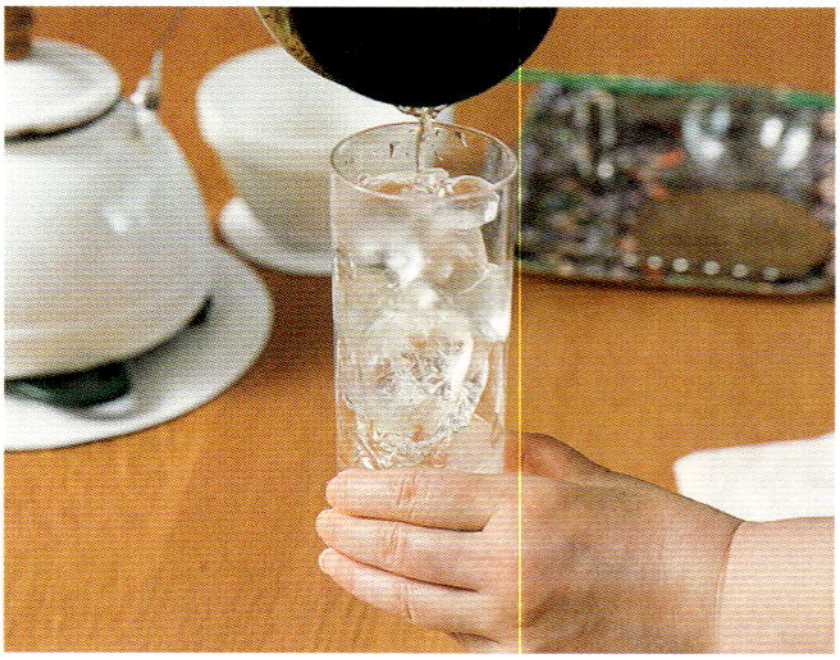

時間になったらスプーンで軽くかき混ぜて、氷をコップの縁までたくさん入れたグラスに茶漉しを使用して注ぐ。氷が溶けると、飲みやすい濃さになる。※ここでは、茶漉し付きのポットを使用しています

ハーブティーの蒸らし時間は？

ハーブは主に花、葉、根、種子の四つの部位に分けられます。それぞれ特徴が異なりますので、有効成分を抽出するのにかかる時間の調整が必要になります。

異なった部位をブレンドする場合には、なにをメインにするのかによって、時間やハーブの量を調整するのがみかまる流です。

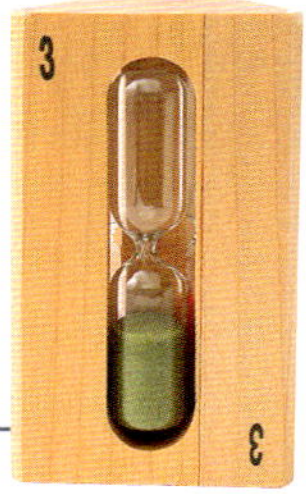

花―3分間
香りが飛びやすく、長く蒸らすと苦味が出る事もあります。

葉―3〜5分間
香りに特徴があるものや、苦味が強いものは調整してください。

根―5〜7分間
小鍋などで煮出すのもオススメです。

種子―5〜7分間
使う直前に乳鉢などで軽く潰します。

ハーブティーのお湯の温度は？

ハーブには多様な成分が含まれていて、抽出する温度によって出てくる成分が異なります。せっかくなら、それらの成分をすべて出し切りたいですよね。

私は、沸騰した熱湯でハーブティーを淹れる事をオススメしています。浄水を強火で沸かし、熱湯がゆっくりとハーブに当たるように注ぎましょう。

ハーブにはさまざまな成分が含まれており、その成分は抽出温度が高いほうが出やすい性質を持つものと、低いほうが出やすい性質を持つものがあります。

熱湯からスタートすると、高温のほうが得やすいカテキンやカフェインなどの成分を摂りつつ、蒸らし時間を経て、低温でしか得られないアミノ酸類といった成分も、くまなく摂る事ができますよ。

ハーブティーの重要な要素である香りも、実は高温のときに強く香る揮発性成分。味はもちろん、高温から低温に変わる変化もたのしんでみてはいかがでしょうか。

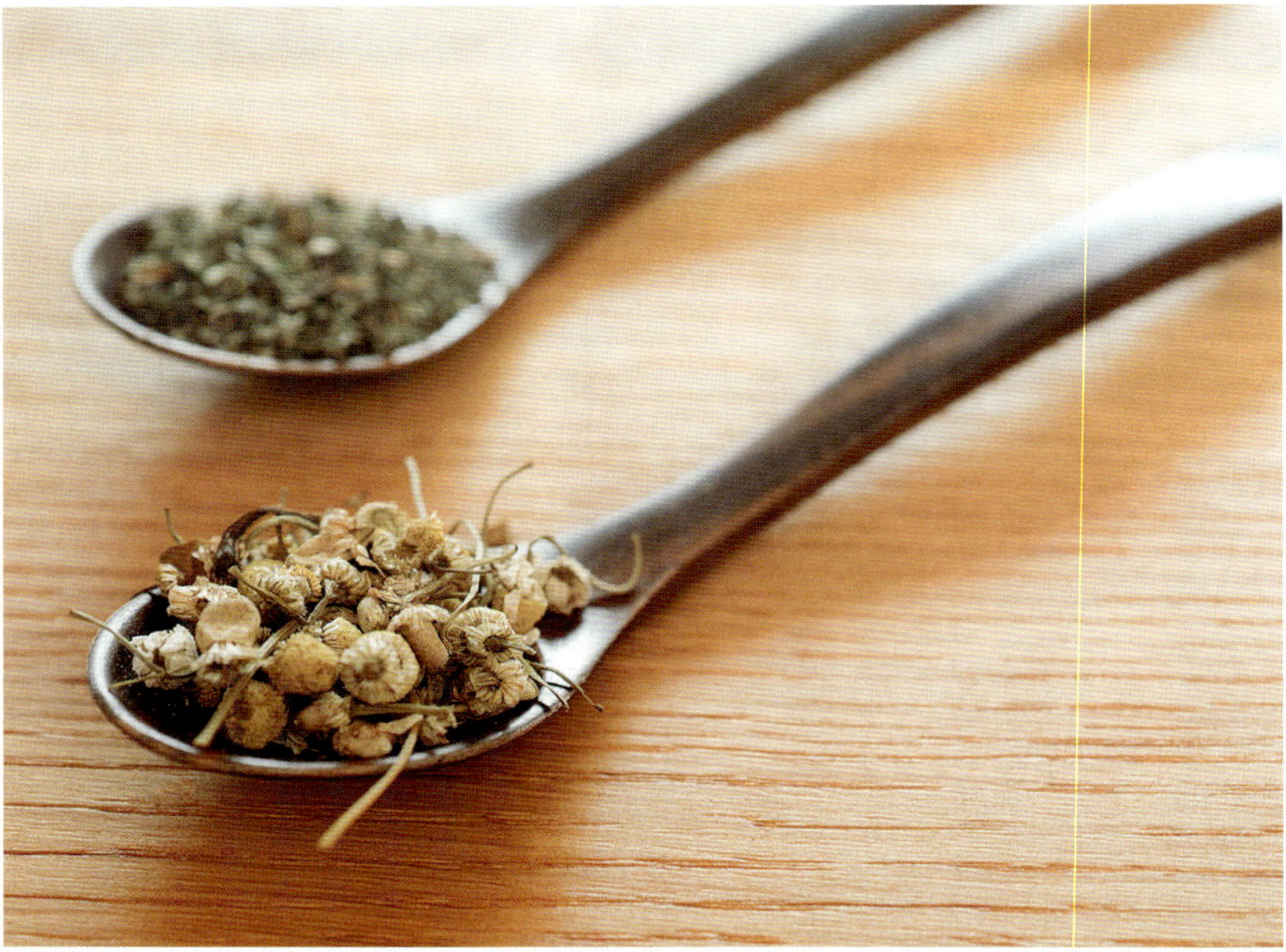

タイプ別ハーブの処方箋

ハーブの〝生活に役立つ〟という側面から注目したいのは、機能性成分であるフィトケミカル。これは、植物に含まれる化学物質の事で、抗酸化力や免疫力アップに役立つ成分と言われています。

例えば、生活習慣病や老化の予防、血圧のコントロール、消化酵素の分泌を促進する事でコレステロールの吸収を阻害というところから、ストレスの軽減や成長ホルモンの促進、免疫細胞の増加、ホルモンの分泌を助長といった事まで広くカバーしてくれます。

フィトケミカルは、ビタミンやミネラル、食物繊維なとともに摂り入れていきたい成分で、香りや色、味をとおしてこころに働きかけています。

ハーブがこころに働きかける事で、からだに影響を及ぼしているのは、こころ⇕自律神経⇕免疫系⇕内分泌系と、体内で構築されている生体内のネットワークによって繋がりがあるからなのですね。

こころの悩み

落ち着かないなら → 冷静系 P.32

不安や悲しみ、興奮が長く続くと、感情の振れ幅の大きさに疲れてしまいます。気持ちを鎮め、本来のあなたに戻りたいですよね。

集中できないなら → 集中系 P.32

意識が拡散して集中できなかったり、頭がクリアになっていなかったり、悩みを抱えていたりする場合もあるかもしれません。

イライラするなら → 余裕系 P.32

全部自分でやらなければと思っているのかもしれないですね。信じてゆだねる事ができたら楽になりますよ。気持ちを軽くして。

やる気が出ないなら → 情熱系 P.32

気持ちが沈んでやる気が出ない、誰とも会いたくない、勇気が出ないというときは、こころのエネルギー不足かもしれません。

からだの悩み

疲れが取れないなら → 回復系 P.33

ストレスから疲れが取れないという場合もあります。こんなときに必要なのは、疲労回復、リラックス、抗酸化の三つの要素。

痛みがつらいなら → 鎮痛系 P.33

痛みの原因は、冷え、炎症、ストレスなどさまざまです。いずれにしても、痛いとストレスになるので、ストレスケアも忘れずに。

ぐっすり眠れないなら → 快眠系 P.33

痛みがあったり、悩みがあったり、興奮していたり、冷えていたりという原因が考えられます。質の良い睡眠をとりたいですね。

朝にだるさを感じるなら → 覚醒系 P.33

寝不足からなのか、眠りが浅いのか、ストレスからなのか、原因を探ってみましょう。スッキリと目覚められる方法を見つけます。

❤こころの悩み

落ち着かないなら

冷静系

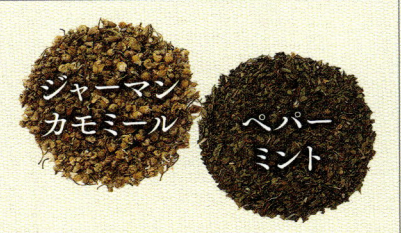

リラックス系のハーブで気持ちを沈めてもらい、落ち着きを取り戻します。不安なときや興奮気味のときでも、穏やかな気持ちに鎮めてくれます。

集中できないなら

集中系

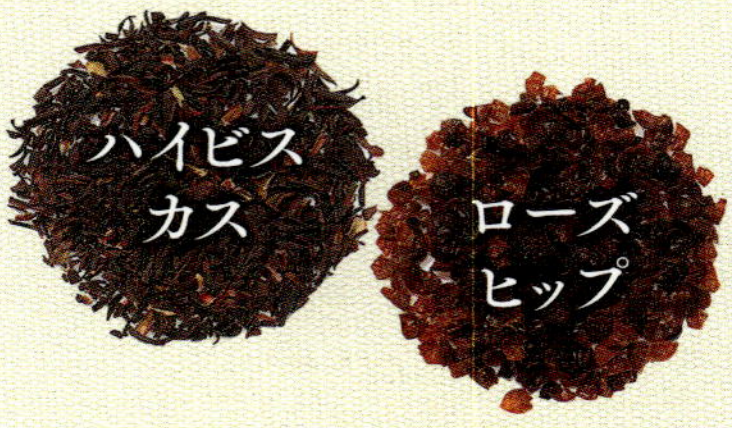

気持ちをリフレッシュして集中力を持続させたいときに。パワーチャージが期待できるハーブで、もうひと踏ん張りしましょう。

イライラするなら

余裕系

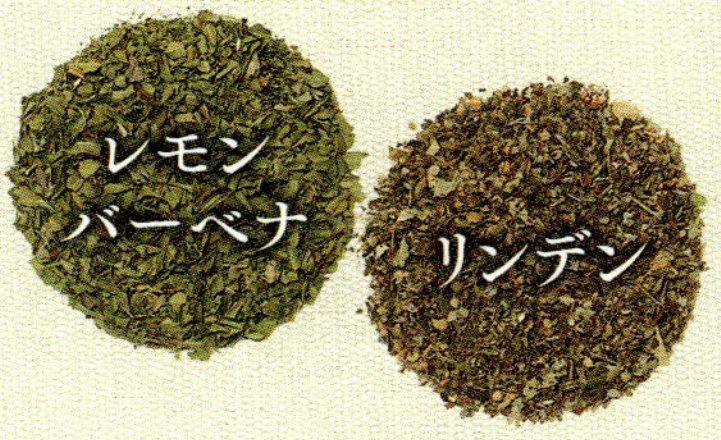

焦る気持ちが収まらないときや、思うようにならなくてイライラするときには、包み込むように優しい鎮静系のハーブを。安心して身をゆだねる事ができます。

やる気が出ないなら

情熱系

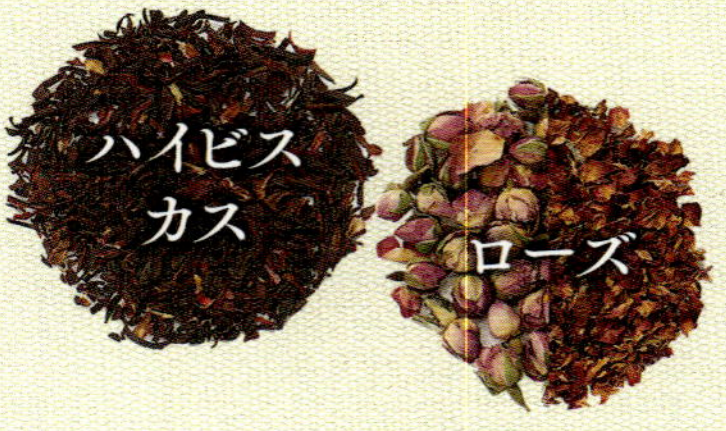

気持ちを明るくして元気を取り戻せたり、こころが赴くほうへ進めたり、ちょっと勇気が出せたりできるハーブです。笑顔でこの世界をたのしめますように。

からだの悩み

疲れが取れないなら
回復系

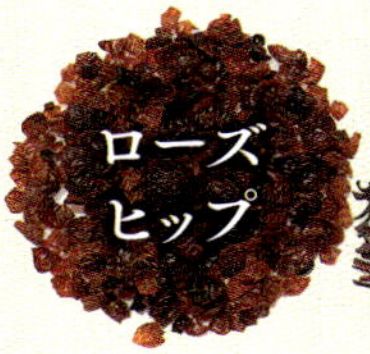

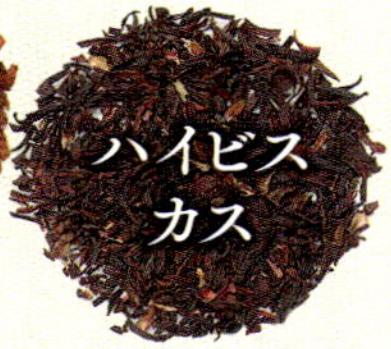

疲れてもすぐに回復できる、疲れ知らずなからだを目指せる疲労回復のハーブ。夏バテにも有効です。からだはもちろん、こころの疲れにも。

痛みがつらいなら
鎮痛系

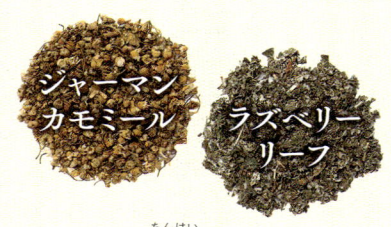

鎮痛、鎮静、鎮痙《ちんけい》作用におまかせ。気持ちの落ち込みが伴う痛みの対策をしておきましょう。ラズベリーリーフは生理痛のとき、骨盤周りの筋肉をゆるめてくれます。

ぐっすり眠れないなら
快眠系

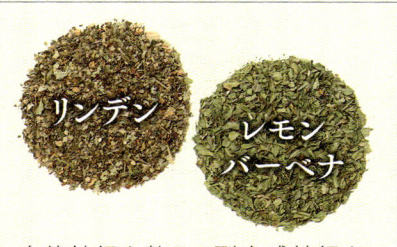

自律神経を整えて副交感神経を優位にするために、発汗、鎮静、リラックス作用のあるハーブを、就寝30分前までに取るようにしましょう。

朝にだるさを感じるなら
覚醒系

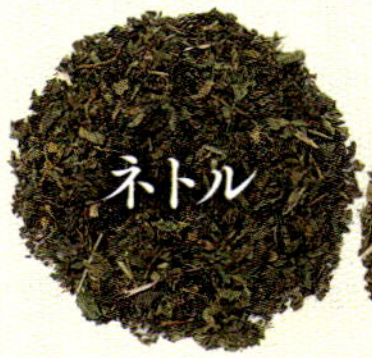

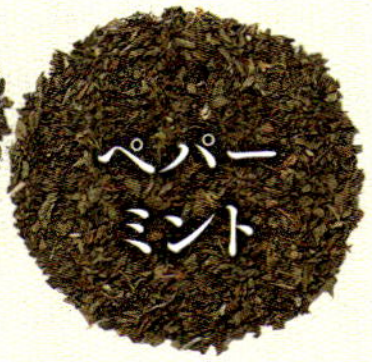

血の巡りを良くしたり、頭がスッキリしたり、元気の出るハーブです。たのしい一日が始まる事への喜びを得られます。ネトルは、ビタミン・ミネラルの補給もできます。

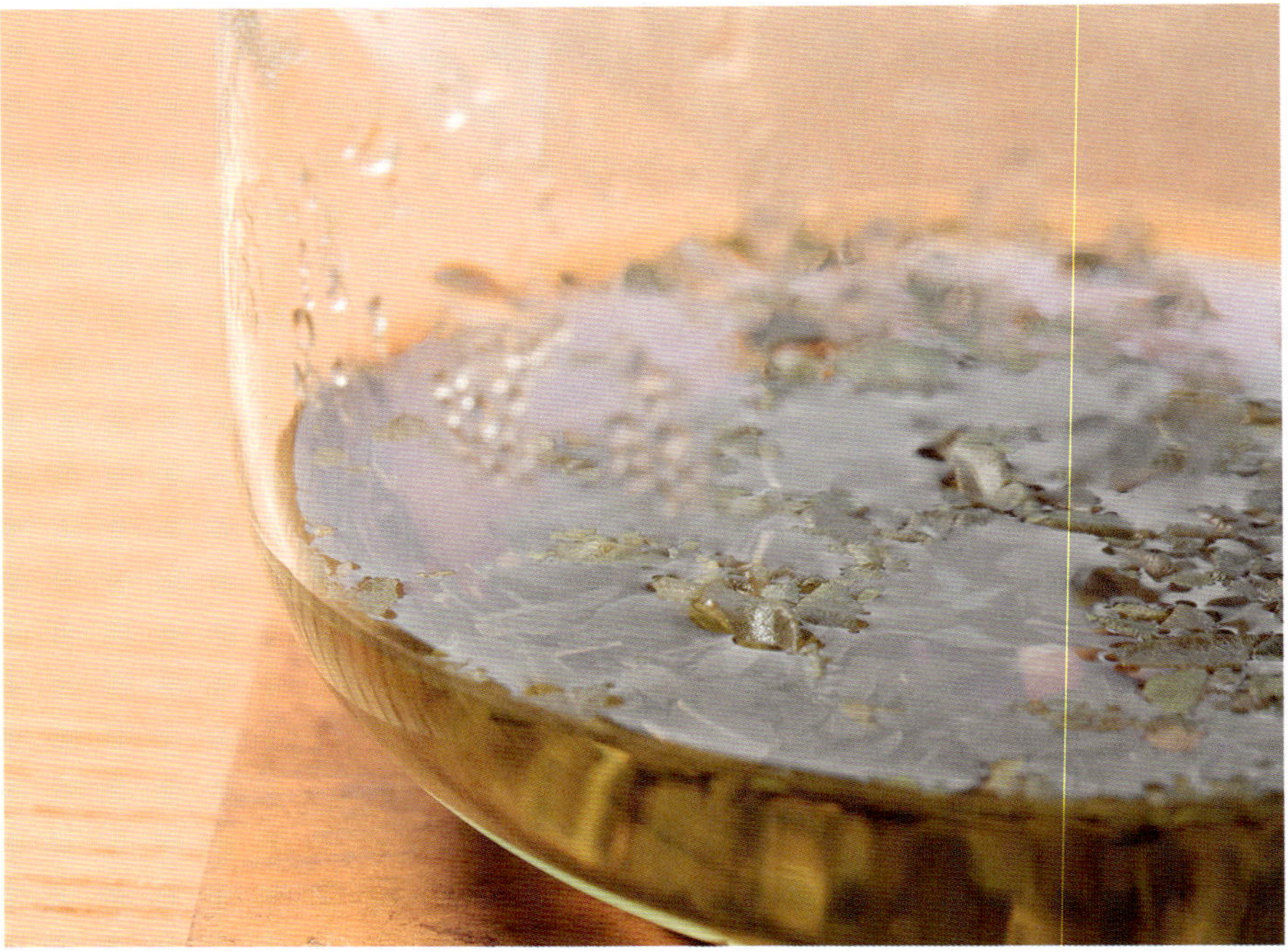

わたしの家の常用ハーブは？

ブレンドハーブティーにするためには、複数のハーブが必要です。気になるのは、どれぐらいストックしておく必要があるのかですよね。多くの種類のハーブを揃えるのはなかなかハードルが高いですし、たくさんストックしたところで使い切る自信がないという人も多いのではないでしょうか？

まずは、一種類だけを選びましょう。選んだハーブに相性の良いハーブを足していく事で、徐々に増やしていくと良いと思います。

重要な一種類目は、あなたの好みにぴったりなものを選んでも良いですし、お悩みに沿ったものを選んでも良いですね。お悩みに沿ったものを探すときには、ハーブでどんな変化がほしいか、現在抱えている悩み、どのような姿が理想なのかといったところから、思い描く未来の自分に近づけるハーブを選んでみましょう。

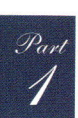

常用ハーブを選ぶときの注意点

よりハーバルライフをたのしむために、注意点をおさえておきましょう。
からだに異常が起きたらすぐに使用をやめ、医師にご相談ください。

お子さま・お年寄り

一度に多量の摂取は避け、一日に飲む回数は少なめに。
小さなお子さまの場合は、ジュースなどで薄めて飲ませると良いでしょう。

妊娠中

こころとからだがデリケートな状態にあります。禁忌以外のハーブを使用する場合でも、まずはかかりつけの医師に相談してください。

授乳中

不安がある場合には、禁忌以外のハーブを使用する場合でも、まずはかかりつけの医師に相談してください。

持病があり、通院している

ご使用いただくときは、かかりつけの医師へご相談ください。
特定の疾患に禁忌のものがあるので、注意が必要です。

薬を服用している

ご使用いただくときは、かかりつけの医師へご相談ください。
お薬との相互作用に注意が必要なものがあります。

アレルギーがある

使用を避けてください。不安な場合はパッチテストをオススメしています。特に、キク科のハーブが多いので、キク科アレルギーの人は注意が必要です。

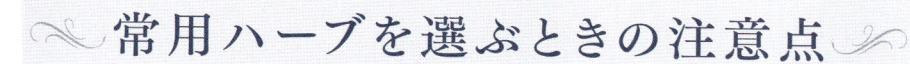

基本の8種早見表

No.1 ジャーマンカモミール

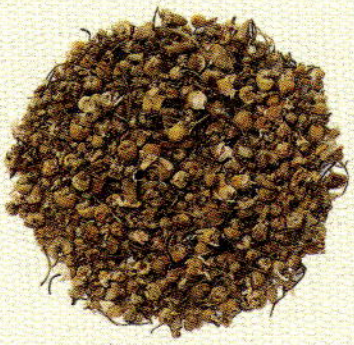

気持ちを鎮めたり、胃腸の調子を整えたりする。ストレスケアにも、女性特有の悩みにもオススメの万能ハーブ。甘ずっぱいリンゴのような味は、ベースのハーブとして大活躍。

No.2 ペパーミント

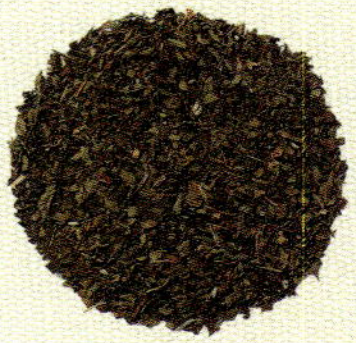

スーッとするメントールの香りと甘みを持っている。ベースにも、アクセントにも活躍。元気にしたり、気持ちを鎮めたりする多様性が特徴で、特に胃腸の不調には頼りになるハーブ。

No.3 ローズヒップ

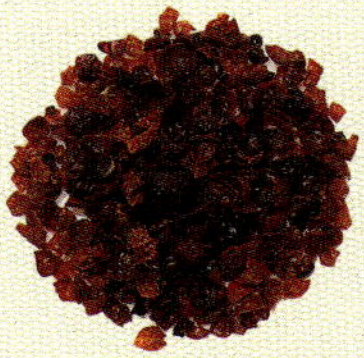

ビタミンCを多く含んでいるため、作用的にもさまざまな活用が期待できる。うま味とかすかな甘ずっぱさを持っているので、ブレンドのまとめ役になる事が多い。ハイビスカスの相棒にぴったり。

No.4 ラズベリーリーフ

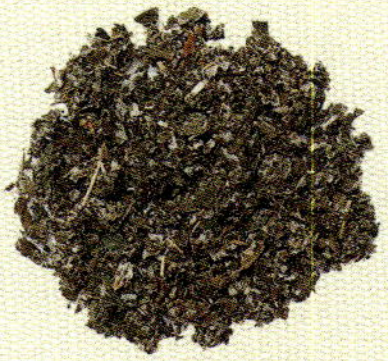

生理痛やPMSの救世主として使用される事が多い。かすかにラズベリーの香りと甘ずっぱさを持っていて、やや渋みがあるのが特徴。味はそこまで強くないので、ブレンドの脇役に回る事が多い。

ブレンドで広がるハーブティーの世界。“初めまして”のハーブは、どれにしようかしら。
飲んだ事のあるハーブ、気になるハーブを使うのも良いでしょう。
迷ってしまったら、8種のなかから、あなたの悩みに合わせて選んでみてはいかがですか？
きっとあなたがこれから出会うブレンドレシピの中心として、
あなたらしく、毎日をいきいきと過ごすためのお手伝いをしてくれますよ。

No.5

レモンバーベナ

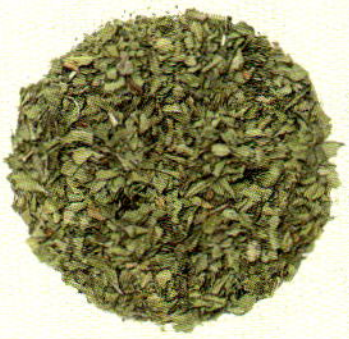

リラックスさせてくれる味と香り。ベースに使う事が多い。量を多くすると、味の強いハーブとの調和がとれる。鎮静系のハーブとのブレンドで相乗効果が期待できる。

No.6

ハイビスカス

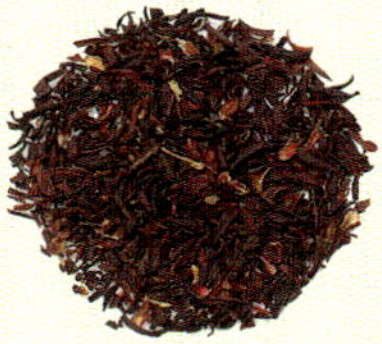

クエン酸のすっぱさが特徴。元気を出したいときや、疲労が感じられるときに必須のハーブ。水色《すいしょく》が真っ赤に染まるので、気持ちも上げてくれる。ローズヒップの相棒として大活躍。

No.7

ネトル

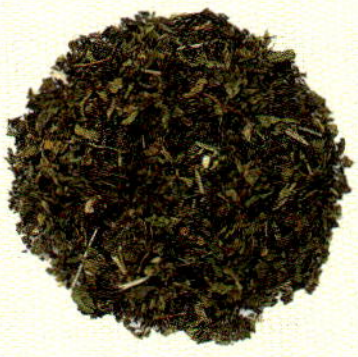

ビタミンやミネラルの補給から、春先の花粉アレルギー対策に。また、生理中やその前後に貧血予防で使う事が多い。血の巡りを良くしたい女性には特にオススメのハーブ。

No.8

リンデン

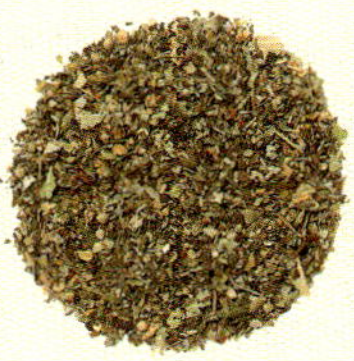

香りが特徴的な鎮静系のハーブ代表。強い香りを抑えるために、オレンジピールやオレンジフラワーなど、相性の良いハーブを合わせてブレンドするのがオススメ。

Column

ハーブティーが人間関係のツールになる？

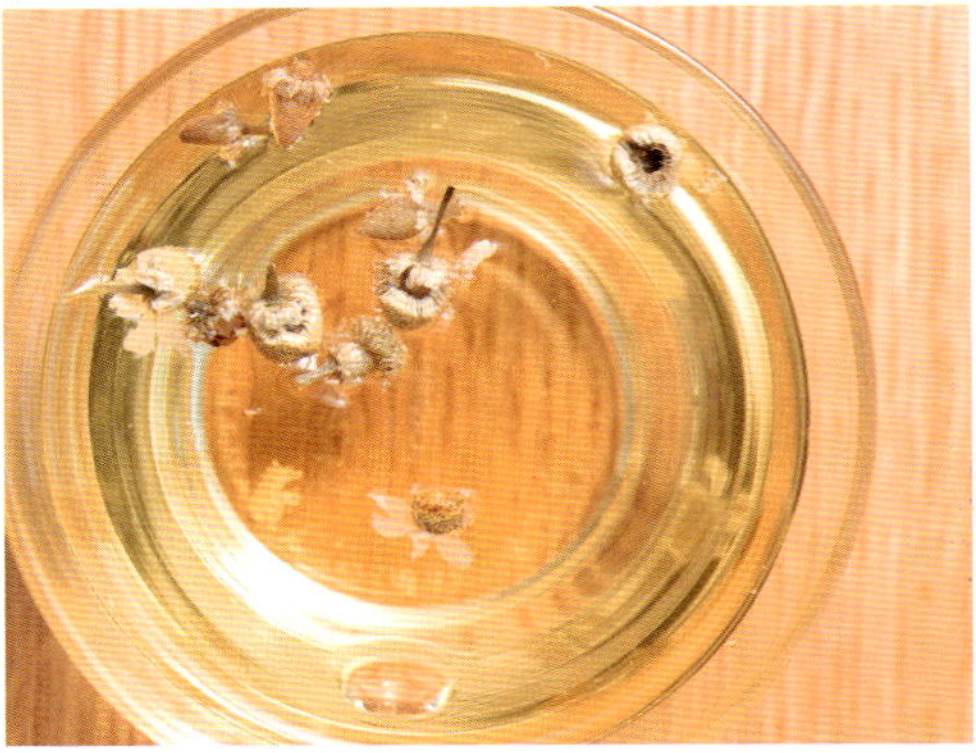

私が主宰しているハーブティーの教室には、からだの不調がきっかけでハーブティーを飲み始める人がたくさんいらっしゃいます。でも、ハーブティーはこころの不調にも効果的なんですよ。

現代人の悩みのほとんどは、人間関係にあると言われています。身近な人間関係が良くなると、社会的な人間関係も良好になる流れが作れます。まずは、あなたの大切な人との関係を癒していく事が大切です。

もし、大切な誰かのこころが不安定になってしまっていたら、ぜひ隣で一緒にハーブティーを飲んであげてください。そのときに大事なのは、相手の感情はあなたには全く関係がないという事。相手の態度や状態を受けて、悲しくなったり不安になったりする必要はないんですね。

しかし、大切な誰かだからこそ共感してしまうのが常かもしれません。だからこそ、あなたも一緒にハーブティーを飲みましょう。あなたがフラットな感情でいられたら、きっと大切な人も安心するはず。ネガティブな感情は、ハーブティーが癒してくれます。あなたはゆっくりと飲んでいるだけで良いのです。

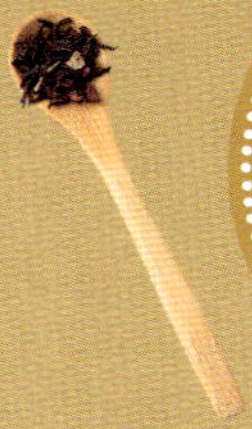

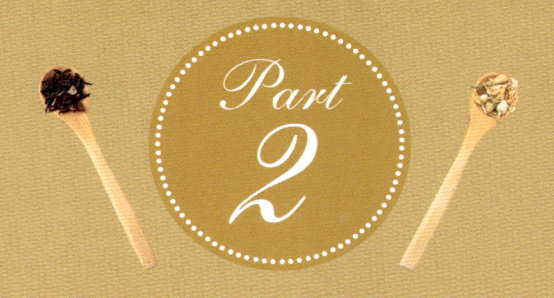

Part 2

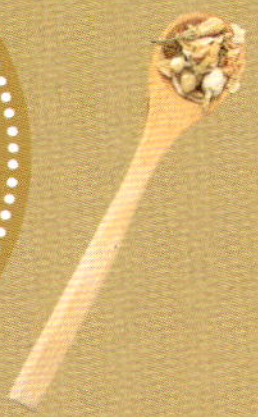

シングル
ハーブティー

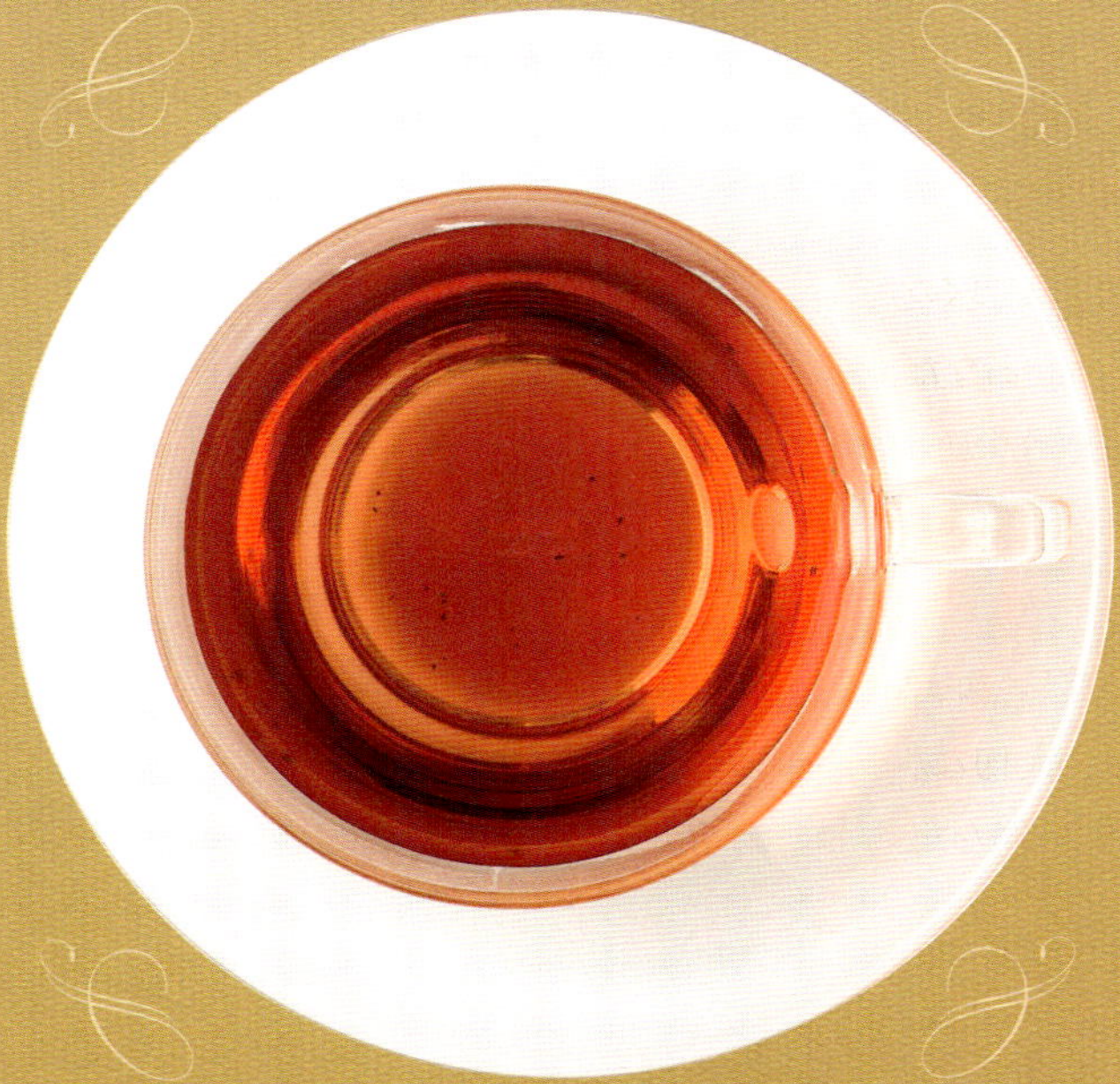

No.1

ジャーマンカモミール

German chamomile

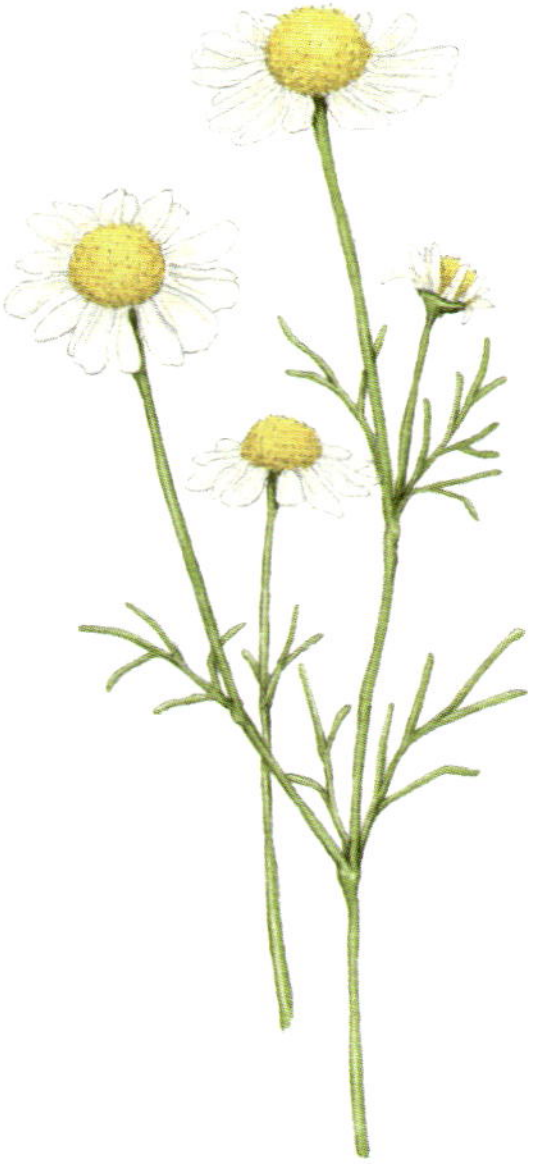

[別　　名] ー
[和　　名] カミツレ
[学　　名]
Matricaria chamomilla／M.recutita
[科　　名] キク科
[使用部位] 花
[主要成分]
精油（α-ビサボロール、カマズレン）／マトリシン／フラボノイド（アピゲニン、ルテオリン）
[作　　用]
消炎、鎮静、鎮痙、駆風
[禁　　忌]
キク科植物アレルギーの人は使用を避けましょう。

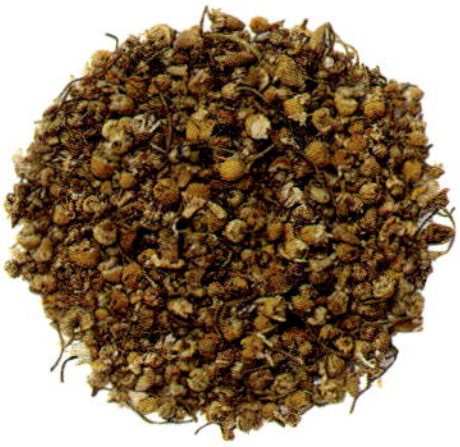

Coment

「ねるまえに 大さじに 1杯ですよ」
ある晩、おなかの具合が良くなかったピーターに、母うさぎがカモミールを飲ませるシーンです。世界的に愛されている『ピーターラビット』のお話にも出てくるんですね。
“マザーハーブ”とも呼ばれ、こころにもからだにも優しいジャーマンカモミールは、常備しておきたいハーブの一つです。

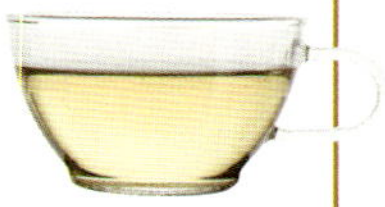

お悩み

P.89 暴飲暴食で胃もたれ
P.156 子どもの行動についイライラ
P.140 気持ちがそわそわして落ち着かない
P.171 デザートドリンクが飲みたい

青リンゴのような香りと、甘ずっぱい風味が特徴。比較的飲みやすいので、ブレンド初心者さんにオススメのハーブです。

痛みや炎症の緩和などの〝からだの不調〟から、興奮状態や緊張、落ち込みなどの〝こころの不調〟まで癒してくれる万能なハーブ。だから、「どんなハーブを選んだら良いか分からない」というあなたは、最初のハーブに選んで間違いありません。

ブレンドハーブティーのベースにぴったりなので、私もよく作っています。ぜひ、いくつか試してみて、お気に入りのレシピを見つけてくださいね。

ポットで蒸らしている時間も、かわいらしく花がぷかぷかと浮く様子にとても癒されますよ。

No.2

ペパーミント

Peppermint

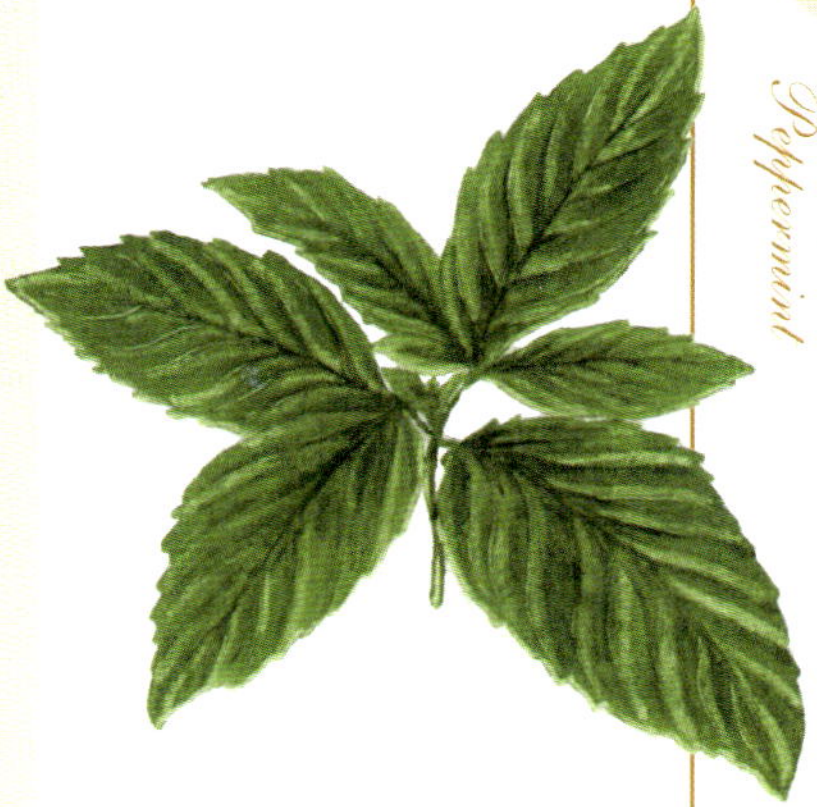

［別　　名］ー
［和　　名］セイヨウハッカ
［学　　名］Mentha × piperita
［科　　名］シソ科
［使用部位］葉
［主要成分］
精油（l-メントール、メントン、メントフラン）／フラボノイド（アピゲニン、ルテオリン）／タンニン（ロスマリン酸）／カフェ酸／クロロゲン酸
［作　　用］
賦活のち鎮静、鎮痙、中枢神経の刺激、筋緊張の緩和、緩下、健胃、抗菌、胆汁分泌、排泄力アップ
［禁　　忌］
幼児への使用は避けましょう。妊娠中、授乳中の使用は注意が必要です。

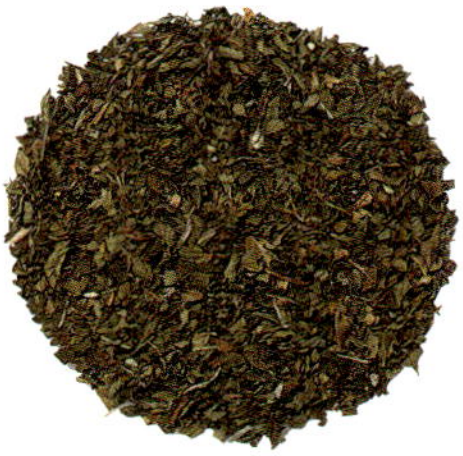

Coment

メントールの香りが印象的。スッとした清涼感が独特な存在感を醸し出している個性の強いハーブで、古代ローマ時代から生活に役立てられてきました。

ブレンドするときには、使用する量を加減してくださいね。緑茶にペパーミントと砂糖を加えると、モロッカンミントティーになります。

爽やかな香味で気分をリフレッシュさせてくれたり、落ち着かせてくれたりする、清涼感のあるハーブです。さっぱりしたいときに飲むのも良いですね。そのときどきの〝ちょうど良い〟状態にしてくれるのが特徴です。

ストレスが溜まる事によって起こる、過敏性腸症候群などの心身症にも用いる事があります。

消化器系の調子が悪いときは、ジャーマンカモミールとのブレンドが特にオススメです。この二つのハーブを合わせる事で、相乗効果が期待できます。単体で使うより効果が上がるので、ぜひ試してみてくださいね。

苦手な人も多いので、誰かに淹れてあげるときには、「ミントは苦手じゃないですか？」と聞く事にしています。

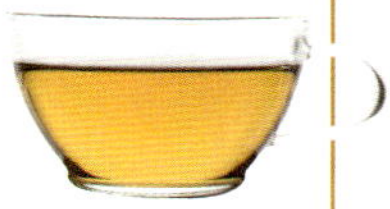

お悩み

P.82 口内炎ができやすい
P.149 慌てて失敗してしまう
P.108 生活に運動を取り入れたい
P.155 気持ちを切り替えたい

No.3

ローズヒップ

Rose Hip

[別　　名]
ドッグローズ、ドッグブライアー
[和　　名]
イヌノイバラ、ヨーロッパノイバラ
[学　　名] Rosa canina
[科　　名] バラ科
[使用部位] 偽果
[主要成分]
ビタミンC／ペクチン／植物酸／カロテノイド（リコペン、β-カロテン）／フラボノイド
[作　　用]
ビタミンCの補給、抗酸化、便秘解消、抗炎症

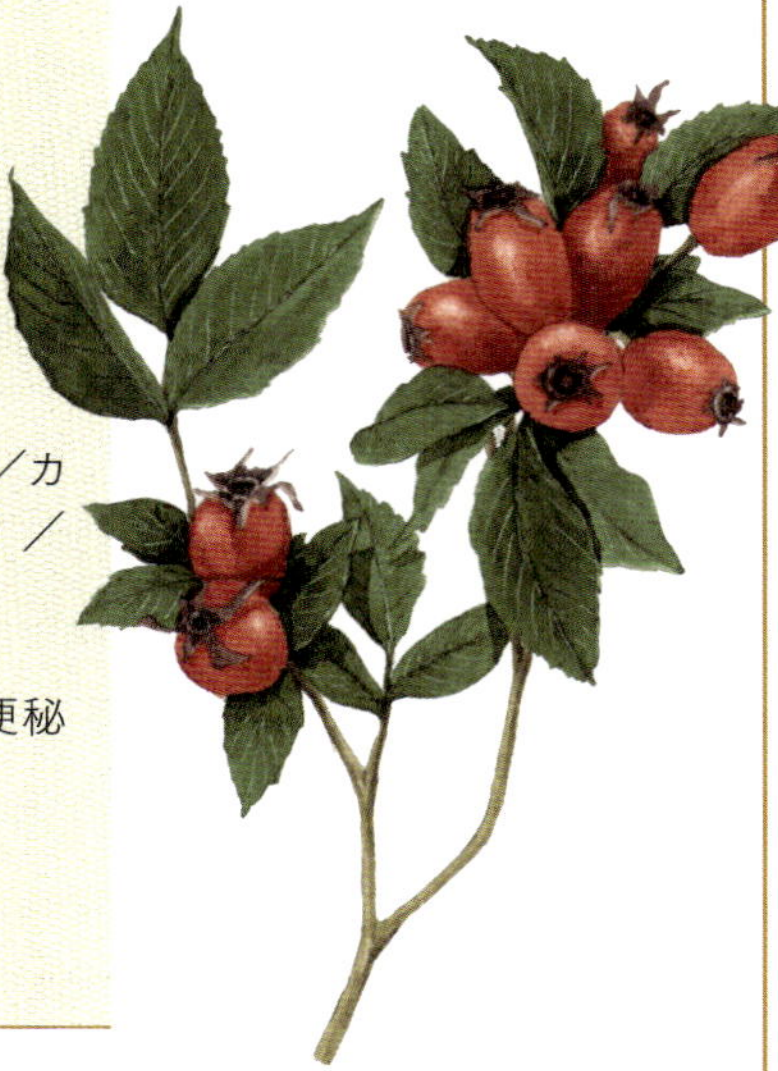

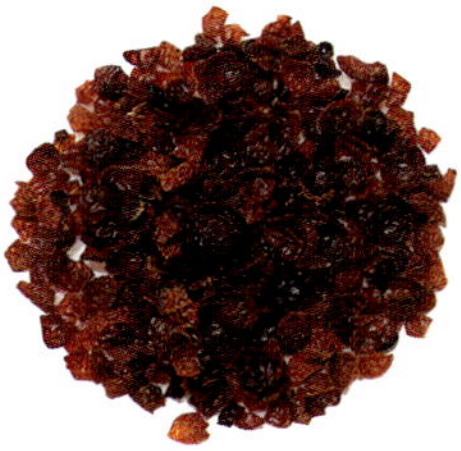

Coment

レモンの約20倍のビタミンCを含み、“ビタミンCの爆弾”と言われています。

軽い酸味があるものの味は弱いので、ほかのハーブとブレンドしやすいのが特徴。

淹れたあとに残った実は、そのまま食べると、お湯に溶け出しにくい成分も摂れるのでオススメですよ。長く蒸らせば蒸らすほど味が濃くなり、とろみが出てきます。

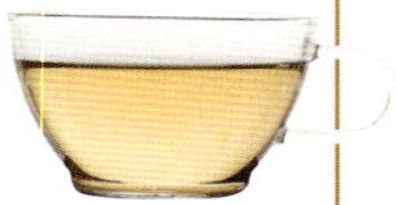

お悩み

P.80 ゲームに夢中になってしまう
P.113 昔との見た目のギャップが気になる
P.110 スタミナを維持したい
P.124 不摂生で肌がボロボロ

きめ細かく、ツヤのある色白肌……。そんな理想的な肌が手に入るとしたら、嬉しいと思いませんか？

美肌の大敵といえば、日差しやバランスの悪い食生活、そしてストレス。外側からのケアはもちろん、内側からもローズヒップに含まれるビタミンCでケアしていくと、より効果的です。また、便秘も美肌の大敵。ローズヒップは便秘の解消にも一役買ってくれるので、腸内環境を整える事で美肌効果を後押ししてくれるでしょう。

市販されているローズヒップのハーブティーは、強い酸味と、美しい赤色が特徴のハイビスカスがブレンドされている事が多いです。ブレンドするときはハイビスカスも合わせる事で、相乗効果が期待できますよ。

No.4

ラズベリーリーフ

Raspberry leaf

［別　　名］ー
［和　　名］
ヨーロッパキイチゴ、エゾイチゴ
［学　　名］Rabus idaeus
［科　　名］バラ科
［使用部位］葉
［主要成分］
フラボノイド配糖体（フラガリン）／タンニン（没食子酸、エラグ酸）／ビタミンC
［作　　用］
鎮静、鎮痙、収れん
［禁　　忌］
妊娠初期の使用は避けましょう。

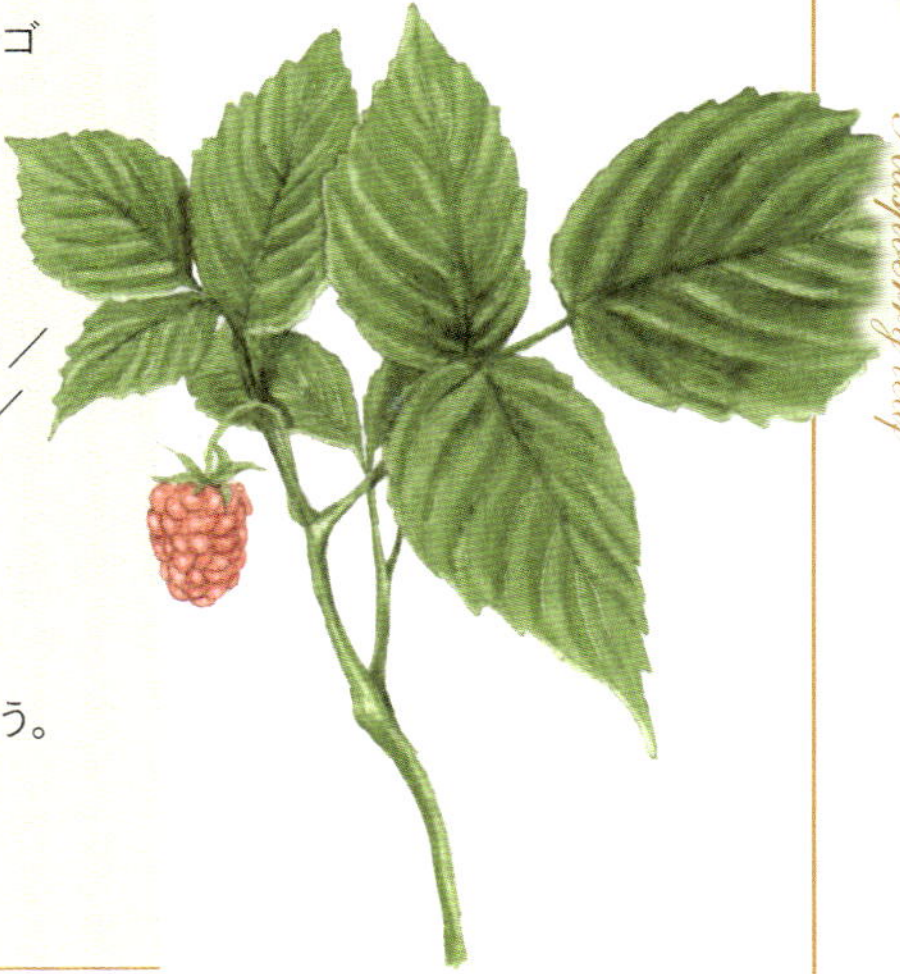

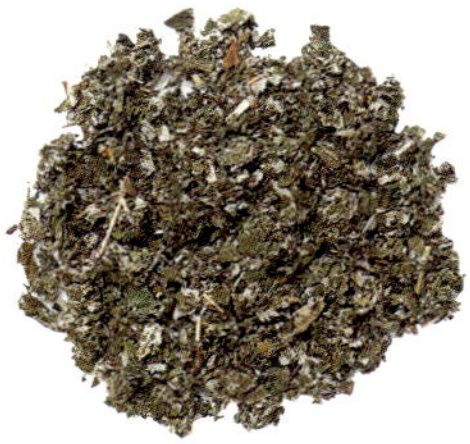

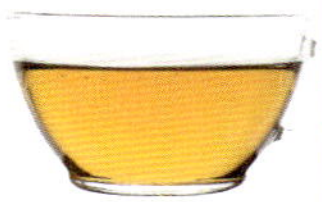

Coment

真っ赤な果実が特徴ですが、古代ギリシャ神話では“神の白いフルーツ”と言われていたというラズベリーリーフ。ふわふわでモコモコな見た目のかわいらしさに、思わずにっこりしてしまうでしょう。

ラズベリーの実の甘ずっぱい香りが、葉の部分にもかすかに感じられます。香りを確かめてみてくださいね。

お悩み

P.119 糖質の摂りすぎが気になる
P.131 PMSで生活が不安定になりがち
P.130 毎月の重い生理痛が憂鬱
P.132 ストレスでからだが不調

ヨーロッパでは、古くから〝安産のハーブ〟として、出産を控えた妊婦に使われていました。ラズベリーリーフに含まれるフラガリンという成分には、子宮や骨盤周りの筋肉をゆるめてくれる働きがあるからなんです。

生理痛やPMS（月経前症候群）を軽減する効果も期待できるので、「薬を服用するのは……」と悩む人にオススメ。排卵後から月経までの期間に飲むと、改善が期待できます。

ほかにも、女性に嬉しい効果がたくさんあります。美肌作りに欠かせないビタミンCやポリフェノール、シミのもととなるメラニンの生成を抑えるエラグ酸が豊富に含まれているので、美容にも効果が期待できます。

No.5

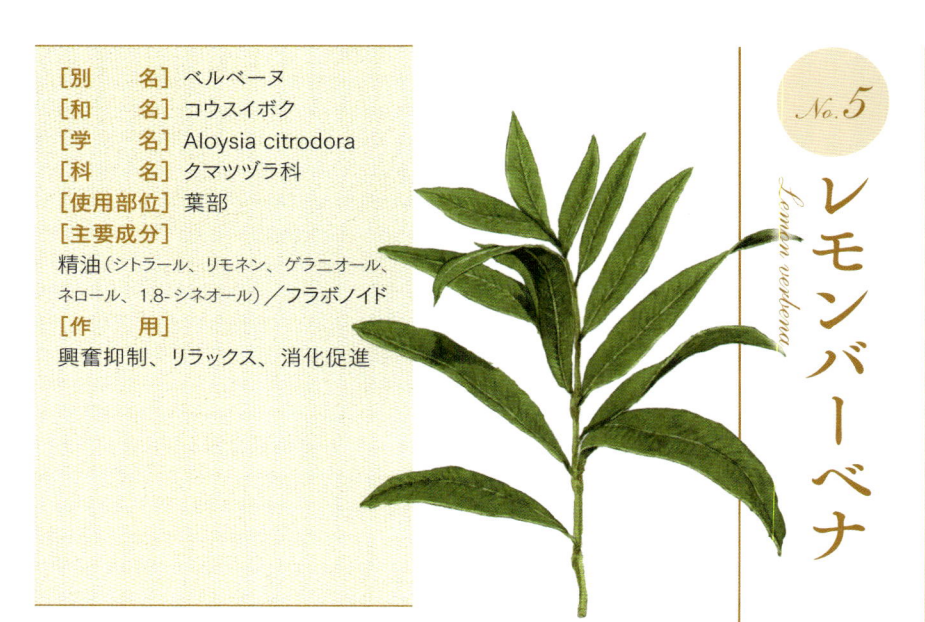

レモンバーベナ

Lemon verbena

［別　　名］ベルベーヌ
［和　　名］コウスイボク
［学　　名］Aloysia citrodora
［科　　名］クマツヅラ科
［使用部位］葉部
［主要成分］
精油（シトラール、リモネン、ゲラニオール、ネロール、1.8-シネオール）／フラボノイド
［作　　用］
興奮抑制、リラックス、消化促進

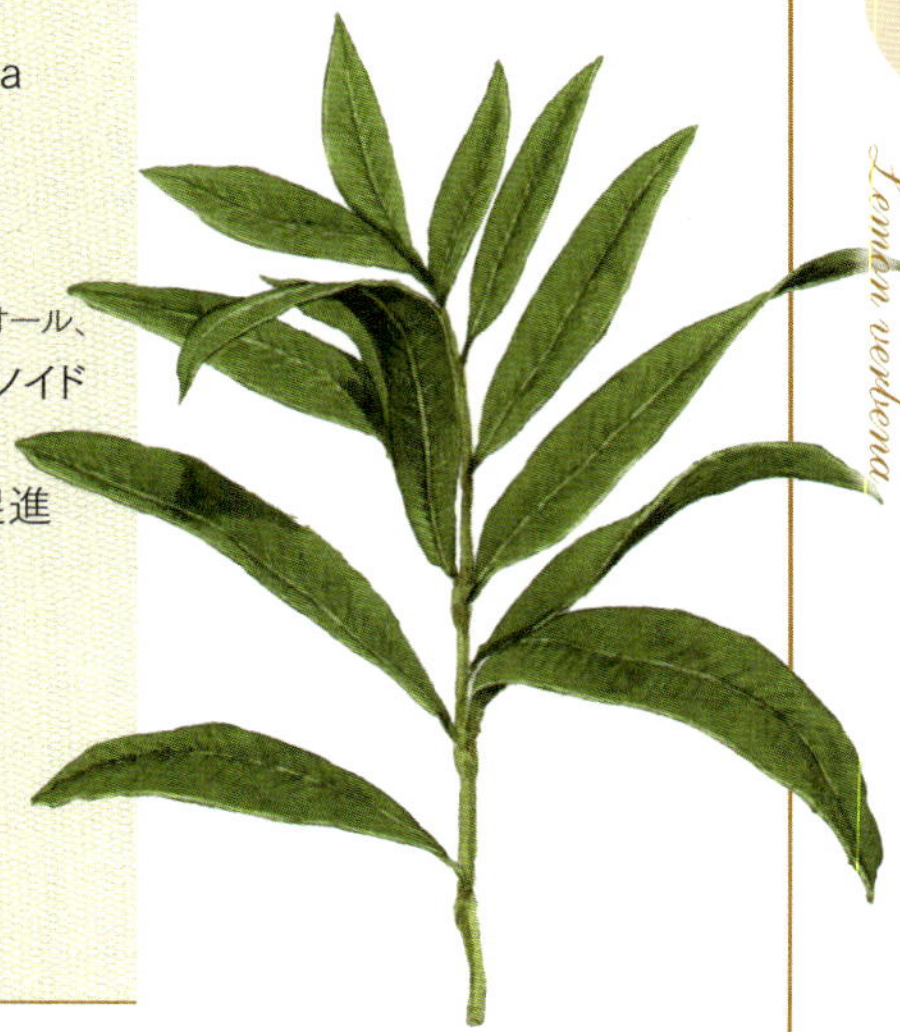

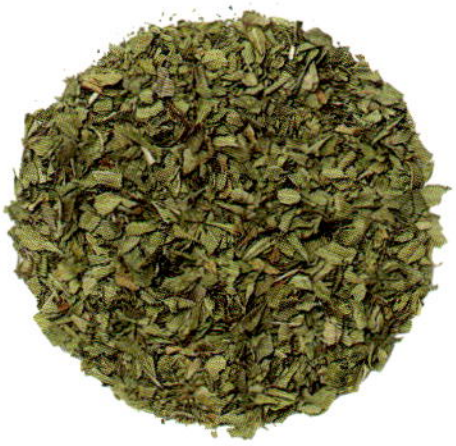

Coment

フランスで"ベルベーヌ"と呼ばれ、親しまれています。爽やかな香りとほのかな甘みが特徴で、消化器の働きを助けてくれる役割があるため、アフターディナーティーにぴったり。指先を洗うフィンガーボウルの水のなかに入っている事も！　香りをたのしみつつ指先を清潔に保てるので、重宝されているんですよ。

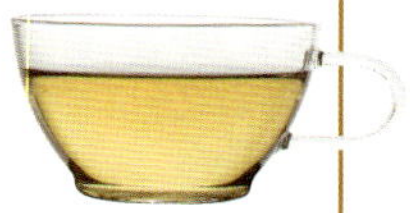

お悩み

P.74 寝つきが悪い
P.105 胃腸の弱い家族が心配
P.104 薬に頼らず頭痛をやりすごしたい
P.157 家族がこころを閉ざしてしまった

肩に力が入って、険しい表情になっていませんか？　そんなときは一息入れると、違う角度から見えてくる事もあるかもしれません。もやもやしたもので溢れそうになっている頭のなかをゆるめていきましょう。

優しくて上品な香りは、あなたを幸福感で包んでくれるはず。ほのかに甘く、口当たりはとてもまろやか。さっぱりとした味わいです。

気持ちを落ち着かせ、消化を促進してくれる効果があるので、夕食後から寝る前の間に飲むと、質の良い睡眠が期待できますよ。

寝る前のティータイムには、お気に入りのゆったりした音楽と一緒に、こころもからだも癒されてください。

No.6 ハイビスカス

Hibiscus

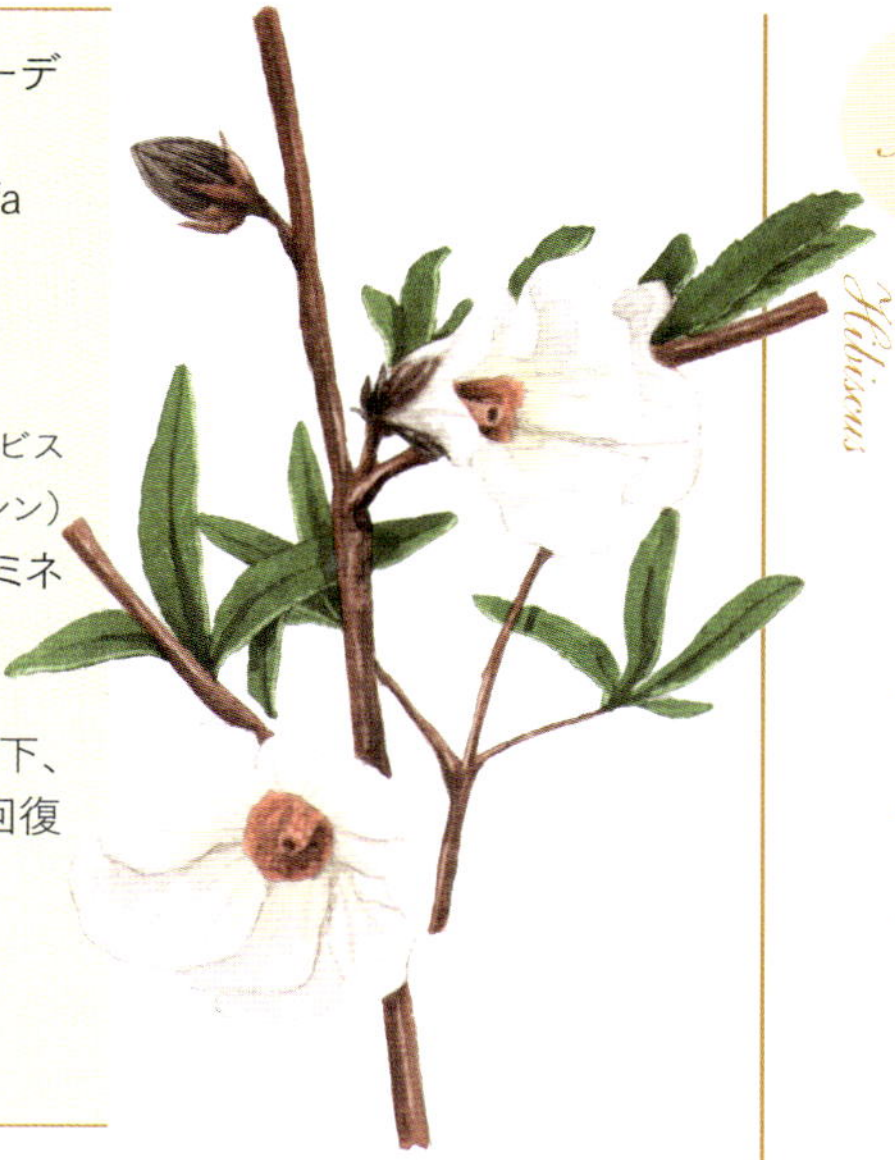

［別　　名］ローゼル、カルカーデ
［和　　名］ロゼルソウ
［学　　名］Hibiscus sabdariffa
［科　　名］アオイ科
［使用部位］ガク
［主要成分］
植物酸（クエン酸、リンゴ酸、ハイビスカス酸）／アントシアニン（ヒビスシン）／粘液質（多糖類）／ペクチン／ミネラル（鉄、カリウム）
［作　　用］
代謝促進、消化機能亢進、緩下、利尿、疲労回復、眼精疲労の回復

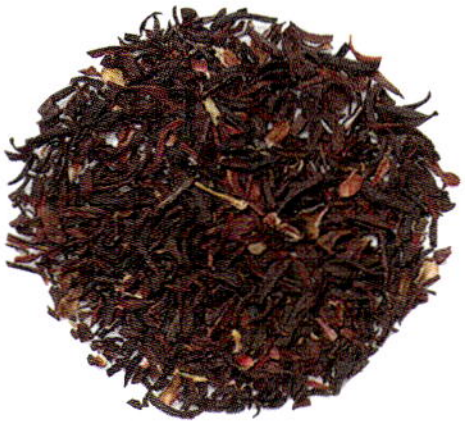

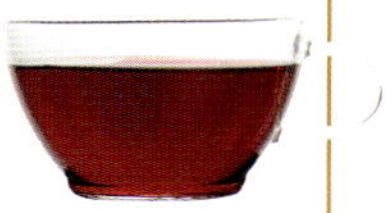

Coment

ルビーのように鮮やかで美しく、眺めているだけでも気分が上がります。すっぱいのが苦手という場合は、少しだけステビアを加えると良いかもしれません。

色が赤いので、赤いハイビスカスをイメージしがち。ですが、ハーブティーに使う花は、白色か薄いピンク色。使用部位のガクが赤色なんです♪

お悩み

P.79 つらい眼精疲労をどうにかしたい
P.158 疲れが取れなくてブルー
P.111 目に輝きがなくなってきた
P.172 疲れたときに一杯飲みたい

お湯を注ぐと姿を現す、情熱的で美しい赤色。疲労回復作用があり、見た目のとおり元気が出るハーブです。特徴は、パッと目が覚めるような酸味。せっかくのすっぱさを活かして、レモングラスやレモンバーベナなど、レモン風味のハーブとブレンドをするのがみかまる流！

アントシアニンが含まれているので、パソコンやスマホを日常的に使っている私たちの眼精疲労を軽減するのにも役立ちます。

また、市販のハイビスカスティーはローズヒップとブレンドされている事が多いです。ローズヒップのビタミンCとハイビスカスのクエン酸が合わさる事で、よりからだに吸収されやすくなる相乗効果が期待できます。

No.7 ネトル
Nettle

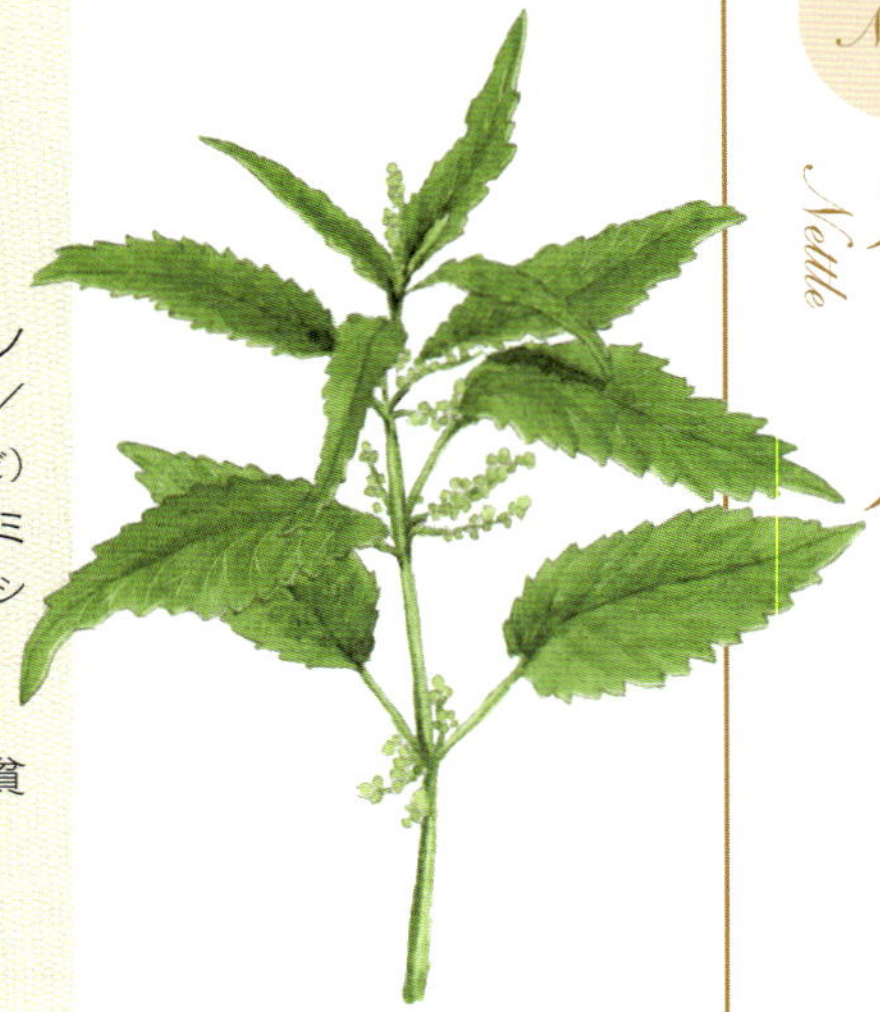

［別　　名］スティンギングネトル
［和　　名］セイヨウイラクサ
［学　　名］Urtica dioica
［科　　名］イラクサ科
［使用部位］葉
［主要成分］
フラボノイド（クエルセチン）／フラボノイド配糖体（ルチン）／クロロフィル／フィトステロール（βシトステロールなど）／カロテノイド（β－カロテン）／ビタミンC／葉酸／ミネラル（ケイ素、カルシウム、カリウム、鉄）
［作　　用］
利尿、浄血、造血、抗炎症、貧血予防、抗アレルギー

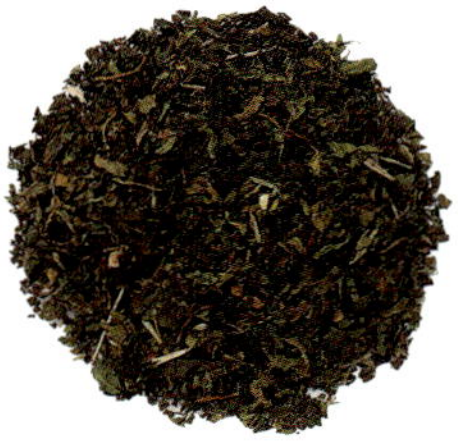

Coment

「海藻!? それとも海苔!?」

よく、こんな感想をいただきます。ネトルのハーブティーに、塩コショウ、ゴマを加えれば、わかめスープに近い……かも。おにぎりのおともに、ネトルのハーブティーはいかがでしょうか。緑茶とのブレンドもオススメです。

語源は“Needle”。その名のとおり、葉や茎に、針のような細かいトゲがあります。

ドイツでは、アレルギー緩和やデトックスを目的にハーブティーを使用する「春季療法」に使用するハーブとして愛用されています。

ビタミン、ミネラル、葉酸などを含んでいて、特に女性にオススメしたいハーブです！　血を綺麗にしてくれたり、新しい血を作ってくれたり、貧血の予防もしてくれます。血に関係する症状は、ネトルにおまかせください。

うま味があってまろやかなので、ブレンドハーブティーのベースの味にするもよし、効能を摂り入れる目的なら、ちょい足しするのもよし。

花粉症対策なら、年が明けてからネトルを生活に取り入れると、春のつらい時期を上手にやりすごせそうですね。

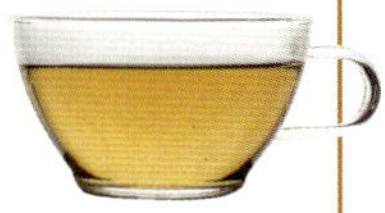

お悩み

P.88 飲み会が続いて肝臓が心配
P.118 溜まった老廃物をデトックスしたい
P.116 元気な赤ちゃんを授かりたい
P.126 基礎代謝が低い

No.8 リンデン Linden

[別　　名] ライムツリー、ティユール
[和　　名] セイヨウシナノキ
[学　　名] Tilia europaea
[科　　名] アオイ科
[使用部位] 花、苞、葉
[主要成分]
フラボノイド配糖体（ルチン、ヒペロシド、ティリロシド）／アラビノガラクタン（多糖類）／タンニン／カフェ酸／クロロゲン酸／精油（ファルネソール）
[作　　用]
発汗、利尿、鎮静、鎮痙

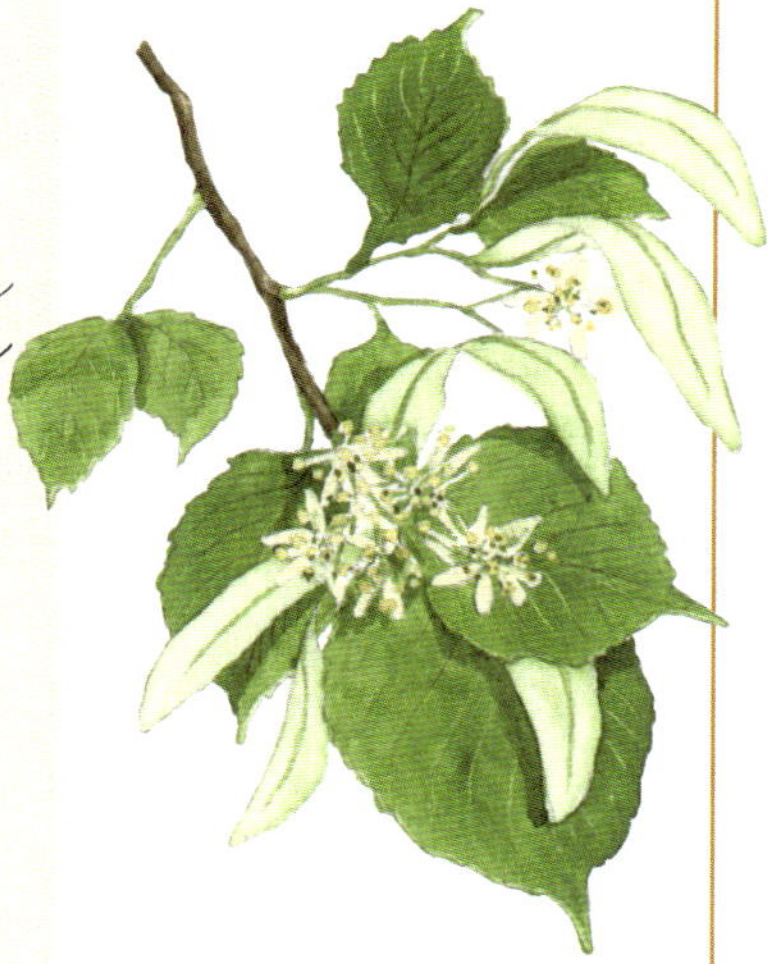

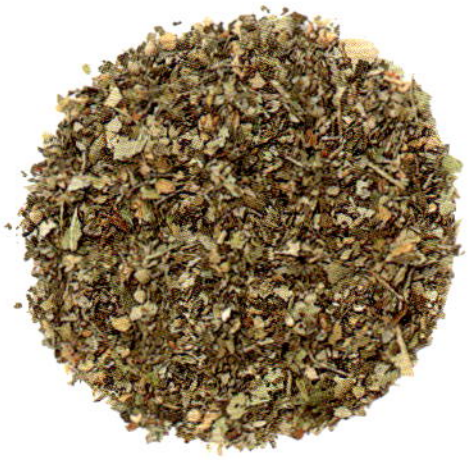

Coment

ヨーロッパで定番の街路樹。英語ではライムと呼ばれています。30～40mほどになるまで大きく成長し、“聖なる木”、“相思相愛の木”と親しまれています。ハートの形に似た葉が、とってもかわいいですよね！

甘くて、独特な香りを持っています。「香りがちょっと苦手」という人は、アイスハーブティーにするのがオススメ。

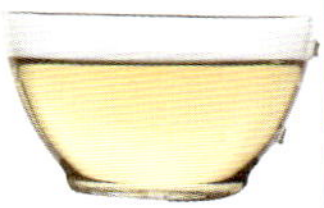

お悩み

P.75 どれだけ寝ても眠い
P.148 仕事の疲れを翌日に引きずる
P.102 やや高めの血圧が気になる
P.175 大事なお客さまをもてなしたい

とても穏やかな作用なので、子どもからお年寄りまで安心して使えるハーブ。血圧が気になるときや、風邪の初期症状に用いる事が多いですね。

甘い香りを持つ成分のファルネソールは、こころとからだを落ち着かせて、緊張をゆるめてくれる効果があります。特に、就寝前に一杯飲む事で、良質な睡眠をもたらしてくれますよ。相乗効果が期待できるオレンジフラワー、ジャーマンカモミールなど鎮静系ハーブとのブレンドや、エルダーフラワー、ジンジャーなど発汗系ハーブとのブレンドがオススメです。

柑橘系のハーブや、フルーツとのブレンドアレンジにもぴったり。ほんのり甘くてとても美味しいので、チャレンジしてみてくださいね！

No.9

エキナセア

Echinacea

[別　　名]
エキナケア、パープルコーンフラワー
[和　　名] ムラサキバレンギク
[学　　名] Echinacea angustifolia ／E.purpurea／E.pallida
[科　　名] キク科
[使用部位] 根、地上部
[主要成分] エキナコシド／多糖類／シナリン／イソブチルアミド
[作　　用] 免疫賦活、創傷治癒、消炎、抗ウイルス、抗菌
[禁　　忌]
キク科植物アレルギーの人は使用を避けましょう。全身性の疾患である自己免疫疾患や膠原病などの治癒に用いるべきではありません。連続使用は8週間までにしてください。

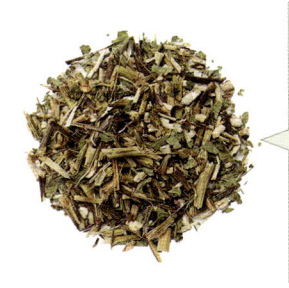

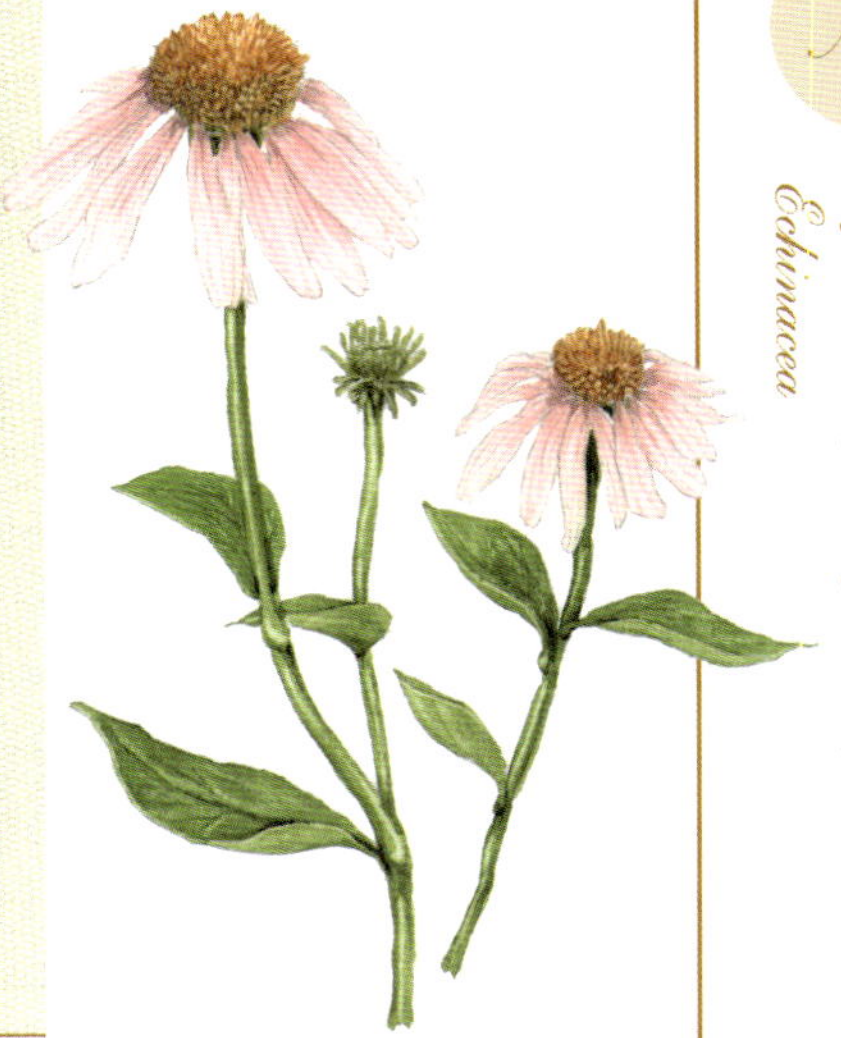

Coment

ネイティブ・アメリカンの秘薬、エキナセア。鮮やかな紫色の花の中央部にある、ハリネズミそっくりのトゲトゲが特徴。"インディアンのハーブ"とも呼ばれています。

その理由は、毒ヘビに噛まれたときの傷の手当てや、伝染病の治療として使用していたため。免疫力アップの効果も期待できる、まさに"秘薬"なんです。

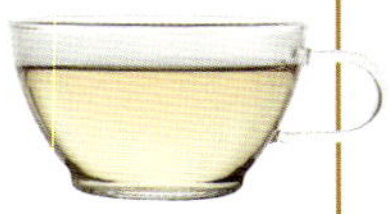

お悩み

P.82 口内炎ができやすい
P.85 大事な時期の風邪をケアしたい
P.84 風邪を引きやすい
P.87 インフルエンザにかかりたくない

夏の強い日差し、冬の凍えるような寒さ、病気が治ったばかりで体力が落ちているとき……。日常生活には、免疫力が低下して、感染症にかかりやすくなってしまうきっかけがたくさん隠されています。

風邪を引きやすくなったり、口唇ヘルペスができたりと、病院に行くほどではない不調を感じたら、エキナセアでホームケアをしましょう。免疫力を高めておく事で、つらい花粉症の症状を和らげる効果もあるんですよ。

ハーブティーを飲むのもよし、濃く淹れたティーでうがいをするのもよし。ウォッカに漬け込むティンクチャーを作って、お手軽ケアも良いですね。"ちょうど良い"状態をキープするのにぴったりのハーブです。

No.10

エルダーフラワー

Elder flowers

[別　　名] ヨーロピアンエルダー
[和　　名] セイヨウニワトコ
[学　　名] Sambucus nigra
[科　　名] レンプクソウ科
[使用部位] 花
[主要成分]
フラボノイド配糖体（ルチン、クエルシトリン）／クロロゲン酸／粘液質（多糖類）／ミネラル（特にカリウム）／精油
[作　　用]
発汗、利尿、抗アレルギー、抗カタル

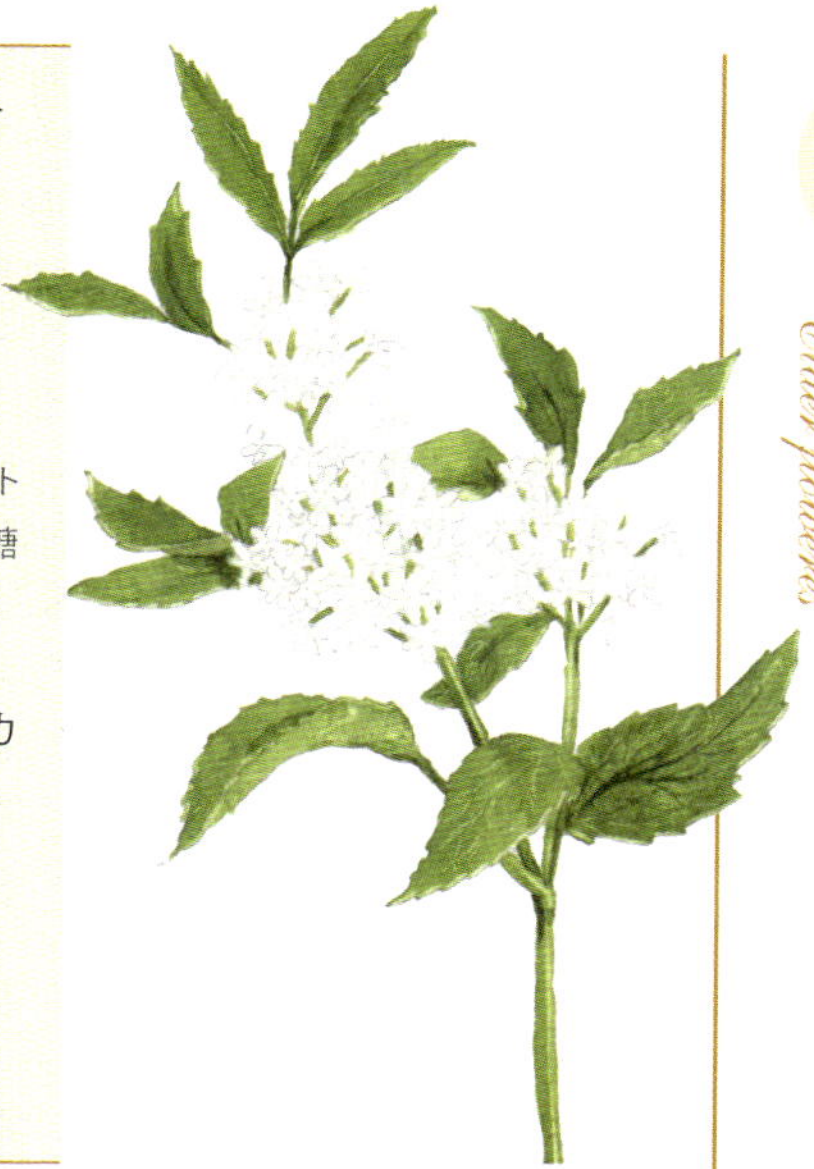

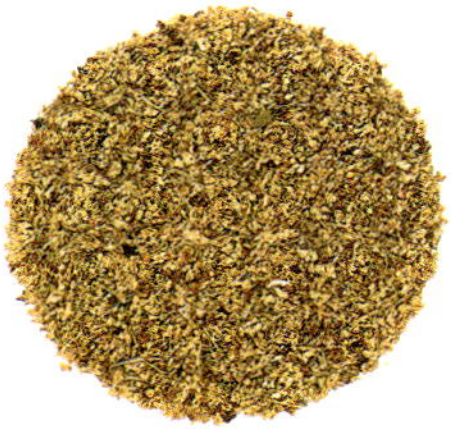

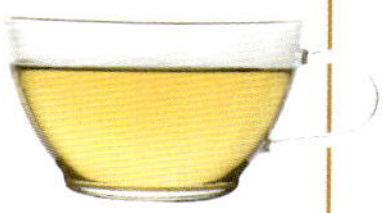

Coment

『ハリー・ポッター』のお話に登場する“最強の魔法の杖”の正体が、エルダーフラワーだという事はご存知でしたか？ 欧米では“魔除けの木”と呼ばれ、家の庭に植えられる事が多い植物です。

その多様な効能から、ヨーロッパの伝統医療において“万能の薬箱”として使用されています。

お悩み

P.84 風邪を引きやすい
P.97 咳が止まらない
P.96 腰痛・肩こりがつらい
P.134 産後・病後の体力低下

ポリフェノールの一種であるフラボノイドを豊富に含み、発汗を促す代表選手として重宝されています。その高い発汗効果から、〝インフルエンザの特効薬〟という別名を持っているほど。咳、くしゃみ、鼻水、鼻づまりなどの症状が現れたら、ゆっくり休むのが一番。ただ、このときに発汗がうまく行なわれないと、なかなか回復しません。発汗効果のあるエルダーフラワーのハーブティーを飲んでからお風呂に入ると発汗が促せるので、あまり汗をかけないという人にオススメです。

イギリスでは、常備コーディアルとして愛用されています。帰宅後は「1に手洗い、2にうがい、3にエルダーフラワーのコーディアル」を習慣にしちゃいましょう！

No.11 オレンジピール

Orange Peel

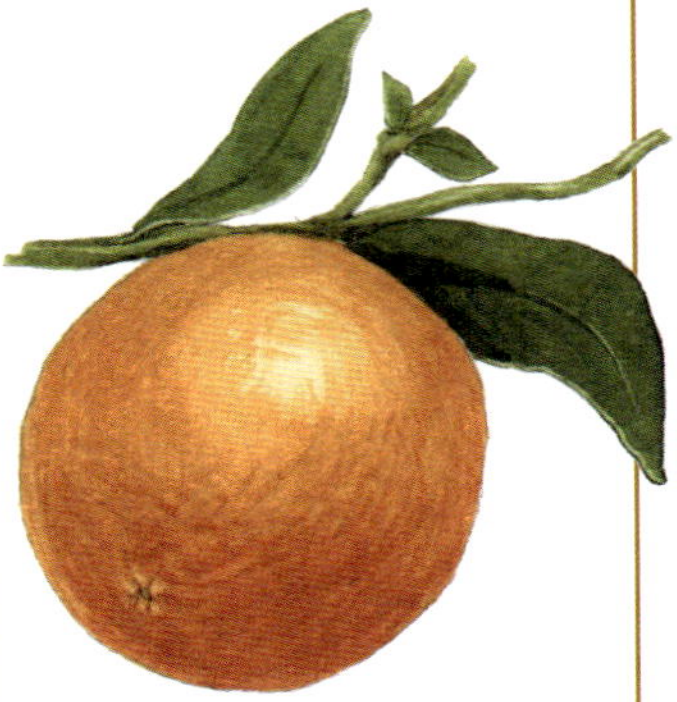

［別　　名］ビターオレンジ
［和　　名］ダイダイ
［学　　名］Citrus aurantium
［科　　名］ミカン科
［使用部位］果皮
［主要成分］精油／フラボノイド
［作　　用］
鎮静、消化促進、健胃
［禁　　忌］
多量飲用、長期飲用は避けましょう。

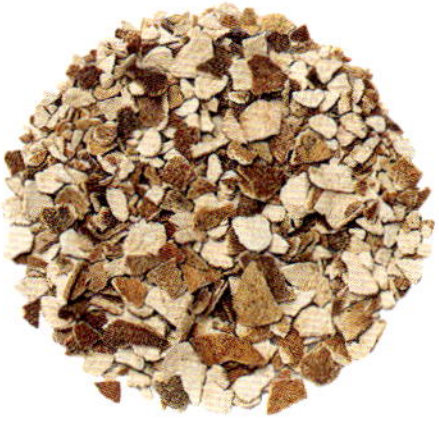

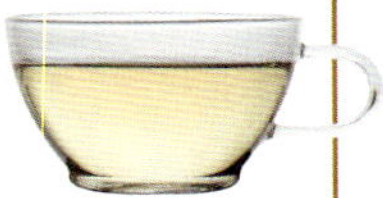

お悩み

P.90 カフェインを摂りすぎてしまう
P.140 気持ちがそわそわして落ち着かない
P.125 極度の冷え性
P.153 ミスばかりしてしまう

Coment

柑橘類の香りは、“皮”に凝縮されているという特徴があります。柑橘類のなかでも特に人気なのは、華やかな香りが特徴的な、ゆずの香り。表面の皮の部分を使って、料理のアクセントに使いますよね。

オレンジピールも、ゆずに負けず劣らず、とっても良い香り。オレンジの皮を乾燥させたものなので、香りが皮にギューッとつまっているんです。

オレンジのスイーティーな香りが元気を与えてくれます。穏やかな気持ちを取り戻して、前向きになれるかもしれません。

柑橘の香りは、とても人気があります。例えば、紅茶のアールグレイは、紅茶葉にイタリア名産の柑橘類ベルガモットの精油を人工的に着香したもの。スイーティーで心地良い香りが漂う紅茶として、世界中で最も人気のあるフレーバード・ティーなんです。

オレンジピールは、天然の柑橘の香りをプラスできるので、いろいろなハーブとのブレンドで活用できます。注意点は、入れすぎると苦味が強くなってしまうフラボノイド成分が含まれている事。使用する量に注意してくださいね。

No.12

オレンジフラワー

Bitter orange

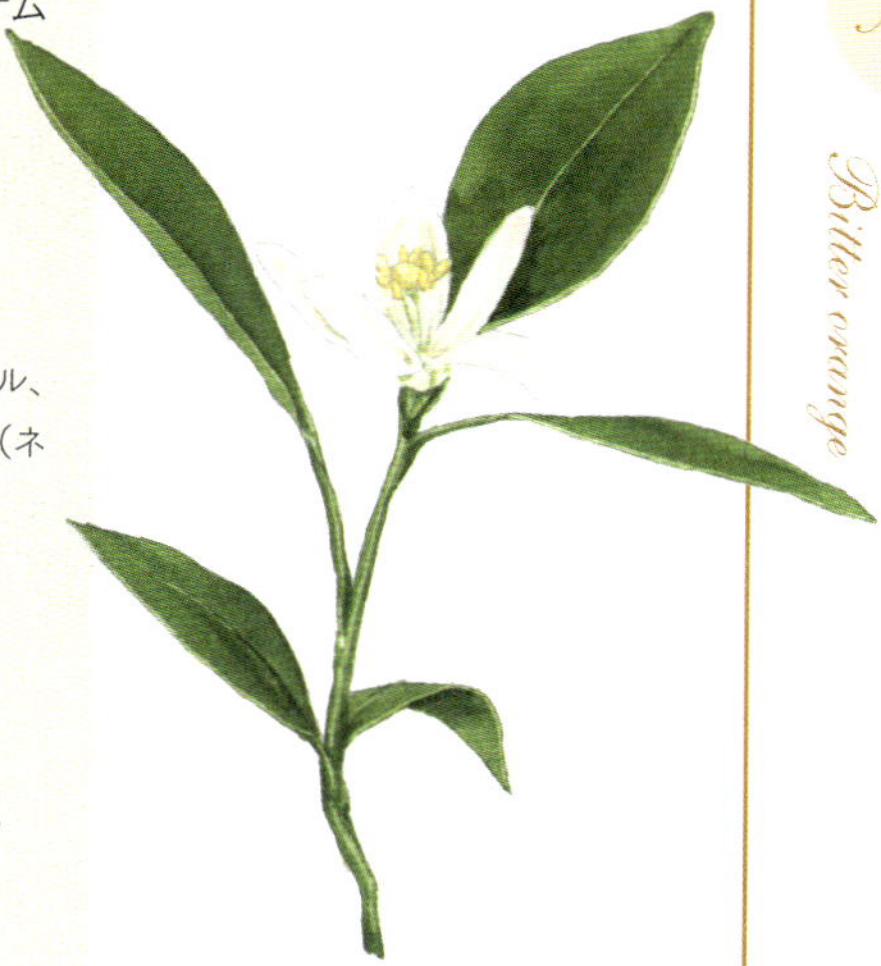

［別　　名］
ビターオレンジ、オレンジブロッサム
［和　　名］ダイダイ
［学　　名］Citrus aurantium
［科　　名］ミカン科
［使用部位］花
［主要成分］
精油（酢酸リナロル、リナロール、ネロール、ゲラニオール）／フラボノイド配糖体（ネオヘスペリジン、ナリンギン）
［作　　用］
興奮抑制、抗うつ、抗不安
外用：細胞修復、美肌
［禁　　忌］
妊娠中は多量飲用を避けましょう。

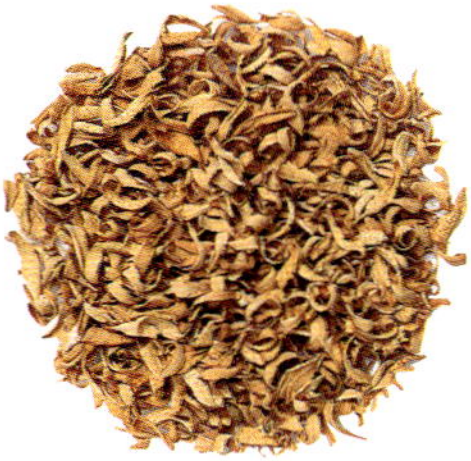

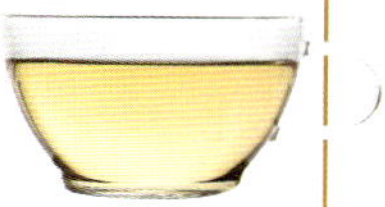

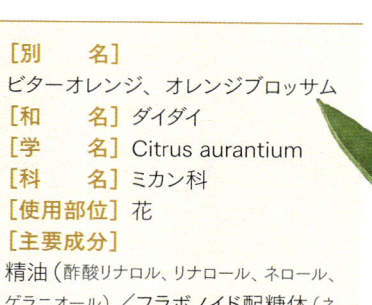

Coment

花嫁の髪飾りとして使われる習慣があります。これは、夫が妻にオレンジフラワーを贈ったというギリシャ神話が由来。フローラルな甘い香りは、まさに幸せの香りですね♪

エッセンシャルオイルはネロリと呼ばれ、高価なオイルの一つ。1kgの精油を抽出するために、1tの花を必要とするのだとか。

お悩み

P.75 どれだけ寝ても眠い
P.141 想いを伝えられない
P.139 不安に押し潰されそう
P.152 日々の奮闘を癒してほしい

使用する部分は花びらの部分ですが、見た目は木を彫刻刀で削ったように無骨。でも、保存瓶を開けた瞬間にきっとびっくりするはず。まるで「別世界に誘われてしまいそう……」と思うようなスイーティーでフローラルな香りが漂います。

気持ちに余裕がない、落ち込んでいる、不安に押し潰されそう……。そんな夜は、オレンジフラワーの香りに包まれて、ゆっくり眠ってしまいましょう。穏やかな気持ちを取り戻せたらからだのこわばりがゆるまって、睡眠の質も良くなるかも。

抽出時間が長くなると苦味が出るので、蒸らし時間と使用する量を調整してくださいね。

No.13

カルダモン

Cardamom

[別　　名] ー
[和　　名] ショウズク
[学　　名]
Elettaria cardamomum
[科　　名] ショウガ科
[使用部位] 果実
[主要成分]
精油（1.8-シネオール、酢酸テルピネル）／フラボノイド／デンプン
[作　　用]
去痰、食欲増進、消化促進、駆風、健胃、発汗、気分を高める
[禁　　忌]
多量飲用、長期飲用は避けましょう。

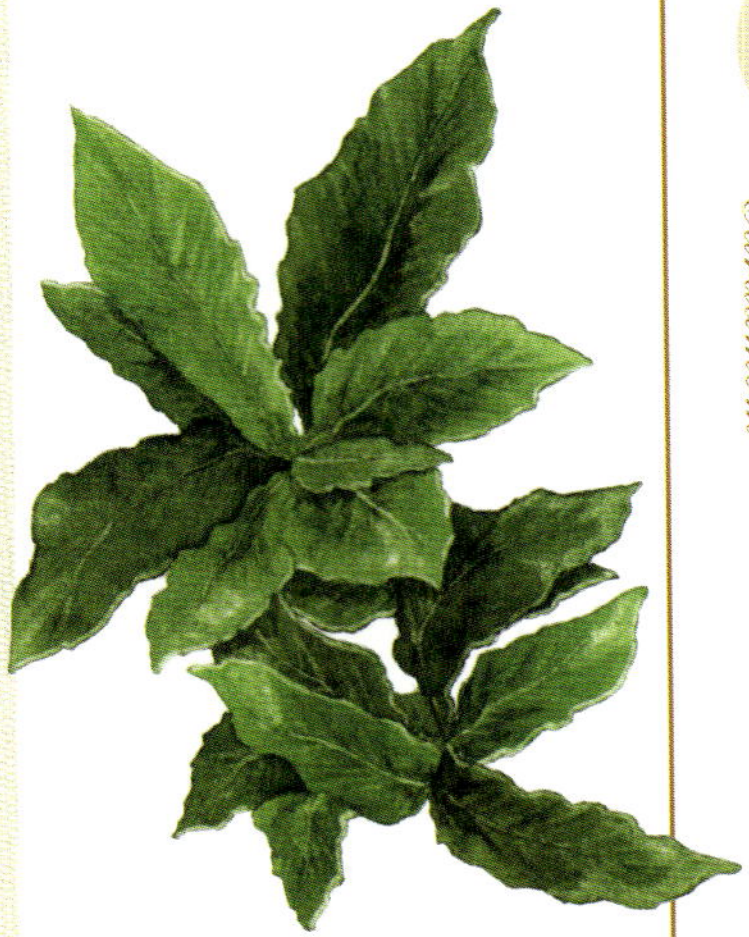

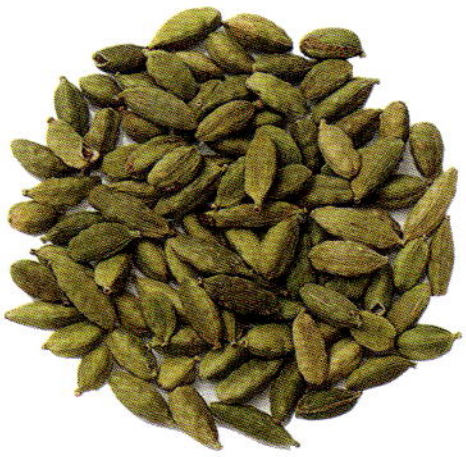

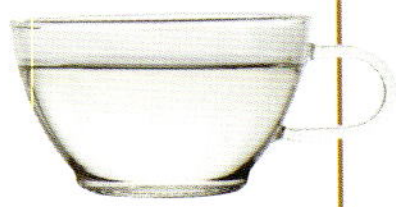

Coment

“スパイスの女王”の異名を持つカルダモンは、清涼感のある強い香りで、紅茶に数種類のスパイスを合わせたマサラティー（チャイ）や、スパイシーな料理、カルダモンコーヒーなどで活躍します。

ハーブティーで使うときは、果実部分の緑の硬い部分を軽く割り、なかの黒い種のほうまでお湯が浸透しやすいようにしましょう！

お悩み

P.90 カフェインを摂りすぎてしまう
P.145 朝のドタバタでイライラ
P.119 糖質の摂りすぎが気になる
P.164 こころのブロックを外したい

食事のおともにぴったり。夏バテや食欲がないときの食前に飲むと、食欲が湧いてきます。消化を助けてくれる作用があるので、食べすぎてしまったときや、胃もたれがする食後にもぴったり。なんと、口臭予防にもなります。

ツンとした刺激のある香りを持つので、ぼんやりしたブレンドに加えると味がキュッと引き締まります。アクセントとして重宝するハーブです。

ブレンドするハーブによって蒸らし時間や使う量を調整して、味に変化をつけてみましょう。使用量の目安は、〝カップ1杯分に1粒〟が、みかまる流。蒸らし時間を長くすると若干香りが飛んで弱くなってしまいますが、甘みが増してきます。常備しておいて損はないので、ぜひ選んでみてください。

No.14

カレンデュラ

Marigold

[別　　名] ポットマリーゴールド
[和　　名] トウキンセンカ
[学　　名] Calendula officinalis
[科　　名] キク科
[使用部位] 花
[主要成分]
カロテノイド（ルテイン、リコペン）／タラキサステロール／フラボノイド（クエルセチン）／苦味質
[作　　用]
皮膚や粘膜の修復、消炎、抗ウイルス、抗菌
[禁　　忌]
キク科植物アレルギーの人は使用を避けましょう。

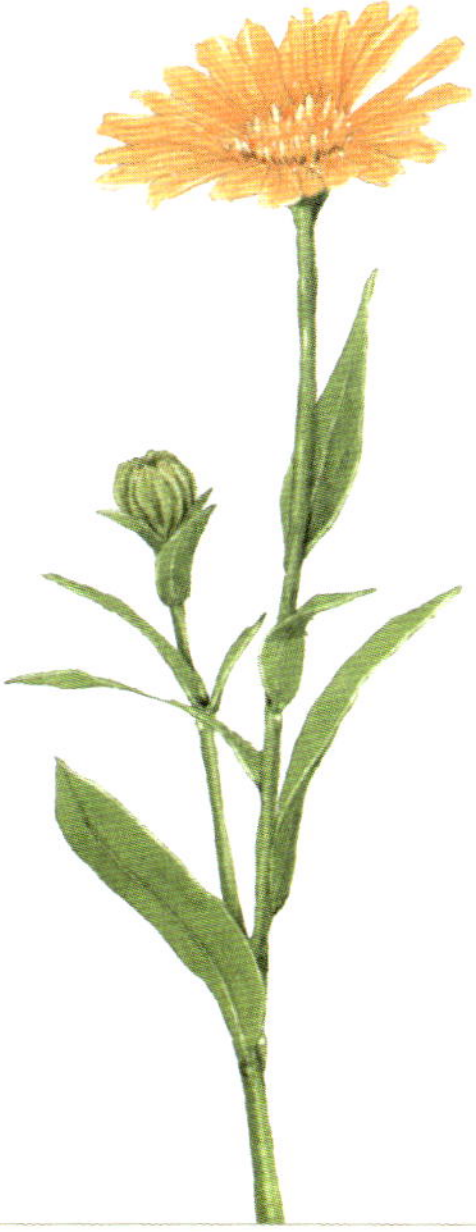

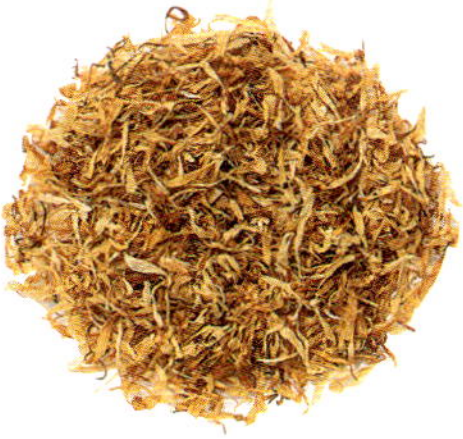

Coment

古代エジプトで、若返り薬として使われていたカレンデュラ。皮膚や粘膜の修復に効果があり、今でも用いられています。

鮮やかなオレンジイエローの花びらは、脂溶性の成分が多く含まれるカロテノイド色素。ハーブティーでは抽出しづらいので、オイルを使用したり、アルコールに漬け込んだりして、外用としての使用もオススメ。

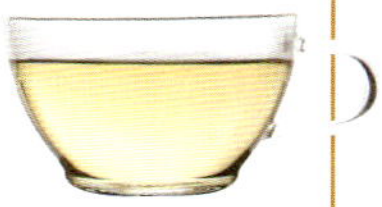

お悩み

P.82 口内炎ができやすい
P.113 昔との見た目のギャップが気になる
P.89 暴飲暴食で胃もたれ

軽やかで元気が出る、濃い黄色～オレンジ色の花びらが特徴。若干苦味があるので、ベースのハーブに選ぶというより少しだけ加えるのがみかまる流。ブレンドしたときの色合いや、かわいらしくポットのなかで花びらが浮かぶ様子をたのしめます。

ハーブティーをお湯で抽出するとき、水溶性成分が溶け出てきます。カレンデュラは、あまり溶け出てこない脂溶性成分をたくさん含んでいるため、外用としても使う事が多いハーブです。

私はあます事なく脂溶性成分を摂取したいので、ドライハーブも料理に使って全部食べちゃいます！　オムレツやお好み焼き、スープにぴったりなんですよ。

No.15

シナモン

Cinnamon

［別　　名］カシア
［和　　名］ニッケイ、ニッキ
［学　　名］
Cinnamomum zeylanicum／C.verum
［科　　名］クスノキ科
［使用部位］樹皮
［主要成分］
精油／タンニン／クマリン（シンナムアルデヒド、オイゲノール）
［作　　用］
消化促進、駆風、抗菌、血糖調節、強壮、発汗、血行促進
［禁　　忌］
シナモンアレルギー／妊娠中／多量飲用、長期飲用は避けましょう。

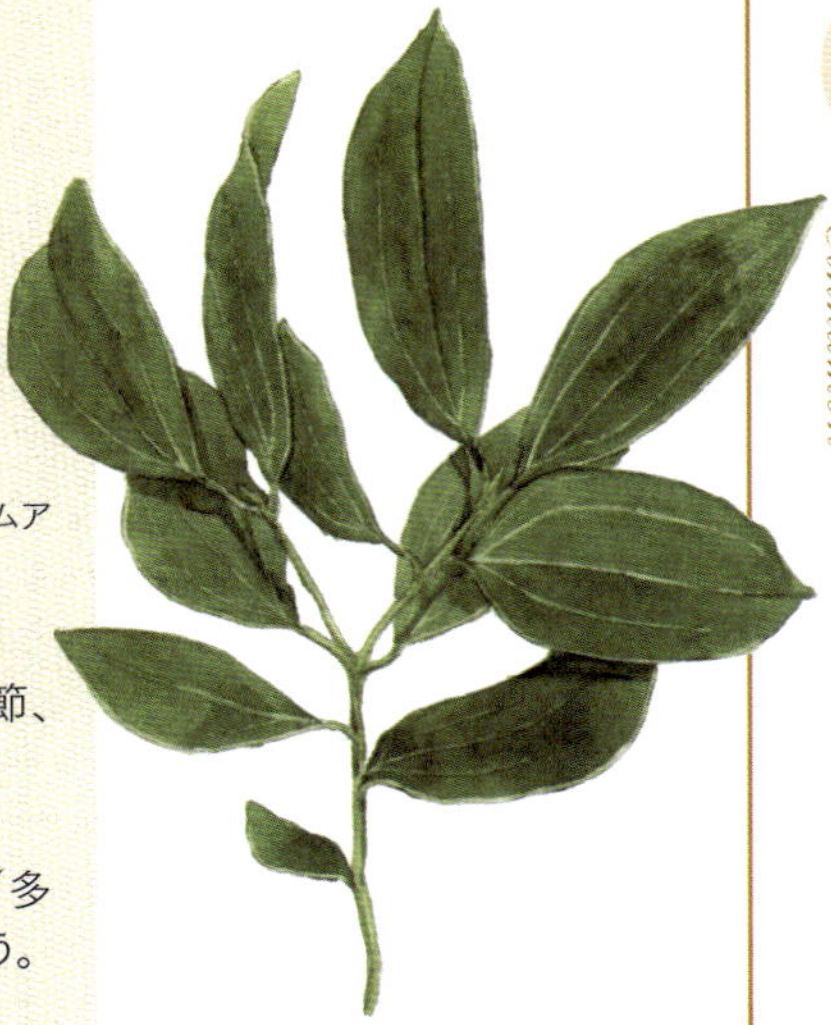

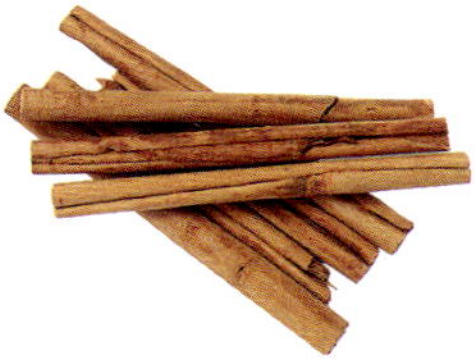

Coment

コショウ、クローブ、ナツメグと並ぶ、世界四大スパイスの一つ。お菓子や料理に使われる事が多いハーブです。

抗菌作用の強さから、ミイラやお肉の保存になくてはならない貴重なものでした。

一見、枝のように見えるけれど、木の皮を乾燥したものがくるくる巻いてあります。使うときは指でパリパリ割ってくださいね。

インパクトがある独特な風味で、お菓子の風味づけの代表。好きな人も多いですが、シングルのハーブティーを飲まれた事がある人は少ないのではないでしょうか？　私は初めて飲んだとき、想像していた味とはかなりかけ離れていたので、びっくりした記憶が残っています。シナモン独特の香りに、スイーティーな風味がプラスされた不思議な味。口に含むと、最初に甘みがあり、時間差でスパイシーな味が広がるので、クセになるかも。

苦手という人は、シナモンがほんのり香る1杯分1cmくらいを目安にブレンドしてみてください。味に深みが増して、美味しく飲めますよ。

元気の底力が湧いてくるハーブなので、ストレスケアにもオススメです！

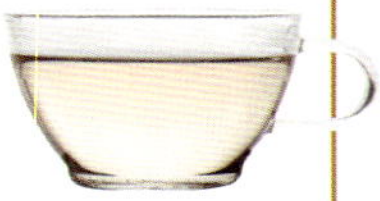

お悩み

P.110 スタミナを維持したい
P.161 集中力が持続しない
P.154 笑顔で暮らしたい
P.162 大きな事にチャレンジするのが不安

No.16

ジュニパーベリー

Juniper berry

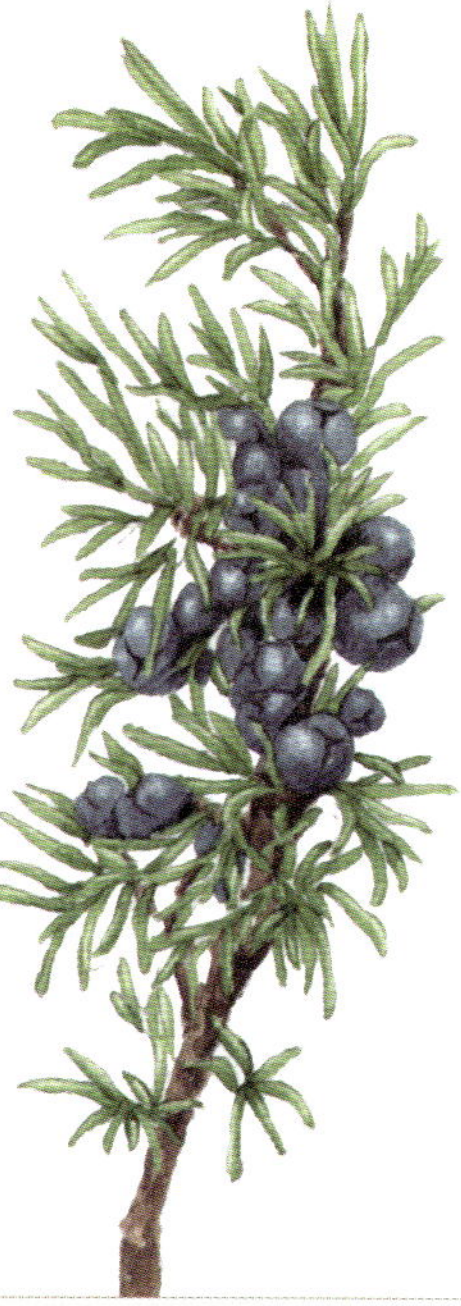

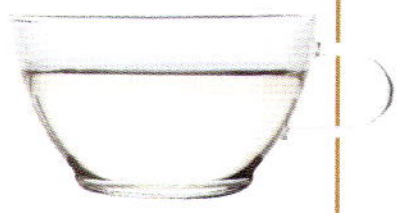

お悩み

P.118
溜まった老廃物をデトックスしたい

P.127
むくみが気になる

[別　　名] ー
[和　　名] セイヨウネズ、トショウ
[学　　名] Juniperus communis
[科　　名] ヒノキ科
[使用部位] 果実
[主要成分]
精油（α-ピネン、ボルネオール、カリオフィレン、シトロネロール）／フラボノイド／タンニン／ビタミンC
[作　　用]
利尿、抗菌、鎮痛、駆風、消炎、抗リウマチ、駆風、消化促進
[禁　　忌]
妊娠中、腎臓疾患のある人は使用を避けましょう。長期の連続使用は注意が必要です。

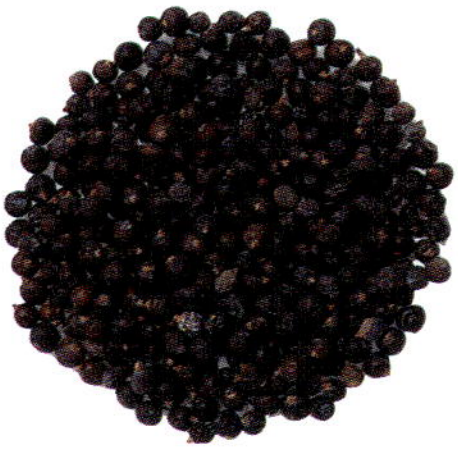

Coment

ウッディーな針葉樹の香りや味は、まるで森林浴をしているかのよう。こころがスッと浄化されます。ベリーのような見た目のイメージからは、あまり想像できないですよね。

蒸留酒である、ジンの香りづけにも使われています。スプーンの背などで軽く潰してからハーブティーにすると、より強い香りがたのしめますよ！


嫌な事や、つらい事があって、ショックを受けたり、自分の力ではどうする事もできなかったり……。そんな状況におかれたとき、おそらくたいていの人は落ち込んでしまいますよね。

沈んだ気持ちをゆっくりともとの状態に戻すのにオススメなのが、ジュニパーベリーのハーブティー。ジュニパーベリーのかわいい見た目と、ホッと落ち着ける香りに癒されながら、ゆっくりと深呼吸をしてみてくださいね。ピリッとスパイシーな風味は、長く蒸らしていると甘みが出てくるので、味の変化をたのしむのもオススメ。

利尿作用のあるジュニパーベリーは、からだがむくんでしまったときにもとっても効果的ですよ。

No.17

ジンジャー

Ginger

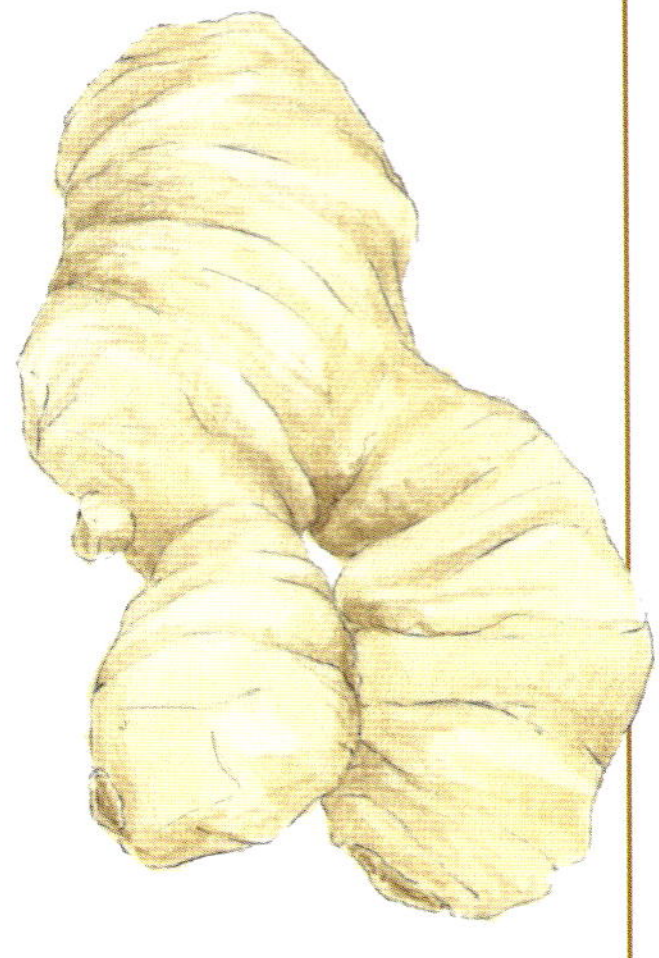

［別　　名］ー
［和　　名］ショウガ
［学　　名］Zingiber officinale
［科　　名］ショウガ科
［使用部位］根茎
［主要成分］
精油（ジンギベレン）／辛味成分（ショウガオール、ジンジャロール）
［作　　用］
消化促進、胆汁分泌、排泄力アップ、発汗、血行促進、吐き気止め、心機能の活性化、抗炎症、鎮痛、抗菌、去痰、強壮
［禁　　忌］
授乳中は使用を控えめにしましょう。胆石症などの病気がある場合は、医師にご相談ください。

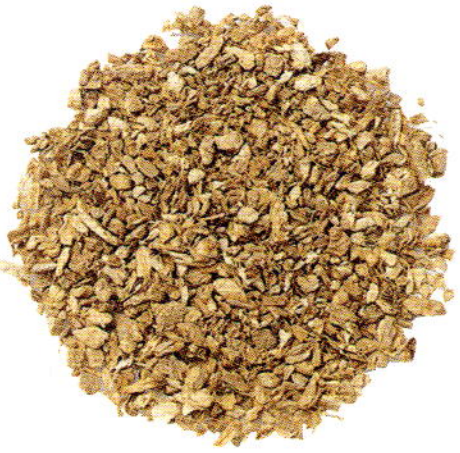

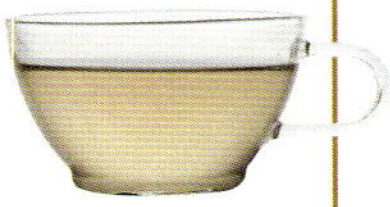

お悩み

P.86 風邪を引いてしまった
P.127 むくみが気になる
P.101 痛みに効果的な応急手当ては？
P.169 いたわる気持ちを伝えたい

Coment

ジンジャーの効能は状態によって二つに分けられます。まず、ジンジャロールと呼ばれる生の状態。そして、加熱したり乾燥したりしたショウガオールの状態です。

ハーブとして使うショウガオールは、からだの深部を温めてくれたり、痛みを和らげてくれたりします。簡単に取り入れられる、ジンジャーシロップもオススメですよ！

ショウガ紅茶やショウガ湯というと、風邪の引き始めや、悪寒を感じるときに飲まれる人が多いと思います。それもそのはず。辛味成分のショウガオールを多く含み、からだの深部を温める効果があります。それによって新陳代謝を高め、ダイエット効果が期待できるようです。発汗作用もあり、からだに溜まった老廃物を排出させる排毒作用も高まるので、デトックスや冷え性の改善にも有効ですね。

また、血の巡りを良くして体温を上昇させる効果も。侵入してくる悪いウイルスから身を守る抗体機能や、免疫力を高める効果もあります。

良い事づくしのジンジャーを使って、ブレンドに挑戦してみましょう！

No.18
ステビア
Stevia

［別　　名］ー
［和　　名］アマハステビア
［学　　名］Stevia rebaudiana
［科　　名］キク科
［使用部位］葉
［主要成分］
テルペン配糖体（ステビオサイド）／β - シトステロール／スチグマステロール／タンニン／精油
［作　　用］
健胃、抗酸化、矯味、緩和、血圧降下、強壮
［禁　　忌］
キク科植物アレルギーの人は使用を避けましょう。

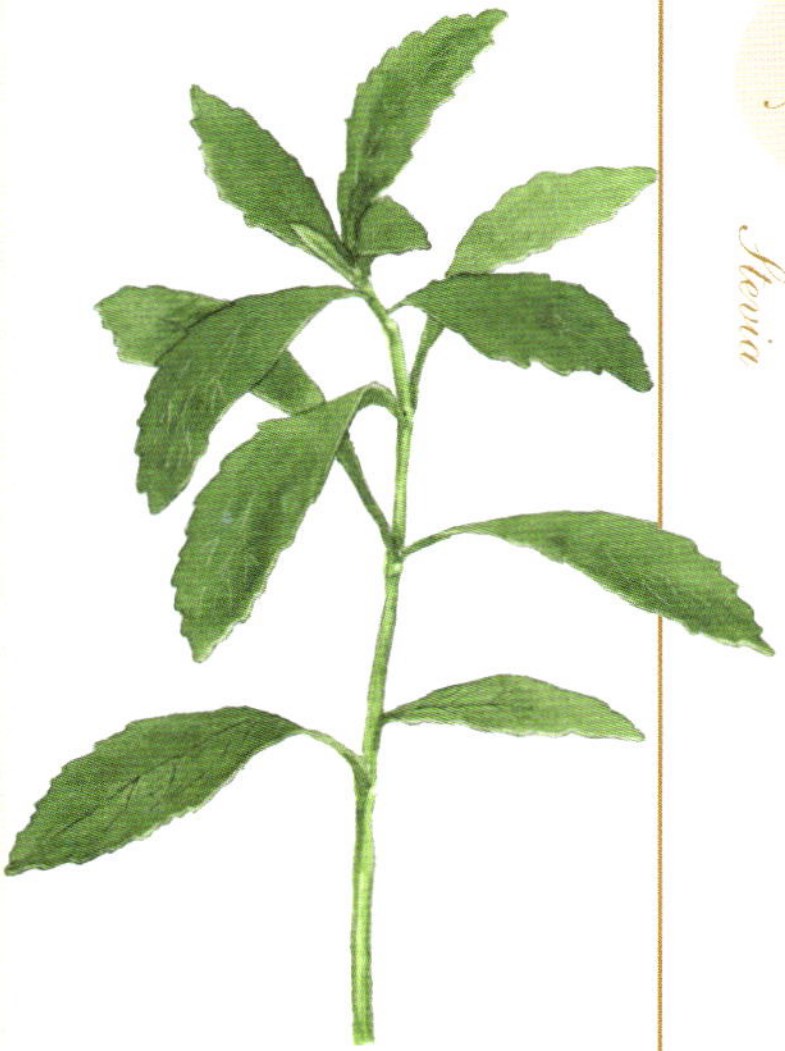

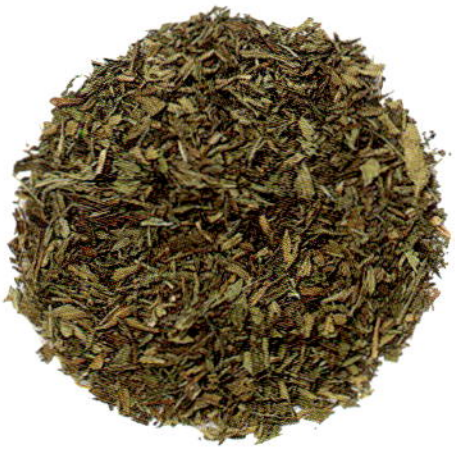

Coment
あなたが初めてドライステビアを使ってハーブティーを淹れるとき、私はその様子を制止せずに、じっと見守っているでしょう。そして、ドキドキしながら次のことばを待つのです。
「うわ！甘い！！」
本当に甘いハーブなので、ブレンドの甘み足しとしてほんの少しだけ加える事を、強くオススメします！

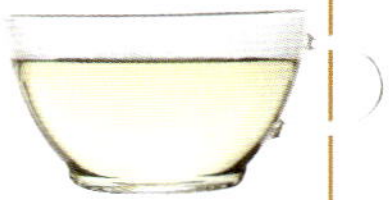

お悩み

P.80 ゲームに夢中になってしまう
P.136 頑張る友人の手助けがしたい
P.120 どうしても甘いものが食べたくなる
P.163 一歩を踏み出す勇気がほしい

砂糖の200～300倍と言われる強い甘みを持ち、南米やパラグアイでは、マテ茶の甘味料として使われています。効果・効能が目的というよりは、ちょっと甘みがほしいときや、ハーブティーが苦手な人のために、少量を足してあげるという使い方をします。

人間の脳は甘みを美味しいと感じるので、ダイエット中だったり、糖質を気にされていたりする人は、砂糖の代わりにステビアを使うと良いでしょう。イライラして落ち着かないときも、気持ちをゆるめてくれるので、ホッとできますよ。

渋みや酸味のあるハーブにちょっとプラスするだけで中和された味になりますので、ブレンドするときに、ほんの少しだけ足してみてくださいね。

No.19 セントジョンズワート

St. John's wort

［別　　名］ハイペリカム、ヒペリカム
［和　　名］セイヨウオトギリ
［学　　名］Hypericum perforatum
［科　　名］オトギリソウ科
［使用部位］地上部
［主要成分］
ヒペリシン／フラボノイド配糖体（ヘピロシド、ルチン）／ハイパーフォリン／タンニン／精油
［作　　用］
抗うつ、消炎、鎮痛、鎮静
［禁　　忌］MAO阻害薬を増強しますので、服用されている人はご注意ください。光に過敏になる反応を起こす場合がありますので、日中の多量飲用は控えてください。妊娠中の多量飲用は避けましょう。

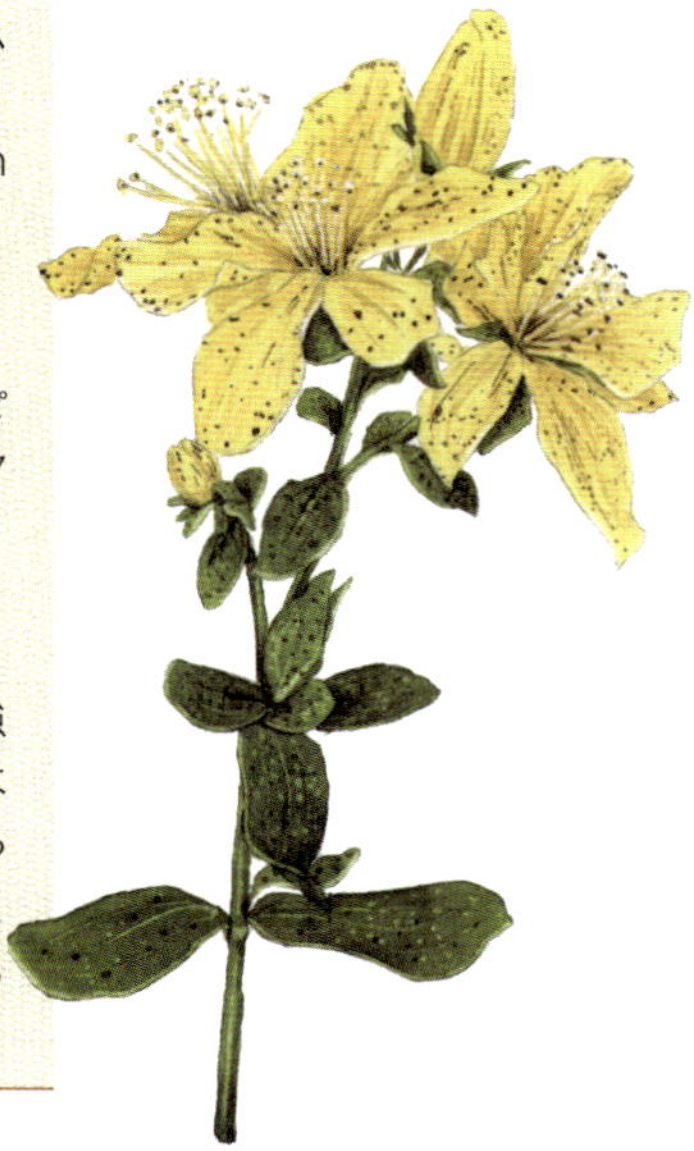

※次の医薬品との併用には注意が必要です。インジナビル（抗HIV薬）、ジギキシン（強心薬）、シクロスポリン（免疫抑制剤）、テオフィリン（気管支拡張薬）、ワルファリン（血液凝固防止剤）、経口避妊薬

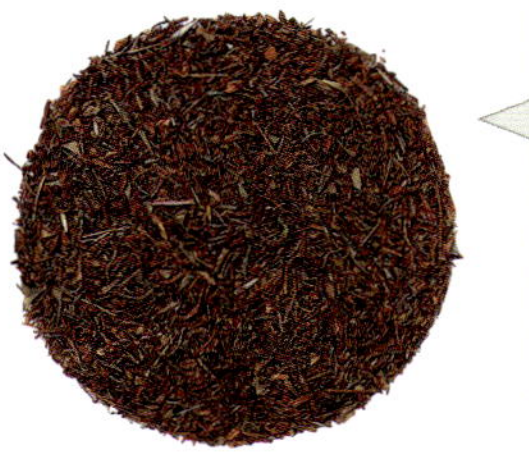

Coment

気分が落ち込むと思わず手を伸ばしたくなる、まさに“サンシャインサプリメント”。

調子が悪い、痛みがある……。気分の落ち込みは、急にやってきます。深刻になる前に、日頃からケアしておきましょう。

夏至の日に収穫したセントジョンズワートが、最も治癒力が強いと言われています。注意点も多いので、気をつけて。

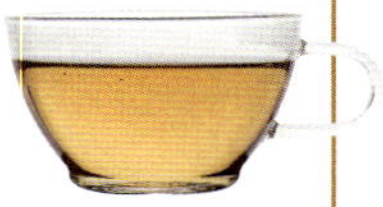

お悩み

P.92 年長者の感情のゆれに戸惑う
P.133 更年期が不安
P.98 過敏性腸症候群を緩和したい
P.143 コミュニケーションが苦手

日なたの干し草のような香味を持ちます。シングルのハーブティーとして飲むには味気ないので、ブレンドするか、ティンクチャーにしておきます。

ブレンドするなら、鎮静、鎮痛系ハーブがオススメ。相乗効果を期待しましょう！

ティンクチャーは、40度程のアルコールを使って10％濃度に抽出します。ウォッカ100㎖の場合は、10gのセントジョンズワートを漬け込みましょう。冷暗所で2週間漬け込みます。1年間は冷蔵庫で保管できますよ。

鎮静効果があるので、寝る前に水に数滴垂らして、希釈して飲んでいます。アルコールを飛ばしたいときは、熱いお湯やお茶などに数滴垂らして希釈すると飲みやすくなります。

No.20

タイム

Thyme

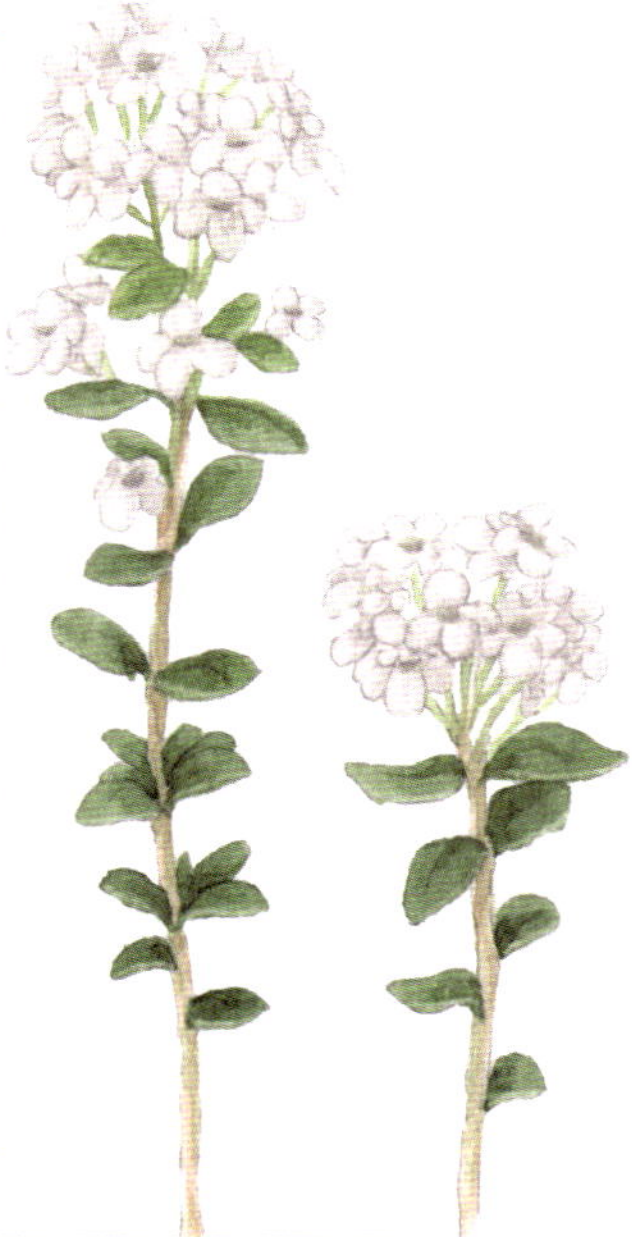

［別　　名］コモンタイム
［和　　名］タチジャコウソウ
［学　　名］Thymus vulgaris
［科　　名］シソ科
［使用部位］葉
［主要成分］
精油（チモール、カルバクロール）／フラボノイド（アピゲニン、ルテオリン）／タンニン／サポニン
［作　　用］
抗菌、鎮痙、鎮咳、去痰、気管支の収縮予防
［禁　　忌］
高血圧の人の長期にわたる常用や多量飲用は避けましょう。妊娠中は使用を避けましょう。

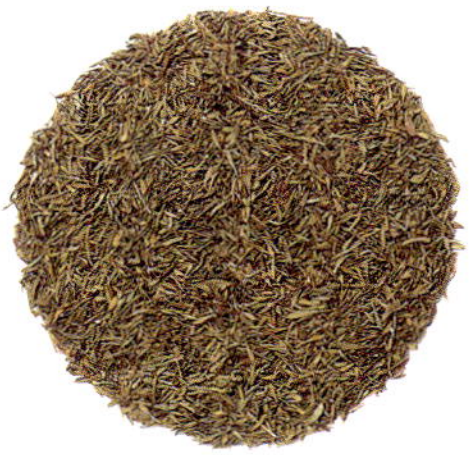

Coment

ちょっと引いてしまうかもしれませんが、昔の西洋では、入浴後の男性が胸にこすりつけていたんだとか！ 勇気・品位・優雅の象徴とされていたので、より男らしさをアピールする手段だったのかもしれません。

疫病が流行した中世では、タイムを炊いて空気を浄化し、感染を防いだという逸話が残るほど、最強の抗菌力を持っています。

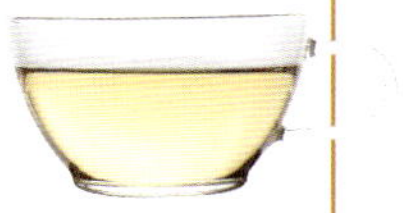

お悩み

P.82 口内炎ができやすい
P.95 喉がイガイガする
P.84 風邪を引きやすい
P.100 花粉の季節がつらい

鼻を近づけると、ツーンとする香りにたじろいでしまうかもしれません。でも、お湯で抽出すると、不思議といくらか緩和されますよ。香りほど強い味ではないのも特徴です。

咳が出る、痰が絡む、痛みがあるなど、喉や気管支の調子が悪いときにオススメ。ブレンドハーブティーとしてゆっくりと飲んだり、ハーブティーや水で希釈したティンクチャーでうがいをしたり。

アレルギーの症状や、口内炎で口内環境が良くないときも、同じように使ってみてください。口内炎は、免疫力が低下しているときに、口のなかの菌に負けちゃっている状態。抗菌作用が強いタイムと、免疫力を上げるハーブをブレンドして相乗効果を期待するのがみかまる流です！

No.21

ダンディライオンルート

Dandelion

[別　　名] ダンデリオン
[和　　名] セイヨウタンポポ
[学　　名] Taraxacum officinale
[科　　名] キク科
[使用部位] 根
[主要成分]
イヌリン（多糖類）／タラキサステロール苦味質（タラキサシン）／カフェ酸／ミネラル（カリウム、カルシウム）
[作　　用]
肝機能促進、強肝、利胆、健胃、緩下、強壮、消炎、催乳、解熱、発汗
[禁　　忌]
キク科植物アレルギー、胆道閉鎖症、胆のう炎、腸閉塞などの病気がある人は使用を避けましょう。

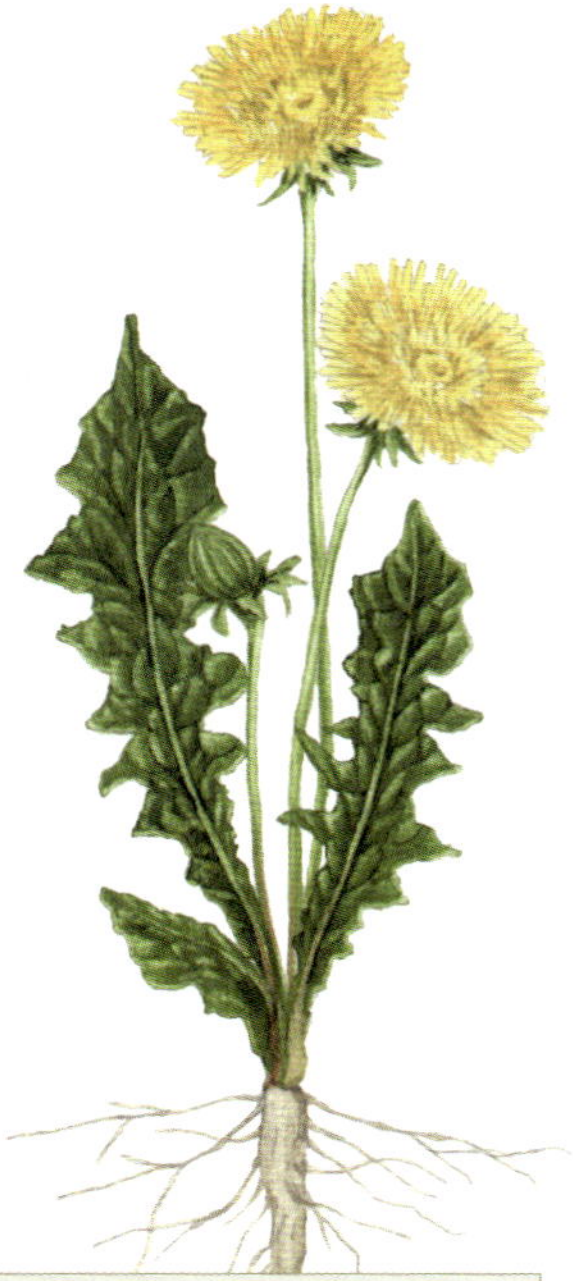

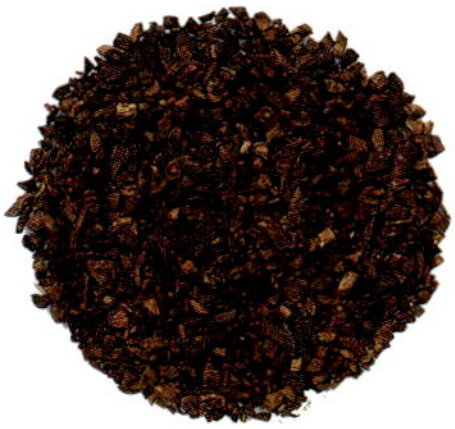

Coment

最も馴染みのあるハーブと言っても良いかもしれない、タンポポ。草原や道端で咲くタンポポを知らない人はいないのではないでしょうか？ その根を使ったハーブが、ダンディライオンルートです。

少々苦味のある根を軽くローストしたタンポポコーヒーは、カフェインを含まないコーヒーとして親しまれています。

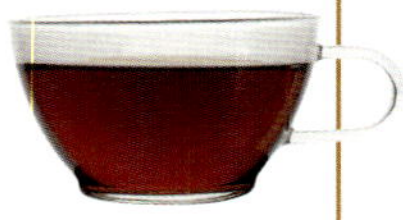

お悩み

P.106 毎日薬を服用しているのが不安

P.118 溜まった老廃物をデトックスしたい

P.117 母乳で育てたい

P.128 慢性的な便秘がつらい

欧米で〝自然の薬局〟と言われるほど有能で、ビタミンやカリウムなどのミネラルを豊富に含んでいます。

肝機能を促進し、解毒作用にも優れているので、デトックスに向いています。食べすぎ・飲みすぎや、ストレスを感じているとき、薬を飲んでいる人にもオススメです。

妊娠中や授乳中でも、コーヒーの代わりに安心して飲めるハーブとして知られています。さらに、母乳の分泌を促進する効果も期待できるので、特に授乳中のお母さんには、ぜひ飲んでもらえたらと思います。

ルート（根）のほかにリーフ（葉）もあります。それぞれ作用が違うので、要チェックですよ。

No.22

パッションフラワー

Passionflower

［別　　名］メイポップ
［和　　名］チャボトケイソウ
［学　　名］Passiflora incarnata
［科　　名］トケイソウ科
［使用部位］地上部の全草
［主要成分］
フラボノイド（アピゲニン）／フラボノイド配糖体（ビテキシン）／アルカロイド（ハルマン、ハルモール）
［作　　用］
中枢性の鎮静、鎮痙

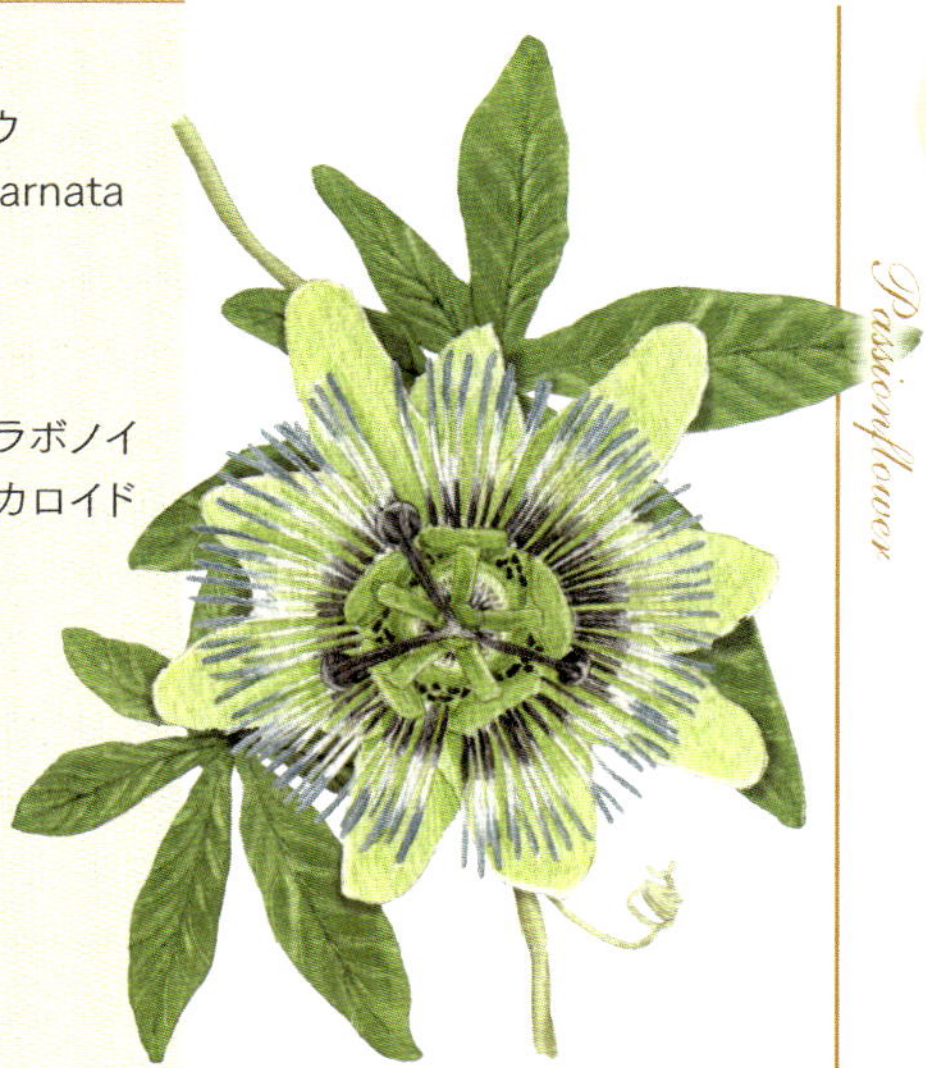

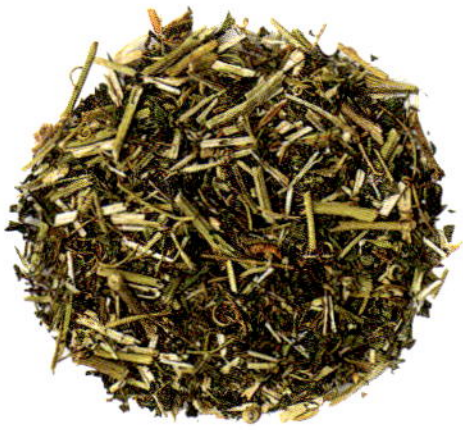

Coment

時計の形に似た花を持っています。

少し苦みがあるアルカロイドという成分が入っているので、そのままで飲むよりブレンドがオススメ。鎮静系ハーブとのブレンドは相乗効果も期待できますので、試してみてください！

抽出時間が長くなると、だんだん苦味が出てきます。長く蒸らす場合は、茶葉の量を加減してくださいね。

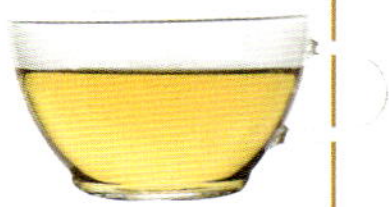

お悩み

P.75 どれだけ寝ても眠い
P.142 事実を受け止めて前に進みたい
P.81 目の疲れからくる痛み
P.150 落ち着いて明日を迎えたい

不安定な気持ちを抑えてくれる精神安定剤、トランキライザー。パッションフラワーは〝植物性のトランキライザー〟とも呼ばれていて、とても効果が高いハーブなんです。

大きな薬理効果をもたらすと言われているアルカロイドを含み、そのなかでも、興奮や不安、痛みを鎮めてくれる作用のあるハルマン、ハルモールが含まれています。ジャーマンカモミールやリンデンなどの鎮静系ハーブとブレンドすると相乗効果が生まれ、鎮静作用がアップ。眠れない夜に使ってみてくださいね。

味としては、メインよりサポート役で使うのがみかまる流。リラックスできる甘い香りや、フローラルな香りのハーブとのブレンドがオススメです。

No.23

ヒース

Heath

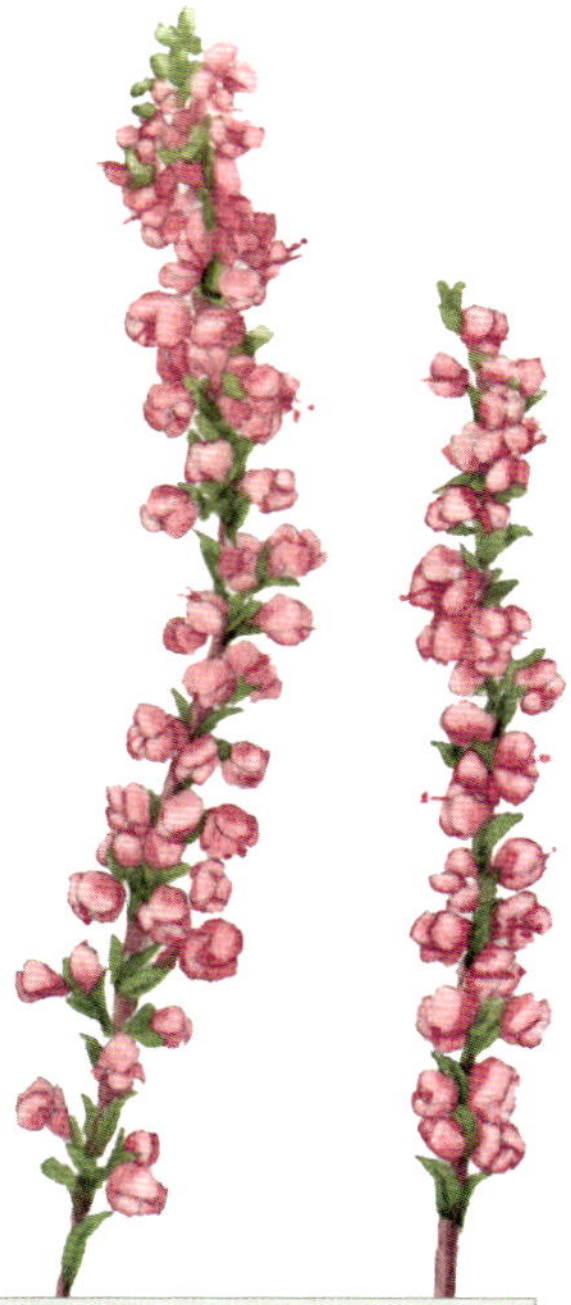

[別　　名] エリカ、スコッチヘザー
[和　　名] ギョリュウモドキ
[学　　名] Calluna vulgaris
[科　　名] ツツジ科
[使用部位] 花
[主要成分]
ヒドロキノン配糖体（アルブチン、メチルアルブチン）／フラボノイド
[作　　用]
美白、尿路の消毒、抗菌、利尿

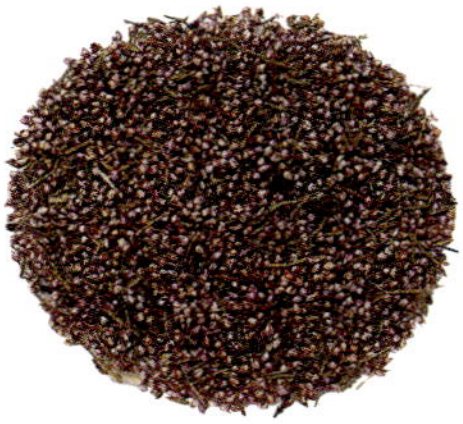

Coment

イングランド北部、スコットランドの広大な荒地一面に広がるヒースは、テレビや映画で目にする事も多々あります。小説『嵐が丘』では、ヒースの咲く丘が舞台となっているんですよ。

ピンク色の小さな花は染料としても使われています。とてもかわいらしいので、見ているだけで優しい気持ちになりますね。

美容に関心のある女性にオススメです。美白化粧品によく使用されているアルブチンが含まれています。これは、メラニン色素の合成を抑制する働きがあり、美白効果やニキビ跡、しみ、そばかすの予防も期待できるんです。

さらに、尿道炎や膀胱炎の予防にも役立ちます。抗菌作用を利用して、尿路の消毒にも用いられるんだとか。

ほんのり酸味があってフルーティーですが、味は弱く、割合を増やしても大幅にブレンドの味を左右する事はありません。かわいらしい見た目なので、華やかにしたいときにプラスするのがみかまる流。

外用でも、抽出したハーブティーを化粧水にしたりお風呂でバスタブに入れたりと活用できます。

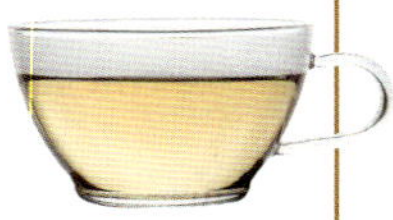

お悩み

P.122 日焼けしてしまった
P.162 大きな事にチャレンジするのが不安
P.123 肌荒れが気になる
P.170 ハーブティーで感謝を伝えたい

No.24

フェンネル

Fennel

［別　　名］茴香《ういきょう》
［和　　名］ウイキョウ
［学　　名］Foeniculum vulgare
［科　　名］セリ科
［使用部位］果実（種子）
［主要成分］
精油（トランスアネトール、フェンコンエストラゴール）／脂肪酸（リノール酸）／フラボノイド（クエルセチン、ケンフェロール）／フラボノイド配糖体（ルチン）
［作　　用］
駆風、去痰、消化促進、利尿

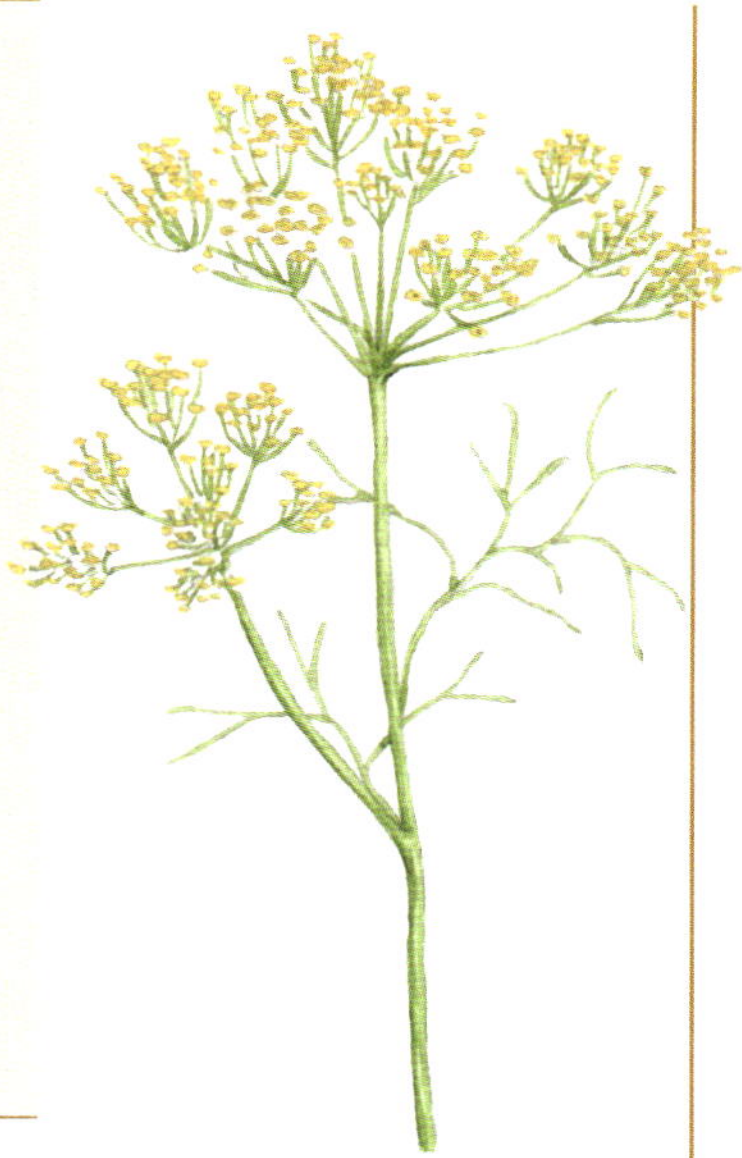

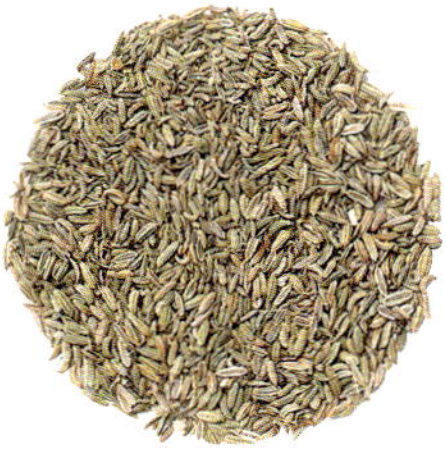

Coment

インドカレー屋さんのレジの脇に置いてある、美味しそうな色とりどりの小さな粒を見た事はありませんか？ あれはフェンネルを砂糖でコーティングしたものなんです！

豆料理など、お腹にガスが溜まりやすい食品と組み合わせると、ガスを取り除いてくれるのでオススメ。魚料理にもよく合います。ハーブティーにするときは、使う直前に潰して使うと、味が早く、強く出ます。

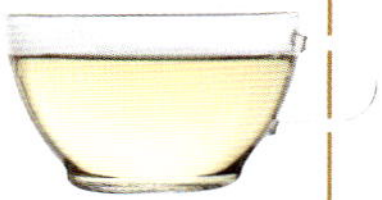

お悩み

P.84 風邪を引きやすい
P.128 慢性的な便秘がつらい
P.117 母乳で育てたい
P.135 食事をすると苦しくなる

個性的な香りは、女性ホルモンに作用するトランスアネトールが多く含まれている事が影響しています。特に授乳中には、母乳の量を増やしてくれる催乳作用が期待できますので、ぜひ飲んでみてくださいね。

主に料理に使う事が多いですが、ハーブティーとしても良い仕事をしてくれます。お腹に空気が溜まったときや、疝痛《せんつう》、消化不良にも効果的。利尿作用もあり、手足のむくみが気になるときにもぴったりです。

ブレンドするときはマルベリーやネトルなどのまとめ役に、少量を潰して使うのがみかまる流。マルベリーとのブレンドはダイエット効果が期待できるので、食事前にオススメです。主張が強すぎず、美味しく飲めます。

No.25

マルベリー

Mulberry

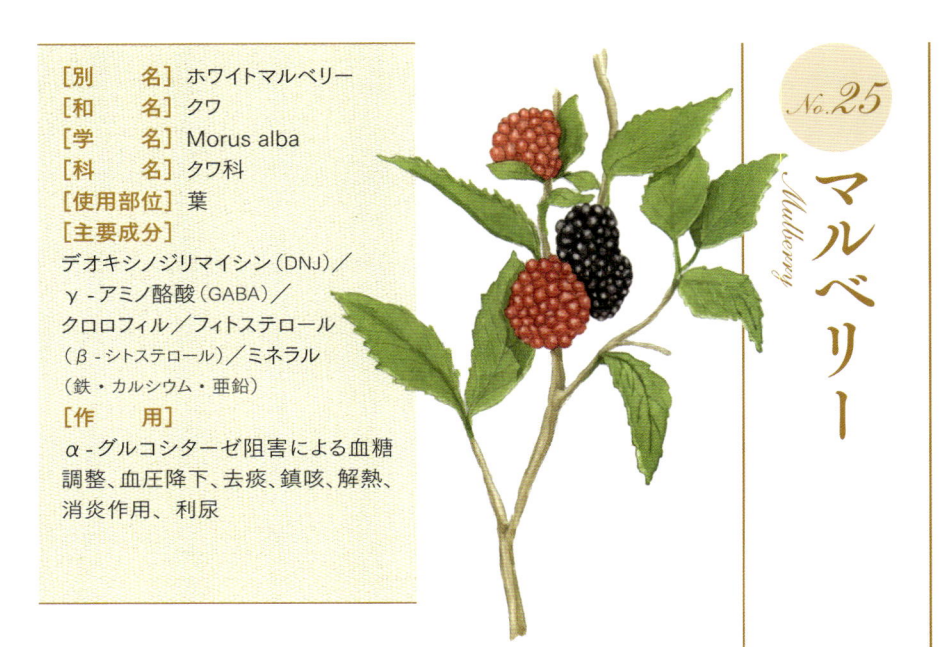

[別　　名] ホワイトマルベリー
[和　　名] クワ
[学　　名] Morus alba
[科　　名] クワ科
[使用部位] 葉
[主要成分]
デオキシノジリマイシン(DNJ)/γ-アミノ酪酸(GABA)/クロロフィル/フィトステロール(β-シトステロール)/ミネラル(鉄・カルシウム・亜鉛)
[作　　用]
α-グルコシターゼ阻害による血糖調整、血圧降下、去痰、鎮咳、解熱、消炎作用、利尿

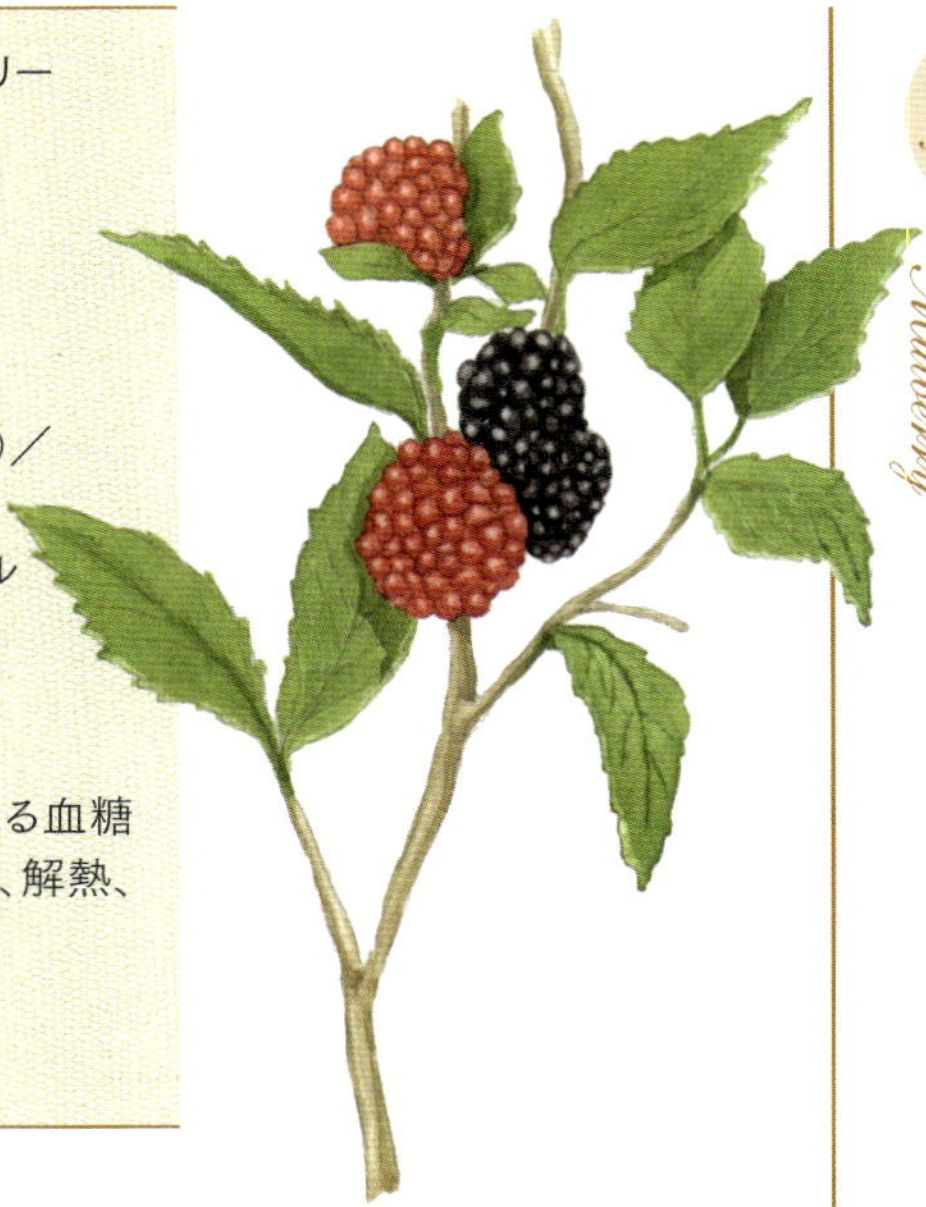

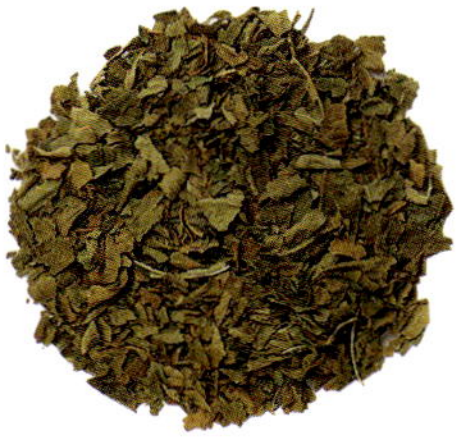

Coment

蚕が食べていた桑の葉が、マルベリーです。中国では、5,000年以上も前から栽培されている薬用木で、健康茶として古くから活用されてきました。

「食後のデザートは別腹!」という人も多いかと思います。血糖値の上昇をゆっくりにしてくれるので、炭水化物、甘いお菓子が好きな人にオススメ。

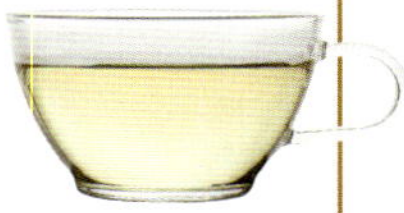

お悩み

P.92 年長者の感情のゆれに戸惑う

P.135 食事をすると苦しくなる

P.121 ダイエットに挫折しがち

P.152 日々の奮闘を癒してほしい

マルベリーは、食後に血糖値が上昇する事を防ぎ、糖を吸収しづらくしてくれます。その理由は、デオキシノジリマイシン(DNJ)という成分が腸で酵素の働きを阻害するから。糖や炭水化物を食べる前に飲んでおくと、効果を最大限に発揮できます。糖尿病予防にも役立ちますので、ぜひ実践してみてくださいね。

また、ミネラルを豊富に含んでいるのも特徴。脳内の機能を正常に保って脳細胞の代謝を高めるために、ガンマアミノ酪酸GABAが一役買ってくれます。

緑茶に似ている風味なので、レモン系、ペパーミント、フェンネルなど、さっぱりハーブとのブレンドがみかまる流です。

No.26 マロウブルー

blue mallow

［別　　名］
コモンマロウ、ブルーマロウ
［和　　名］ウスベニアオイ
［学　　名］Malva sylvestris
［科　　名］アオイ科
［使用部位］花
［主要成分］
粘液質（多糖類）／アントシアニジン（デルフィニジン）／タンニン
［作　　用］
皮膚や粘膜の保護や刺激緩和

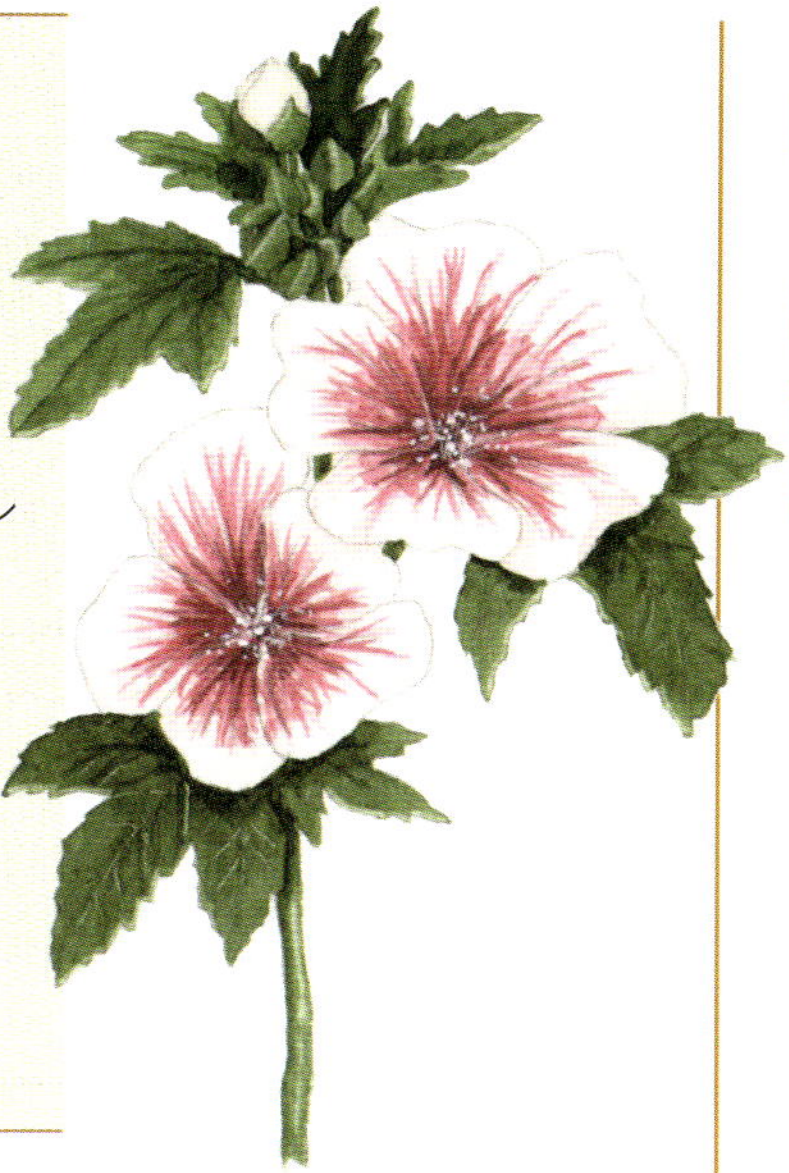

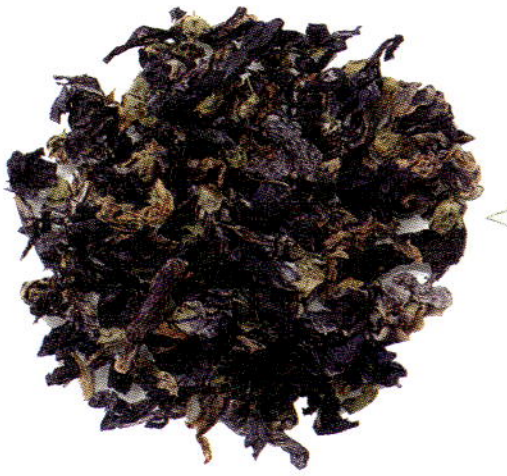

Coment

見た目でもたのしめる紫色の濃い色素は、お湯を淹れるとすぐに色が変わり、鮮やかな紫色からブルー、そしてグレーへと変化します。

成分の抽出はともかく、色をたのしみたいというシチュエーションでは、水出しにするのがオススメ。レモンなどを加えると、酸性に傾いてピンク色に変わります。

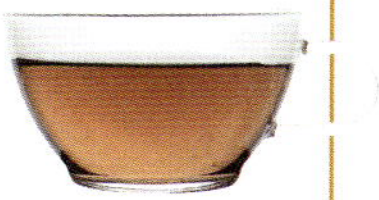

お悩み

P.79 つらい眼精疲労をどうにかしたい
P.111 目に輝きがなくなってきた
P.94 喉を大事にしたい
P.173 お客さまにサプライズしたい

粘液質を多く含み、喉の粘膜をケアするときに多用されます。喉に違和感があるときや、喉を使う仕事をしている場合には、特にオススメです。

紫色のゴージャスな花なので、合わせるハーブによって華やかな見た目になります。優しい花の香りにも癒されますよ。

ただ、シングルハーブティーだと味が弱いので、ブレンドして、マロウブルーをもっとたのしみましょう！　どんなハーブにも合わせやすいですが、花でまとめたブレンドにして、抽出時間を短くするのがみかまる流。ゆっくり喉にとおすように飲むと良いですね。

成分を抽出するために、熱湯で淹れる事をオススメします。

No.27

ルイボス

Rooibos

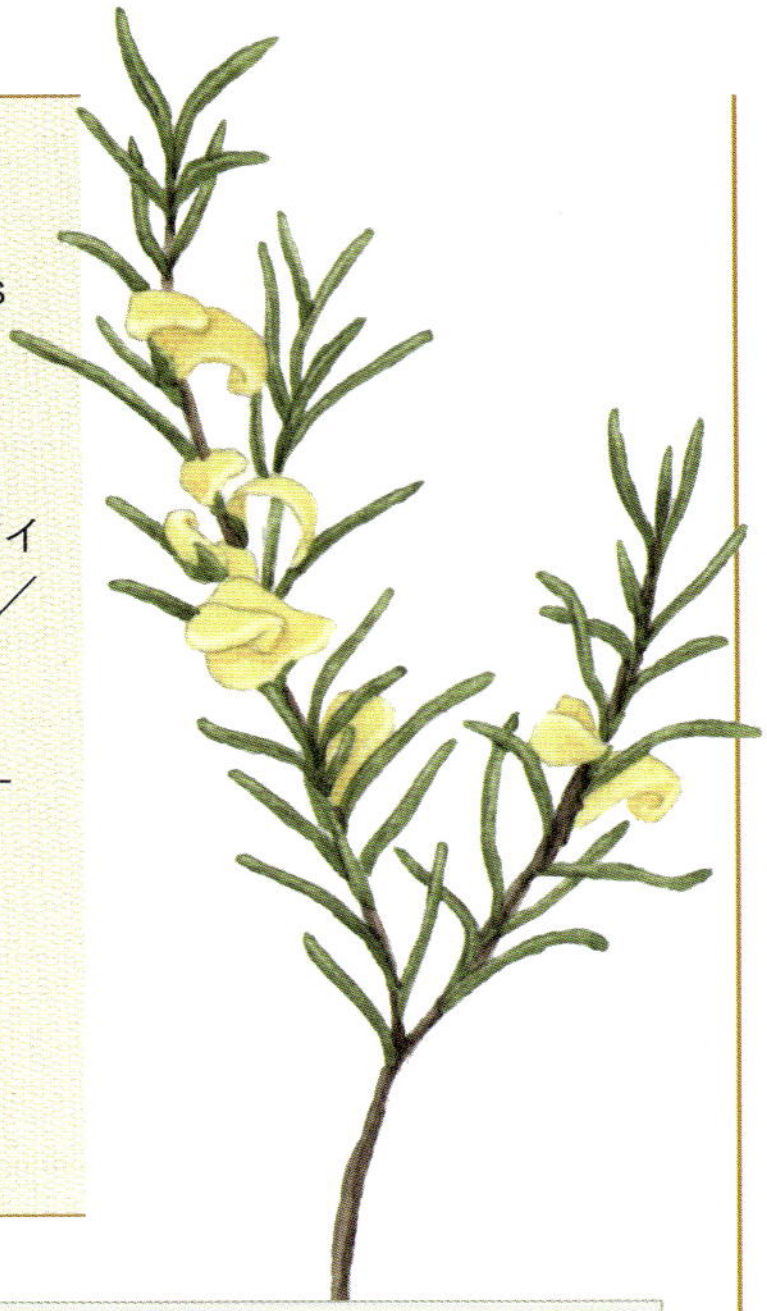

[別　　名] ー
[和　　名] ー
[学　　名] Aspalathus linearis
[科　　名] マメ科
[使用部位] 葉
[主要成分]
フラボノイド（ルテオリン）／フラボノイド配糖体（アスパラチン）／タンニン／フェノール酸（カフェ酸）
[作　　用]
代謝促進、抗酸化、抗アレルギー

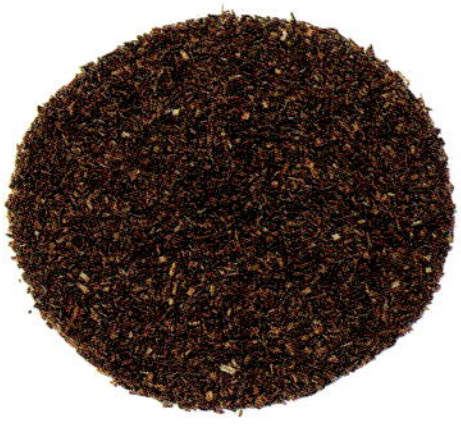

Coment

カフェインレスのお茶として人気のあるルイボスは、古くから“不老長寿のお茶”とされてきました。

お湯を注ぐと、紅茶に似た赤い褐色となりますが、茎も綺麗な赤色で、原産地の南アフリカでは、“赤い灌木《かんぼく》”、“赤い藪”の意味を持っています。

風味が強いので、使用するときは量を調整してください。

〝アンチエイジングといえばルイボス〟と言われるほど、抗酸化成分を多く含んでいます。その秘密は、冷えや便秘などを解決する代謝促進作用があるフラボノイド。老化を防ぐほかにも、花粉症対策に役立つ抗アレルギー作用や、さまざまな病気の原因となる活性酸素を取り除く作用があるんです。予防に注力する現代だからこそ、使ってほしいハーブです。

オレンジピールなどの柑橘系ハーブや、ジンジャーやシナモン、カルダモンなどのスパイス系をブレンドするのがみかまる流。実はちょっとだけルイボスが苦手な私でも、美味しく飲めるブレンドなので、試してみてください。

味が強いので、量を調整しながら飲むのがオススメですよ。

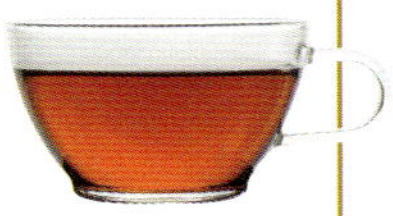

お悩み

P.78 疲れがなかなか取れない
P.167 気力が維持できない
P.125 極度の冷え性
P.169 いたわる気持ちを伝えたい

No.28

レモングラス

Lemongrass

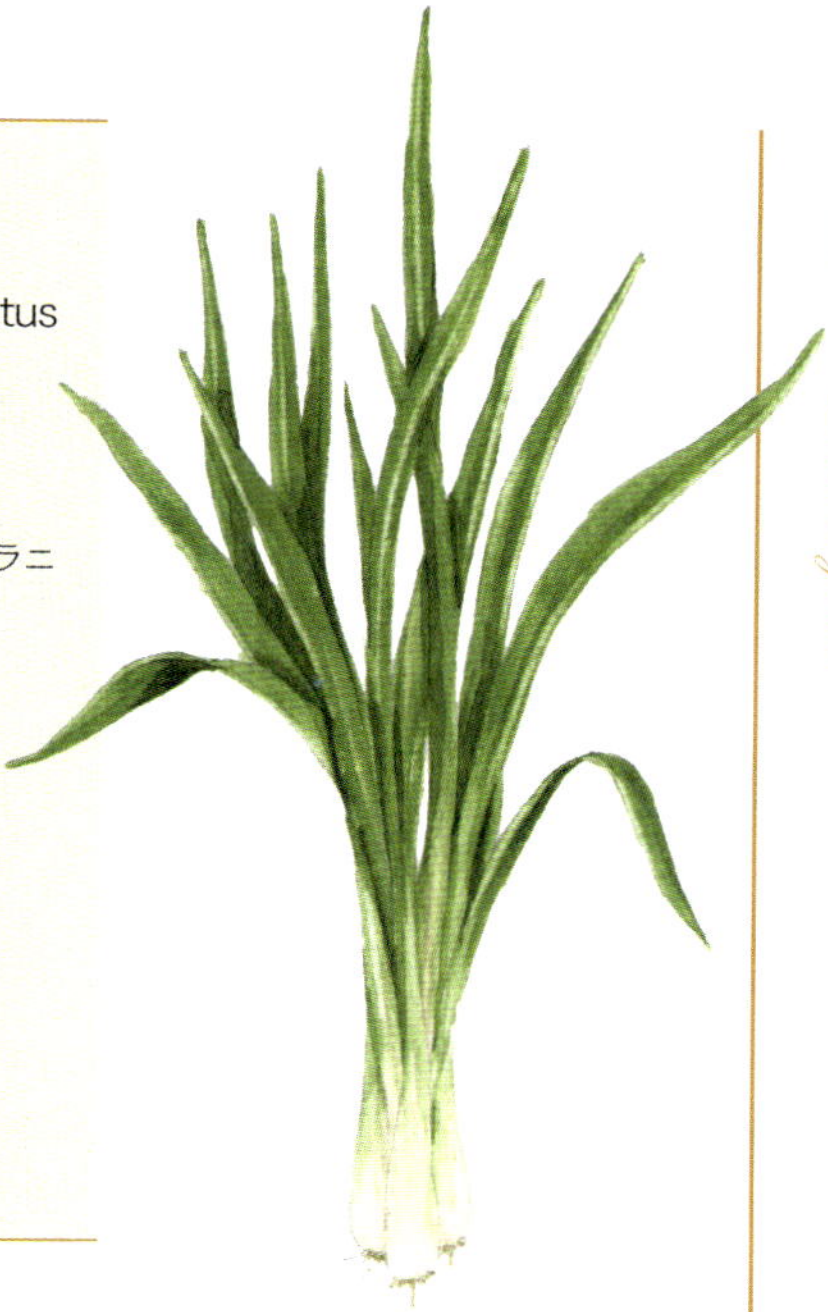

［別　　名］ー
［和　　名］レモンガヤ
［学　　名］Cymbopogon citratus
［科　　名］イネ科
［使用部位］葉
［主要成分］
精油（シトラール、シトロネラール、ゲラニオール、リナロール）／フラボノイド
［作　　用］
健胃、駆風、消化促進、抗菌
［禁　　忌］
妊娠中は使用を避けましょう。

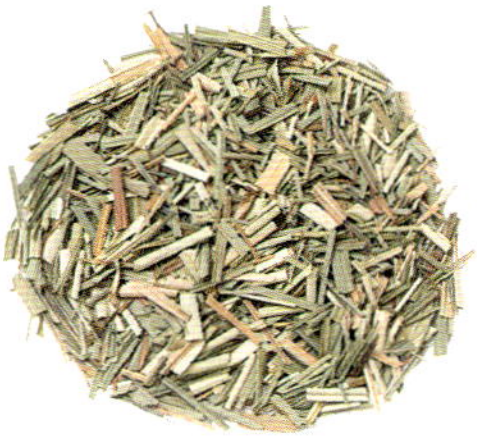

Coment

名前にレモンとついていますが、柑橘系ではなく、稲のような姿をした植物。タイ料理などに使われる事が多いですね。

レモンに似た香りを持っていますが、決してすっぱくはありません。爽快な風味から高い人気を誇るハーブです。シングルでも、ブレンドでも美味しく飲めますので、試してみてくださいね。

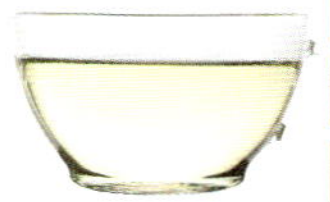

お悩み

P.83 胃腸の調子を整えたい
P.136 頑張る友人の手助けがしたい
P.115 食事が偏ってしまう
P.159 目標に到達できるか心配

リフレッシュしたいときにオススメの、人気ハーブです。とても美味しくて飲みやすいので、ベースとして使う事が多いです。柑橘系のハーブと合わせて深みを出すのがみかまる流。消化を助けてくれるので、お腹に空気が溜まってしまったときにも役立ちます。

沸騰したお湯で淹れると、揮発性成分である精油が湯気で上がってきて、レモンの香りを強く感じられます。

このハーブがすごいのは、アイスハーブティーにしてもレモンの香りをたのしめるところ。ジンジャーやエルダーフラワー、リンデンなどとブレンドすると、アイスハーブティーでも冷え対策になるので、よく合わせています。夏の暑い時期は試してみてはいかがでしょうか？

No.29

ローズ

Rose

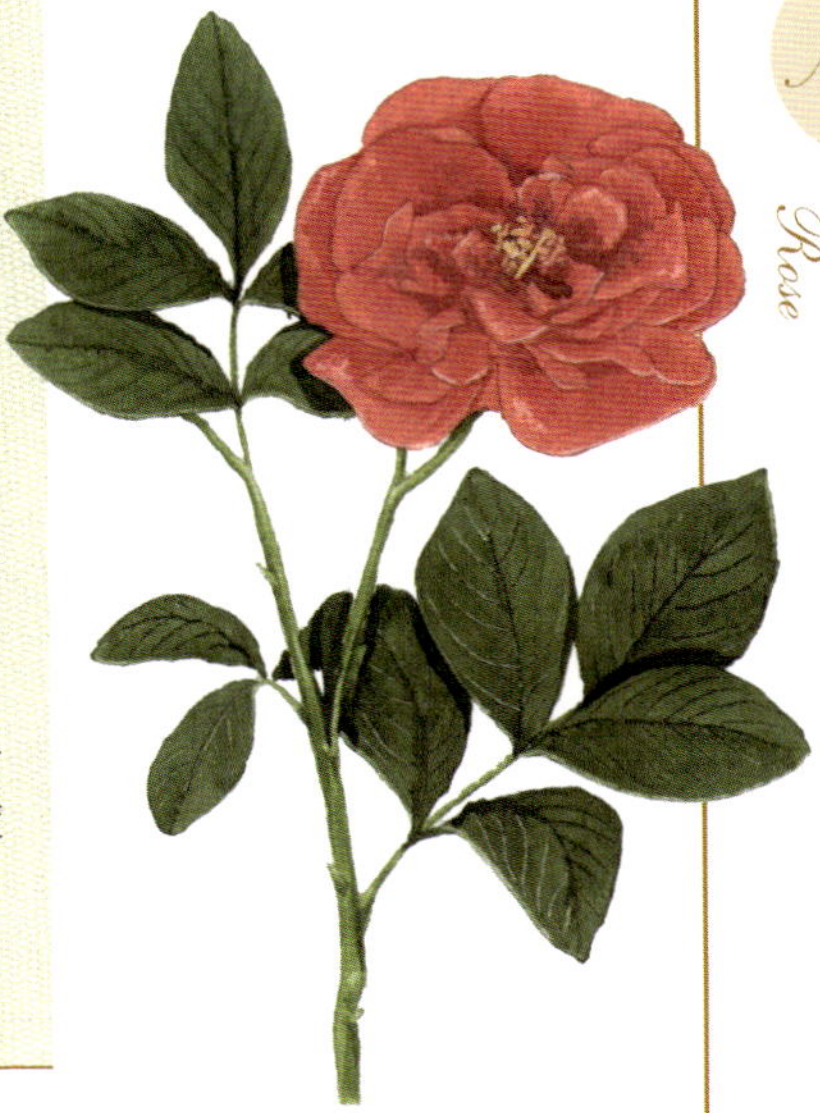

[別　　名]
ローズレッド、ローズバッズ
[和　　名] バラ
[学　　名]
Rosa gallica／Rosa damascena
[科　　名] バラ科
[使用部位] 花
[主要成分]
精油（シトロネロール、ゲラニオール、フェニルエチルアルコール）／タンニン／有機酸
[作　　用]
心身のリラックス、美肌（肌の引き締め）、下痢予防、口腔内の炎症修復
[禁　　忌]
妊娠中の多量飲用は避けましょう。

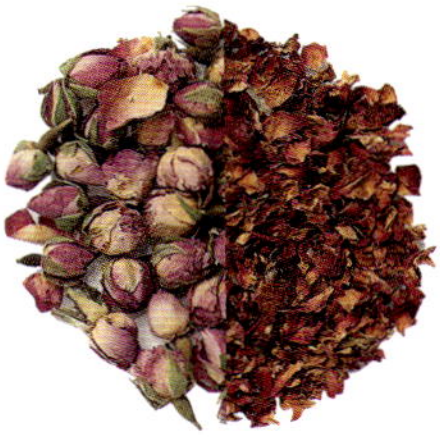

Coment

古代から肌を若々しく保つハーブとして知られています。

クレオパトラが愛用したと言われているローズは“香りの女王”とも呼ばれ、優雅でゴージャスな香りで、世界中の人々をとりこにしています。

つぼみや花びらをティーの水面に浮かべると、香りが立ち、華やかでかわいい見た目もさらにたのしめます。

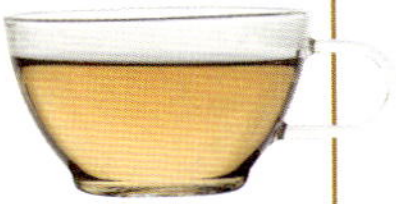

お悩み

P.114 無理が利かなくなってきた
P.144 他人に振り回されて疲れてしまう
P.137 ずっと健康で美しくいたい
P.154 笑顔で暮らしたい

特に女性にオススメのハーブです。華やかな甘い香りには鎮静作用があり、イライラしているときや疲れているとき、気分が沈んでいるときに穏やかな気持ちにさせてくれます

さらに、肌の引き締め作用があるので、外側からも美容に役立てる事ができます。

見た目はとてもかわいらしく華やかなので、五感でたのしめるのが大きな特徴。かわいらしさから、お友達へのプレゼントにも喜ばれますよ。

蒸らし時間を長くすると香りが飛んでしまいますので、量を調整して短時間で抽出するのがみかまる流。お花だけでまとめたブレンドや、スパイス系とのブレンドも美味しいので、ローズ好きさんはぜひ試してみてくださいね。

No.30

ローズマリー

Rosemary

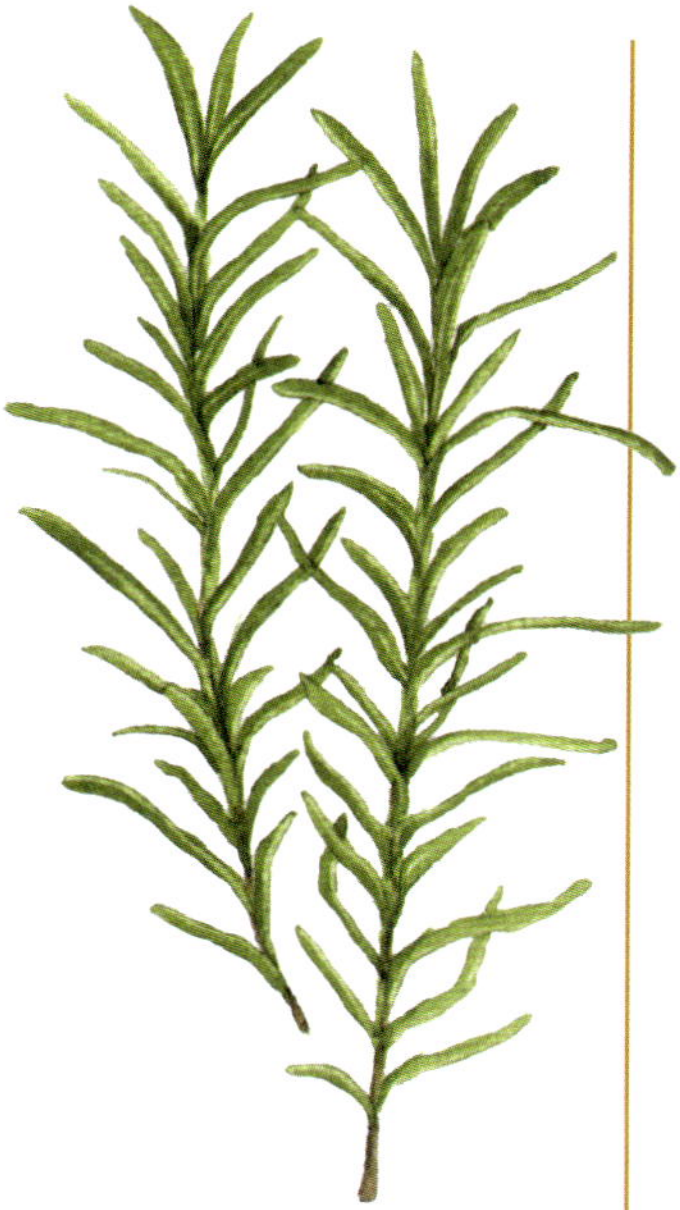

［別　　名］ー
［和　　名］マンネンロウ
［学　　名］Rosmarinus officinalis
［科　　名］シソ科
［使用部位］葉
［主要成分］
精油／フラボノイド／フェノール酸／ロスマリン酸／ジテルペン化合物／タンニン／ミネラル
［作　　用］
強壮、血液循環促進、消化促進、抗酸化、抗菌、発汗、収れん、心機能の活性化
［禁　　忌］
妊娠中は使用を避けましょう。高血圧の人は多量飲用、長期飲用は避けましょう。

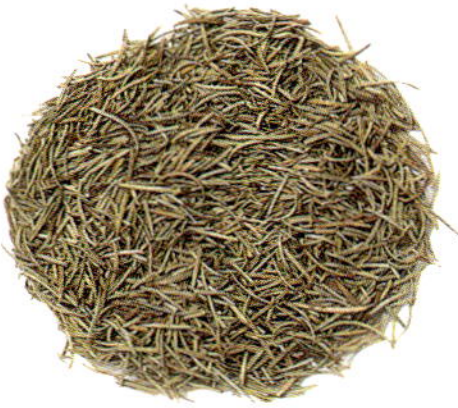

Coment

若返りのハーブとして、古代ギリシャ時代から多くの人に愛されてきたハーブ。抗酸化力はハーブのなかでNo. 1！

原産は地中海沿岸という事からも分かるとおり、学名の“Rosmarinus”は、“海のしずく”という意味。青紫色の小さな花がしずく型をしているからだそう。

香りが強いので、使用する量を調整しましょう。

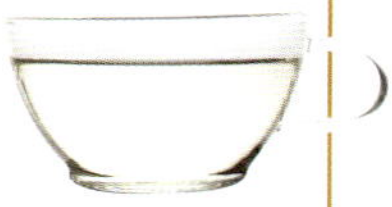

お悩み

P.77 朝の寝起きが悪い
P.146 やる事がたくさんあって忙しい
P.93 生活習慣病が気になる
P.165 チームで団結したい

〝若返りのハーブ〟と言われているローズマリーですが、こんな逸話が残されています。「中世のハンガリーで神経痛を患っていた女王が、ローズマリーを主成分とした薬を使用したところ、病が治り、若さを取り戻して、隣国ポーランドの王子にプロポーズされた」。これは、ロスマリン酸による強力な抗酸化作用が老化を防止してくれたからなのですね。血液の循環が促進された事も影響しているといえるでしょう。

シャキッとした爽快な香味は、全身の活性を高め、血行を良くします。

記憶力や集中力も高め、頭の働きを良くするので、一日の始まりに飲むのが良いですね。心身ともに疲れているときにもオススメのハーブです。

ブレンドするならこの9種も

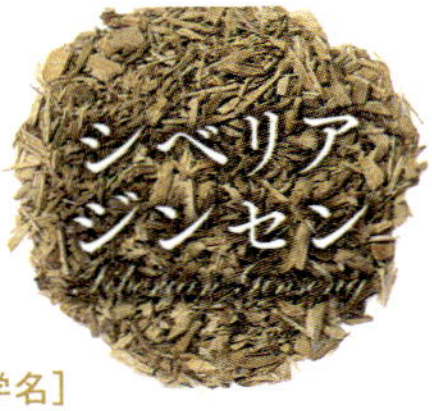

[学名]
Eleutherococcus senticosus

特に男性にオススメしたいハーブ。滋養強壮作用が注目されるニンジンの仲間で、ストレスへの抵抗能力を高めるアダプトゲンを含みます。疲れているようなら、試してみてください。

高血圧の人はご注意ください。

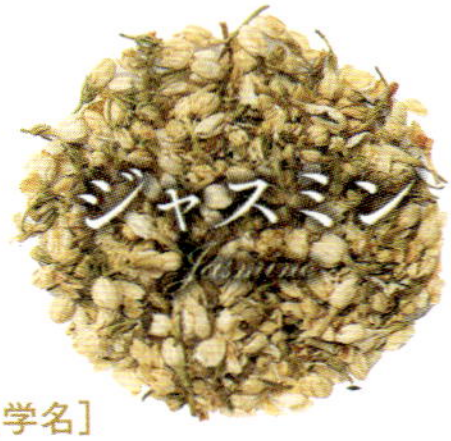

[学名]
Jasminum officinale

ソケイという別名もあります。市販のジャスミンティーは、ジャスミンの花の香りを着香させた、フレーバード・ティーの仲間。ハーブティーは、花の部分だけを使います。

気持ちが落ち着くので、眠る前のハーブティーにオススメです。

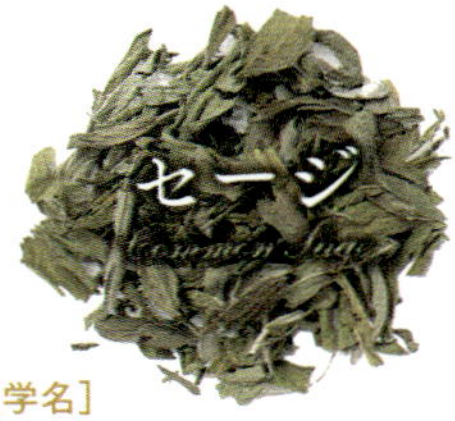

[学名]
Salvia officinalis

抗酸化作用が高く、不老長寿のハーブとして評価されており「長生きしたければ5月にセージを食べなさい」という格言もあります。

ミンチ肉を保存するために使ったから“ソーセージ”なんだとか。

妊娠・授乳中は避けましょう。

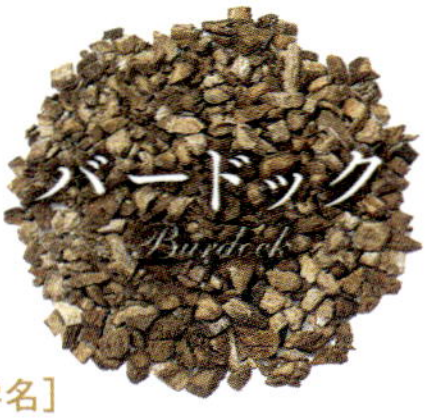

[学名]
Arctium lappa

いわゆる、ごぼうです。腸内環境を整えてくれるので、食生活が乱れがちな人には特にオススメのハーブ。小鍋で煮出して淹れると、より風味が強くなります。

キク科アレルギーの人は使用を避けましょう。

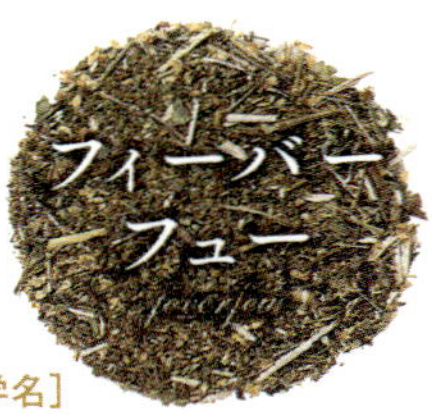
フィーバー
フュー

[学名]
Tanacetum parthenium

名前が“解熱”を表しているように、偏頭痛に効果を発揮します。作用が高いので一日三回までとし、妊娠・授乳中、子どもは使用を避けましょう。

パンチの強い苦味が特徴なので、量は調整してくださいね。

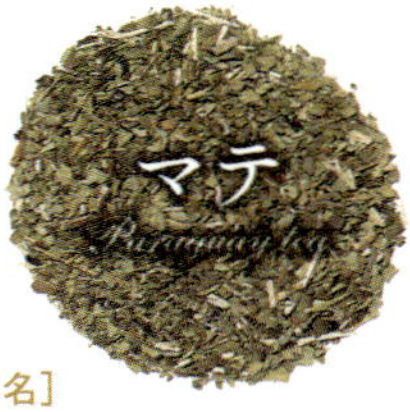
マテ

[学名]
Ilex paraguariensis

ビタミン、ミネラルを豊富に含んでいる事から“飲むサラダ”とも言われているマテは、ハーブティーのなかで、唯一カフェインを含んでいます。

妊娠中、授乳中、お子さまへの使用は避けましょう。

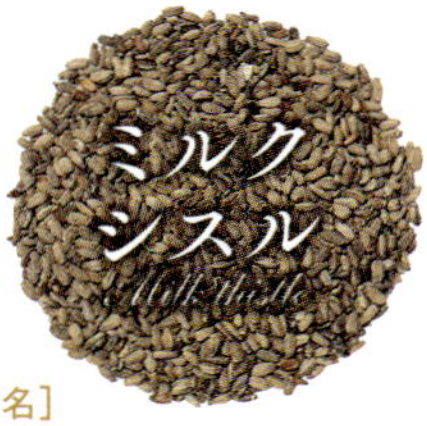
ミルク
シスル

[学名]
Silybum marianum

“肝臓を守るハーブ”として知られています。水に溶けにくい成分を多く含むので、ティンクチャーにするのがオススメです。

学名は、葉の白い線が“マリア様がキリストにお乳をあげたときにこぼれたもの”に似ている事から。

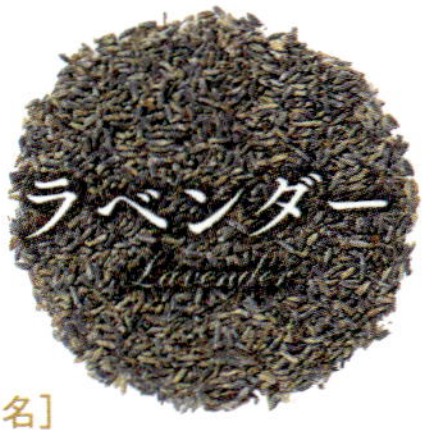
ラベンダー

[学名]
Lavandula angustifolia／Lavandula officinalis

“ハーブの女王”と呼ばれています。心身の浄化や、沐浴のために使用されるなど、まさにラテン語で“洗う”という由来どおり。食用として使う場合には、上記の学名のものを選ぶようにしましょう。

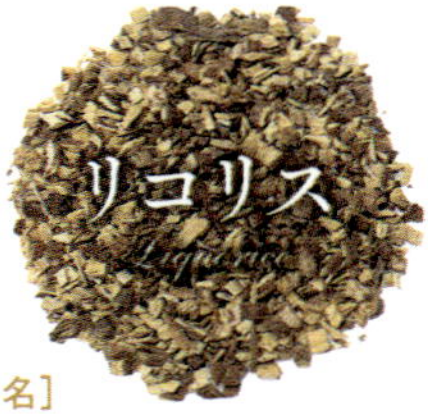

[学名]
Glycyrrhiza glabra

学名は“甘い根”という意味。天然の甘味料として使われています。甘みを足したいとき、分量に気をつけながら試してみては?

肝臓疾患、高血圧症、腎不全、妊娠中、授乳中の人は使用を控えてください。

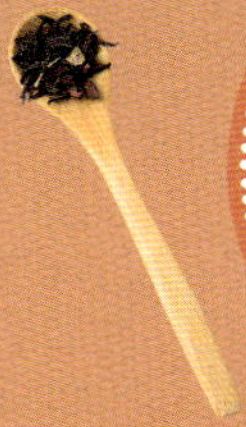

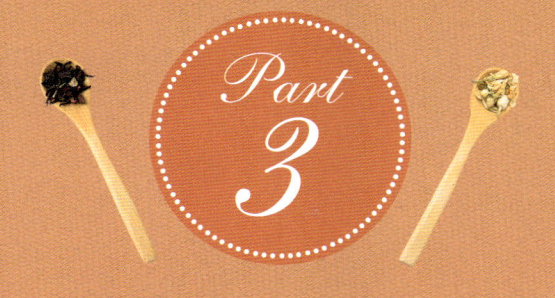

Part 3

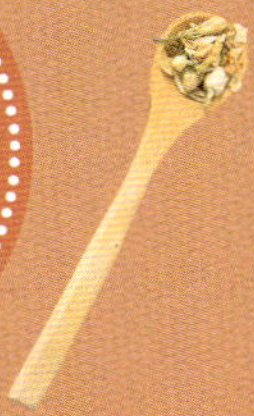

ブレンドハーブティー

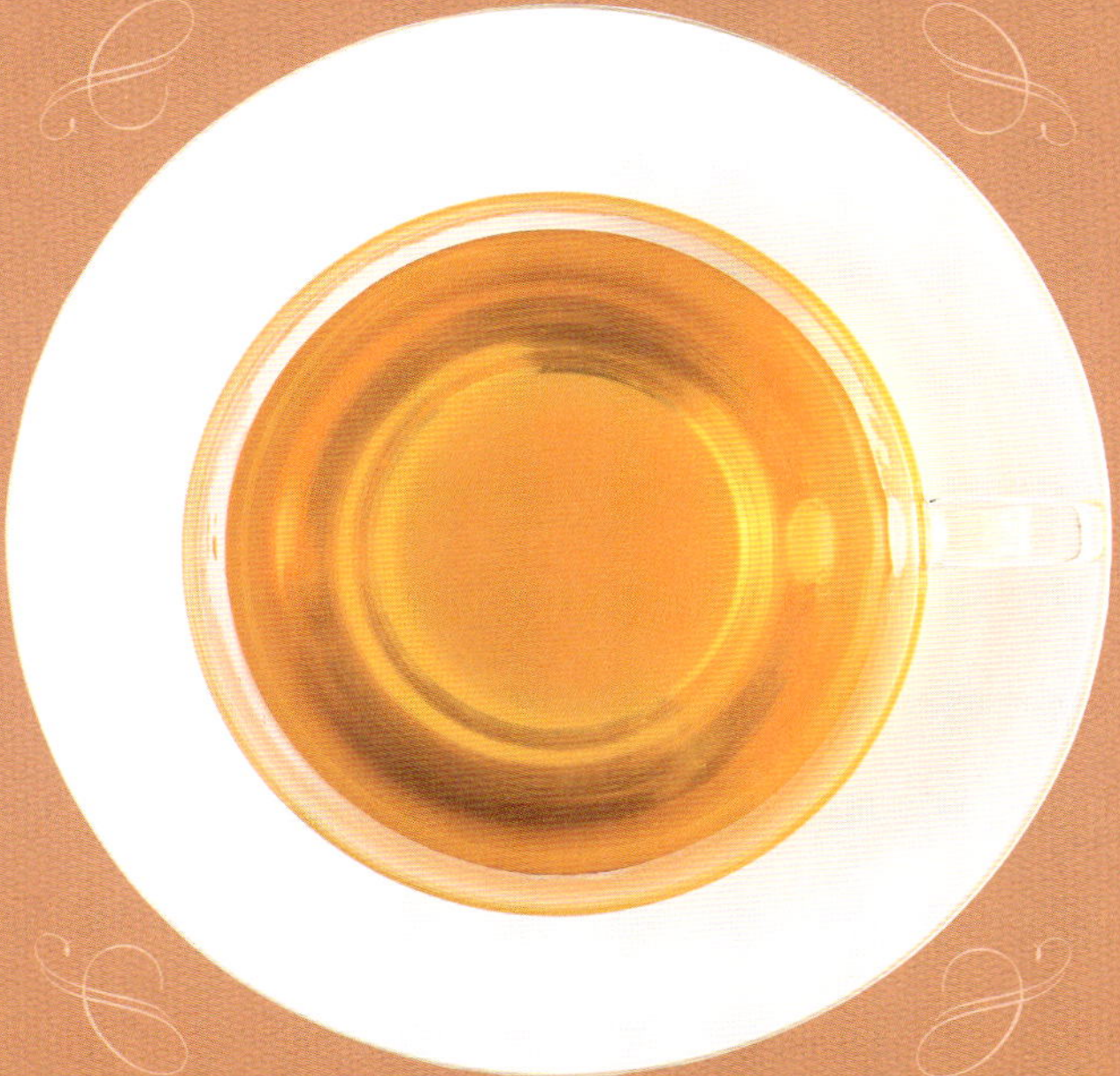

Introduction

この章の見方

Part3「ブレンドハーブティー」では、抱えたお悩みを解決してくれるブレンドを100レシピ紹介しています。ハーブの“手当て”を始めてみませんか？

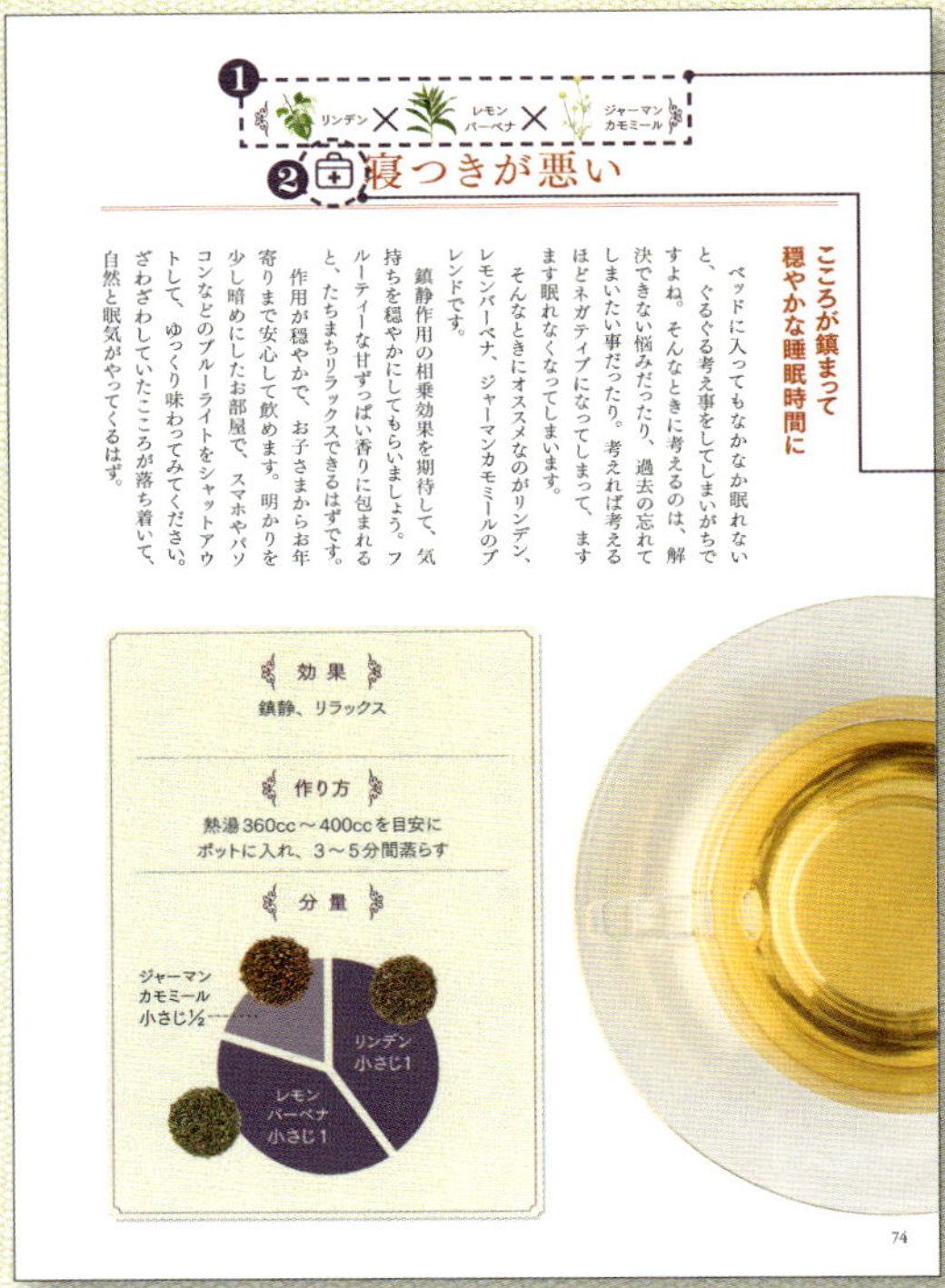

❶ リンデン × レモンバーベナ × ジャーマンカモミール

❷ 寝つきが悪い

こころが鎮まって穏やかな睡眠時間に

ベッドに入ってもなかなか眠れないと、ぐるぐる考え事をしてしまいがちですよね。そんなときに考えるのは、解決できない悩みだったり、過去の忘れてしまいたい事だったり。考えれば考えるほどネガティブになってしまって、ますます眠れなくなってしまいます。

そんなときにオススメなのがリンデン、レモンバーベナ、ジャーマンカモミールのブレンドです。

鎮静作用の相乗効果を期待して、気持ちを穏やかにしてもらいましょう。フルーティーな甘ずっぱい香りに包まれると、たちまちリラックスできるはずです。

作用が穏やかで、お子さまからお年寄りまで安心して飲めます。明かりを少し暗めにしたお部屋で、スマホやパソコンなどのブルーライトをシャットアウトして、ゆっくり味わってみてください。ざわざわしていたこころが落ち着いて、自然と眠気がやってくるはず。

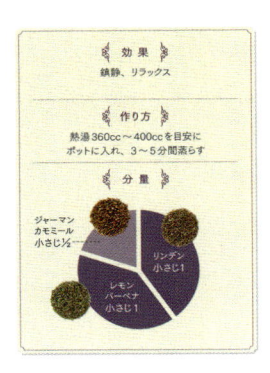

効果

鎮静、リラックス

作り方

熱湯360cc～400ccを目安に
ポットに入れ、3～5分間蒸らす

分量

74

❶ 使用ハーブ

ブレンドに使用しているハーブを紹介しています。レシピに使用するハーブは、すべてPart2「シングルハーブティー」で紹介しています。

❷ アイコン

どのお悩みに対応しているかが一目で分かります。

健康：朝のだるさからつらい痛みまで、からだのお悩みを解決

美容：もっと美しくなるためには？女性特有のお悩みまで、幅広くカバー

自己実現：今よりもさらにステップアップしたいあなたに

アレンジ：ハーブと組み合わせる事で、もっと美味しさをたのしみたいなら

ハーブ用語集

【活性酸素】
酸素分子がより反応性の高い化合物に変化したもので、細胞内のＤＮＡを損傷させる

【緩下《かんげ》】
穏やかな作用で便秘を改善する

【強肝】
肝臓機能を回復、促進する

【強壮】
からだを回復させる

【矯味】
苦さや臭いを軽減する

【去痰《きょたん》】
喉に絡む痰を取り除く

【駆風《くふう》】
胃や腸内に溜まったガスを排出して腹部の張りや痛みを和らげる

【血糖】
ブドウ糖など、血液に含まれる糖類

【健胃《けんい》】
胃の働きを活発にし、食欲不振や消化不良を改善する

【抗カタル作用】
風邪、アレルギーなどが原因で起きる症状を防ぐ作用

【抗酸化作用】
からだの酸化を抑える作用

❸ お悩み

日常生活を送るなかで感じるお悩みを100個挙げています。きっと、あなたのお悩みも見つかるはず。P.185～P.189では、使用ハーブ別に見つける事もできます。

❹ みかまる流レシピの秘密

お悩みを解決するブレンドの秘密を紹介します。

❺ 写真

ブレンドすると、このような色になります。それぞれの違いをたのしんでくださいね。

❻ データ

効果：ブレンドによって得られる効果です。その日の状態に合わせてブレンドするときは、ここを参考にしても良いですね。
作り方：使用するハーブによって異なります。
分量：使用するハーブの分量を紹介しています。

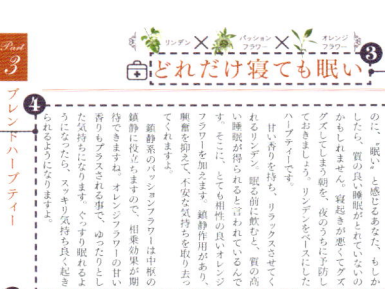

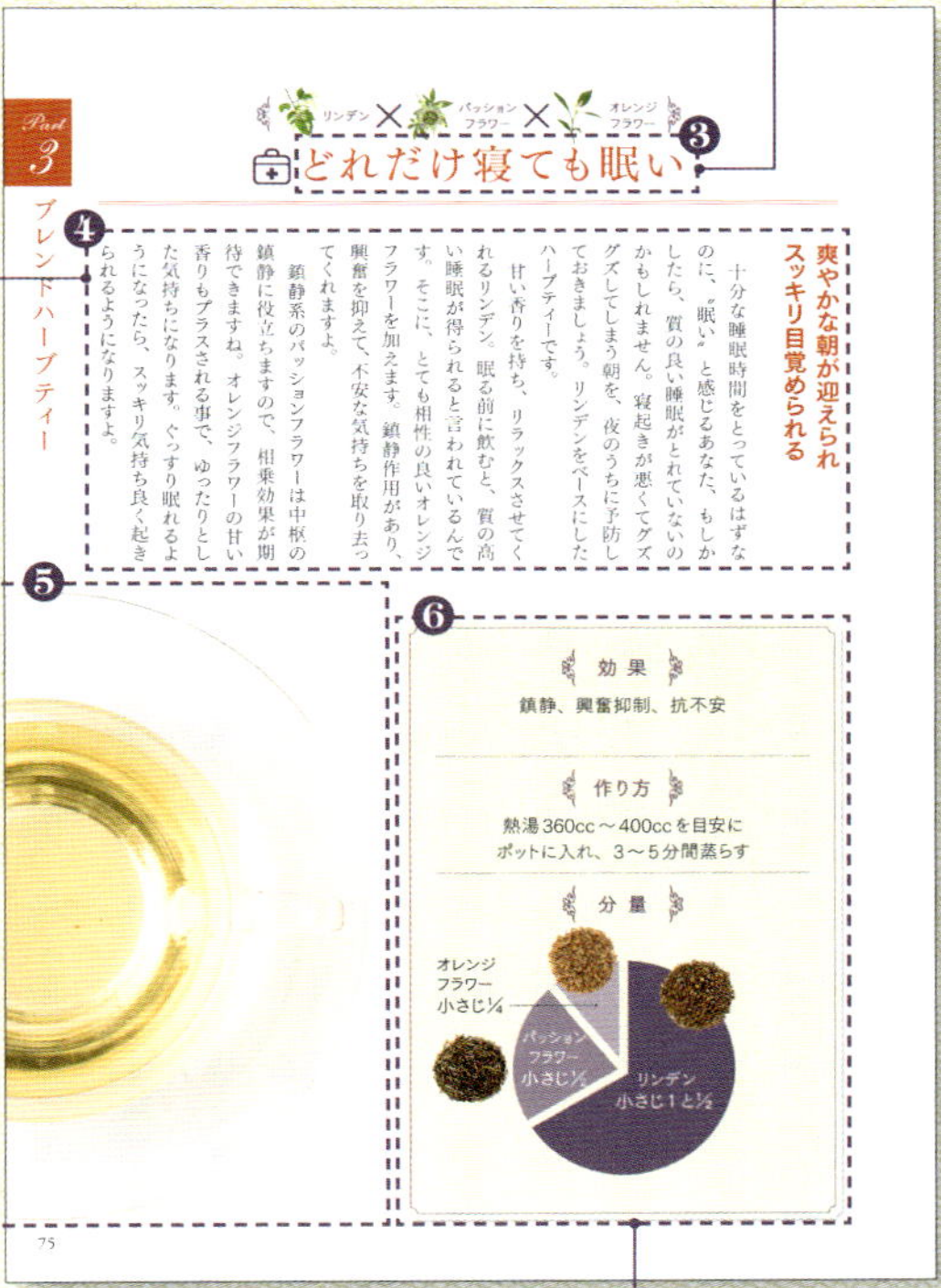

【コーディアル】季節のハーブやフルーツを生のままシロップに漬け込んだ濃縮ドリンク

【催乳】母乳の分泌を促進する

【収れん】タンパク質を変性させて炎症を抑えるなど、局所の保護をもたらす

【消炎】炎症を鎮める

【水色《すいしょく》】ハーブティーを淹れたときの液体の色

【精油】植物から出る揮発性の有機化合物で、それぞれ特有の芳香を持つ

【鎮痙《ちんけい》】痙攣を鎮めて痛みを緩和する

【鎮静】神経の高ぶりを抑えてリラックスする

【胆汁】肝臓で作られ、分泌される消化液

【中枢】中枢神経系、脳と脊髄からなる

【ティンクチャー（チンキ）】成分をアルコールで抽出した液体

【賦活《ふかつ》】活力を与える事

【利胆《りたん》】胆汁の分泌と排出を促す

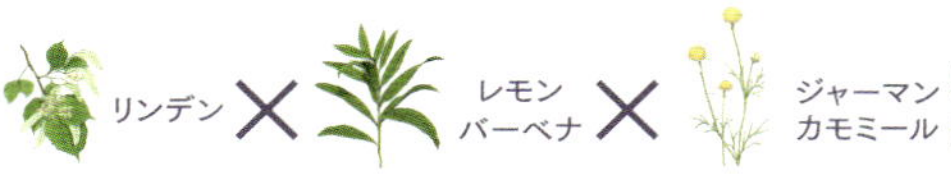

寝つきが悪い

こころが鎮まって穏やかな睡眠時間に

ベッドに入ってもなかなか眠れないと、ぐるぐる考え事をしてしまいがちですよね。そんなときに考えるのは、解決できない悩みだったり、過去の忘れてしまいたい事だったり。考えれば考えるほどネガティブになってしまって、ますます眠れなくなってしまいます。

そんなときにオススメなのがリンデン、レモンバーベナ、ジャーマンカモミールのブレンドです。

鎮静作用の相乗効果を期待して、気持ちを穏やかにしてもらいましょう。フルーティーな甘ずっぱい香りに包まれると、たちまちリラックスできるはずです。

作用が穏やかで、お子さまからお年寄りまで安心して飲めます。明かりを少し暗めにしたお部屋で、スマホやパソコンなどのブルーライトをシャットアウトして、ゆっくり味わってみてください。ざわざわしていたこころが落ち着いて、自然と眠気がやってくるはず。

効果

鎮静、リラックス

作り方

熱湯360cc～400ccを目安に
ポットに入れ、3～5分間蒸らす

分量

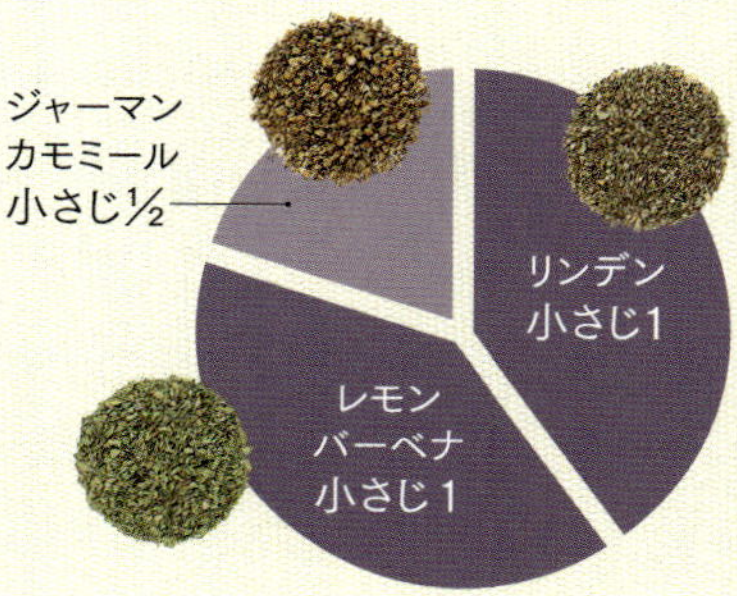

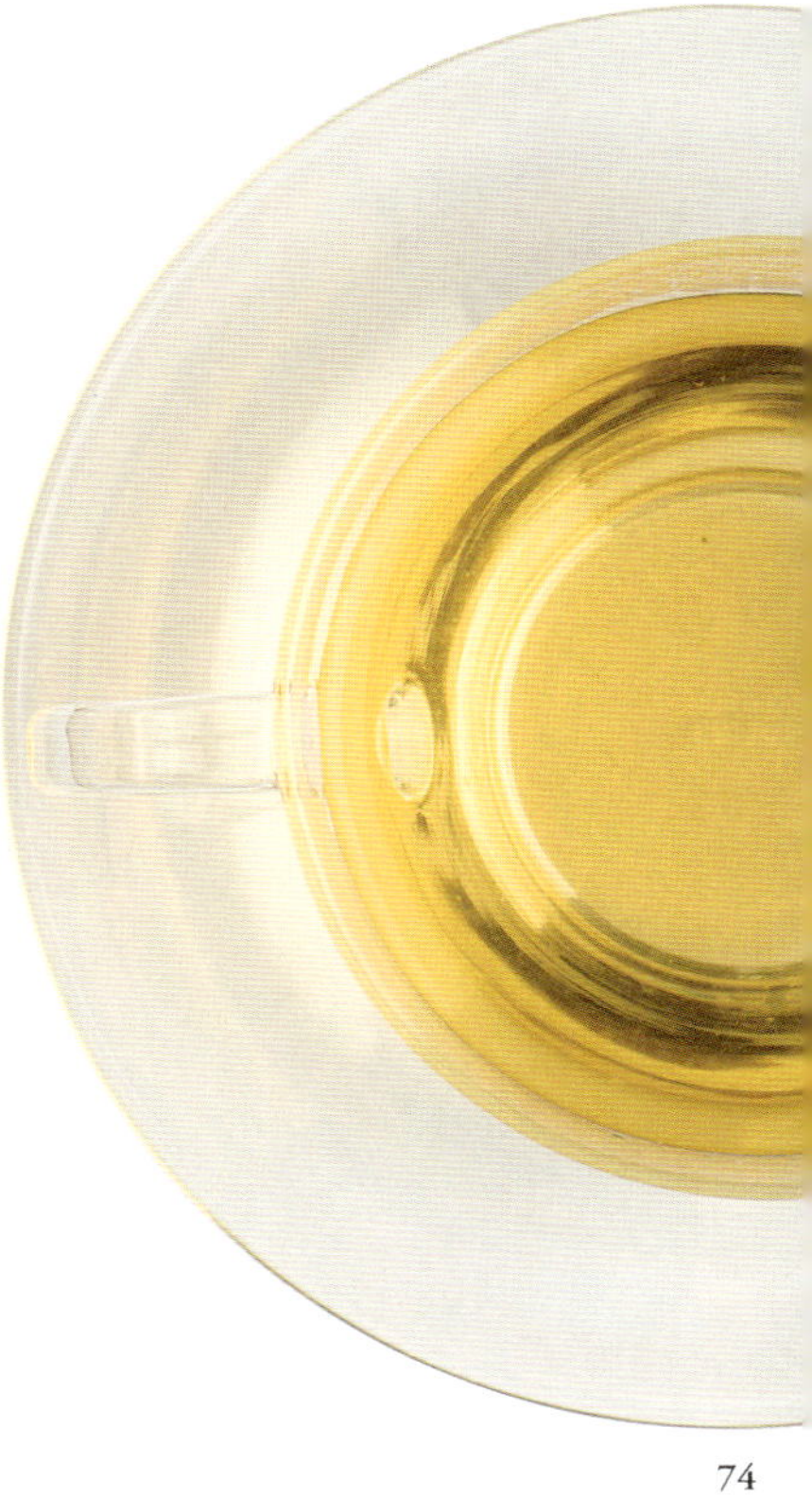

リンデン × パッションフラワー × オレンジフラワー

どれだけ寝ても眠い

爽やかな朝が迎えられスッキリ目覚められる

十分な睡眠時間をとっているはずなのに、〝眠い〟と感じるあなた、もしかしたら、質の良い睡眠がとれていないのかもしれません。寝起きが悪くてグズグズしてしまう朝を、夜のうちに予防しておきましょう。リンデンをベースにしたハーブティーです。

甘い香りを持ち、リラックスさせてくれるリンデン。眠る前に飲むと、質の高い睡眠が得られると言われているんです。そこに、とても相性の良いオレンジフラワーを加えます。鎮静作用があり、興奮を抑えて、不安な気持ちを取り去ってくれますよ。

鎮静系のパッションフラワーは中枢の鎮静に役立ちますので、相乗効果が期待できますね。オレンジフラワーの甘い香りもプラスされる事で、ゆったりとした気持ちになります。ぐっすり眠れるようになったら、スッキリ気持ち良く起きられるようになりますよ。

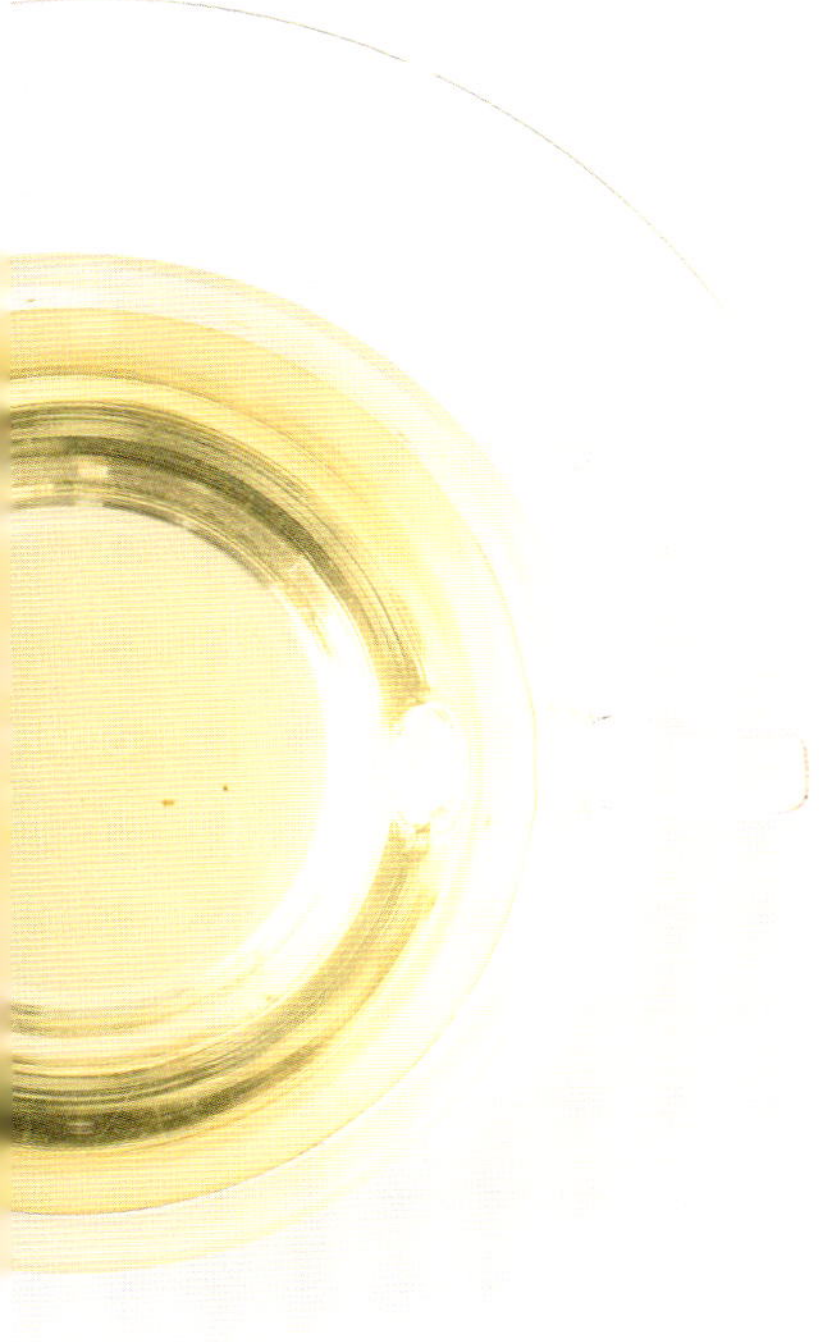

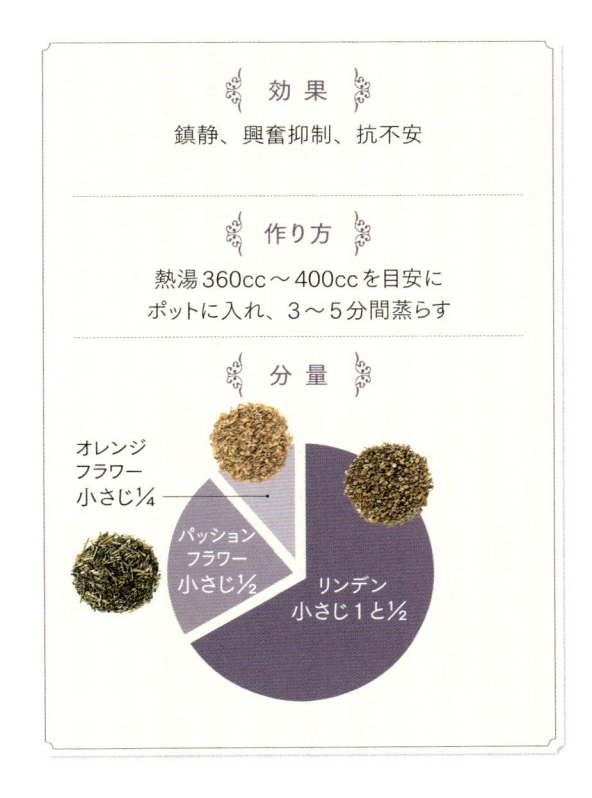

効果

鎮静、興奮抑制、抗不安

作り方

熱湯360cc～400ccを目安に
ポットに入れ、3～5分間蒸らす

分量

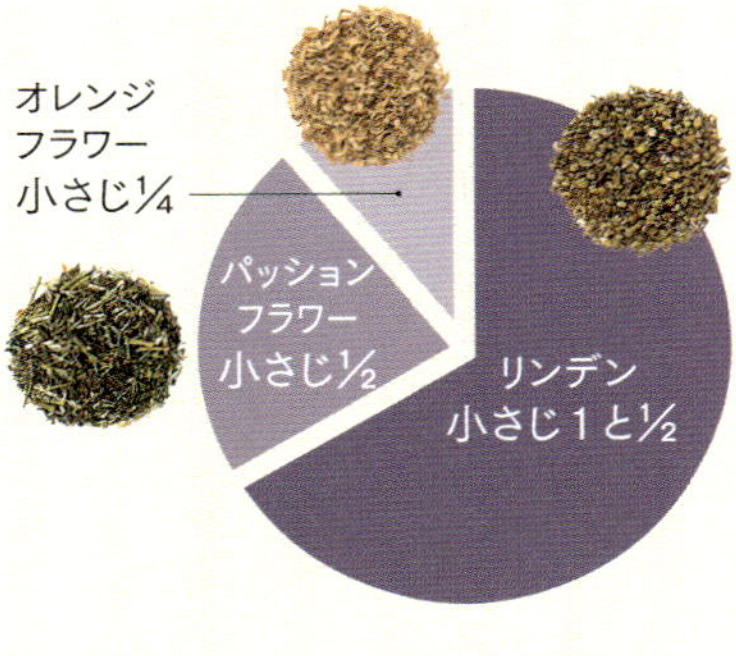

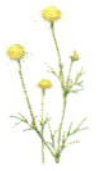 ジャーマンカモミール × 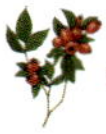 ローズヒップ × 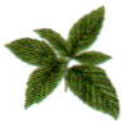 ペパーミント

からだがだるくて動くのが億劫

積み重なった疲れと向き合い改めて自分を見つめ直せる

朝、ベッドから起き上がれない事はありませんか？　からだが重くてネガティブな気持ちで埋もれてしまいそうなのは、こころが助けを求めている証拠。いつもと違うと感じた朝にオススメなのが、このブレンドです。

落ち込んだこころを癒すジャーマンカモミールと、ビタミンCが豊富に含まれているローズヒップがベース。ビタミンCは、沈んだ気持ちを落ち着かせてストレスに立ち向かわせてくれる効果があります。少量でも十分に良い香りを堪能できるペパーミントは、憂鬱な朝だからこそ、その清涼感で手助けをしてくれるかもしれませんね。

どんな朝にも、理由があります。もしも逃げ出したいような朝なら、このハーブティーを飲みながら、立ち止まってみてください。きっと、客観的に自分を見つめ直せるはずです。

効果

鎮静、賦活、肝臓ケア

作り方

熱湯360cc～400ccを目安にポットに入れ、3～5分間蒸らす

分量

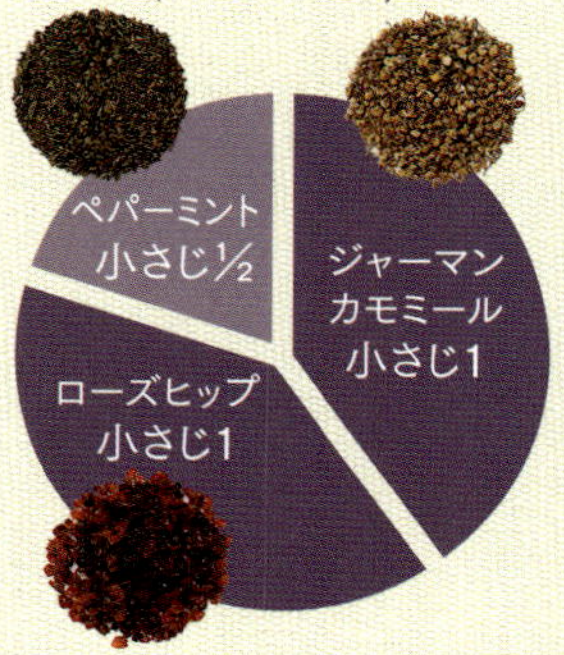
ペパーミント小さじ½
ジャーマンカモミール小さじ1
ローズヒップ小さじ1

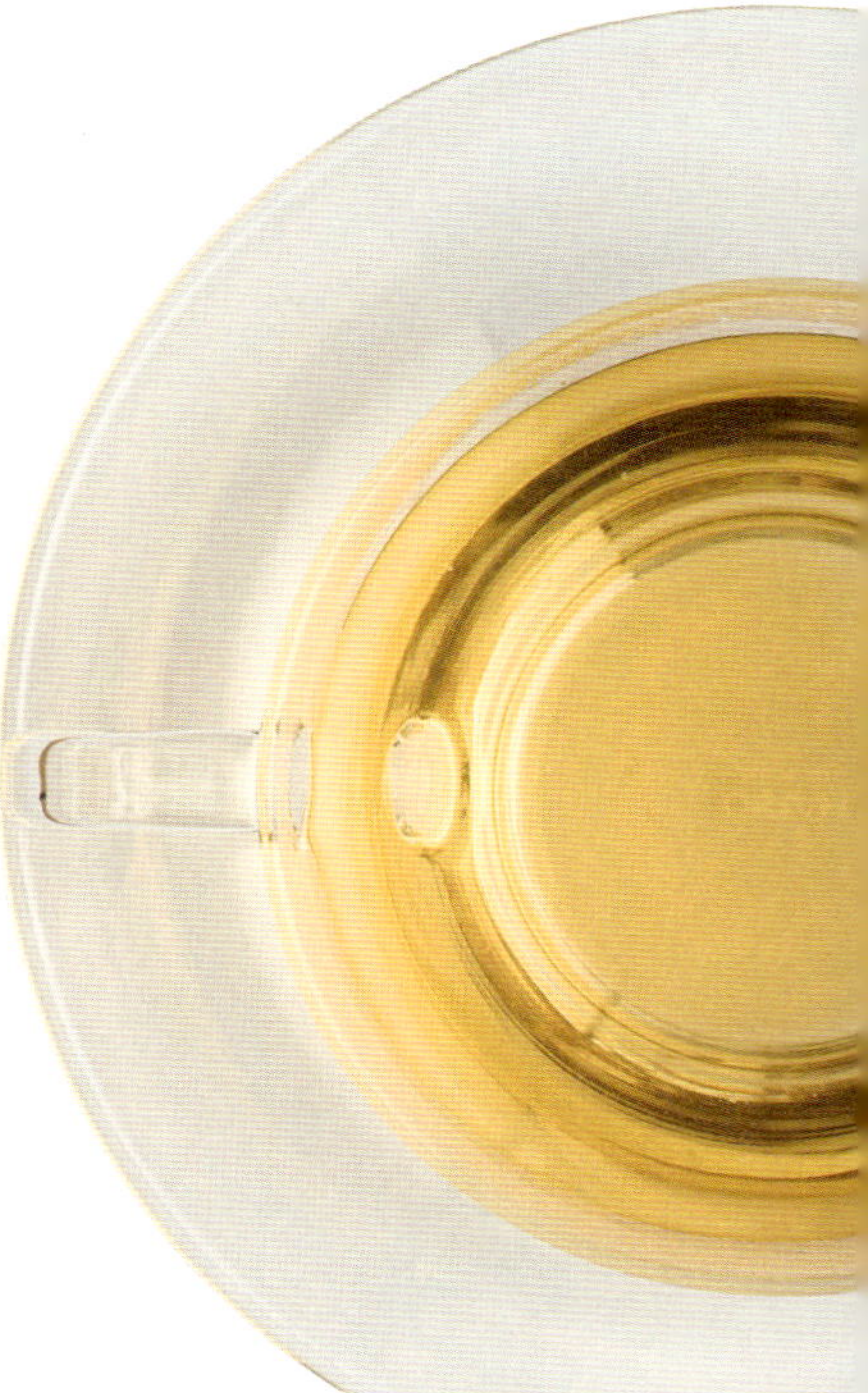

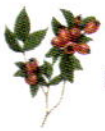 ローズヒップ × 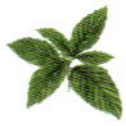 ペパーミント × 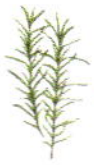 ローズマリー

朝の寝起きが悪い

罪悪感からの解放
周りにも元気を与えられる

朝は一日の始まり。朝の目覚めによって一日が決まると言っても過言ではないでしょう。気持ち良く目覚めたいけれど、目覚めが悪くて目が開かなかったり、ぼーっとしてしまってなかなか動き出せなかったり……。アドバイスをもらっても、できないものはできないですよね。

そんなあなたは、ハーブティーになんとかしてもらいましょう。このブレンドは、名づけて〝頭スッキリブレンド〟です。

ペパーミントとローズマリーは、爽快な味や香りで頭をスッキリさせてくれます。どちらも中枢神経を刺激して脳の働きを活性化してくれるので、眠気を吹き飛ばすときにぴったりのペアです。ベースはローズヒップ。全体の味をまとめながら、エネルギーチャージをしてもらいましょう。

自分にちょうど良いシャキッと感をつかんで、一日のスタートダッシュをしっかり切れるようになりたいですね。

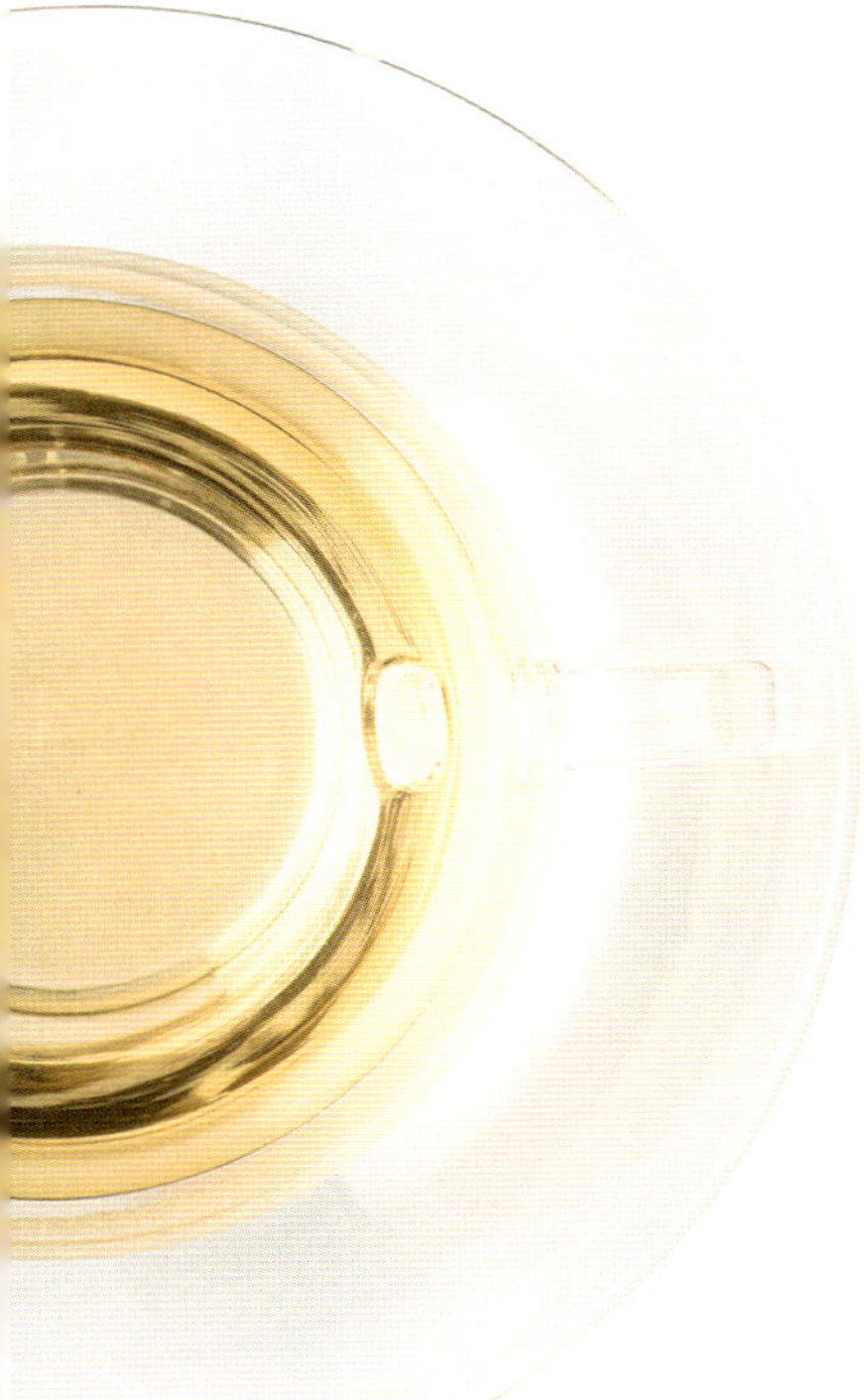

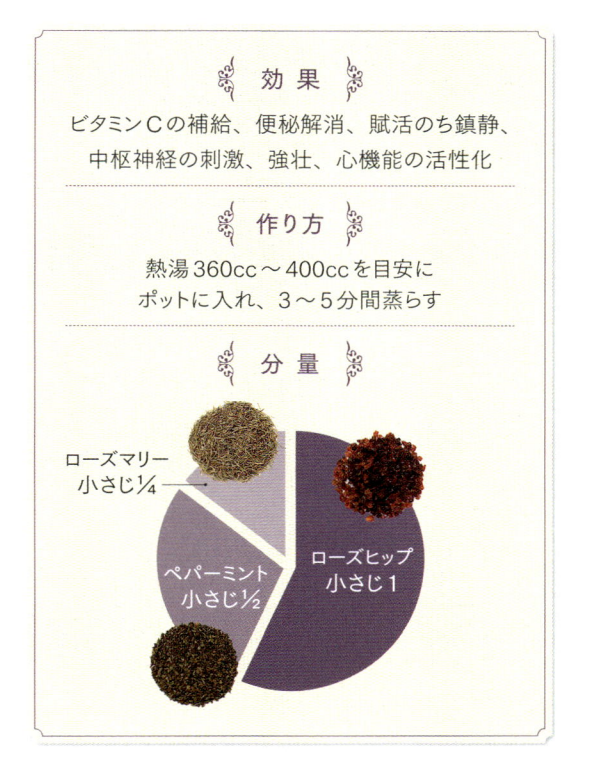

効果

ビタミンCの補給、便秘解消、賦活のち鎮静、中枢神経の刺激、強壮、心機能の活性化

作り方

熱湯360cc～400ccを目安に
ポットに入れ、3～5分間蒸らす

分量

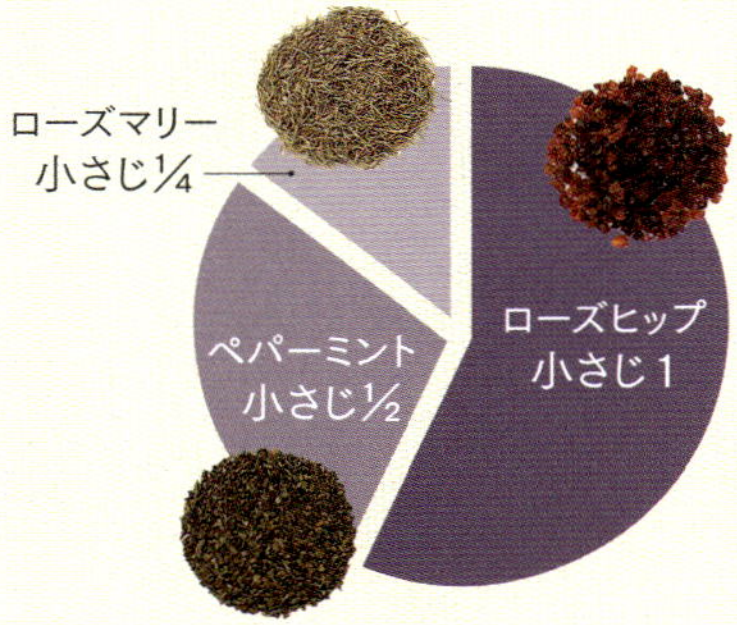

ルイボス × ローズ × ハイビスカス × リコリス

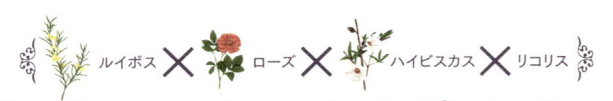

疲れがなかなか取れない

栄養ドリンクに頼り過ぎない疲れ知らずのからだに

「仕事が忙しくて……」と、なかなか取れない疲れを栄養ドリンクに頼ってごまかしがちという人は、とても多いですよね。一時的に疲れは抜けるかもしれませんが、疲弊しているからだは変わっていません。疲れ知らずのからだにしたいと思ったら、このハーブティーを日常生活に取り入れてみてください。

フラボノイドを多く含むルイボスは、抗酸化成分を多く含み、活性酸素を取り除いてくれます。活性酸素が増えると疲れを感じやすくなってしまうので、抗酸化作用があるハーブに力になってもらいましょう。ハイビスカスに多く含まれるクエン酸は、食物をエネルギーに変えてくれます。ゴージャスな香りのローズで全体をまとめてもらう事で、見た目も華やかになりますね。最後にリコリスを少し加えると、甘みが出てより美味しくなります。

効果

抗酸化、疲労回復

作り方

熱湯360cc～400ccを目安に
ポットに入れ、3～5分間蒸らす

分量

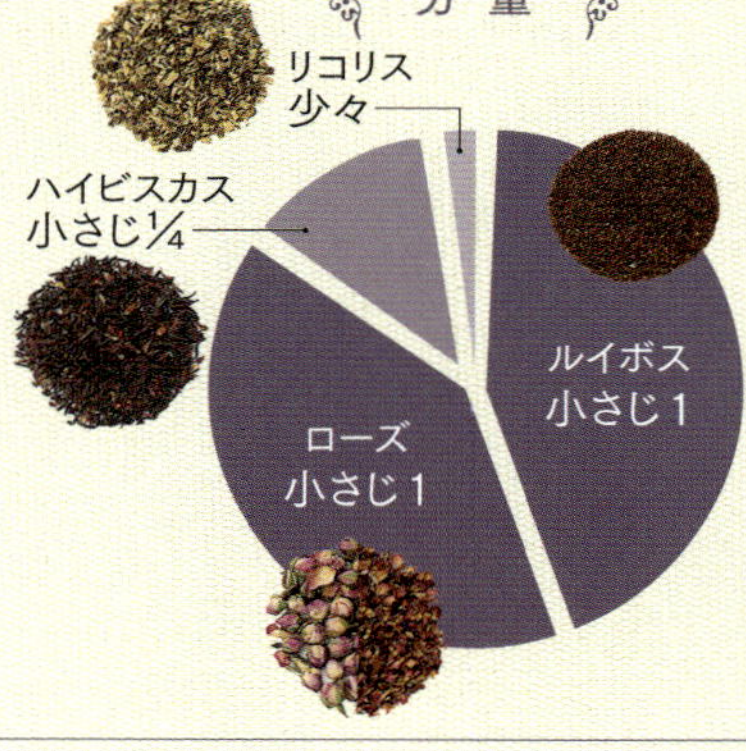

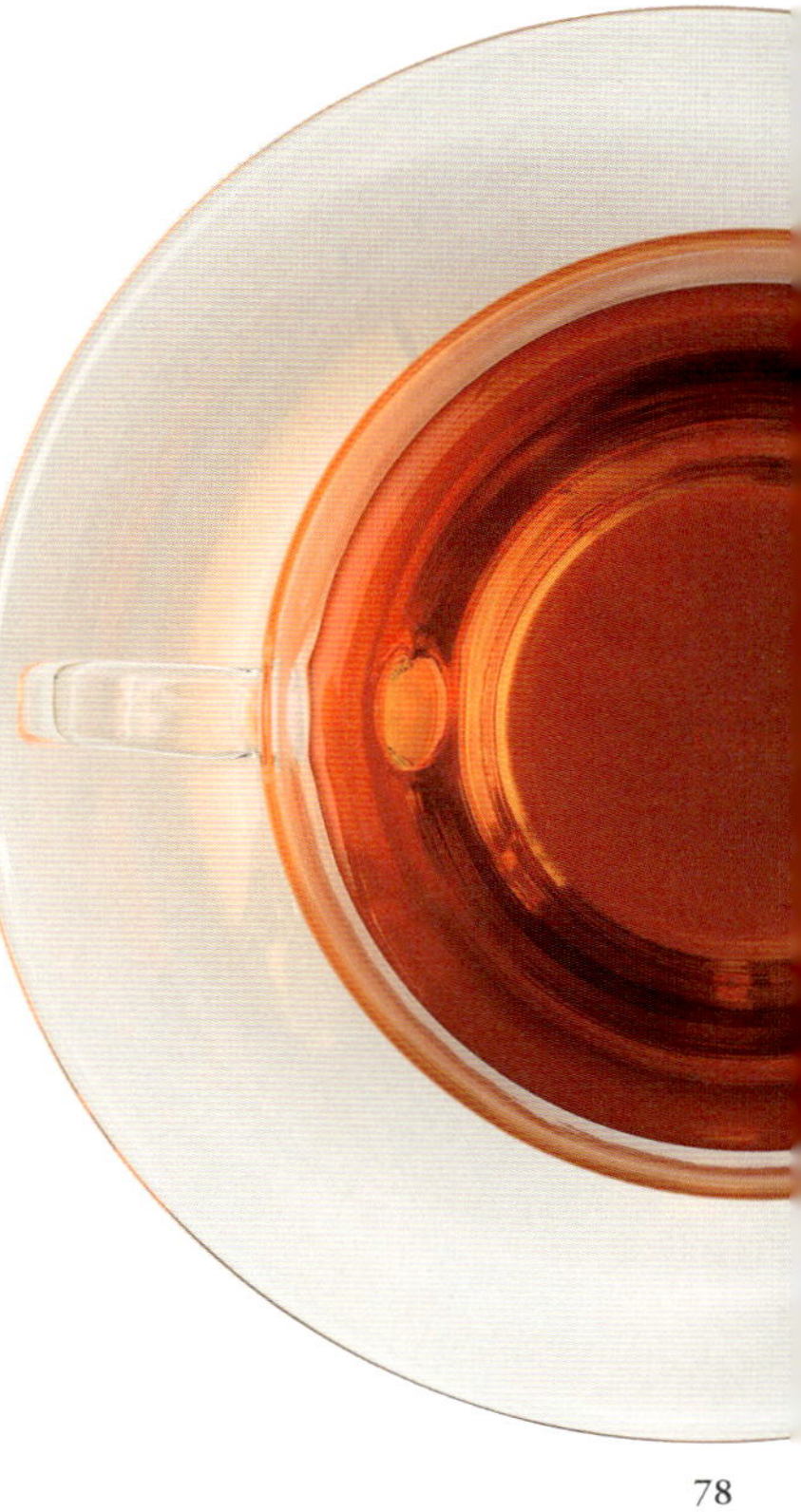

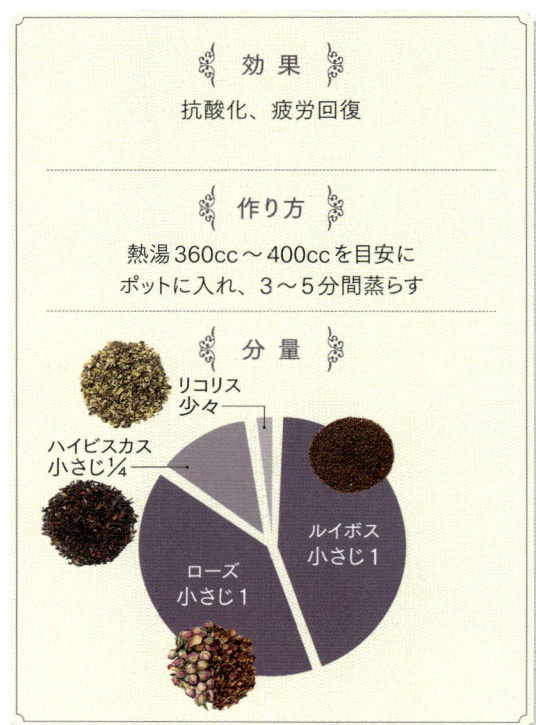

ハイビスカス × マロウブルー × レモンバーベナ

つらい眼精疲労をどうにかしたい

目の調子が良くなり仕事の効率も上がる

お仕事でパソコンを使っている人や、長い時間スマホを見ている人、目を酷使しているかもしれません。私が疲れ目から脱却したいときに飲んでいるのが、こちらのブレンドハーブティーです。

ハイビスカスとマロウブルーは、どちらもアントシアニンを含んでいます。眼精疲労の回復に役立つ効果があるので、しっかり目をケアしてもらいましょう。

注目すべきは赤と紫の鮮やかなコンビという事。ロドプシンという目の成分の、再合成速度の改善に役立つために、アントシアニン系の色素は鮮やかなんだとか。パソコンの文字がよく見えたり、暗い場所で目が慣れるまでの反応が早くなったりする事が例として挙げられます。全体をまとめるレモンバーベナで香りを加えましょう。ハイビスカスがすっぱいので、ぴったりマッチします。

目の疲れから不調に繋がる事も多いので、早めのケアをこころがけましょう。

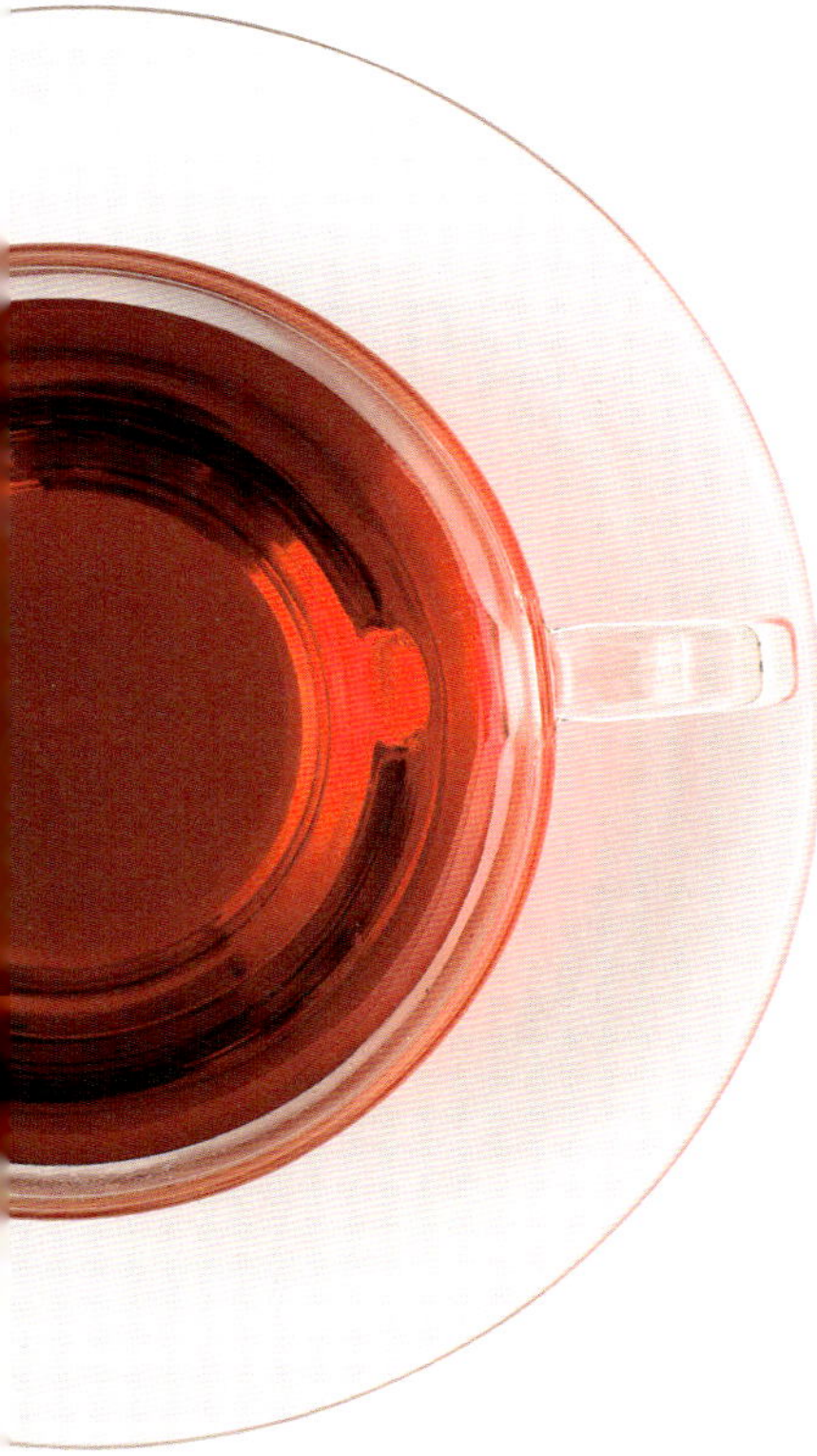

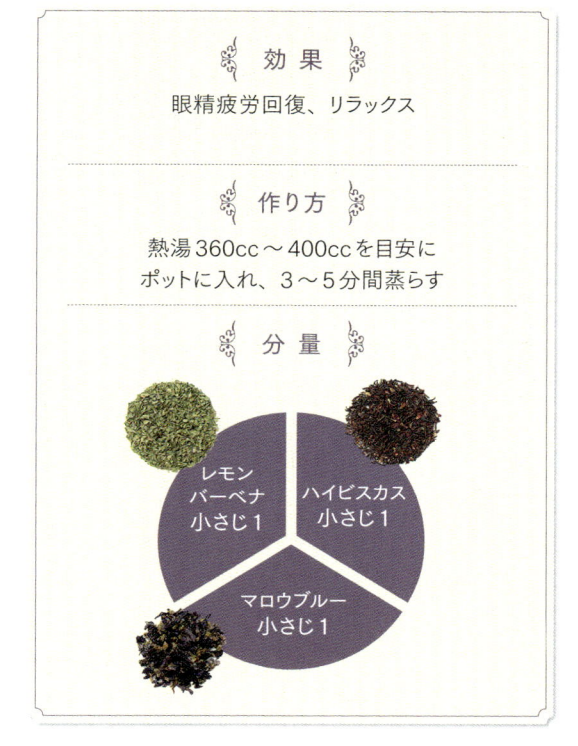

効果

眼精疲労回復、リラックス

作り方

熱湯360cc～400ccを目安に
ポットに入れ、3～5分間蒸らす

分量

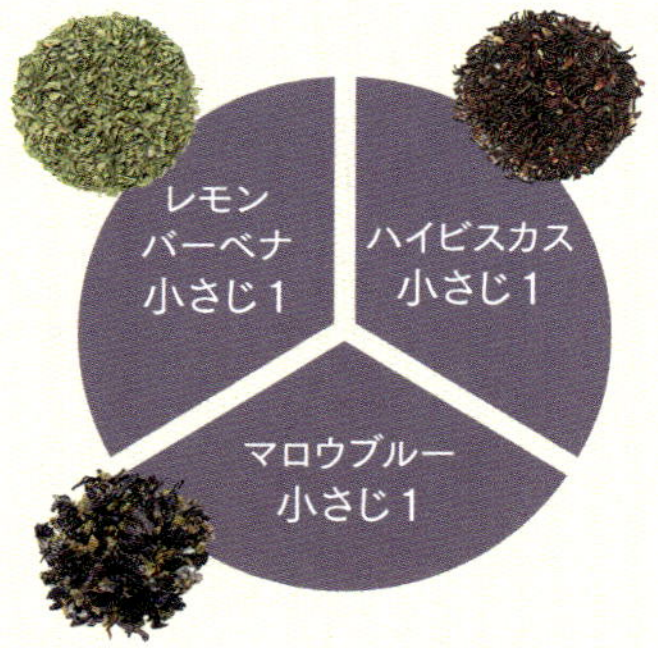

レモンバーベナ 小さじ1
ハイビスカス 小さじ1
マロウブルー 小さじ1

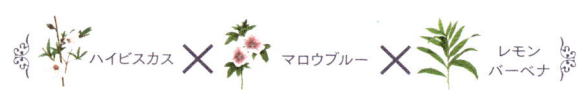

ローズヒップ × ハイビスカス × ステビア

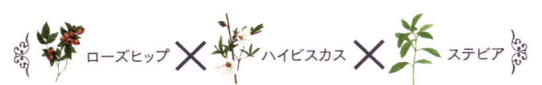

ゲームに夢中になってしまう

子どもと一緒にほっと一息 休憩時間のたのしみができた

世の中には、たくさんの魅力的なゲームが溢れています。ついつい夢中になってしまって、気がついたら何時間も経過しているという事も……。

そんなときは、休憩がてら、ハーブティーを飲みましょう。

ローズヒップとハイビスカスは、相乗効果も期待できる王道ブレンド。眼精疲労を改善してくれる事はもちろん、からだの疲労回復も手伝ってくれます。ハイビスカスのすっぱさもスッキリするのに効果的ですね。でも、すっぱいのが苦手な場合は、ほんの少しだけステビアを加えると、一気に甘みが増して飲みやすくなります。

お子さまでも安心して美味しく飲めるブレンドなので、「長時間ゲームに夢中になっていて目が心配!」というときは、ぜひ一緒に飲んでみてください。

効果

眼精疲労回復、疲労回復、ビタミンCの補給

作り方

熱湯360cc～400ccを目安にポットに入れ、3～5分間蒸らす

分量

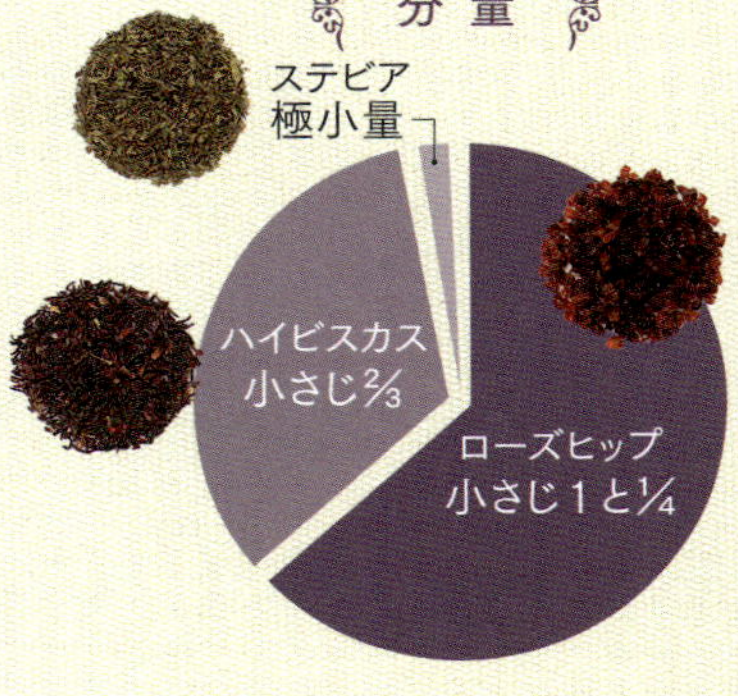

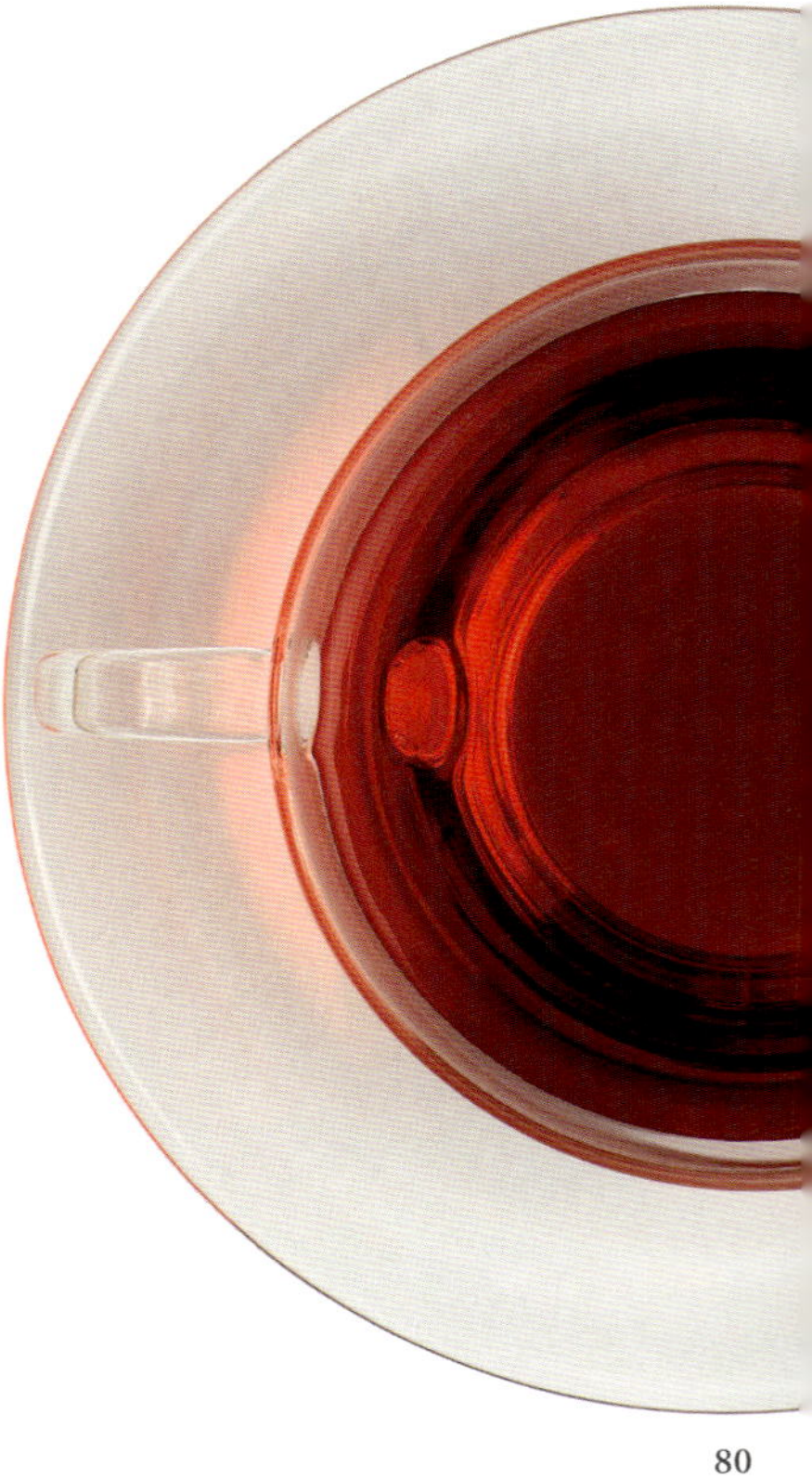

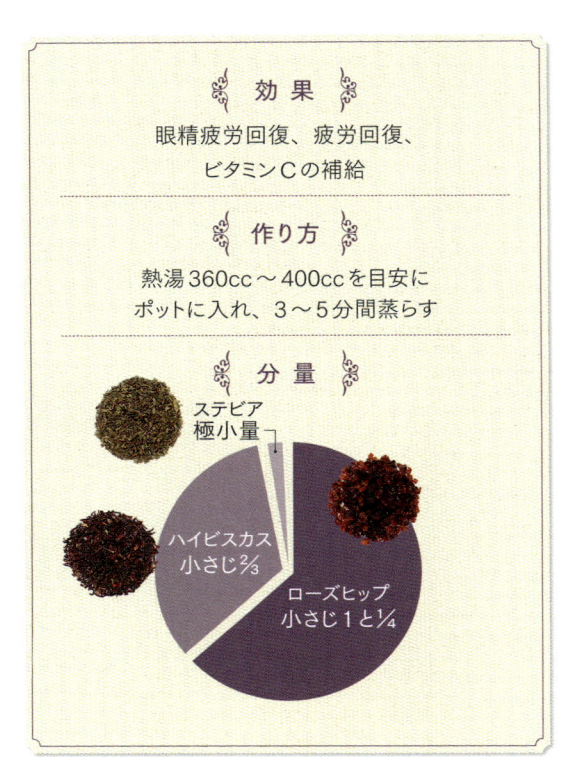

ハイビスカス × パッションフラワー × ジンジャー × ローズマリー

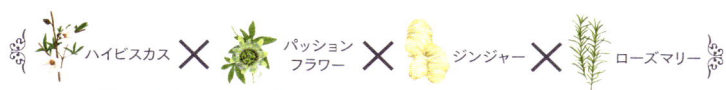

目の疲れからくる痛み

痛みが和らいで集中できるようになる

パソコンを使っての仕事や、長時間ずっと同じ姿勢での細かい作業……。気がついたときには、首筋から肩にかけてパンパンに張って、頭痛がひどくなっていた！ なんて経験がある人も多いのではないでしょうか。

目の疲れからくる頭痛や肩こりは、目のケアと同時に、痛みも癒していく事をオススメします。

目のケアをしてくれるハイビスカス、筋肉の緊張をゆるめてくれるパッションフラワー、血行を促進してくれるジンジャー、血液の循環を促してくれるローズマリーのブレンドで、集中ケアをしていきましょう。

からだを冷やさないように気をつけつつ、上半身に力が入りすぎないようにするのもポイントです。同じような不調で困っているお友達に勧めたら、きっと喜ばれますよ。

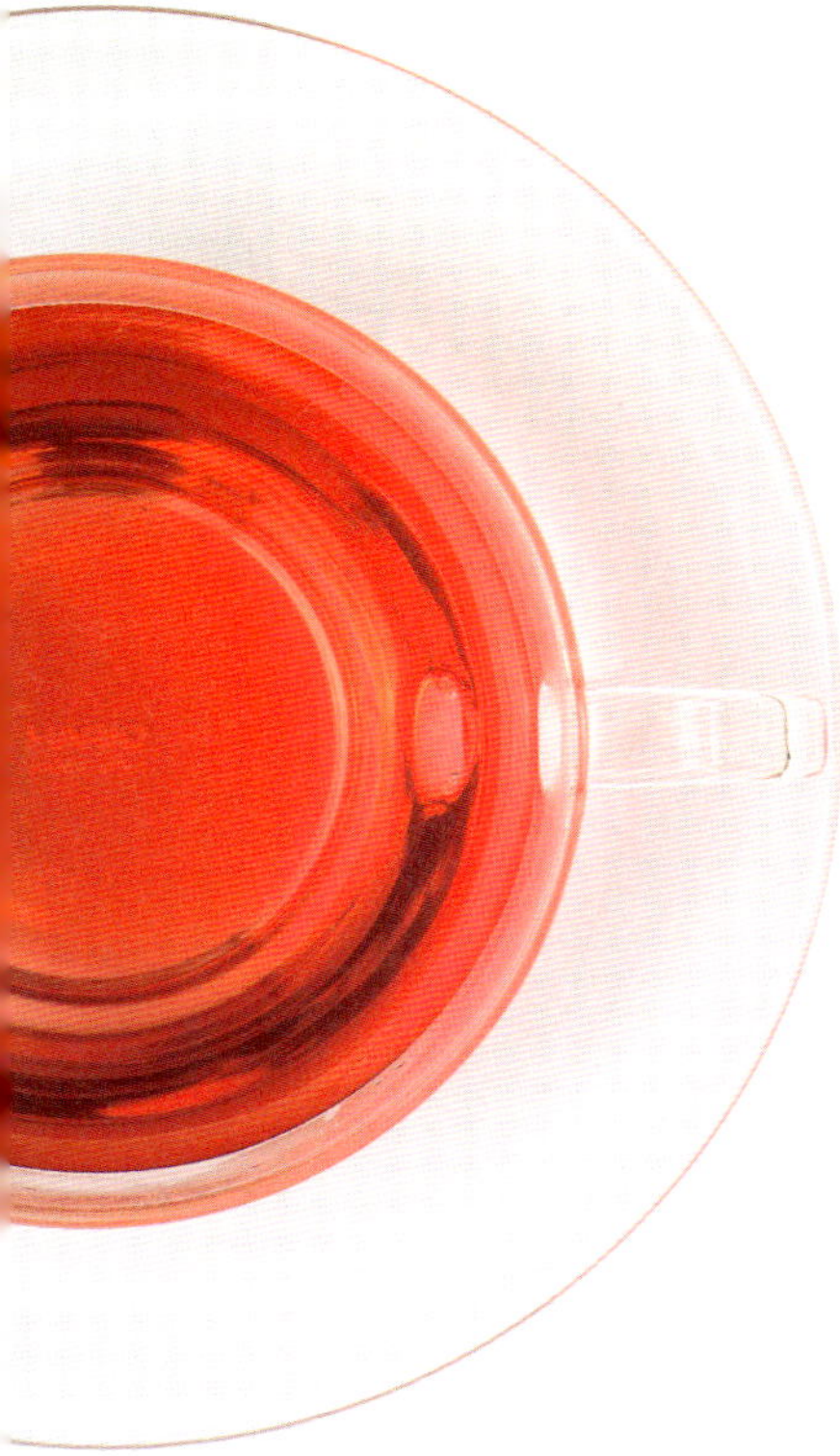

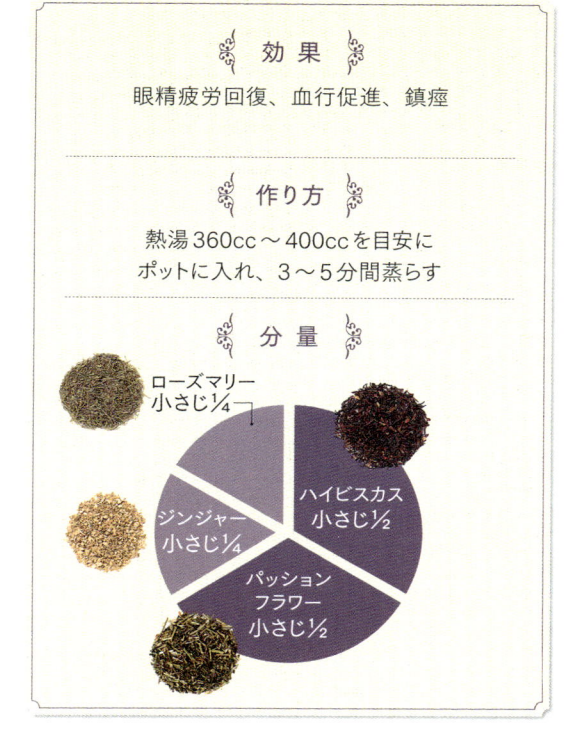

効果

眼精疲労回復、血行促進、鎮痙

作り方

熱湯360cc～400ccを目安に
ポットに入れ、3～5分間蒸らす

分量

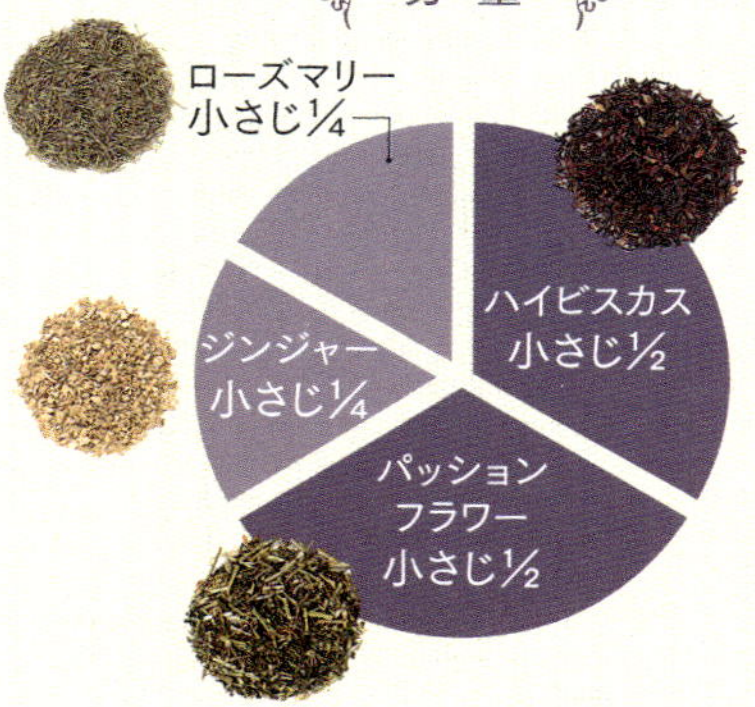

ペパーミント × カレンデュラ × エキナセア × タイム

口内炎ができやすい

口内炎のダブルケアでつらかった会話がたのしめる

口内炎は、からだが弱っているときに発症しやすい症状です。できてしまった場合と、できないようにするためのダブルケアの必要があります。ハーブティーで口内環境を整えていきましょう。

皮膚や粘膜の修復をしたり、炎症を和らげたり、抗ウイルス作用や、抗菌作用もあるカレンデュラ。見た目もかわいらしくなりますよ。そこに、免疫力を高めてくれるエキナセアを加えます。抗菌作用が優れているけれど、刺激が強いタイムは少なめに配合します。ペパーミントで全体の味を整えて、美味しく仕上げましょう。

ハーブティーを飲むときは、ゆっくり患部に当たるように飲んでくださいね。それぞれの抗菌作用で、相乗効果を期待できます。痛みのせいでついついしかめてしまう顔とは、もうさよならしちゃいましょう。

効果

抗菌、免疫賦活、抗炎症

作り方

熱湯360cc～400ccを目安に
ポットに入れ、3～5分間蒸らす

分量

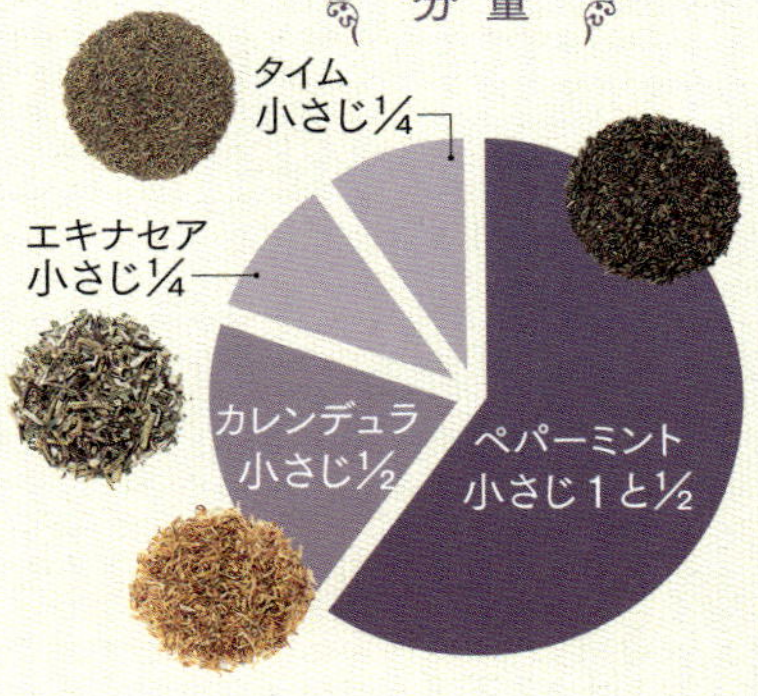

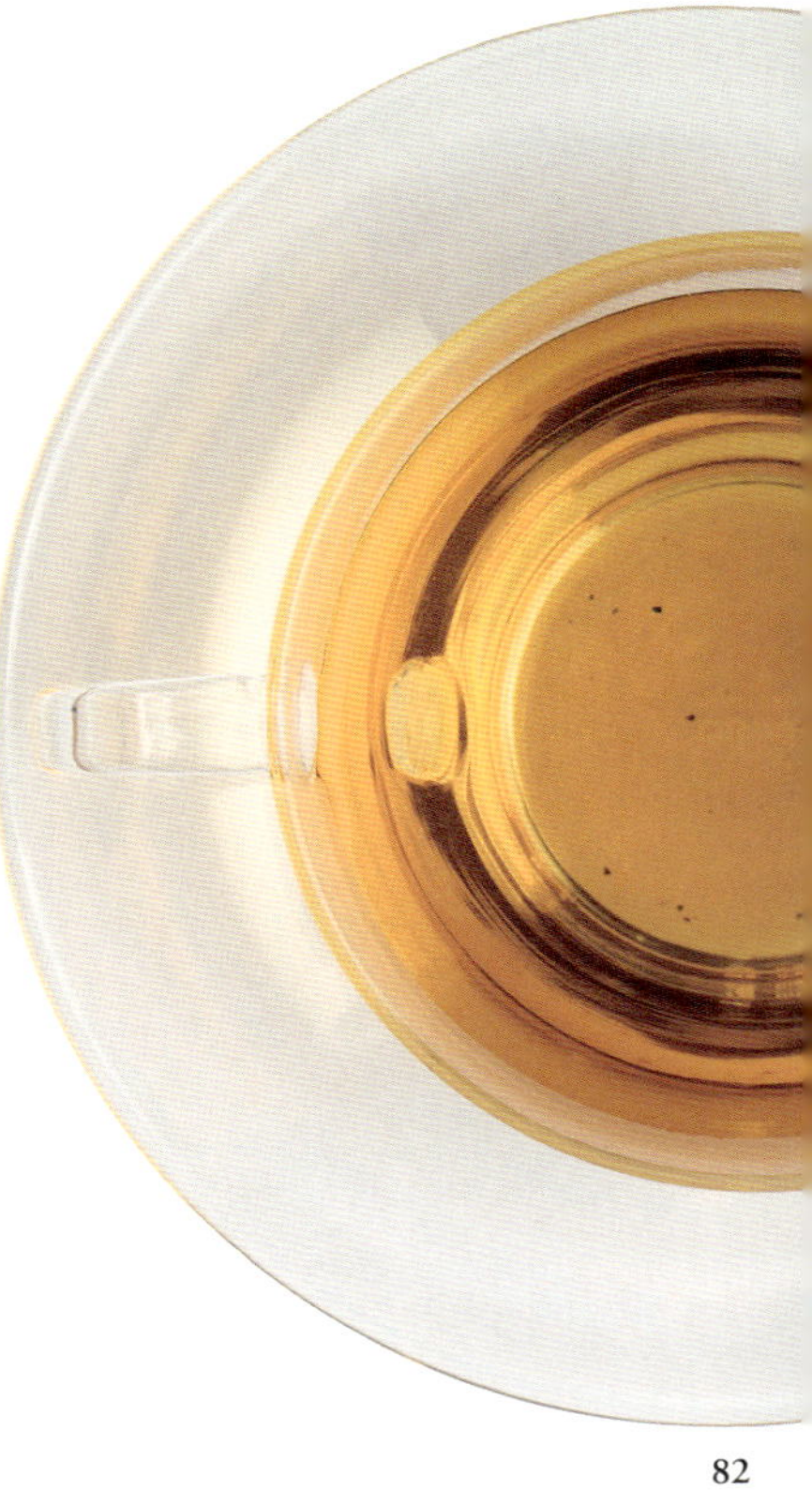

ペパーミント × レモングラス × レモンバーベナ

胃腸の調子を整えたい

美味しい食事を摂る喜びで食後の時間を豊かに過ごせる

脂っこいものを食べたり、食べすぎてしまったりすると、胃がもたれてしまいますよね。

そんなとき、胃薬の代わりに胃腸を整え、スッキリさせてくれるハーブティーはいかがでしょうか。

ペパーミントは、胃の働きを助け、胆汁の分泌も促してくれます。レモンバーベナは消化を促進し、食後に飲むハーブティーとして人気があります。レモングラスにも似た働きがありますので、相乗効果が期待できますよ。全体的には、レモンの香味を活かしたスッキリ爽やかな仕上がりなので、こってりした食事や、香りの強い食事のあとにもオススメです。

リラックスする事で副交感神経が優位になるので、栄養の吸収率も上がります。食後のハーブティータイムは、きっと生活を豊かにしてくれますよ。

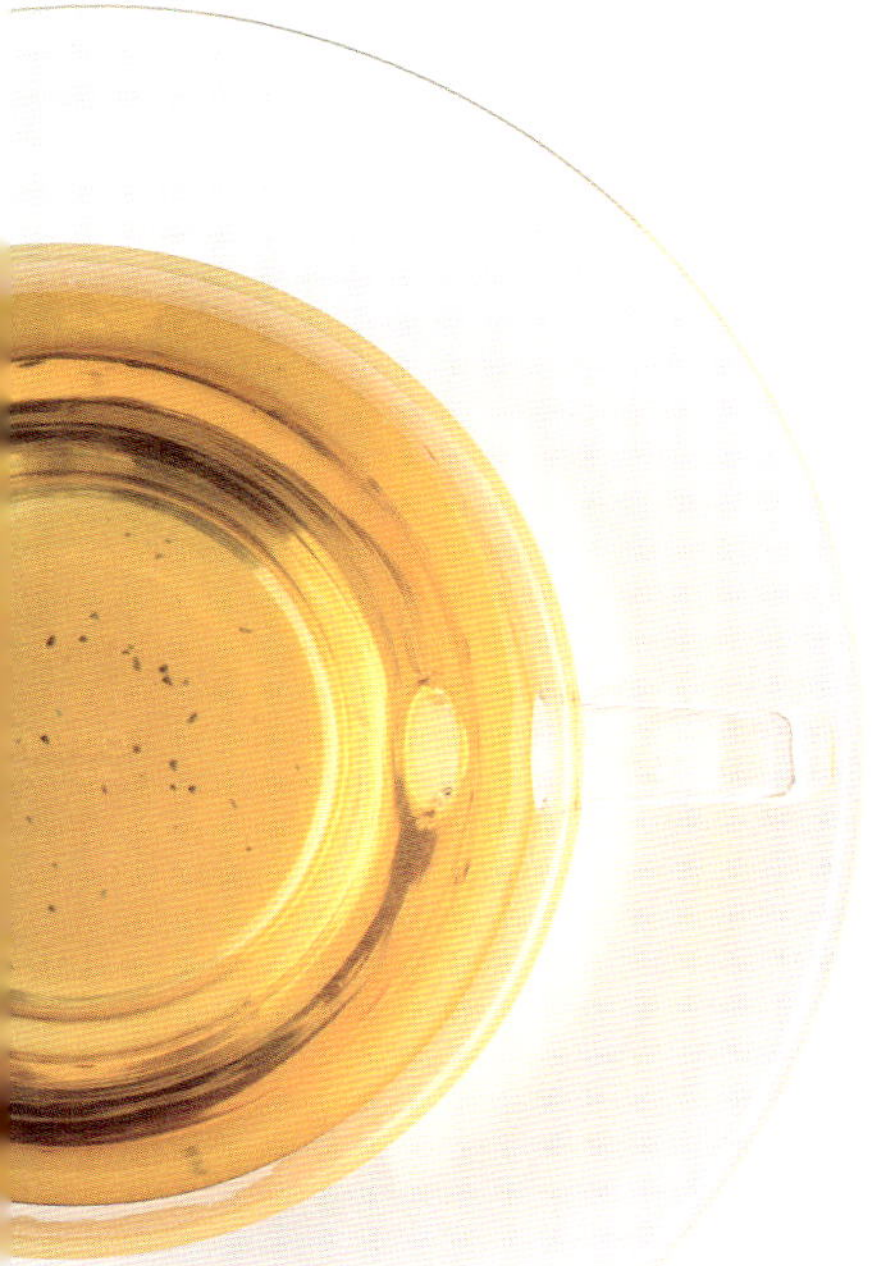

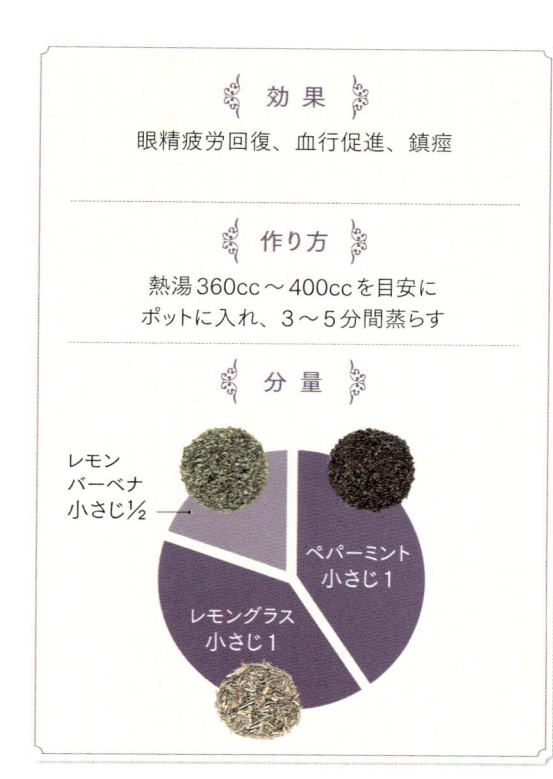

効果

眼精疲労回復、血行促進、鎮痙

作り方

熱湯360cc～400ccを目安にポットに入れ、3～5分間蒸らす

分量

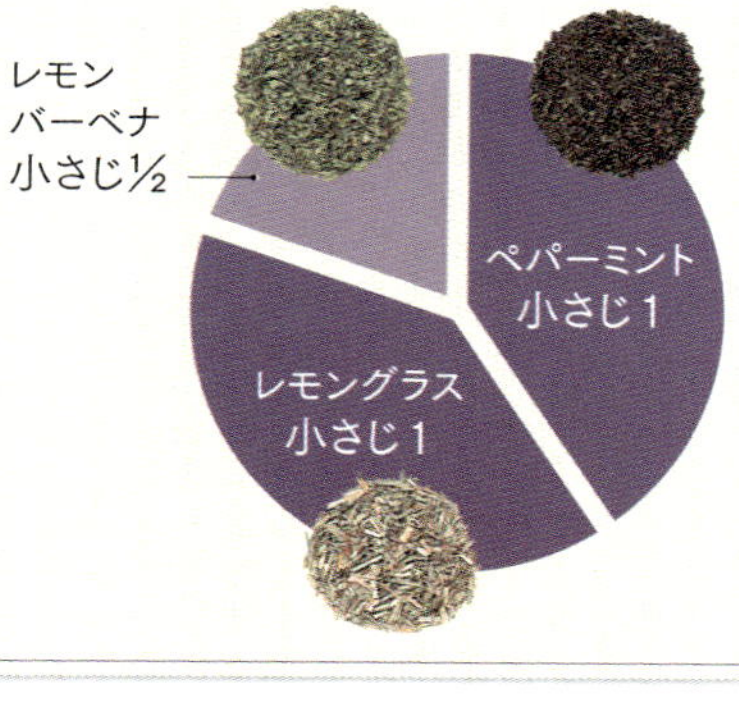

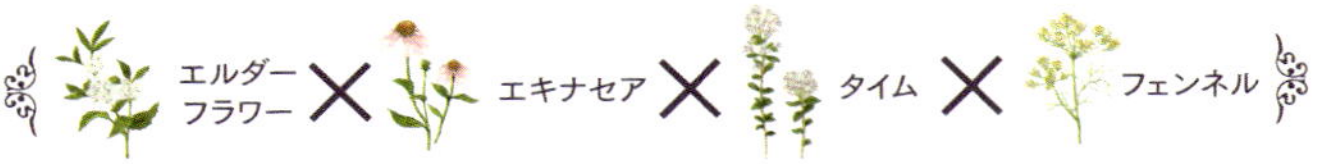

風邪を引きやすい

風邪の恐れが軽減されると先の予定を立てるのも怖くない

昔から〝風邪は万病のもと〟といわれているとおり、風邪はからだの不調のSOS。免疫力を上げて、風邪をブロックできるからだにしていきましょう。

〝インフルエンザの特効薬〟と言われるエルダーフラワーは、インフルエンザや風邪の初期症状には欠かせないハーブです。もちろん調子が悪いときにぜひ使用してほしいですが、未然に防げたらもっと良いですよね。発汗、利尿作用が高いので、体内の毒素や熱を排出するのに役立ってくれます。

エキナセアは、免疫力を高めて、抗ウイルス作用、抗感染症作用も期待できます。そのため、風邪やインフルエンザの予防に向いています。タイムは優れた抗菌作用によって、からだを守るのに役立つハーブです。さらに、フェンネルで呼吸器系に働きかけてもらいながら、味を調整しましょう。こちらは潰して使ってくださいね。

効果

免疫賦活、抗ウイルス、抗菌、
発汗、利尿

作り方

熱湯360cc～400ccを目安に
ポットに入れ、3～5分間蒸らす

分量

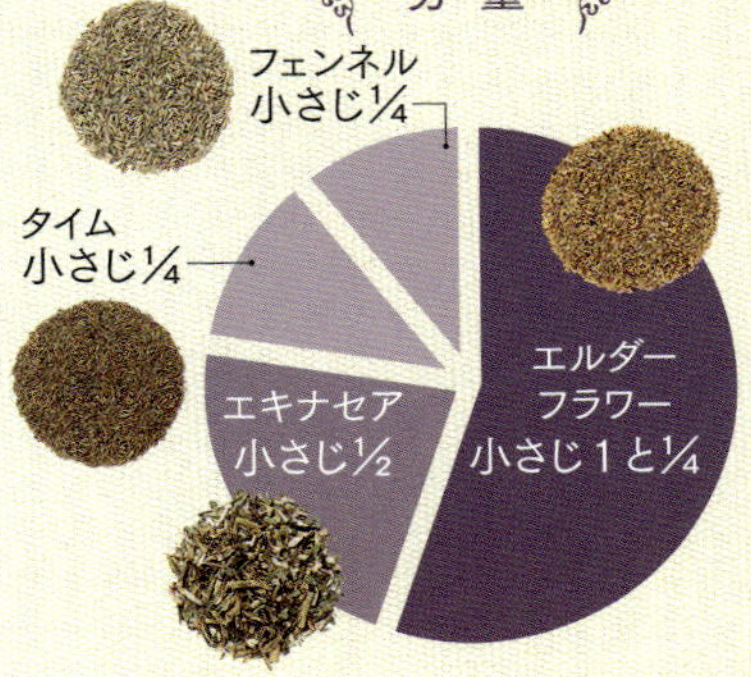

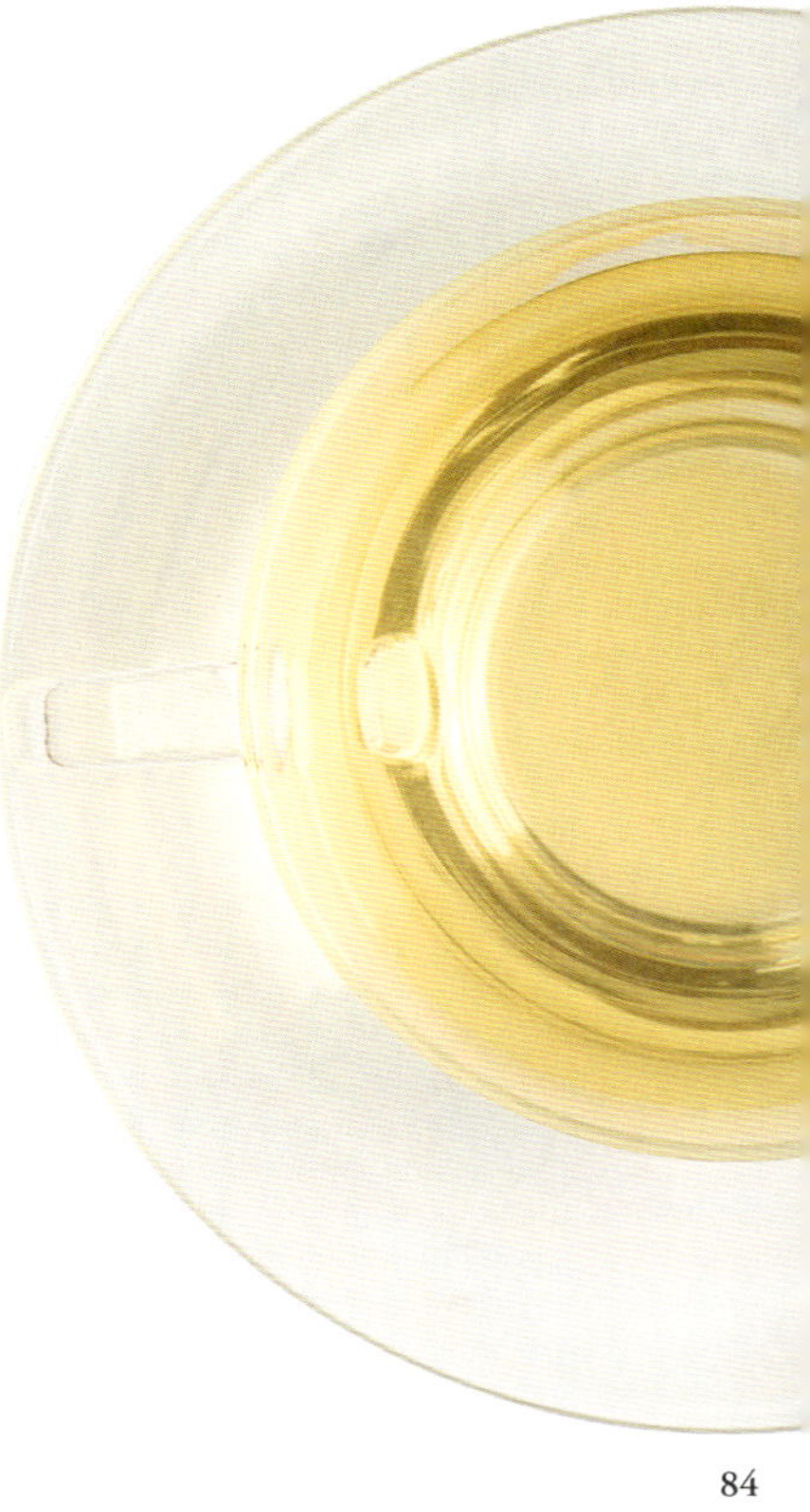

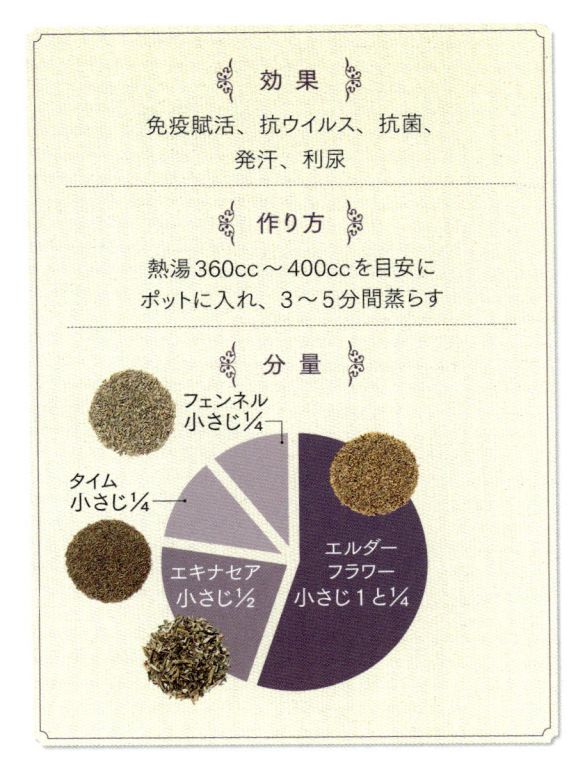

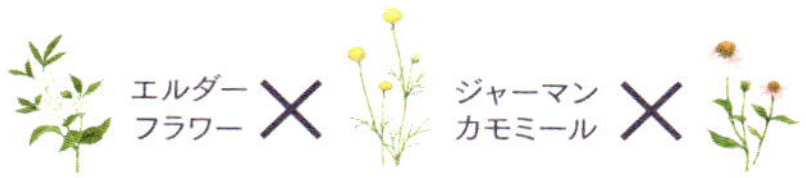
エルダーフラワー
×
ジャーマンカモミール
×
エキナセア

大事な時期の風邪をケアしたい

風邪のケアをしながら同時にメンタルもケア

大事な予定が入っていたら、絶対に風邪を引きたくないですよね。特に受験シーズン、受験する本人はもちろん、家族全員が体調のケアをする必要があります。

エルダーフラワーは甘ずっぱいブドウのような風味を持っていて、比較的飲みやすいハーブです。エキナセアに免疫力を上げてもらいながら、予防に力を入れていきましょう。少し苦みを持っているので、シングルのハーブティーでは飲みづらく感じるかもしれません。ジャーマンカモミールを加える事で香味全体を美味しく整えながら、落ち着きと安心感を与えていきましょう。

ナーバスな空気感が漂っている時期。風邪の予防もしながら、気持ちを穏やかにしてくれるハーブティーを取り入れて、家族みんなで乗り越えましょう。

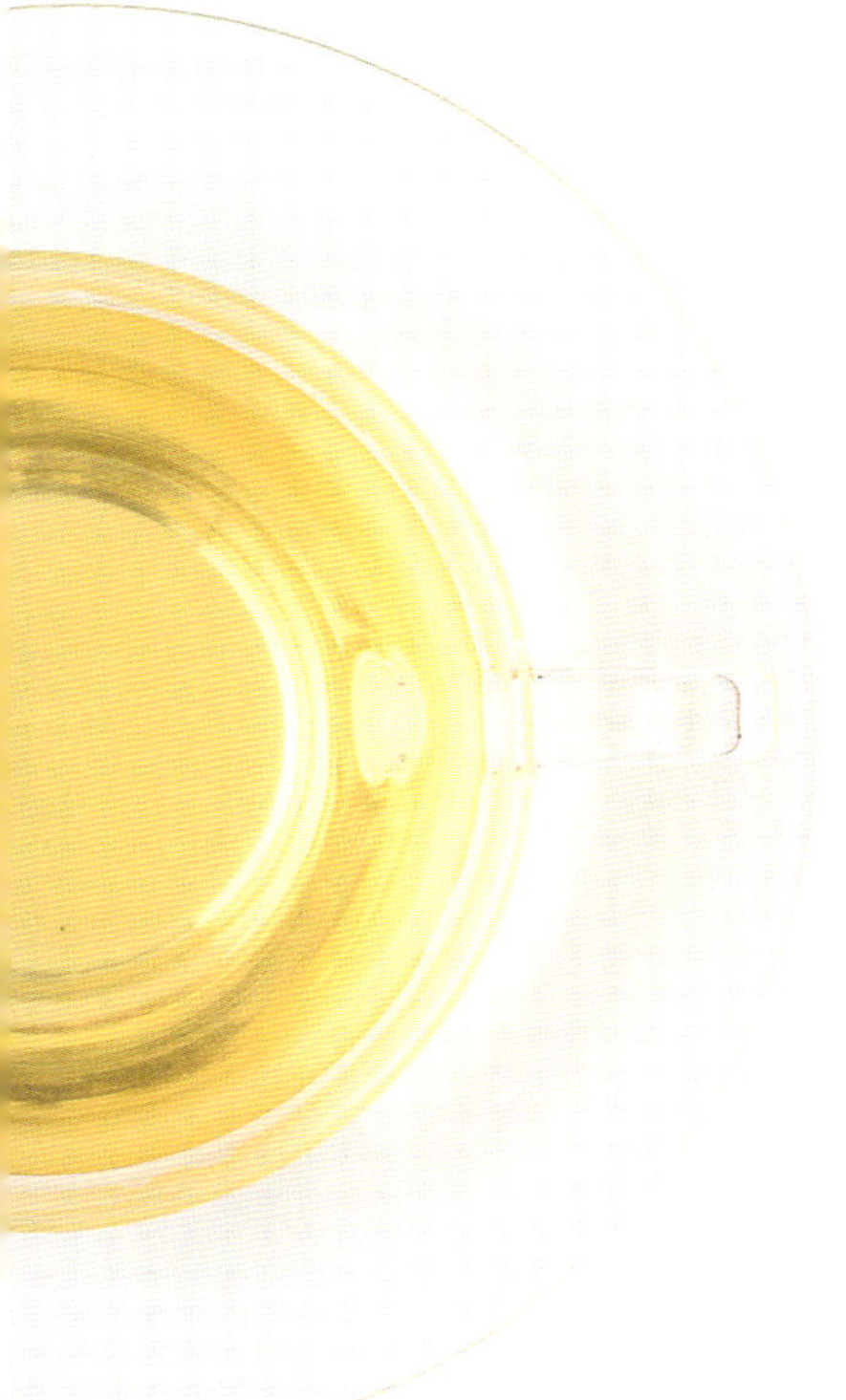

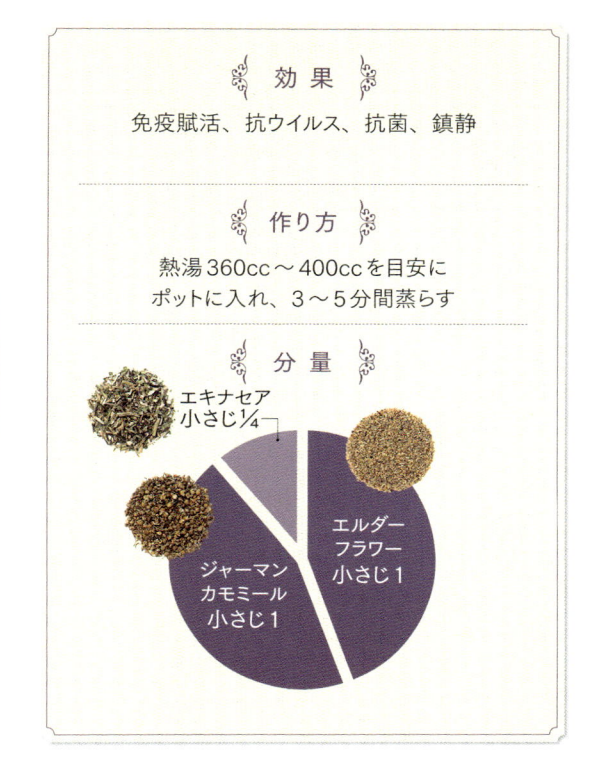

効果

免疫賦活、抗ウイルス、抗菌、鎮静

作り方

熱湯360cc〜400ccを目安に
ポットに入れ、3〜5分間蒸らす

分量

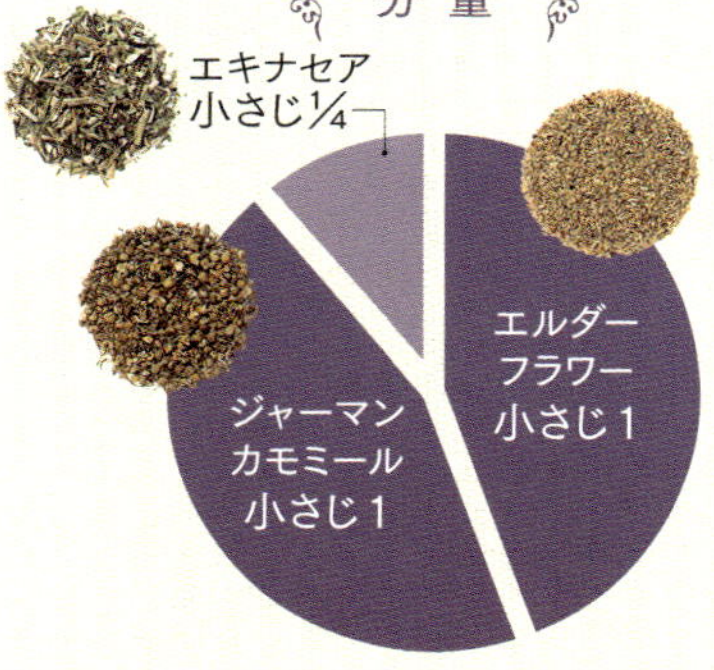

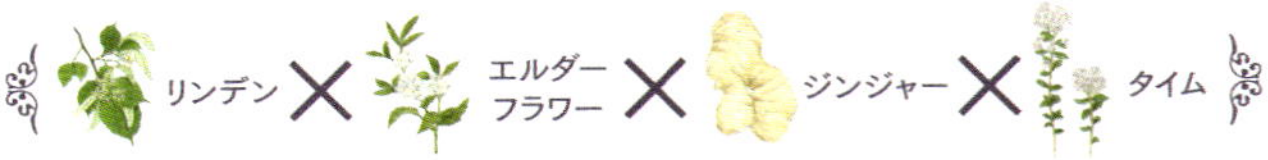

風邪を引いてしまった

大事に至る前のケアで予定が狂う事がなくなる

風邪のタイプにはいろいろあります。からだがだるく熱が出るタイプ、喉の調子が悪くなってそのまま風邪を引くタイプ。鼻水が出たり、くしゃみが出たりするタイプ。熱が出たあと、「治ったかな？」と思ったら、喉が痛くなったなんて事もありますね。

このブレンドは、風邪の引き始めに喉がイガイガして、鼻の奥のほうに違和感があったり、熱が出たあと喉に風邪の症状が残ったりという場合にオススメです。

発汗作用のあるリンデン、エルダーフラワー、ジンジャーは、合わせ技で相乗効果を狙いましょう。タイムは、精油成分のチモール、カルバクロールにより抗菌作用が期待できるので、喉のケアに有効。タイムだけでは飲みづらいですが、ケアをしながら美味しく飲むのがみかまる流！ ブレンドする事でとても飲みやすくなるので、味わいながらゆっくり喉にとおしてくださいね。

効果

発汗、鎮痛、抗菌

作り方

熱湯360cc～400ccを目安に
ポットに入れ、3～5分間蒸らす

分量

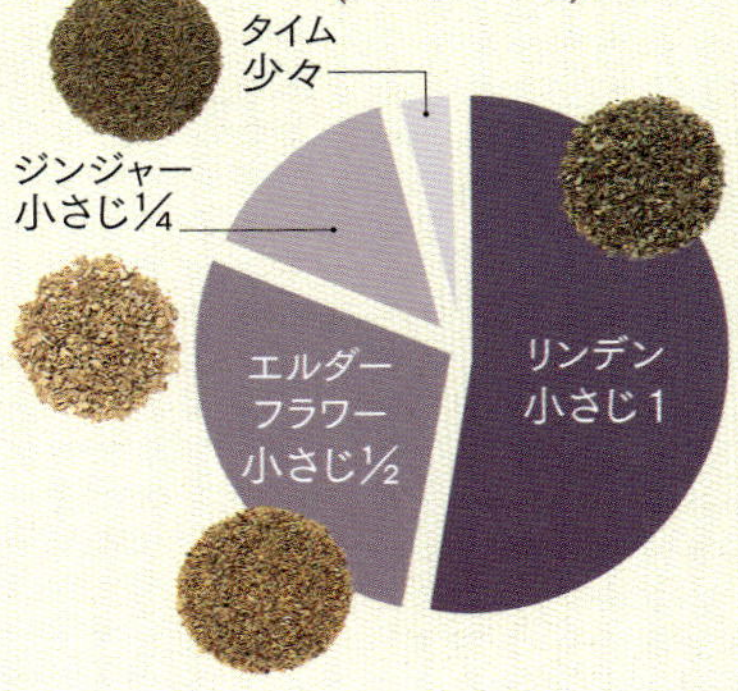

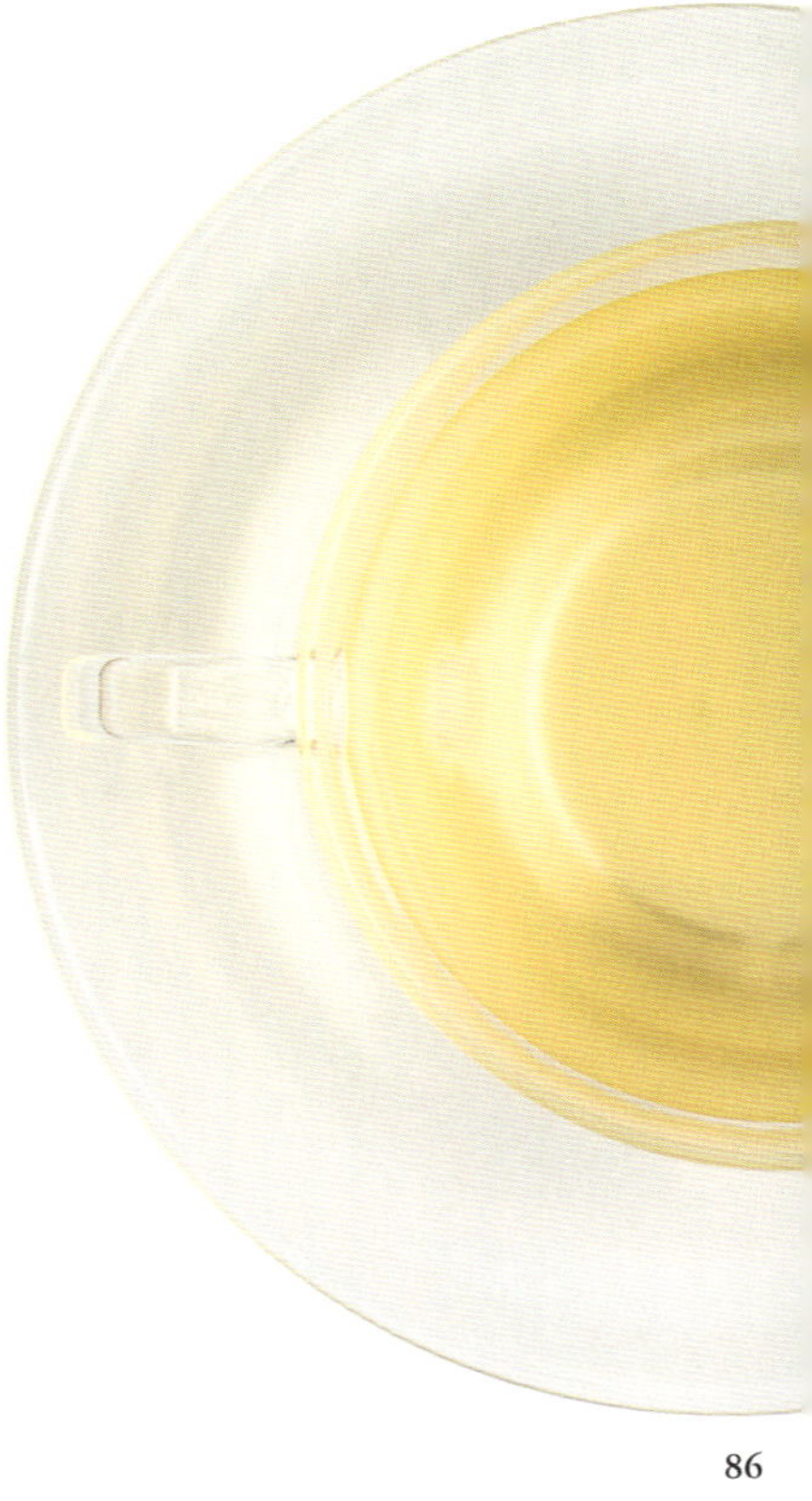

エキナセア × エルダーフラワー × ジンジャー

インフルエンザにかかりたくない

インフルエンザの特効薬で冬の外出も心配なし

空気が乾いてくると、日本全国で猛威をふるうインフルエンザ。同じように生活しているにも関わらず、感染する人としない人がいます。その秘密は〝免疫力〟です。免疫力を上げるために、しっかり予防していきましょう。

〝インフルエンザの特効薬〟と言われているエルダーフラワーと、免疫力を高めるエキナセア、体温を上げて、味を調整する役目もあるジンジャーのブレンドです。

インフルエンザがはやっているからといってずっと家に引きこもるわけにはいきませんし、外出しても、「インフルエンザになったらどうしよう」と心配ばかりではたのしめません。人の多い場所に出かけたり、「疲れているなぁ」と感じたりしたときは、外出後のうがい手洗いはもちろん、ハーブティーで手軽にプラスケアはいかがでしょうか。

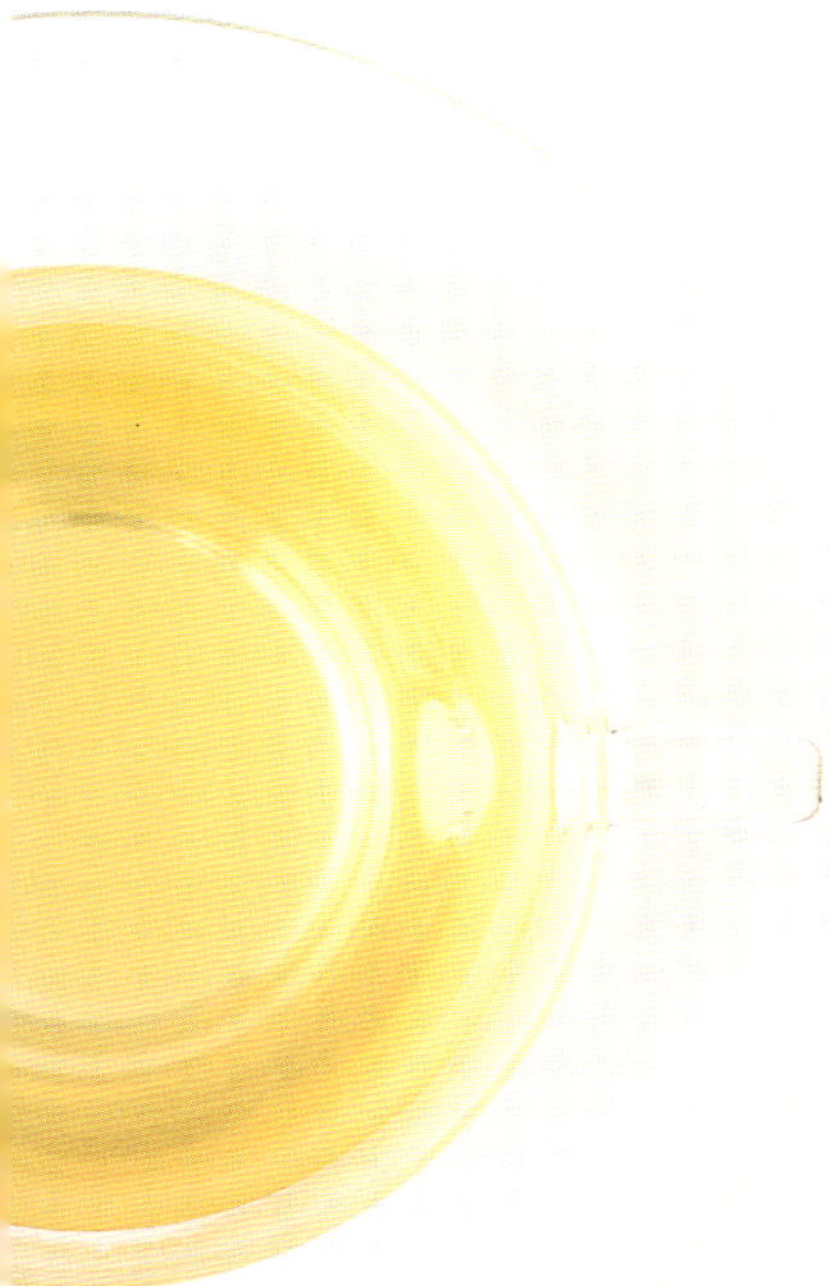

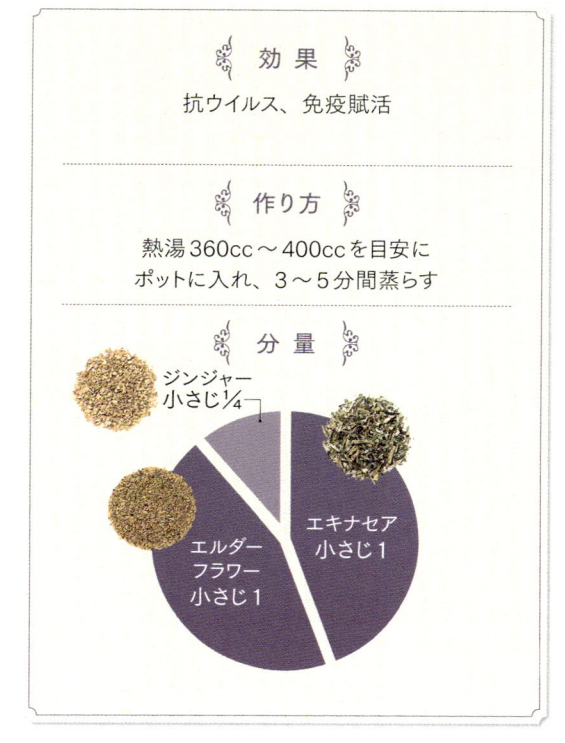

効果

抗ウイルス、免疫賦活

作り方

熱湯360cc～400ccを目安に
ポットに入れ、3～5分間蒸らす

分量

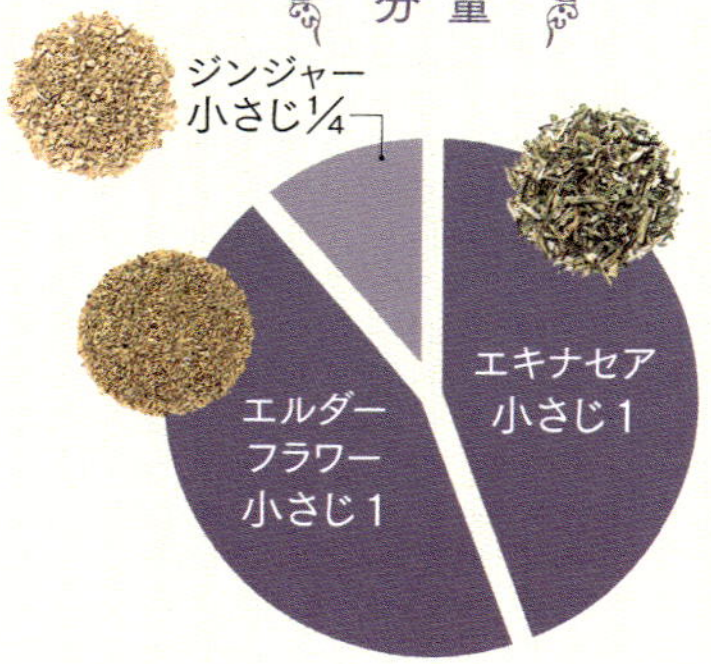

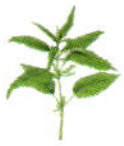
ネトル ✕
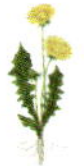
ダンディライオンルート ✕
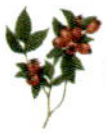
ローズヒップ ✕ バードック

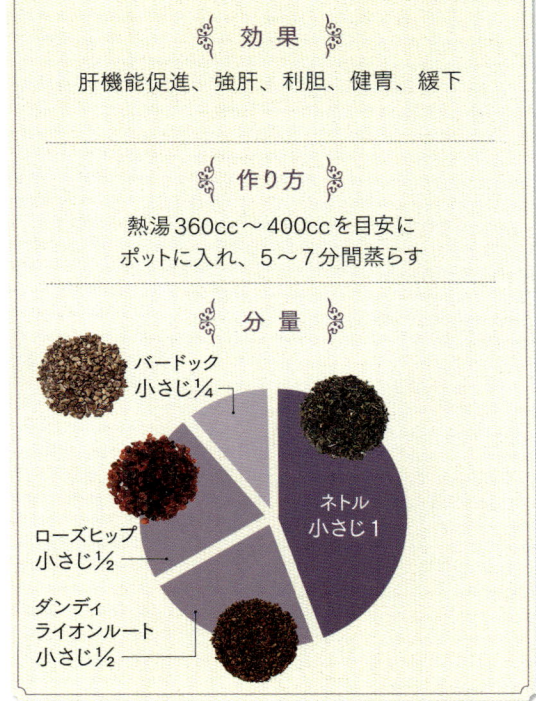

飲み会が続いて肝臓が心配

お酒を飲んだら即ケアで次の朝には残さない

お酒が好きだけれど、つい飲みすぎてしまって、調子が悪い事が気がかりなあなたには、帰宅後にハーブティーでのケアをオススメします。

ダンディライオンルートは、肝機能促進、強肝のほかに、胆汁の分泌を促進させる利胆《りたん》、胃を丈夫にする健胃《けんい》作用があり、肝臓や胃腸のケアに重宝します。また、バードックも、便通を促進する緩下《かんげ》、解毒、健胃作用があり、相乗効果が期待できます。さらに、ローズヒップのビタミンCは、肝臓ケアをサポートしてくれるんです。アルコールの利尿作用によってからだから流れ出てしまった栄養の補給には、ビタミンやミネラルを補給できるネトルで補いましょう。

ハーブティーを飲む事で、アルコールで興奮した感情を整え、リラックスできます。キーポイントは、その日のうちのケア。翌朝の調子の違いを感じてみてくださいね。

効果

肝機能促進、強肝、利胆、健胃、緩下

作り方

熱湯360cc～400ccを目安に
ポットに入れ、5～7分間蒸らす

分量

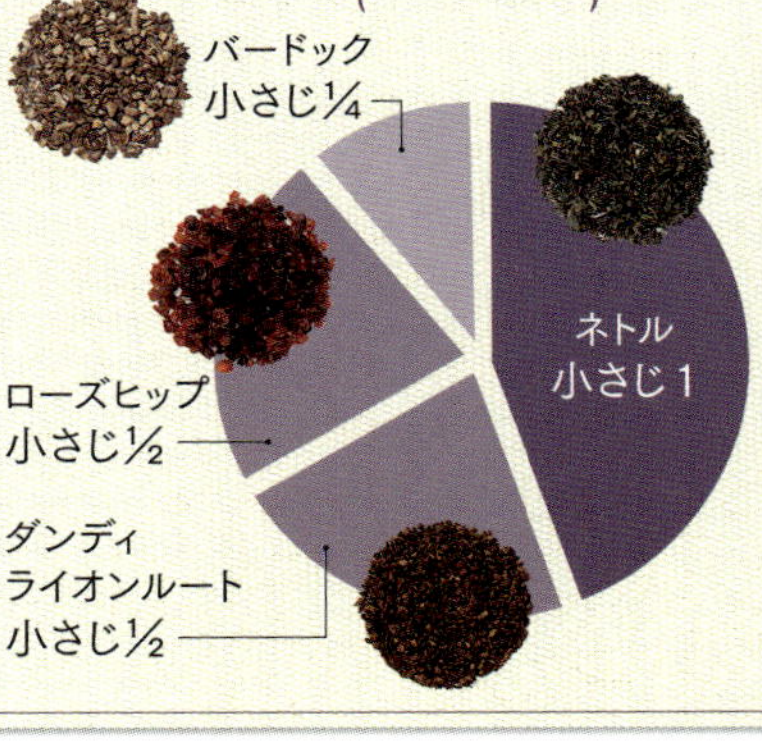

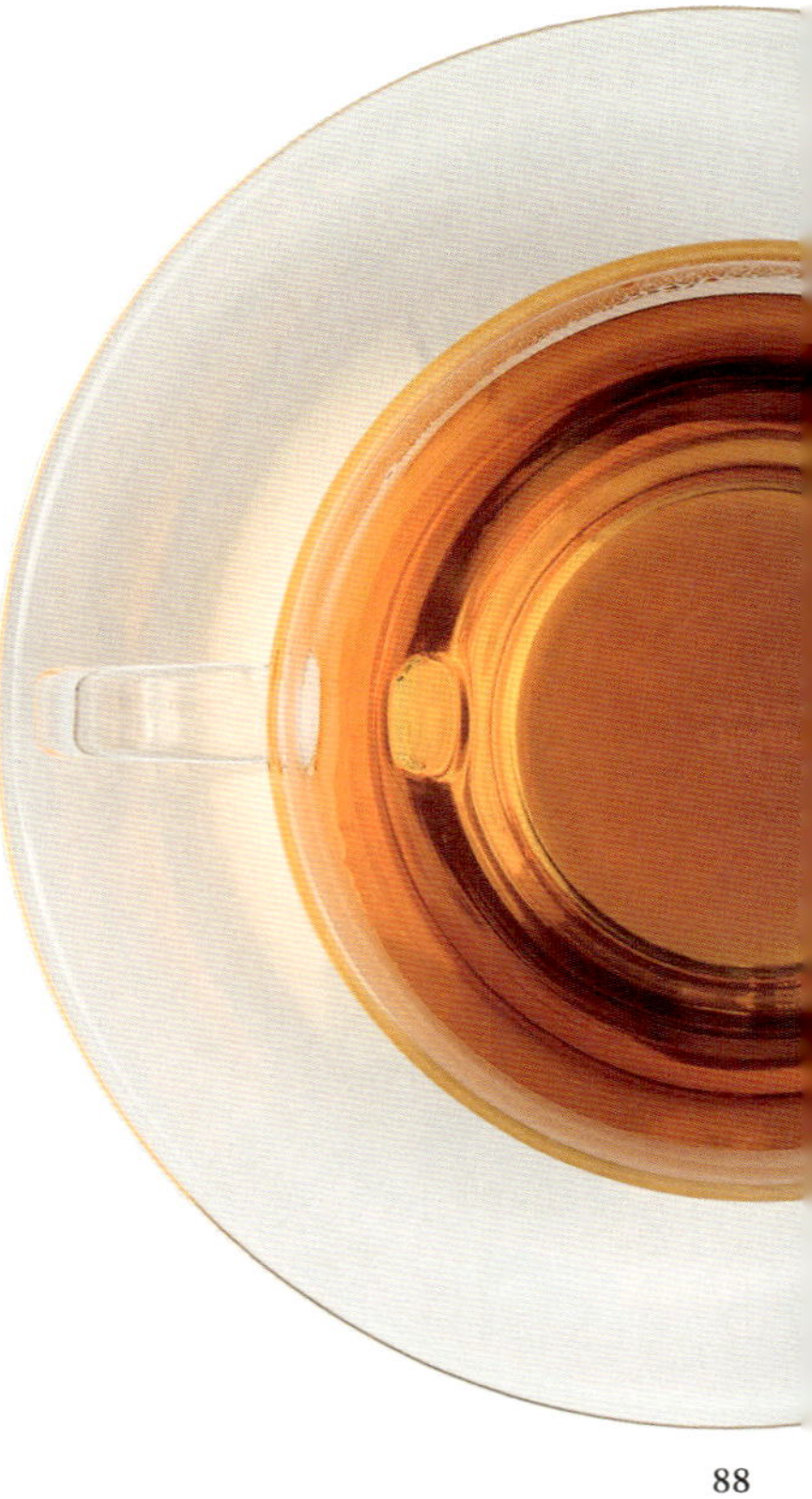

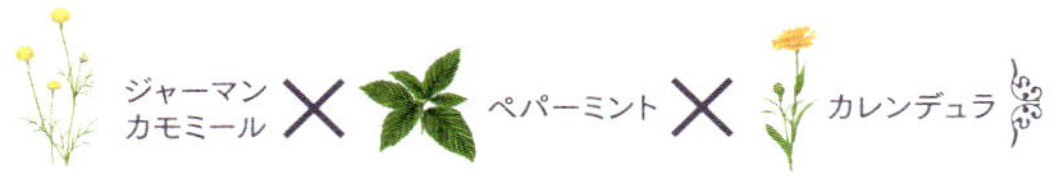
ジャーマン
カモミール
×
ペパーミント
×
カレンデュラ

暴飲暴食で胃もたれ

胃腸の負担を気にせず美味しいものをたのしめる

暴飲暴食が続いて、胃もたれが気になる事はありませんか？　年末年始や春の歓送迎会など、年間をとおしての行事は思っている以上にたくさんあります。無理に食べたり飲んだりすると、胃腸に負担がかかってしまいます。胃が重たいと感じたら、オススメなのがこちら。

ジャーマンカモミールとペパーミントの相乗効果を期待して、胃腸のケアをしてもらいましょう。ペパーミント1に対してジャーマンカモミール3の比率だから「ペパーミントのスースーした感じが苦手」という人でも、重たい胃腸をスッキリさせつつ、美味しく飲めます。また、カレンデュラに消炎作用があるので、ぜひ一緒にブレンドしましょう。カレンデュラの黄色い花びらがポットのなかでゆらゆらと浮かぶ様子を眺めていると、こころからリラックスできますよ。

胃もたれの兆候が見えたら、いつでも飲み始めてくださいね。

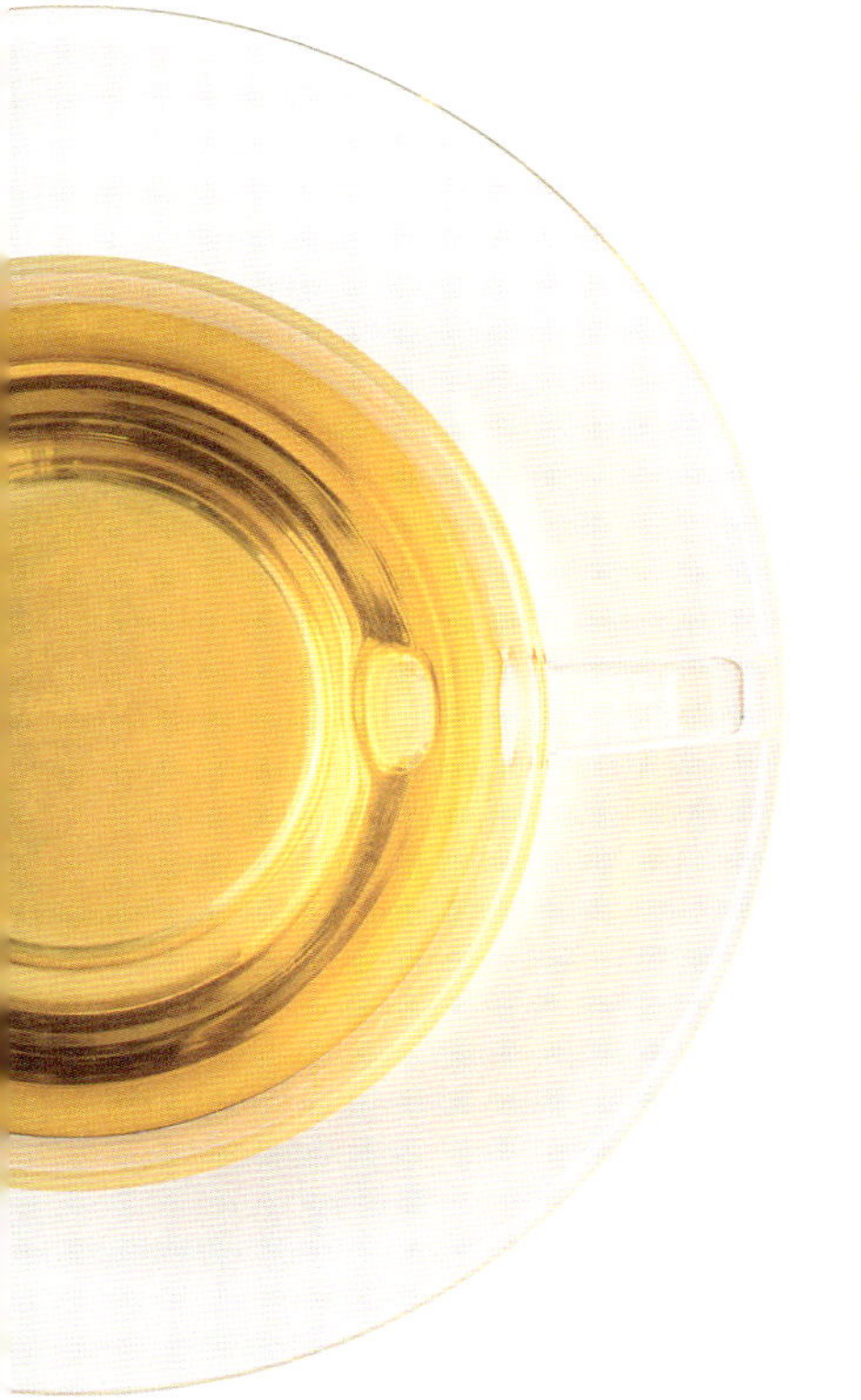

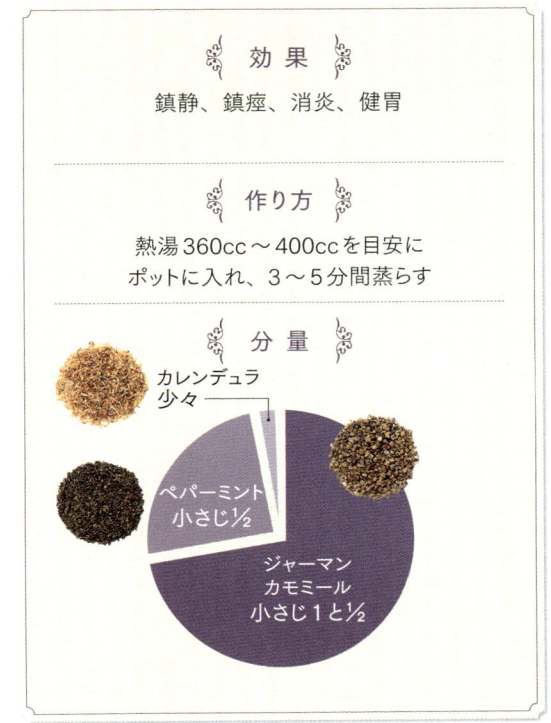

効果

鎮静、鎮痙、消炎、健胃

作り方

熱湯360cc～400ccを目安に
ポットに入れ、3～5分間蒸らす

分量

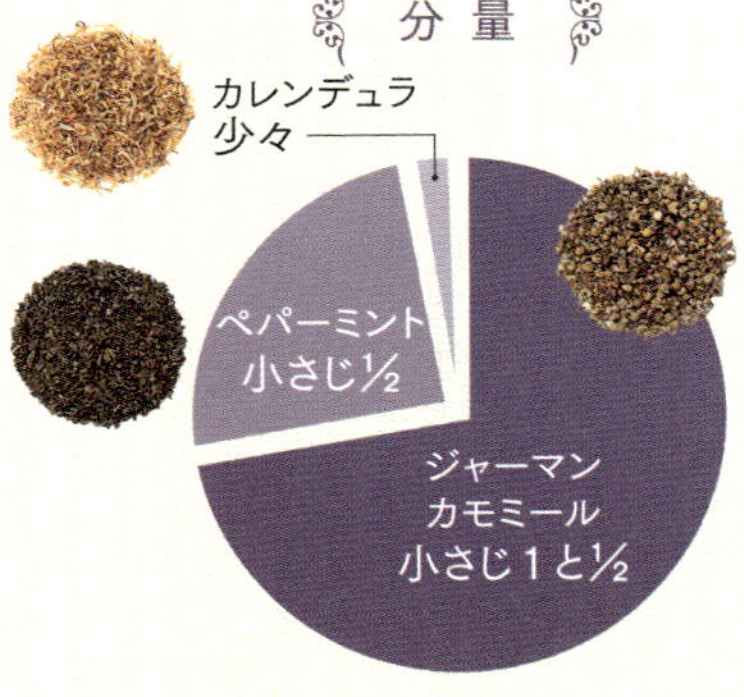

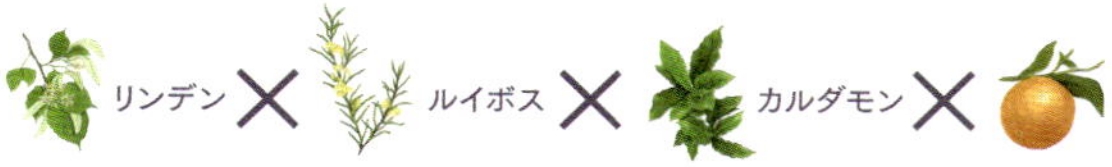

カフェインを摂りすぎてしまう

カフェインを抑えたら安眠にも繋がった

日中にコーヒーや紅茶を飲む回数が多かったり、夜にカフェインを含む飲み物を飲むと眠れなくなったり……。「カフェインは抑えたいけれど、やっぱり飲みたい」というあなたには、こちらのハーブティーをオススメします。カフェインを含んでいないのはもちろん、ハーブならではの効能も取り入れていきましょう。

鎮静、鎮痙《ちんけい》作用を持つリンデンは、気持ちを穏やかにしつつ、入眠も促してくれるので、眠れない夜にぴったりのハーブです。ルイボスは、一日頑張ったからだをいたわるのに向いています。さまざまなストレスからくる活性酸素を抗酸化作用で取り除き、あなたを守ってくれるでしょう。

カルダモンとオレンジピールは、気持ちを明るく前向きにしてくれるうえに、消化も助けてくれます。特にオレンジピールが持つ柑橘系の香りがリンデンとよく合いますので、試してみてくださいね。

効果

鎮静、鎮痙、抗酸化、消化促進

作り方

熱湯360cc～400ccを目安に
ポットに入れ、3～5分間蒸らす

分量

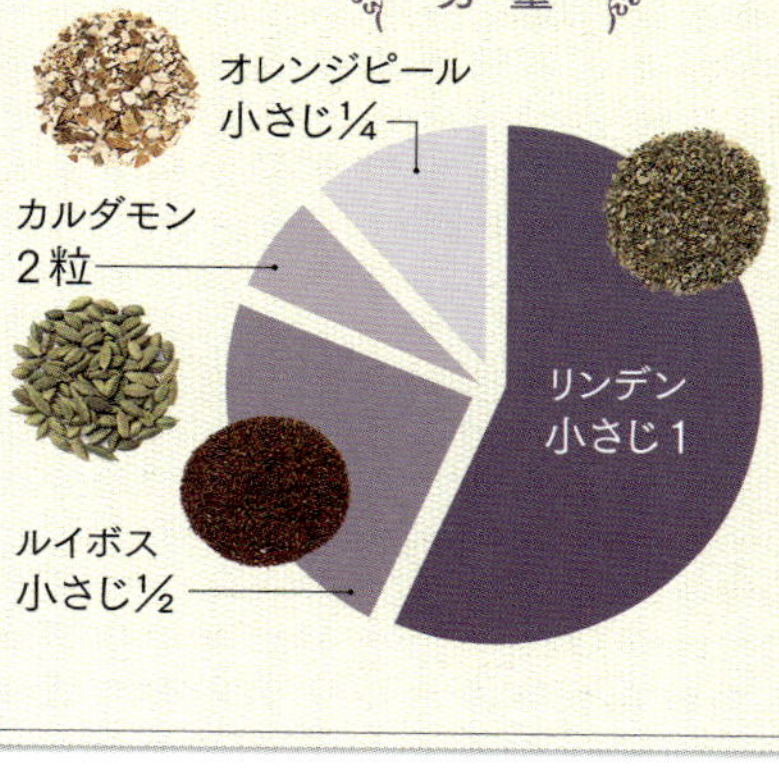

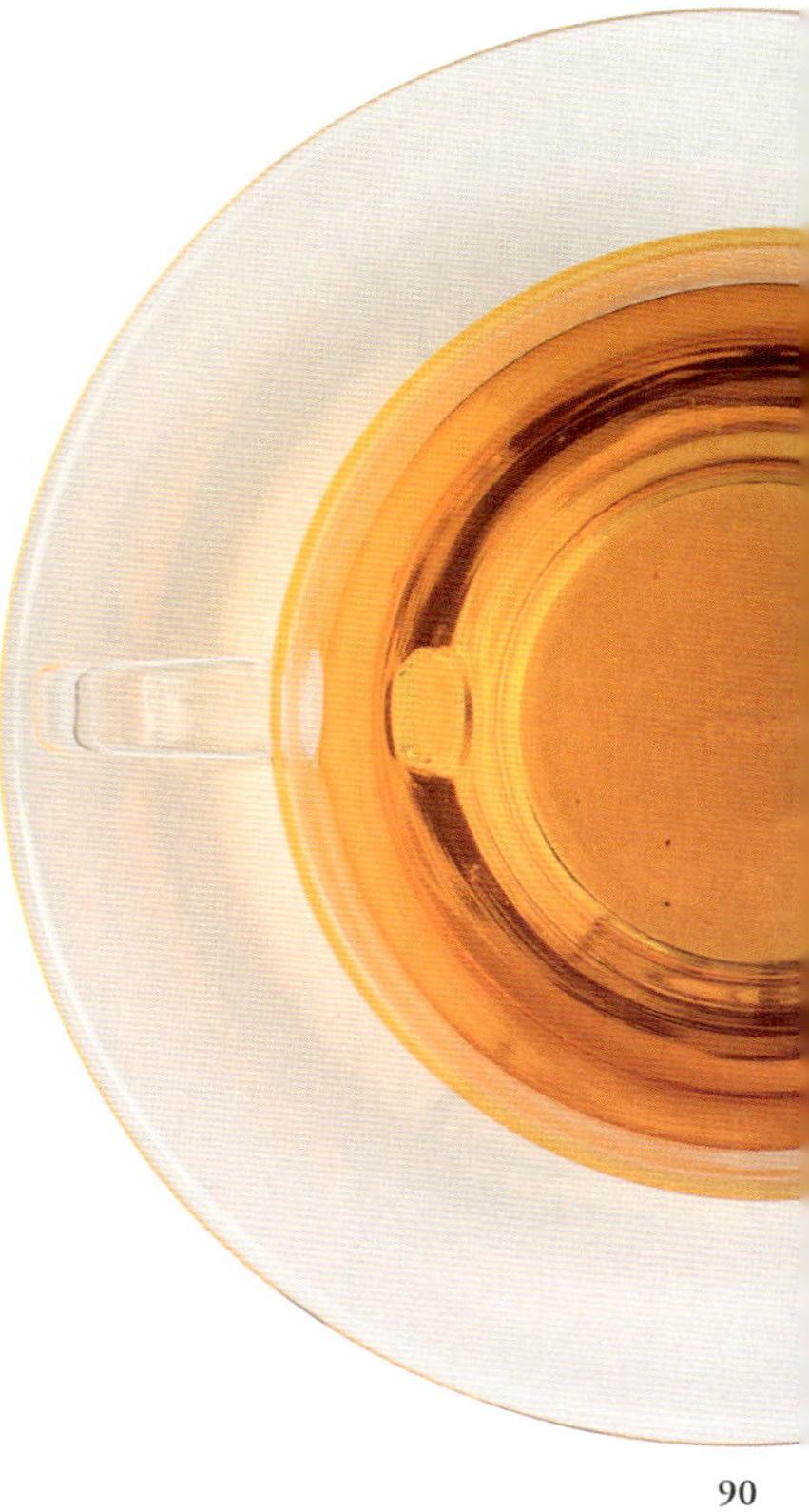

ローズヒップ ×

ダンディライオンルート ×

ペパーミント ×

ルイボス

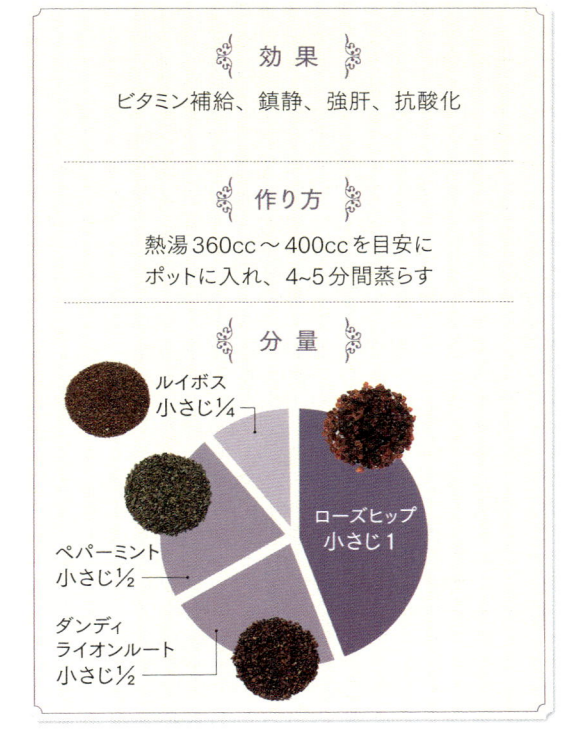

楽に禁煙したい

ストレスからからだを守り 気持ちもスッキリ

せっかく禁煙を意気込んだけれど、禁煙移行期間はとてもつらいもの。特に禁煙のイライラは、ストレスにも繋がってしまいます。このブレンドは、煙による喉のケアと、肝臓の疲弊に対するケアに注力してくれます。

ストレスがかかる状態が続くと肝機能が低下していくので、肝臓ケアのためにローズヒップ、ダンディライオンルート、ペパーミントを使用します。喫煙によってビタミンCが大量に失われますので、それも補う必要があります。

喉のケアにも、ペパーミントの清涼感が役立ちます。煙を吸い込む事によって活性酸素が作られるので、抗酸化作用の高いルイボスにも力を貸してもらいましょう。

「禁煙は難しい」と言われるなか、試みるのはすごい事です。今はつらいかもしれませんが、禁煙して良かったと思える日がきっと来るはずです。

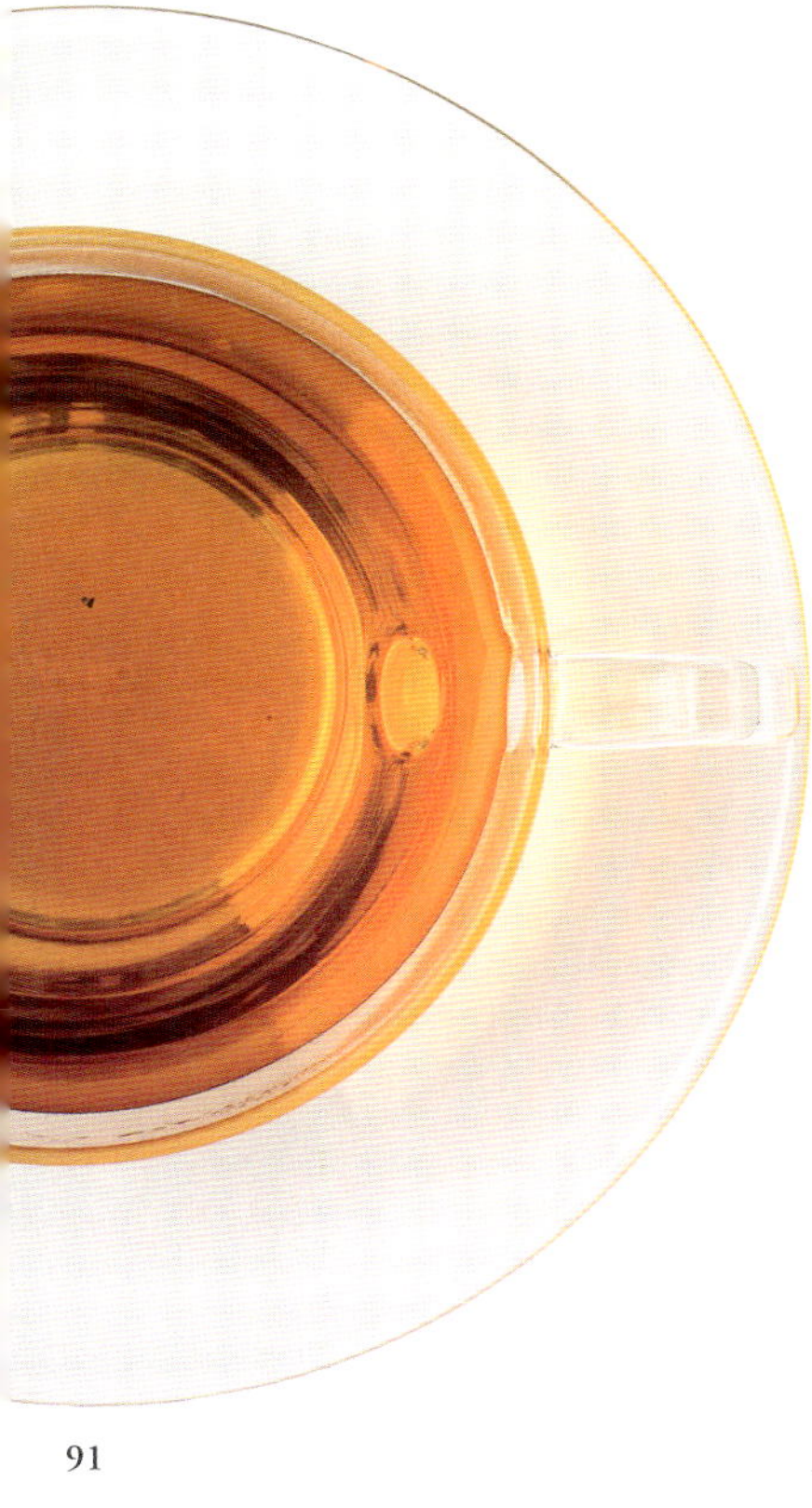

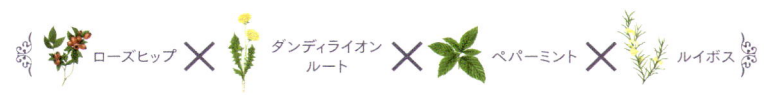

効果

ビタミン補給、鎮静、強肝、抗酸化

作り方

熱湯360cc～400ccを目安に
ポットに入れ、4~5分間蒸らす

分量

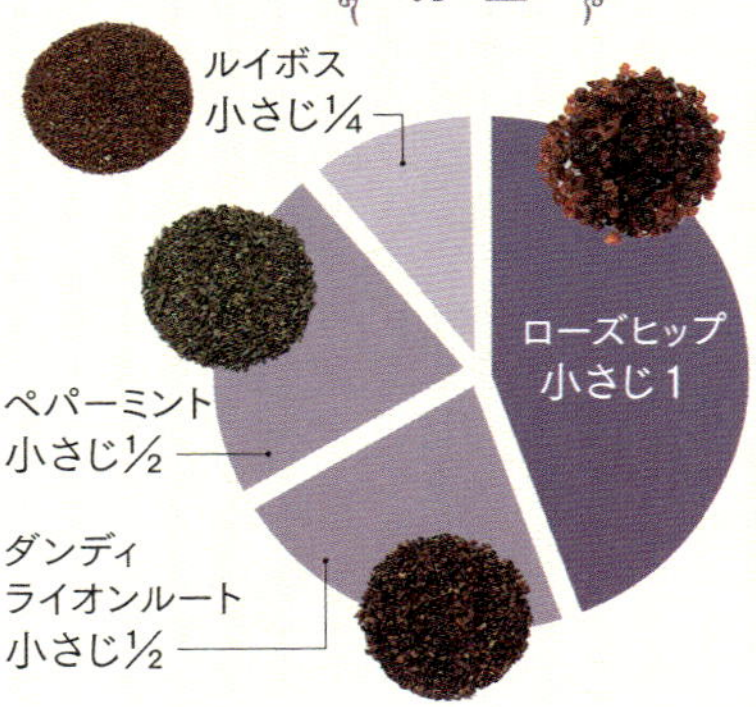

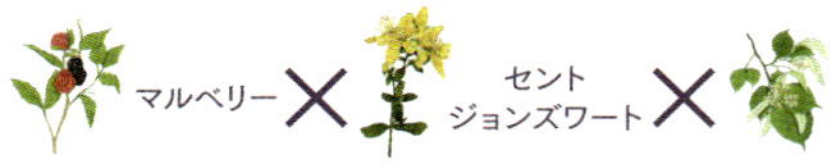

年長者の感情のゆれに戸惑う

家族との関係が楽になって コミュニケーションが円滑に

お父さんやお母さんが、年を重ねてから怒りっぽくなったり、気分の起伏が激しくなったりという事はありませんか？　どのようにコミュニケーションを図れば良いか分からずに困っていたら、このブレンドを使ってみてください。

〝サンシャインサプリメント〟と言われているセントジョンズワートは、気分が落ちているときや、痛みがあるときなどのハーブとして役立ってくれます。リンデンは、イライラを沈めて穏やかな気持ちを取り戻すお手伝いをしてくれます。さらに、γ-アミノ酪酸（GABA）を含んでいるマルベリーは、脳細胞の代謝を高めてくれるんです。このブレンドに欠かせないハーブですね。

全体の香味は緑茶に似ていて、年長者にも馴染みのある香味になっています。あなたも一緒に味わって、ハーブの効果を話してみてはいかがでしょうか。

効果

抗うつ、鎮静、鎮痙

作り方

熱湯360cc～400ccを目安に
ポットに入れ、3～5分間蒸らす

分量

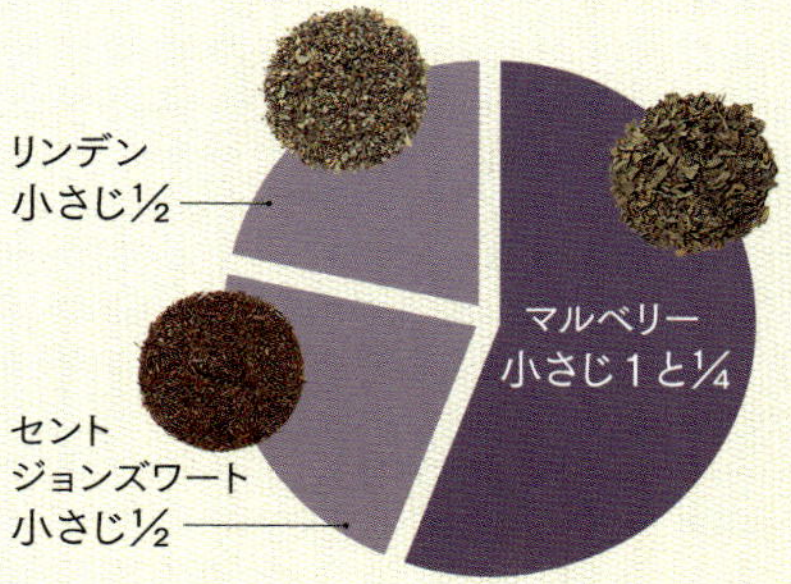

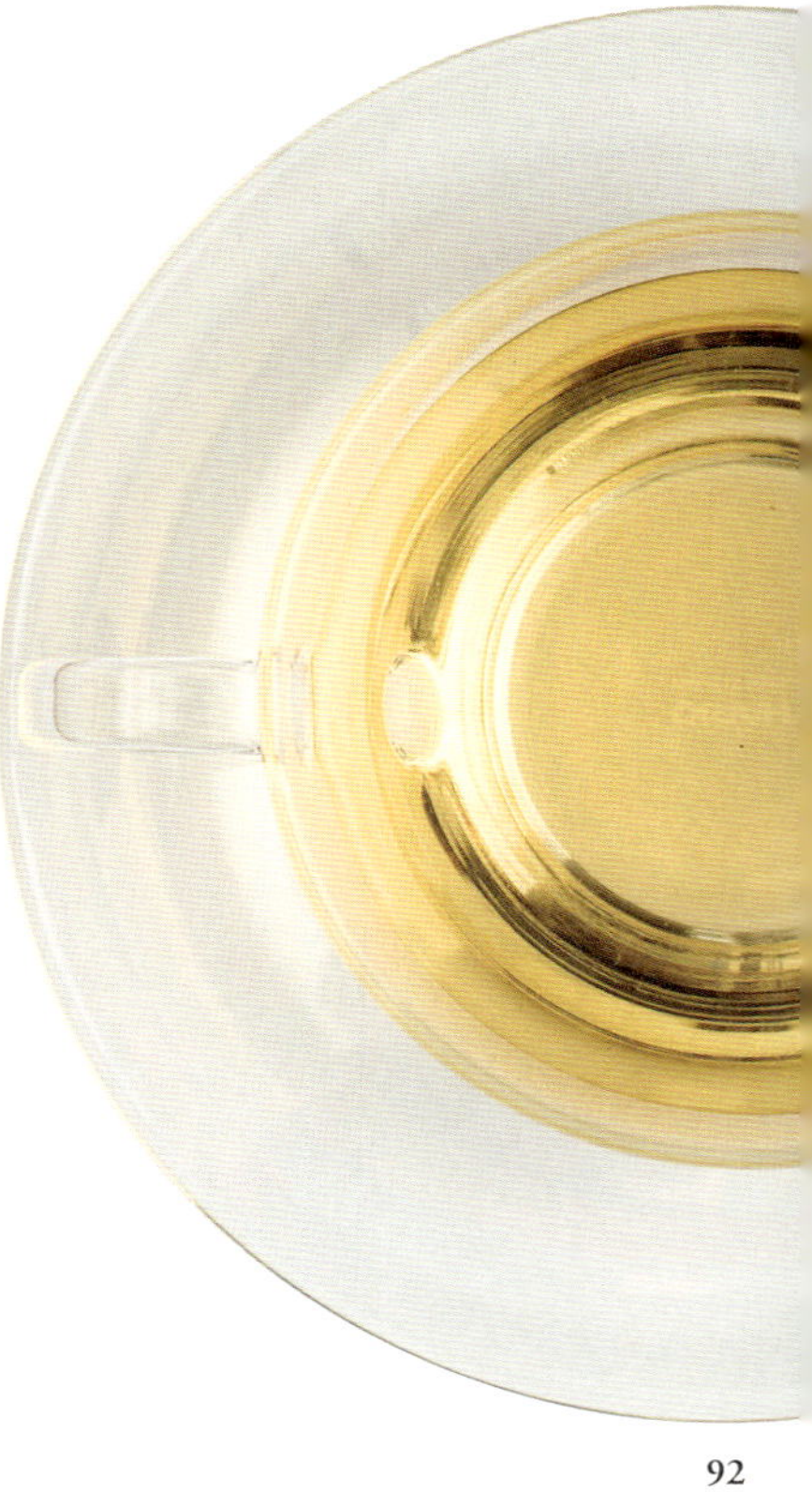

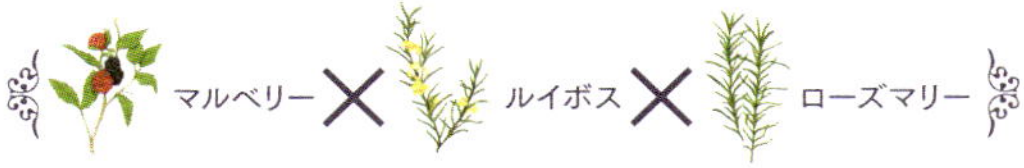

生活習慣病が気になる

美味しくケアしながら毎日をいきいき過ごせる

不摂生な生活を続けてきてしまった事を、年齢を重ねてから後悔し始めるという人が多くいます。ただ、生活習慣病が気になるといっても、なにから始めれば良いか分からないですよね。

手軽に健康を守りたいあなたには、このブレンドをオススメします。

生活習慣病から身を守るために、まずは活性酸素を除去してもらいましょう。ルイボスは強い抗酸化作用を持ち、からだに害を及ぼす活性酸素を除去してくれます。ローズマリーも抗酸化力が高いので、相乗効果を期待しましょう。そして、マルベリーで全体の味を整えます。

炭水化物や甘い物を食べる前に飲むと、糖の吸収を抑えられる効果があります。食前のハーブティーとして習慣化すると良いですね。いつまでも健康で、大好きな事をして毎日を過ごすために、ほんのちょっとのケアを続けていきましょう。

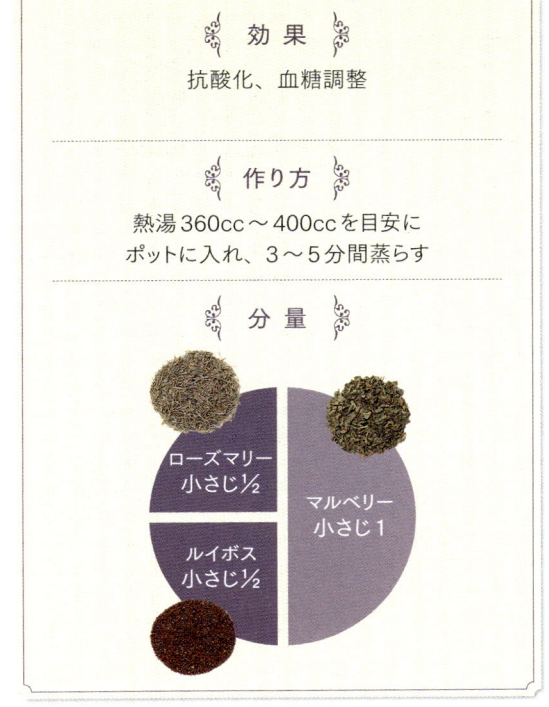

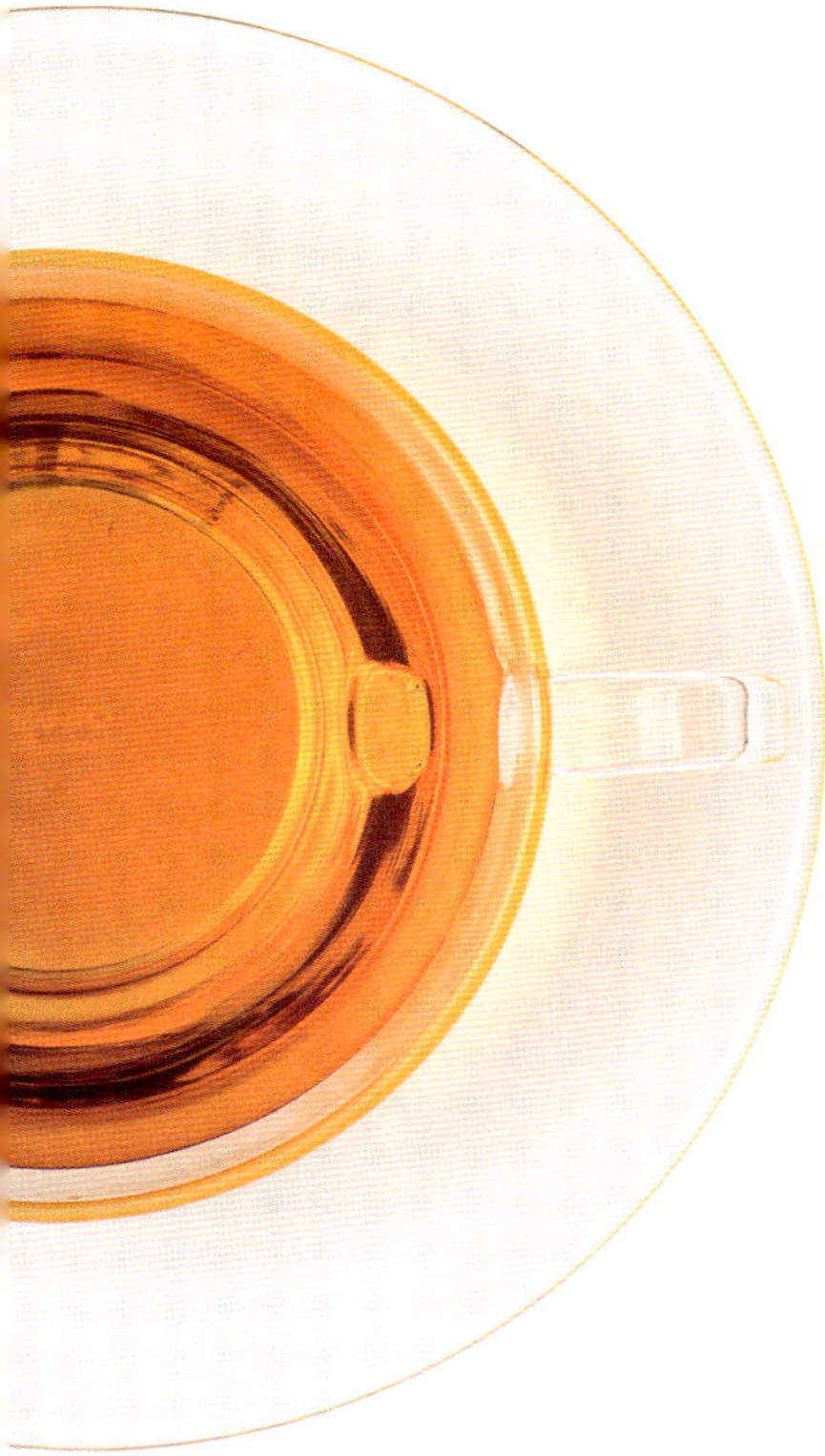

効果

抗酸化、血糖調整

作り方

熱湯360cc～400ccを目安に
ポットに入れ、3～5分間蒸らす

分量

ペパーミント × マロウブルー × リコリス

喉を大事にしたい

喉のケアで仕事が順調
一日の疲れを癒してくれる

「声が商売道具」という職業に就いている人は、たくさんいらっしゃると思います。大事な喉だから、しっかりケアしていきたいですよね。喉の粘膜に働きかけて、優しくケアするならこちらのブレンドを。

粘液質を多く含んでいるマロウブルーは、喉の粘膜を保護してくれます。飲めない場合はうがいにも使えますので、普段からのケアに役立ててください。爽やかな香味のペパーミントでスーッと気持ちを安定させていきましょう。甘みが強いリコリスは、消炎作用や去痰作用を持っているので、喉のケアに役立ちますよ。少し甘みを加える事でリラックスしてくださいね。

交感神経が優位になると、口のなかが乾きやすくなります。このブレンドは、喉のケアをしながらリラックスもさせてくれますよ。

効果

皮膚や粘膜の保護や刺激緩和、鎮静、
去痰、去痰抗炎症、鎮咳

作り方

熱湯360cc～400ccを目安に
ポットに入れ、3～5分間蒸らす

分量

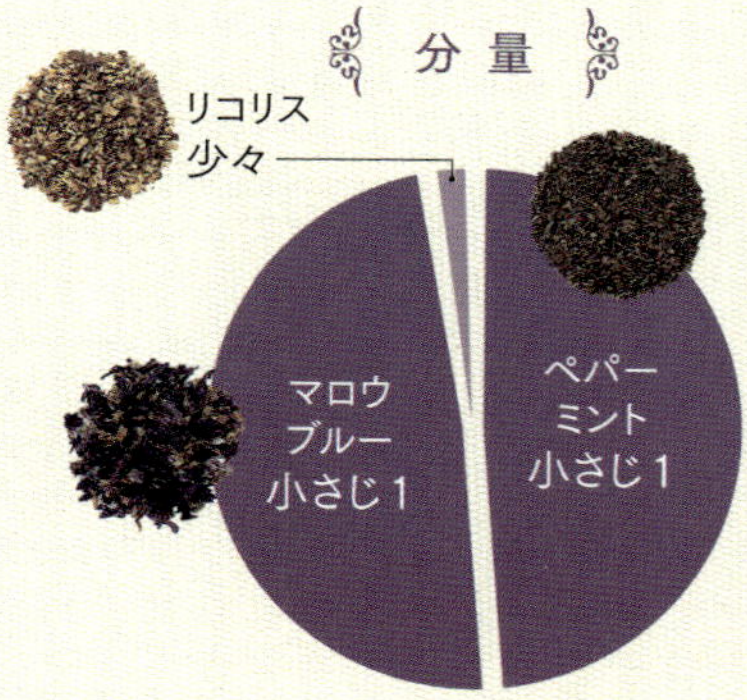

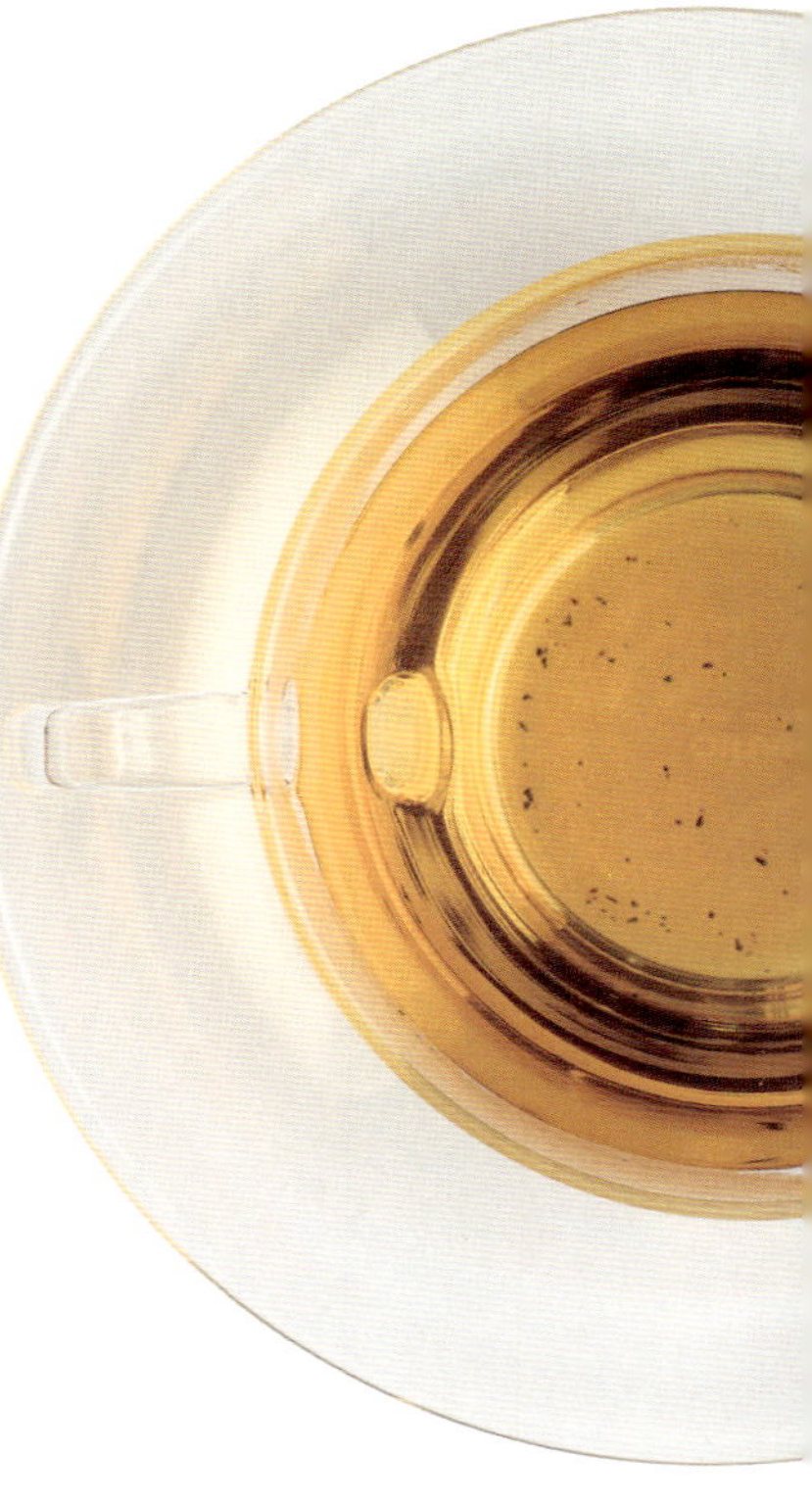

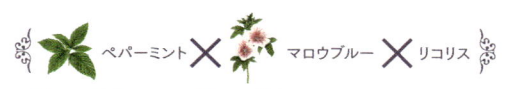

ジャーマンカモミール × ペパーミント × タイム

喉がイガイガする

ネックウォーマーとのダブルケアでほっと一息

喉が痛い、咳が出る、痰が絡む、喉がつまった感じになる……。口のなかを守ってくれるものはほぼありません。空気が乾燥していると、余計に危険にさらされてしまいますよね。このように、喉のトラブルは尽きません。だからこそ、ちょっと調子が悪いと感じたら、すぐにハーブティーでケアしてみましょう。

このブレンドは、喉のケアにオススメのタイムを使います。抗菌作用が高いタイムは、呼吸器系の不調に特に効果的。粘液質のサポニンが含まれているので、咳を鎮めて、痰を取り除きたいときに役立ちます。ジャーマンカモミールとペパーミントでブレンド全体の味を美味しく整えつつ、鎮静作用でリラックスしていきましょう。

ハーブティーとネックウォーマーで喉を温めたら、痛みも和らいで気持ちも楽になるはず。

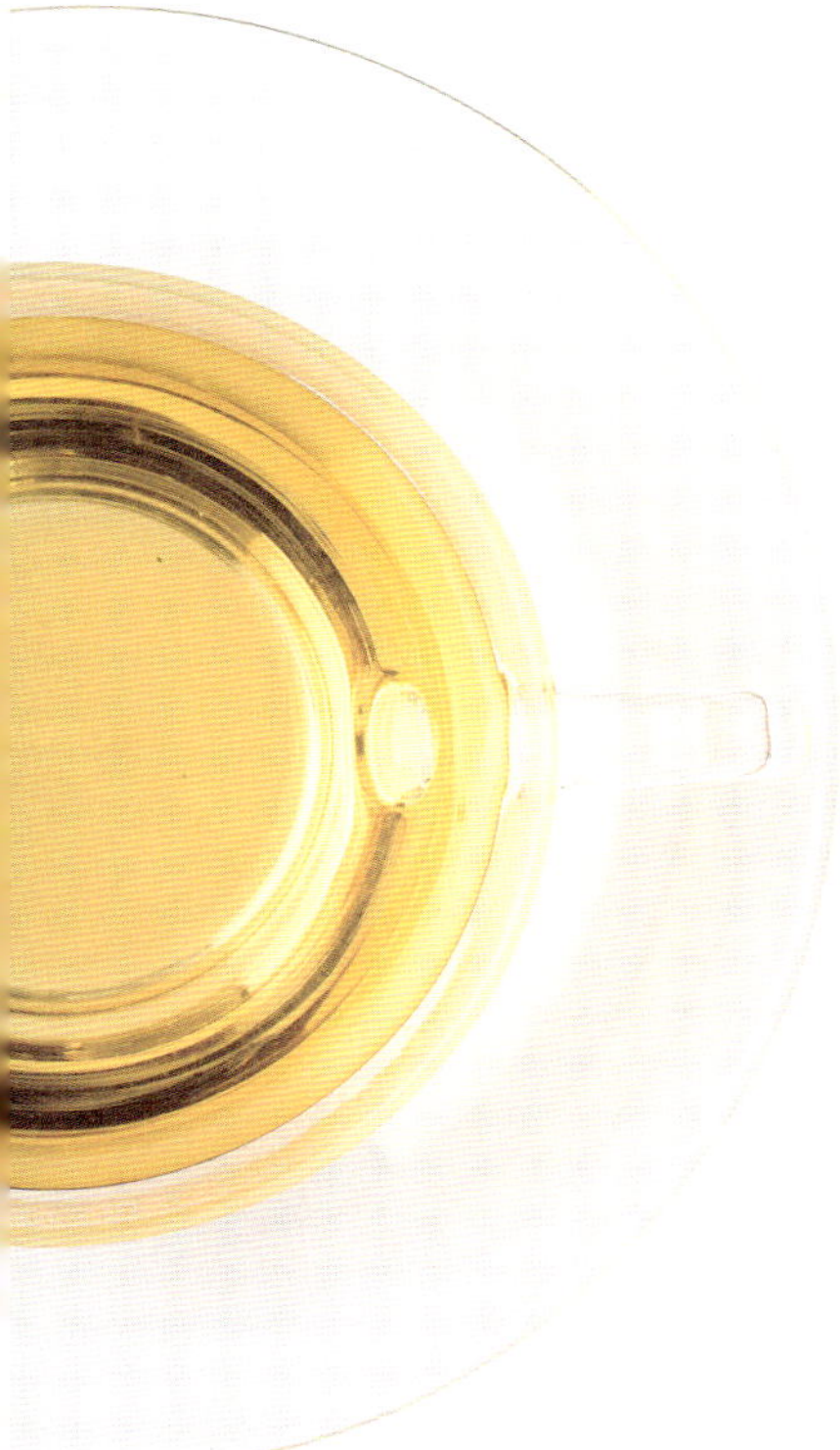

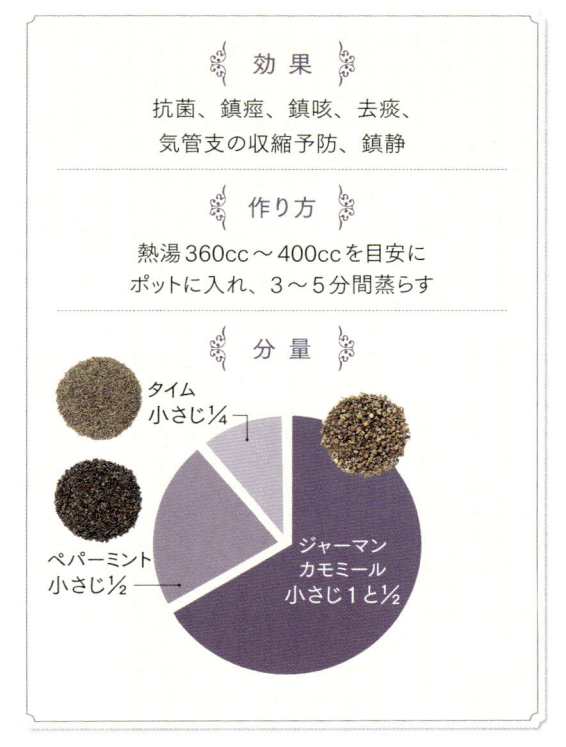

効果

抗菌、鎮痙、鎮咳、去痰、気管支の収縮予防、鎮静

作り方

熱湯360cc～400ccを目安にポットに入れ、3～5分間蒸らす

分量

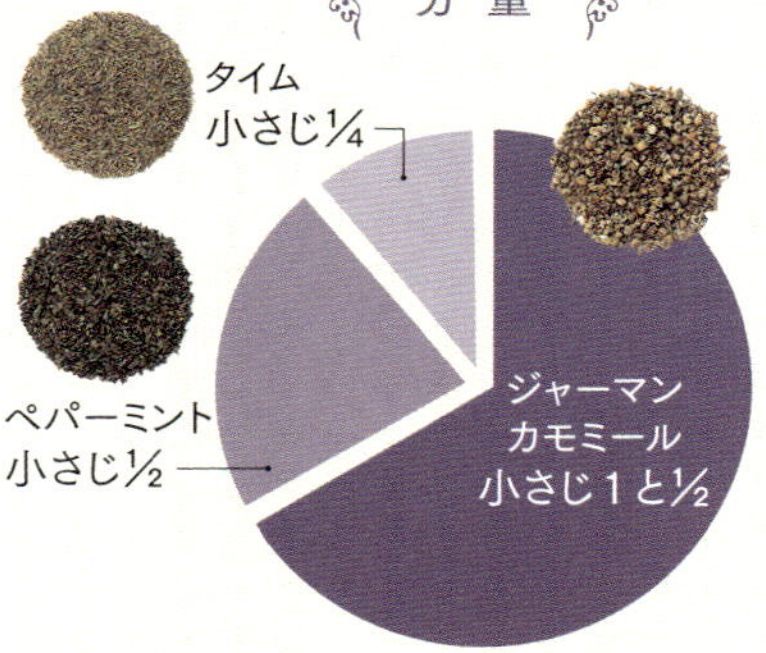

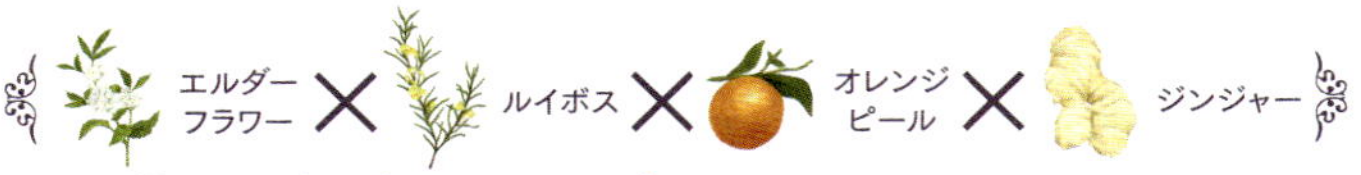
エルダーフラワー
×
ルイボス
×
オレンジピール
×
ジンジャー

腰痛・肩こりがつらい

発汗作用の相乗効果で腰痛・肩こりが緩和される

ストレッチをしたり、冷やさないようにしたりと、普段から予防をしていても、一度悩まされたらなかなか解消されないのが腰痛や肩こり。

そこで、上半身の硬直からくる痛みの緩和を目指して、発汗によってからだを温めていく作戦を始めましょう。

エルダーフラワーは、フラボノイドを豊富に含み、発汗作用が期待できます。そこに、さらに発汗を促すルイボス、ジンジャーも加えます。発汗作用トリオなので、相乗効果が期待できますよ。最後に、味を調整するためにオレンジピールを加えましょう。

汗をかきやすくなるので、お風呂に入る前に飲むのがみかまる流！　バスタブに浸かっているときに、汗がたらたらと流れ始めたら、からだのこわばりがゆるんでいっているサイン。お風呂から上がったらしっかり汗を拭いて、冷えないようにしてくださいね。

効果

発汗

作り方

熱湯360cc～400ccを目安に
ポットに入れ、3～5分間蒸らす

分量

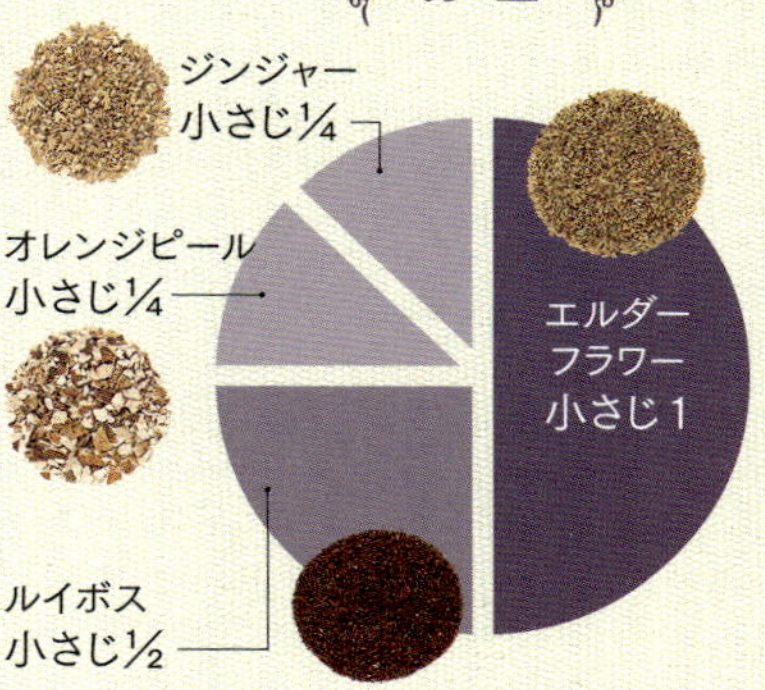

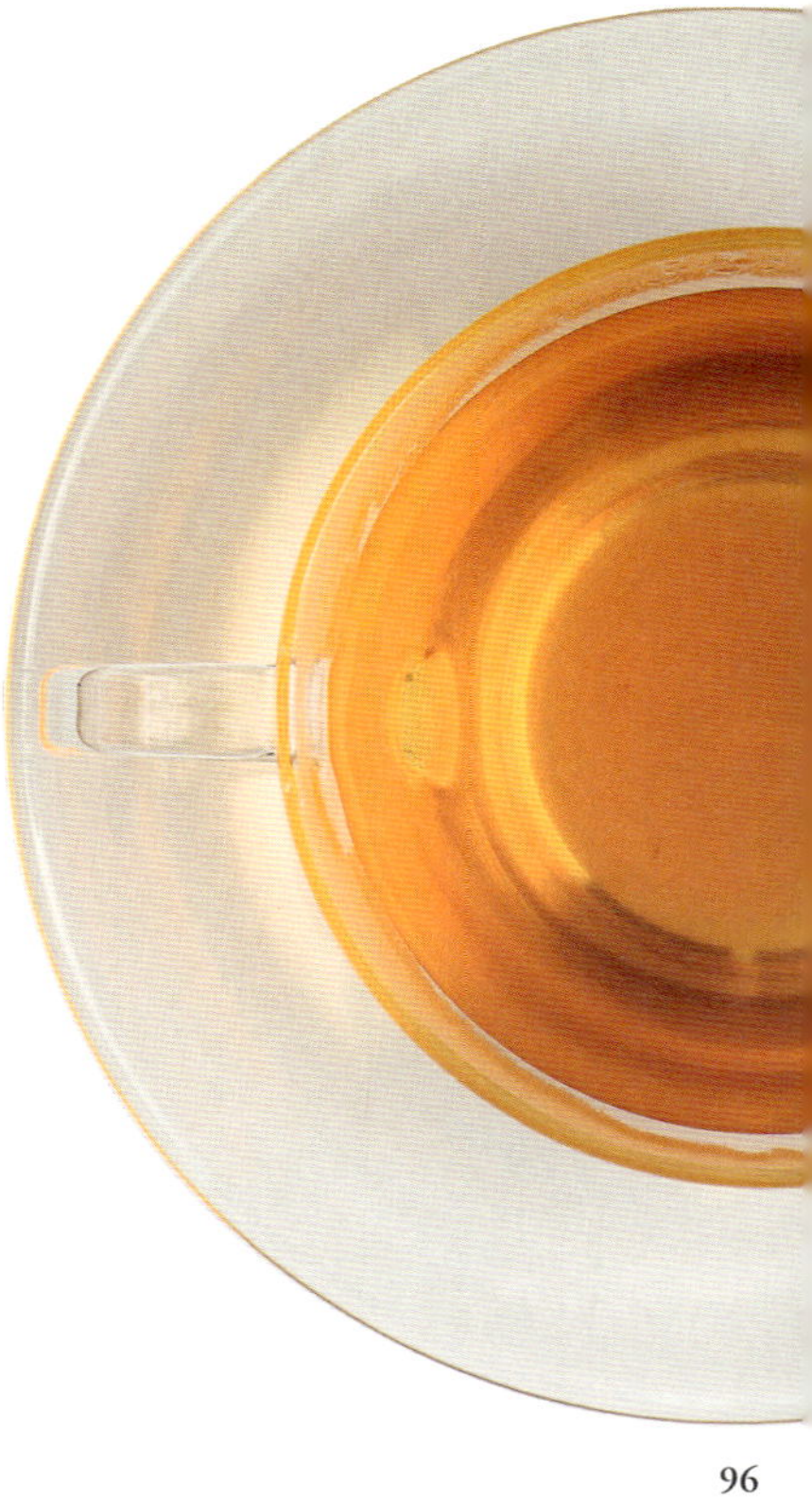

マロウブルー × エルダーフラワー × ジンジャー × リコリス

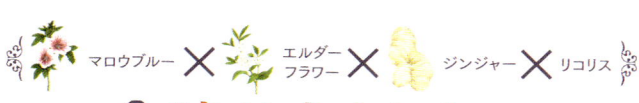

咳が止まらない

懐かしい味にホッと一息 からだのこわばりがほぐれる

季節の変わり目に街行く人々を見ていると、咳込む人が増えるように感じます。腹筋が痛くなるほどの咳で、睡眠もまともにできなくなってしまう人もいるのではないでしょうか。生活に影響が出てしまうのは、本当につらいですよね。ハーブティーで喉のケアをしていきましょう。

フラボノイドを豊富に含むエルダーフラワーの発汗作用を利用すると、からだの硬直がほぐれます。リコリスは、喉の炎症を抑えてくれたり、痰を取り去ってくれたり、咳を鎮めてくれたりする効果があります。そして、荒れた粘膜の保護にはマロウブルーとジンジャーも。リコリスの甘みとジンジャーの辛味が合わさって、懐かしいショウガ湯のような風味をたのしめます。

つらい咳込みから開放されて、あなたがゆっくり眠れますように。

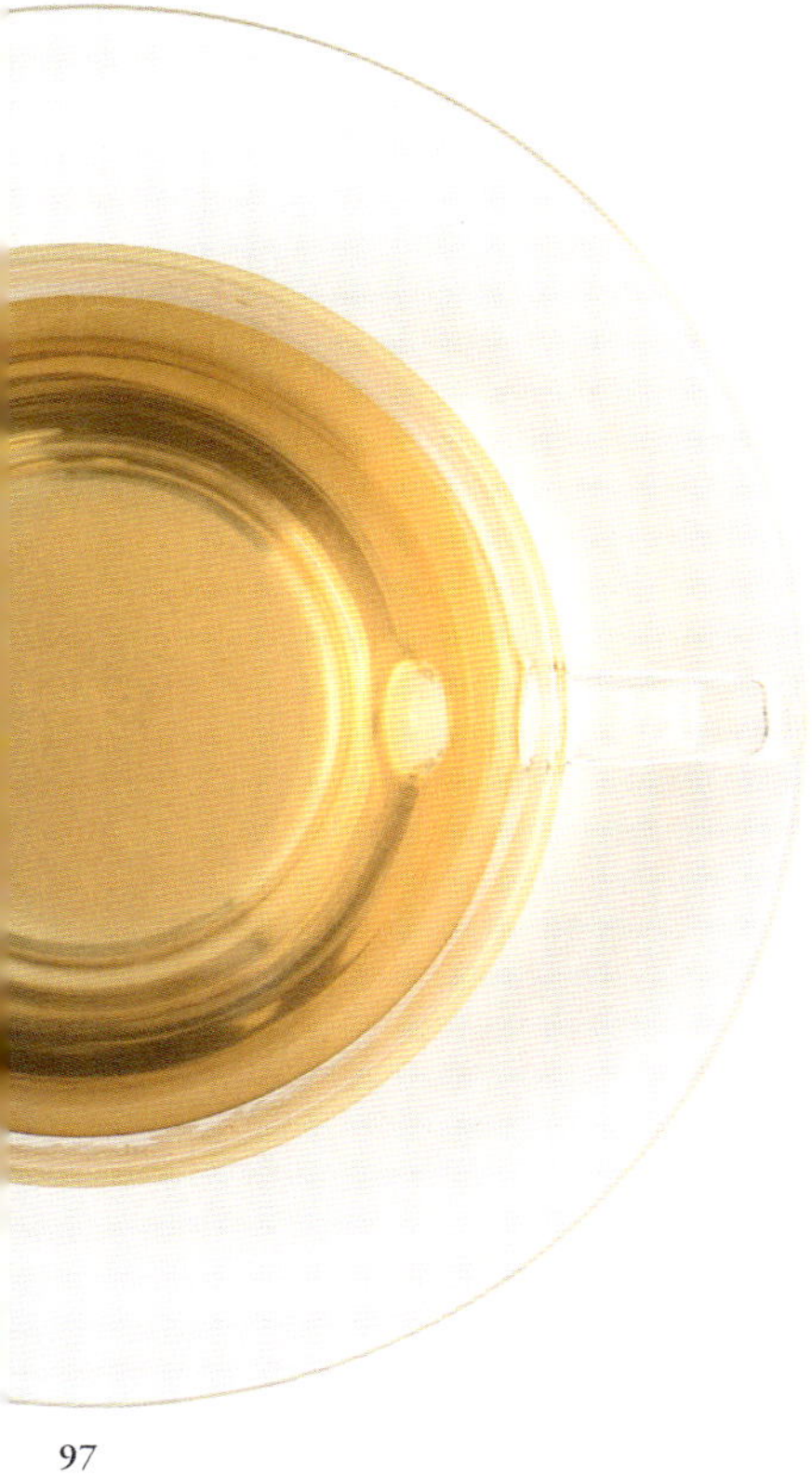

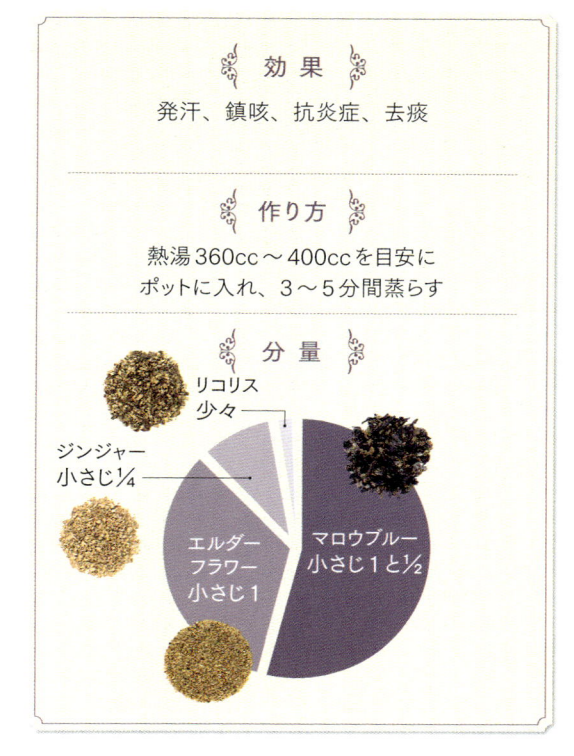

効果

発汗、鎮咳、抗炎症、去痰

作り方

熱湯360cc～400ccを目安に
ポットに入れ、3～5分間蒸らす

分量

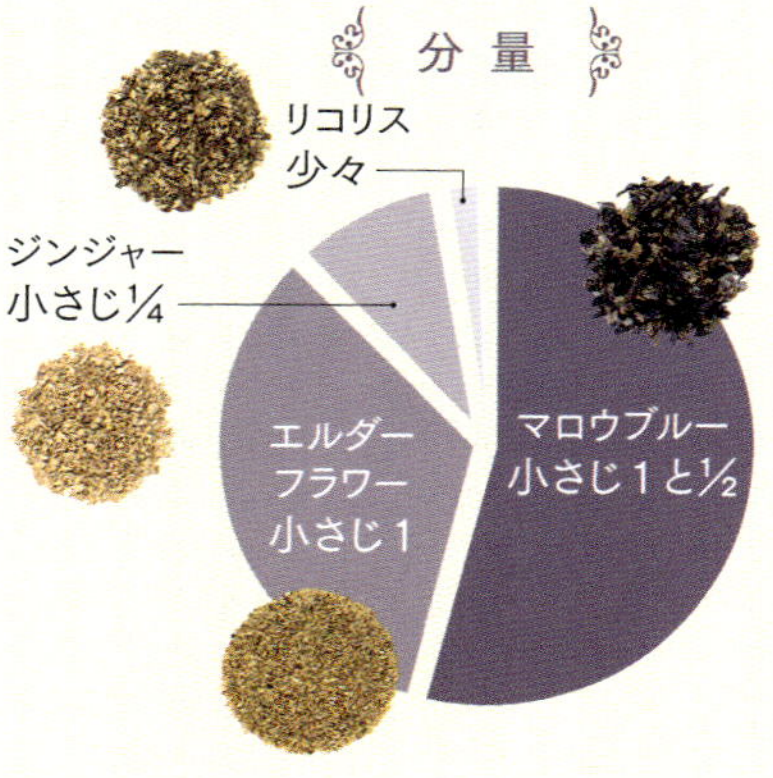

ジャーマンカモミール × ペパーミント × セントジョンズワート

過敏性腸症候群を緩和したい

いざというときの安心感に憂鬱さも晴れる

出かけようとした瞬間や、もうすぐ自分が発表する順番というときに、急にお腹がキューッと痛くなる事はありませんか？　急な腹痛は、冷や汗が出てしまいますよね。

便秘と下痢を繰り返してしまう過敏性腸症候群の症状が気になるあなたには、このブレンドをオススメします。

ペパーミントは胃腸の調子を整えてくれるハーブの一つですが、そのなかでも過敏性腸症候群に力を発揮してくれます。爽やかな爽快感とともに味わってください。ジャーマンカモミールと合わせる事で相乗効果も期待できます。優しい風味で、美味しさもアップしますよ。セントジョンズワートはうつ症状に作用してくれるので、合わせて使っていきましょう。

日常にハーブを取り入れる事で、少しでもストレスが軽減されるよう願っています。

効果

鎮静、過敏性腸症候群、抗うつ

作り方

熱湯360cc～400ccを目安に
ポットに入れ、3～5分間蒸らす

分量

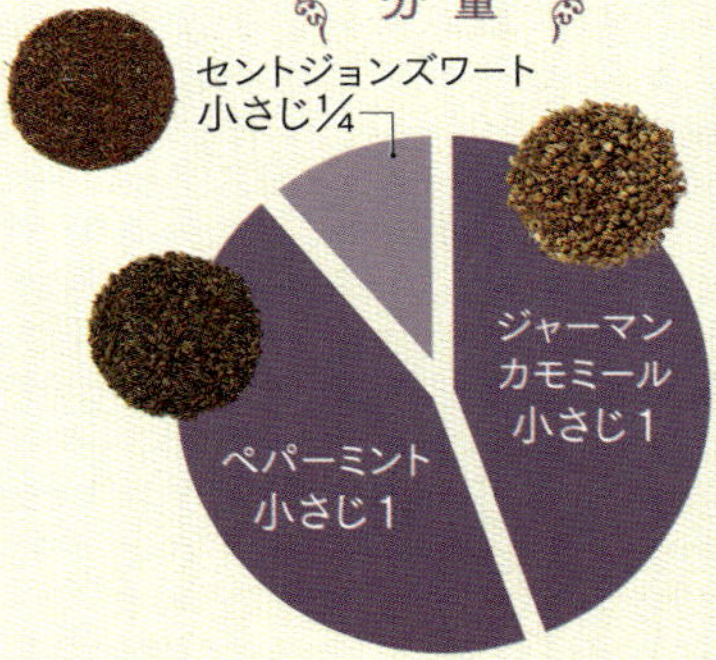

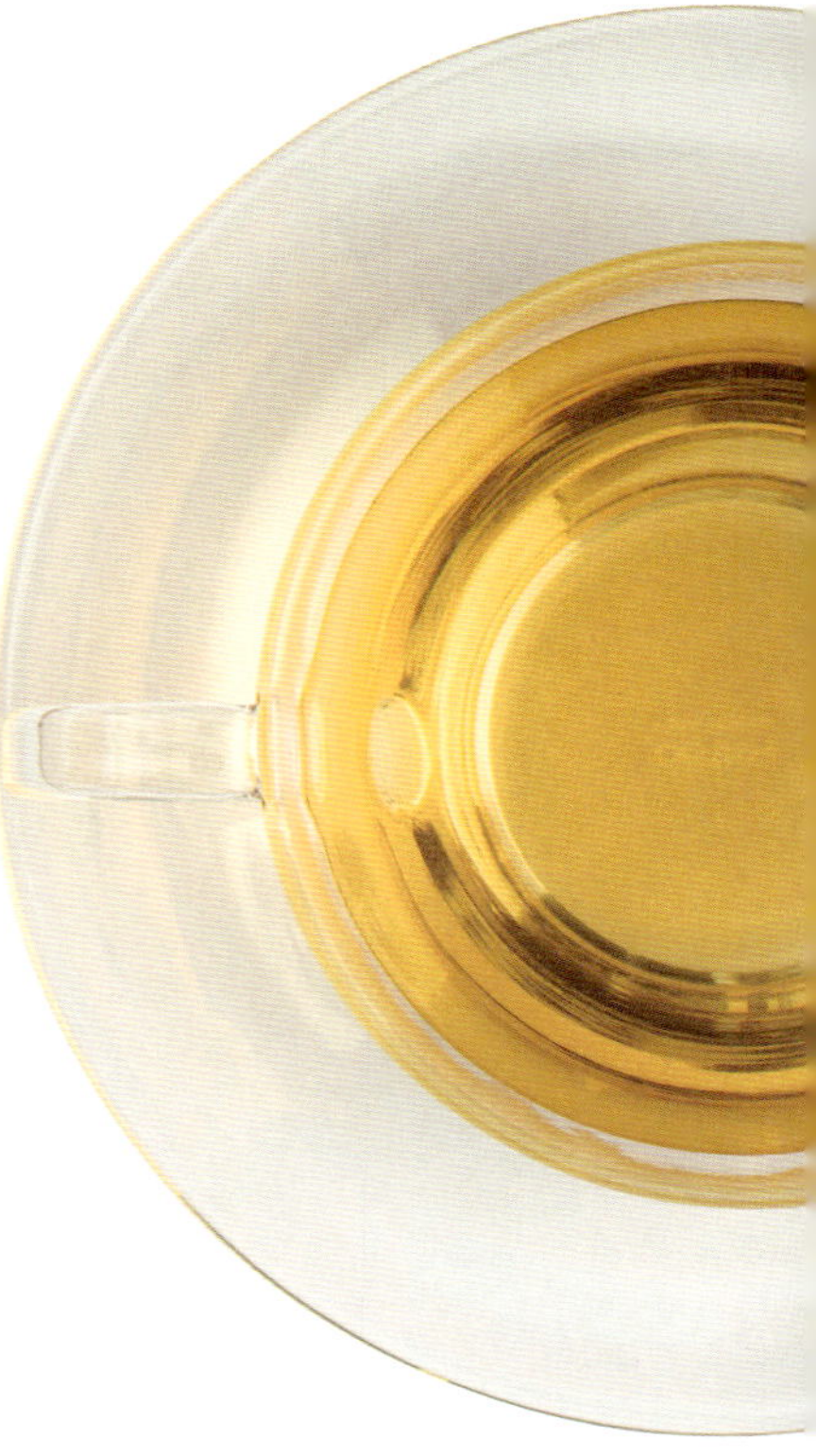

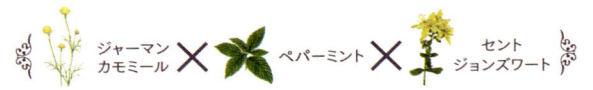

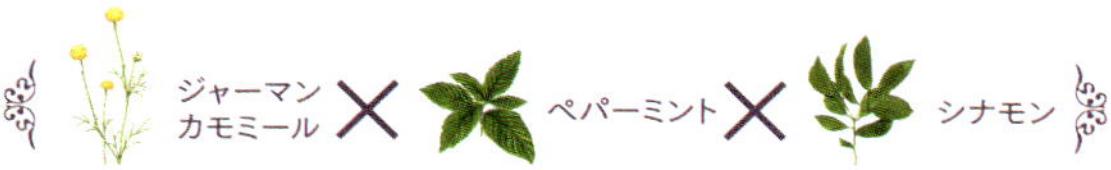
ジャーマンカモミール
ペパーミント
シナモン

ストレスで胃が痛い

からだとこころのケアで顔色が明るくなる

ストレスが溜まってくると、もともとあまりからだが強くない箇所にも、不調として影響が出やすくなるように思います。例えば、胃の調子があまり良くないと、顕著に胃が痛くなりますよね。この場合、胃腸の痛みを取る事と同時に、ストレスケアも必要になります。

このブレンドは、ペパーミントとジャーマンカモミールが消炎作用、健胃作用といった胃の炎症を直接抑えたり、活発にしてくれたりする効果とともに、不安や緊張などからくる恐れを癒し、ストレスケアをしてくれます。シナモンは、消化を助けてくれると同時に〝滋養強壮〟のうち、弱ったからだとこころをもとに戻そうとする強壮作用があります。

ストレスが避けられない現代社会において、あなたが少しでも、自然の恵みであるハーブに癒されてくれたらと思います。

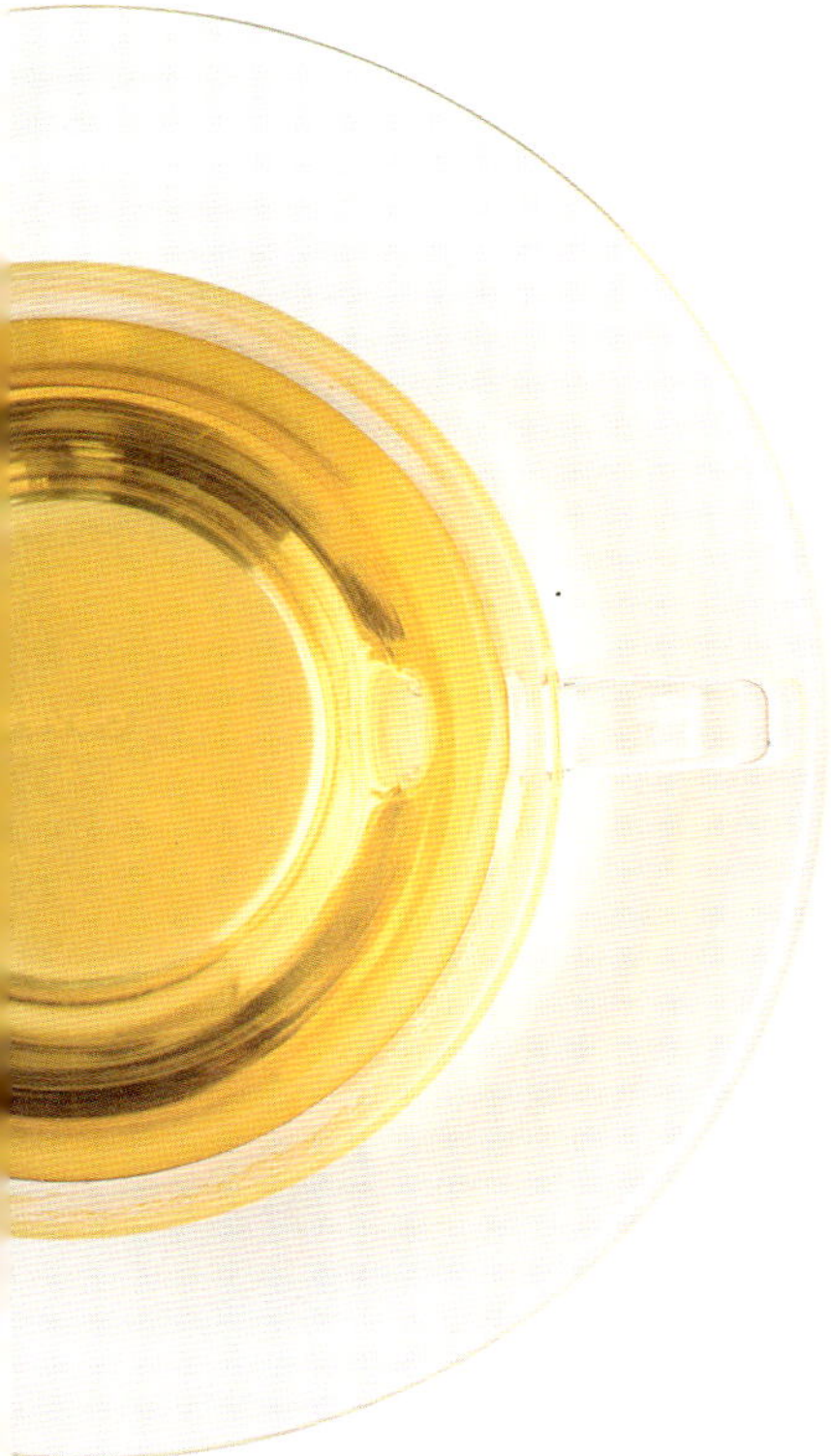

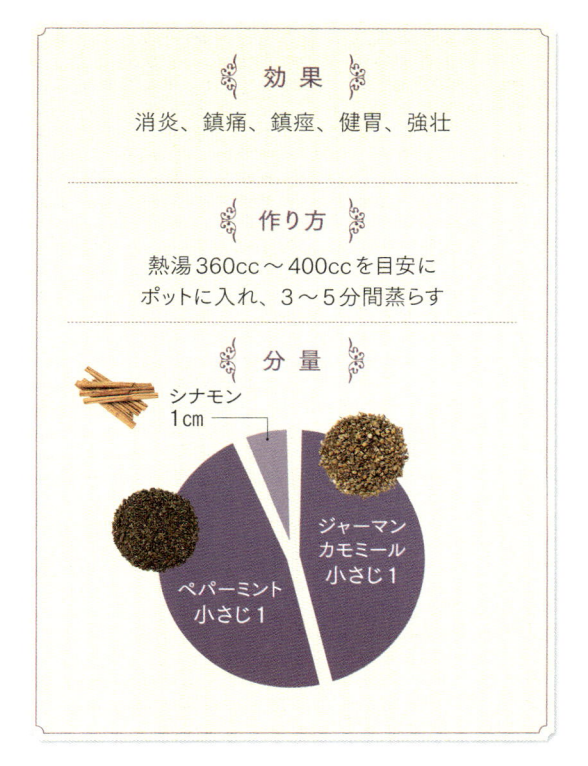

効果

消炎、鎮痛、鎮痙、健胃、強壮

作り方

熱湯360cc～400ccを目安に
ポットに入れ、3～5分間蒸らす

分量

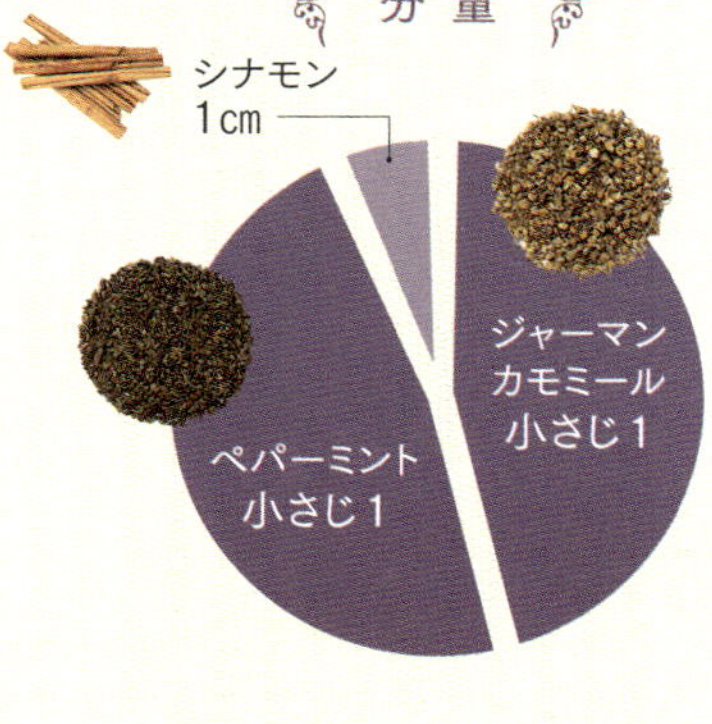

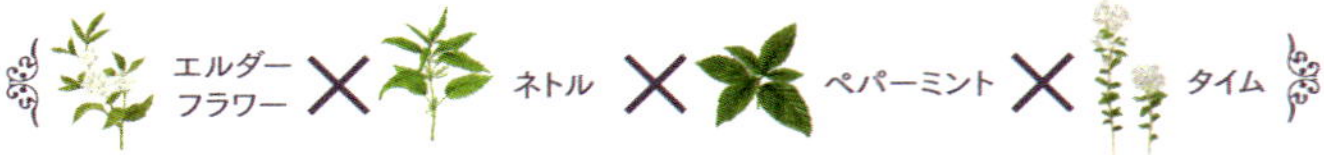
エルダーフラワー
ネトル
ペパーミント
タイム

花粉の季節がつらい

つらい症状を気にせずに気持ち良く春を過ごせる

くしゃみ、鼻水、鼻づまり、目のかゆみ、目の充血。これらすべて、花粉症の症状です。特に多いのが、春の花粉症に悩まされている人々。花粉症のせいで気持ち良い春のレジャーが台無しなんて事態は避けたいですよね。春を思い切りたのしみたいあなたには、比較的花粉の少ない1月～2月からハーブティーを生活に取り入れると、症状を緩和できる可能性があります。

このブレンドは、予防に注力して花粉症を軽減しようというもの。エルダーフラワー、ネトルには抗アレルギーや、免疫バランスを整えてくれる抗カタル作用がありますので、花粉症予防に役立ちます。タイムによって喉の違和感がスーッと軽減されて、楽になりますよ。さらに、ペパーミントの清涼感と甘みは、全体の味を美味しくまとめてくれます。

春は生命力溢れる季節。花粉症を気にせず、思い切りたのしみましょう。

効果

抗アレルギー、抗カタル

作り方

熱湯360cc～400ccを目安に
ポットに入れ、3～5分間蒸らす

分量

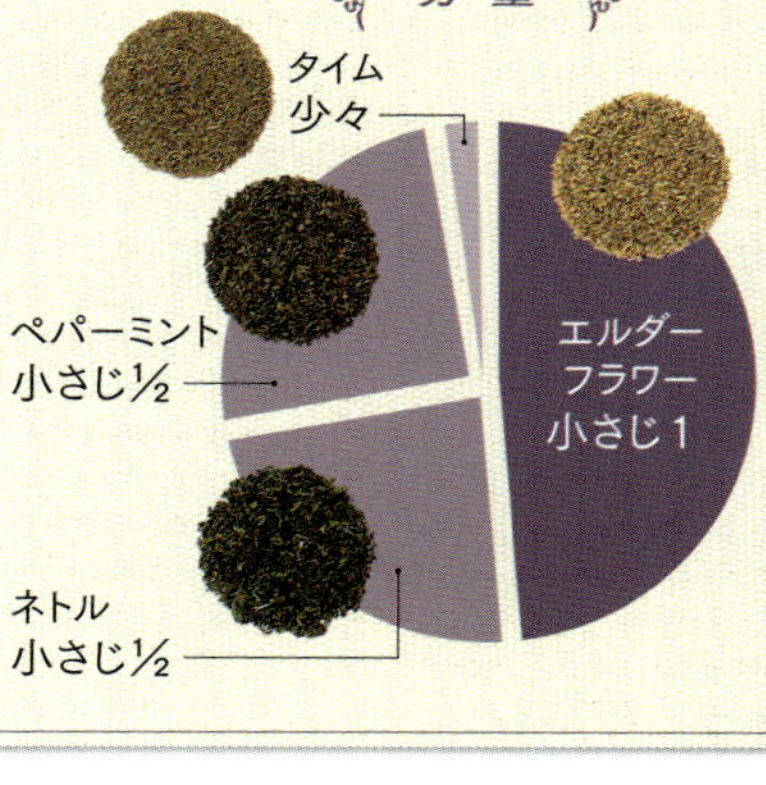

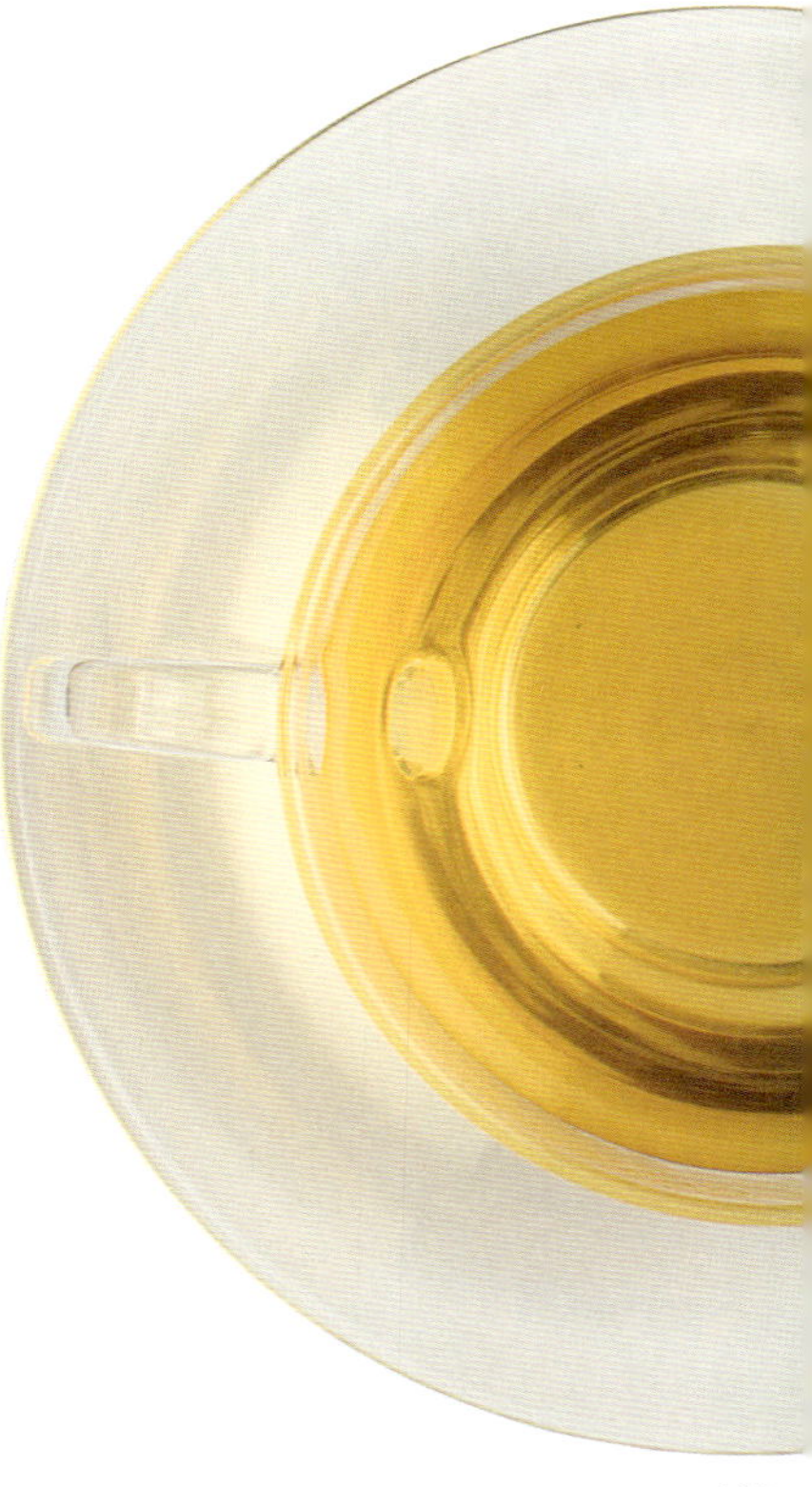

ジャーマンカモミール × ペパーミント × ジンジャー × フィーバーフュー

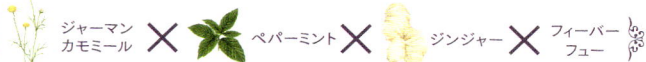

痛みに効果的な応急手当ては？

大事な人の笑顔が見られて あなた自身も明るくなれる

頭痛や腹痛などのからだの痛みや、けがや歯痛などの熱を持ってしまっている痛み。病院で処方された薬を飲んで寝るのが一般的な対処法ですが、病院が閉まっている時間に家族が痛みを訴えたら……。もちろん、緊急性が高い場合は夜間診療で病院に行き、先生に診てもらいましょう。そこまで緊急性が高くない場合は、手当ての一つとして、こちらのブレンドハーブティーを試してみてください。

ジャーマンカモミールとペパーミントで痛みによる不安を軽くして、フィーバーフューの鎮痛効果を活かします。ジンジャーは、からだの冷えからくる痛みにも対応してくれますので、加えてみてくださいね。

大切な人が痛みを訴えたら、あなた自身もつらいはず。そんなときは、ぜひ一緒に飲んでみてください。きっと気持ちが落ち着きますよ。

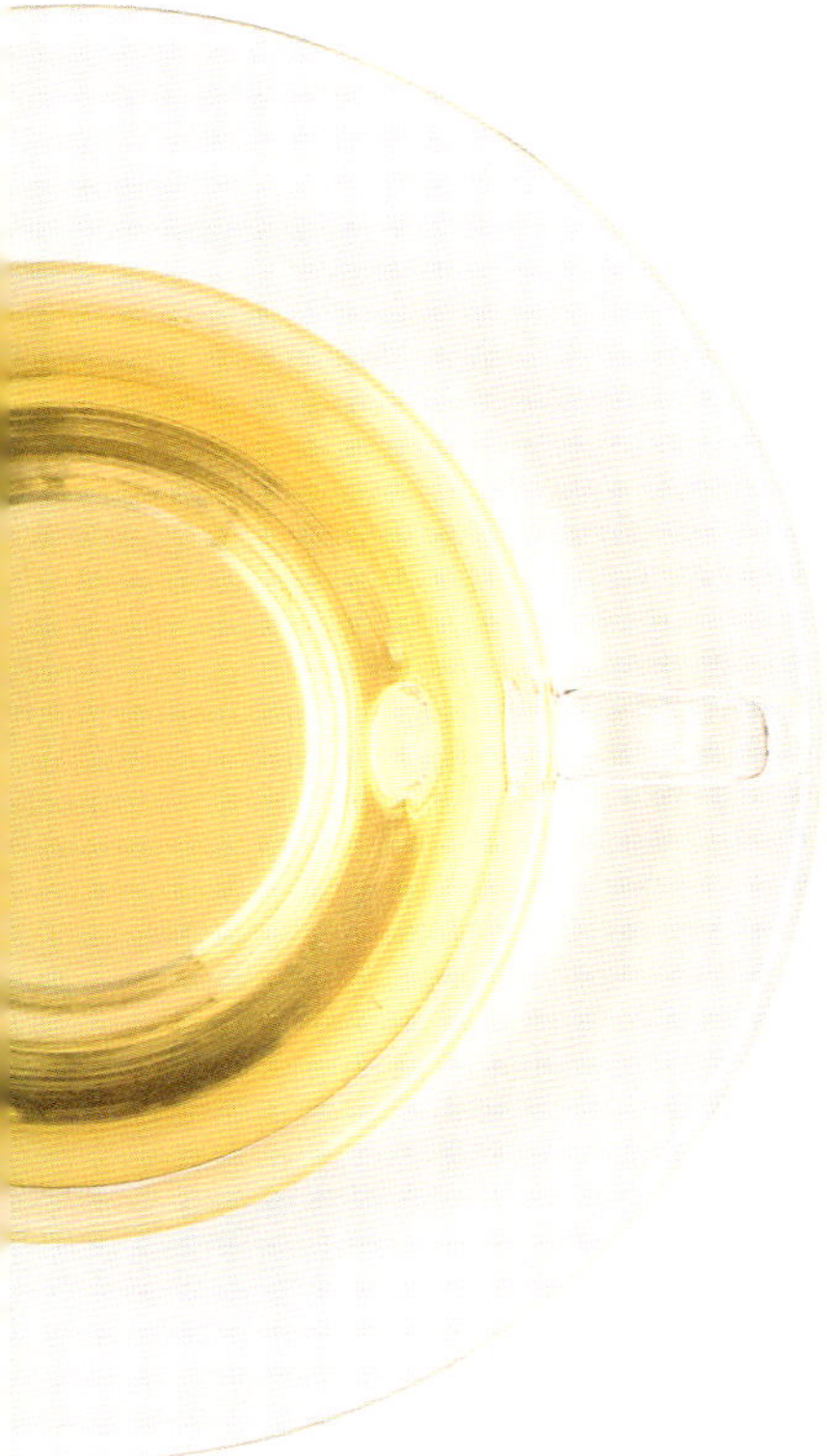

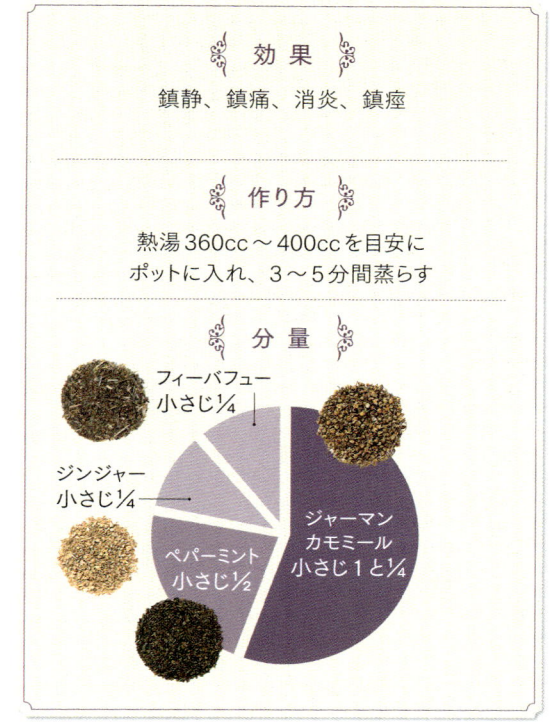

効果

鎮静、鎮痛、消炎、鎮痙

作り方

熱湯360cc～400ccを目安に
ポットに入れ、3～5分間蒸らす

分量

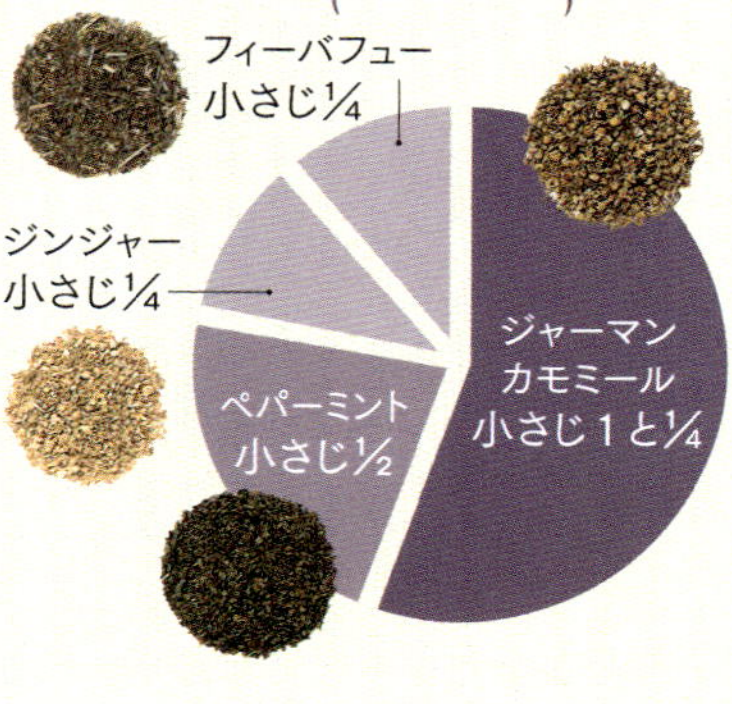

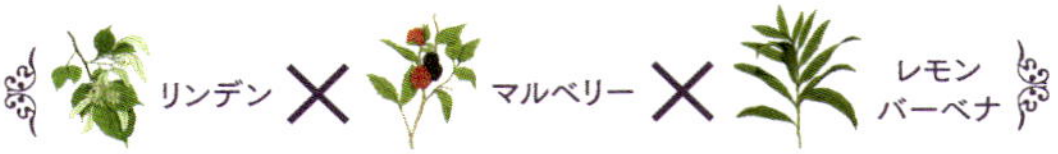

やや高めの血圧が気になる

急な血糖値の上昇を防ぎ セルフ高血圧ケアで安心

若い頃は血圧が低かったのに、最近少しずつ上がってきた。不安になって病院に行ったけれど、薬を飲むほどでもない。そんなときは、生活にハーブティーを取り入れてみましょう。ただし、急に血圧が上がったなど、いつもと違うと感じたら、すぐに病院で受診してください。

血圧を安定させるハーブといえば、リンデン。鎮静、利尿作用を併せ持っているため、高血圧対策に用いられています。マルベリーはα-グルコシダーゼの働きを阻害して、食後の血糖値の上昇を抑制し、生活習慣病の予防に役立ちます。さらに、レモンバーベナは、興奮を抑制して、リラックスさせてくれます。それらを合わせる事で血圧を安定させてくれるのです。

いずれも作用が穏やかで、長く飲んでいても安心できるハーブ。血圧が気になるという年長者にもオススメです。

効果

鎮静、利尿、リラックス、
生活習慣病予防

作り方

熱湯360cc～400ccを目安に
ポットに入れ、3～5分間蒸らす

分量

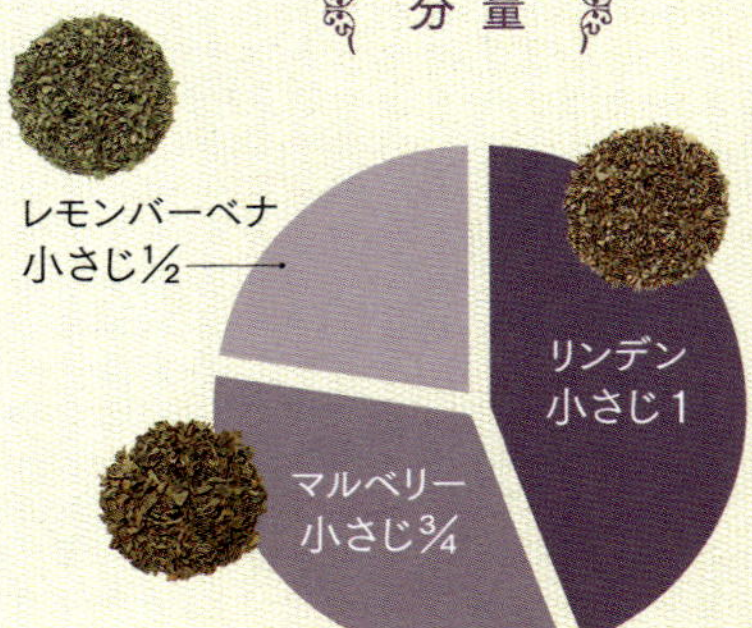

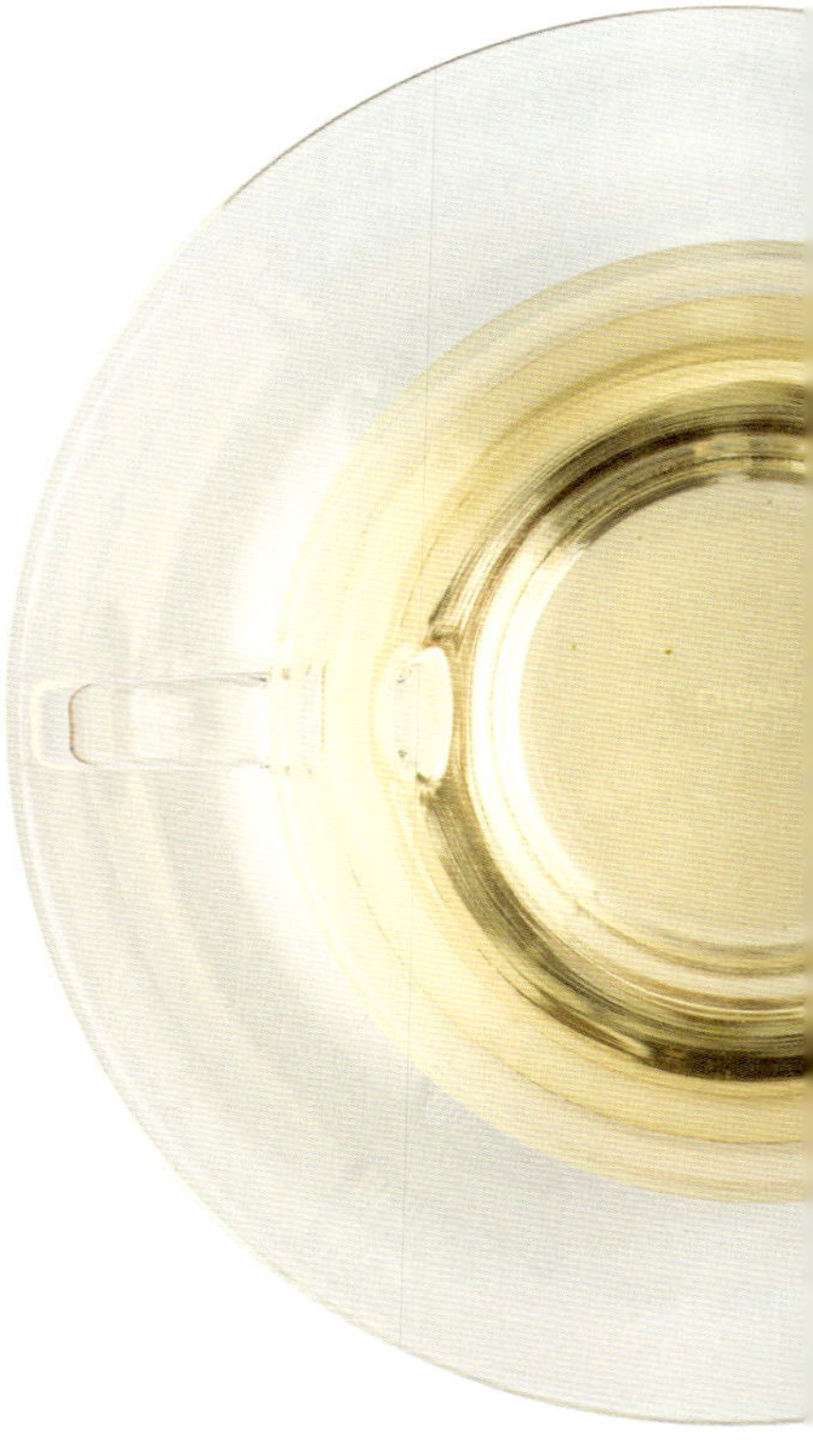

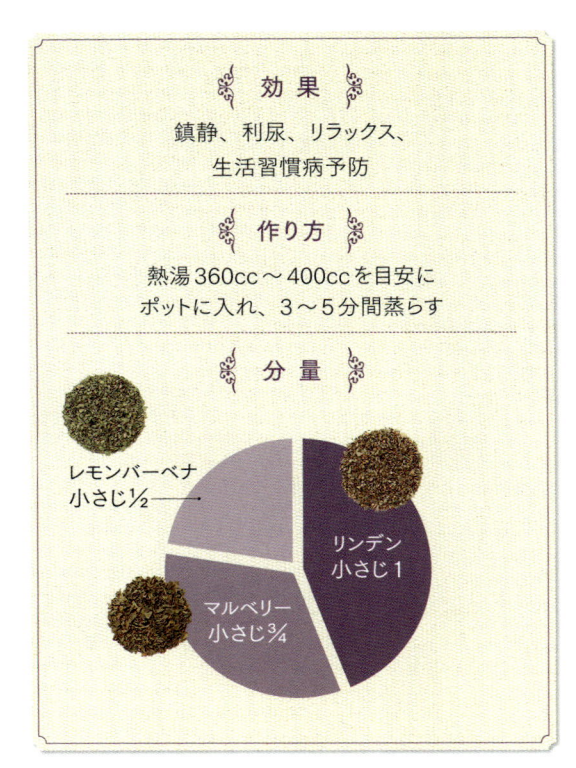

ジャーマンカモミール × ペパーミント × パッションフラワー × ローズマリー

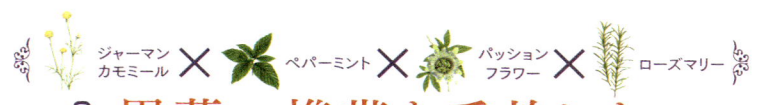

胃薬の携帯を手放したい

ハーブティーがある安心感で常備薬を忘れても慌てない

急に胃が痛くなる事はありませんか？　そもそも胃腸が弱いとか、ストレスや冷え、消化の悪い食べ物が引き金という場合もありますね。あなたの周囲にも、胃腸の不調を訴える人は、割と多いのではないでしょうか。

いつ痛くなるか分からないから胃薬は携帯しているけれど、どうしてもからだへの負担が心配ですよね。そこでオススメなのが、胃腸の不調を軽減してくれる王道、ジャーマンカモミールとペパーミントのブレンド。そこに、気持ちを癒し、明るくさせてくれるパッションフラワーと、良い香りでリラックスさせてくれるローズマリーをプラスします。

このブレンドは、特にストレスからくる胃腸の不調にオススメ。お茶パックなどにつめて、ポーチに忍ばせておくのも良いですね。「痛くなりそうだな」と感じる前に一杯飲む事で気持ちにゆとりができて、安心感が得られます。

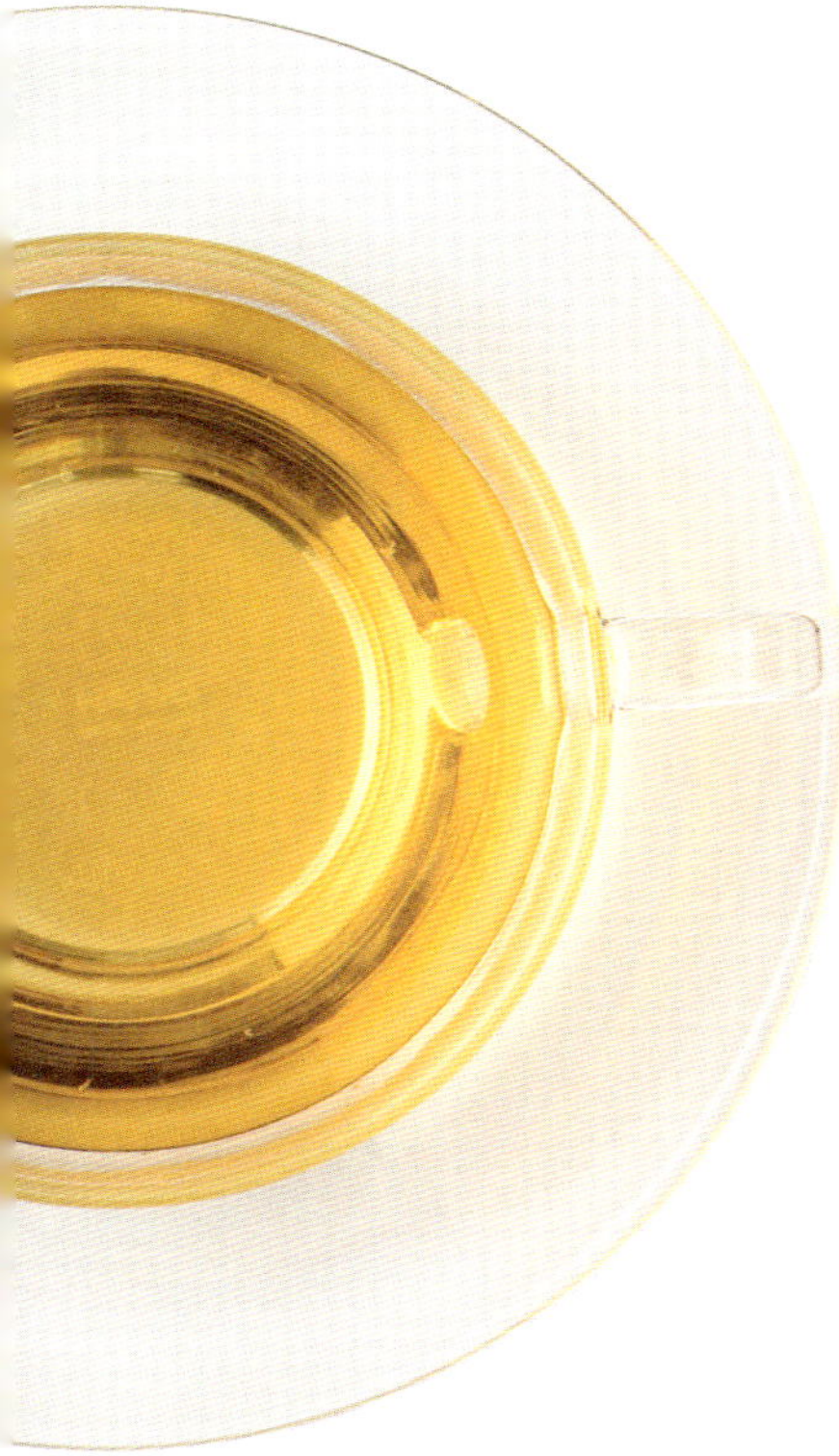

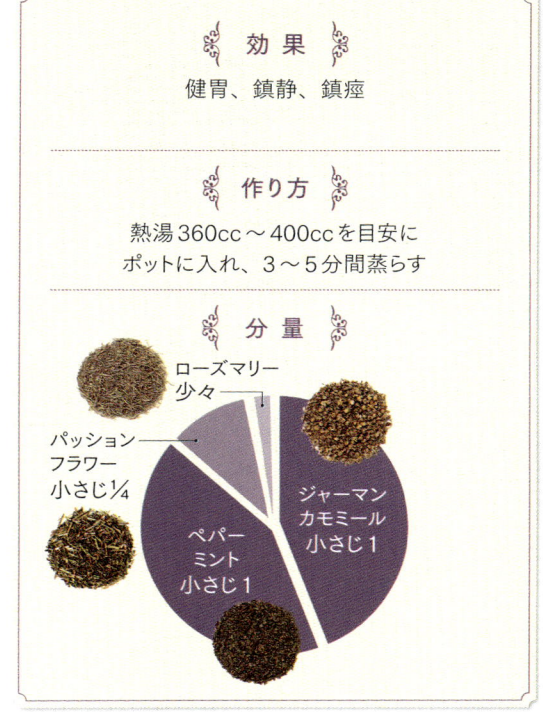

効果

健胃、鎮静、鎮痙

作り方

熱湯360cc～400ccを目安に
ポットに入れ、3～5分間蒸らす

分量

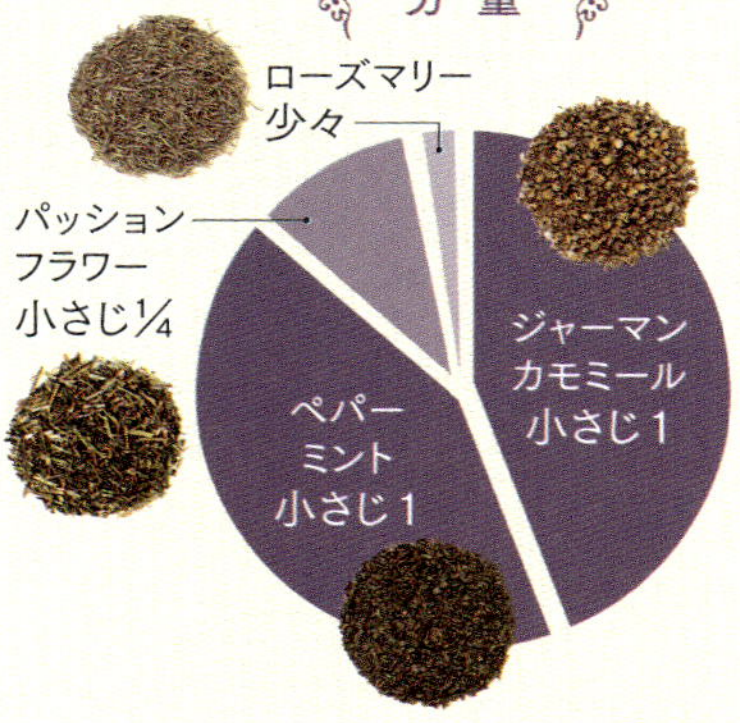

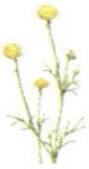

ジャーマンカモミール ×

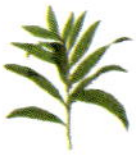

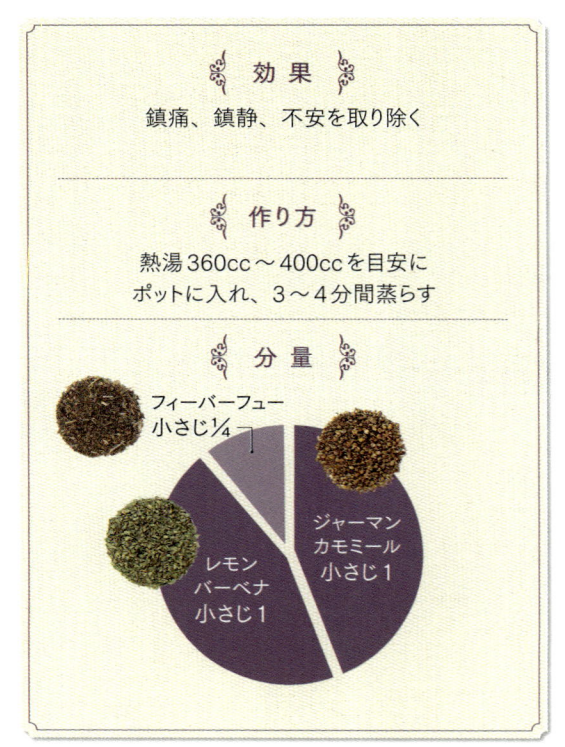

レモンバーベナ × フィーバーフュー

薬に頼らず頭痛をやりすごしたい

痛みに対する怖さが和らぎ 薬に頼る回数が減った

気圧、ストレス、生理前……。さまざまな要因から、急な頭痛に悩まされている人がたくさんいます。ついつい頭痛薬に頼ってしまいがちですが、内臓への負担が心配。つらい痛みの前触れを感じたら、ハーブティーを飲む習慣をつけてみませんか?

フィーバーフューは、とても苦くて飲みづらいハーブですが、ジャーマンカモミールとレモンバーベナをブレンドする事で美味しく飲めるようになります。

症状がひどくなってからではなく、「痛みがくるな～」って感じたときに飲むのがオススメ。こころやからだが緊急事態のときに飲むハーブティーを、私は「エマージェンシーハーブティー」と呼んでいます。いつでも手軽に飲めるように、お茶パックにつめて持ち歩いていると、急なときでも手軽に飲めちゃうんです。持ち歩いているだけでお守りのように安心感があるのも嬉しいですよね。

効果

鎮痛、鎮静、不安を取り除く

作り方

熱湯360cc～400ccを目安に
ポットに入れ、3～4分間蒸らす

分量

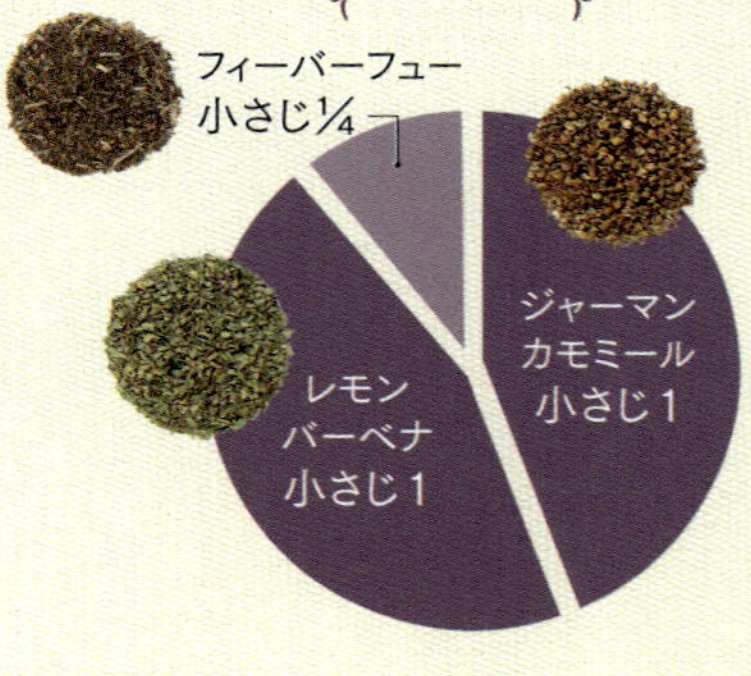

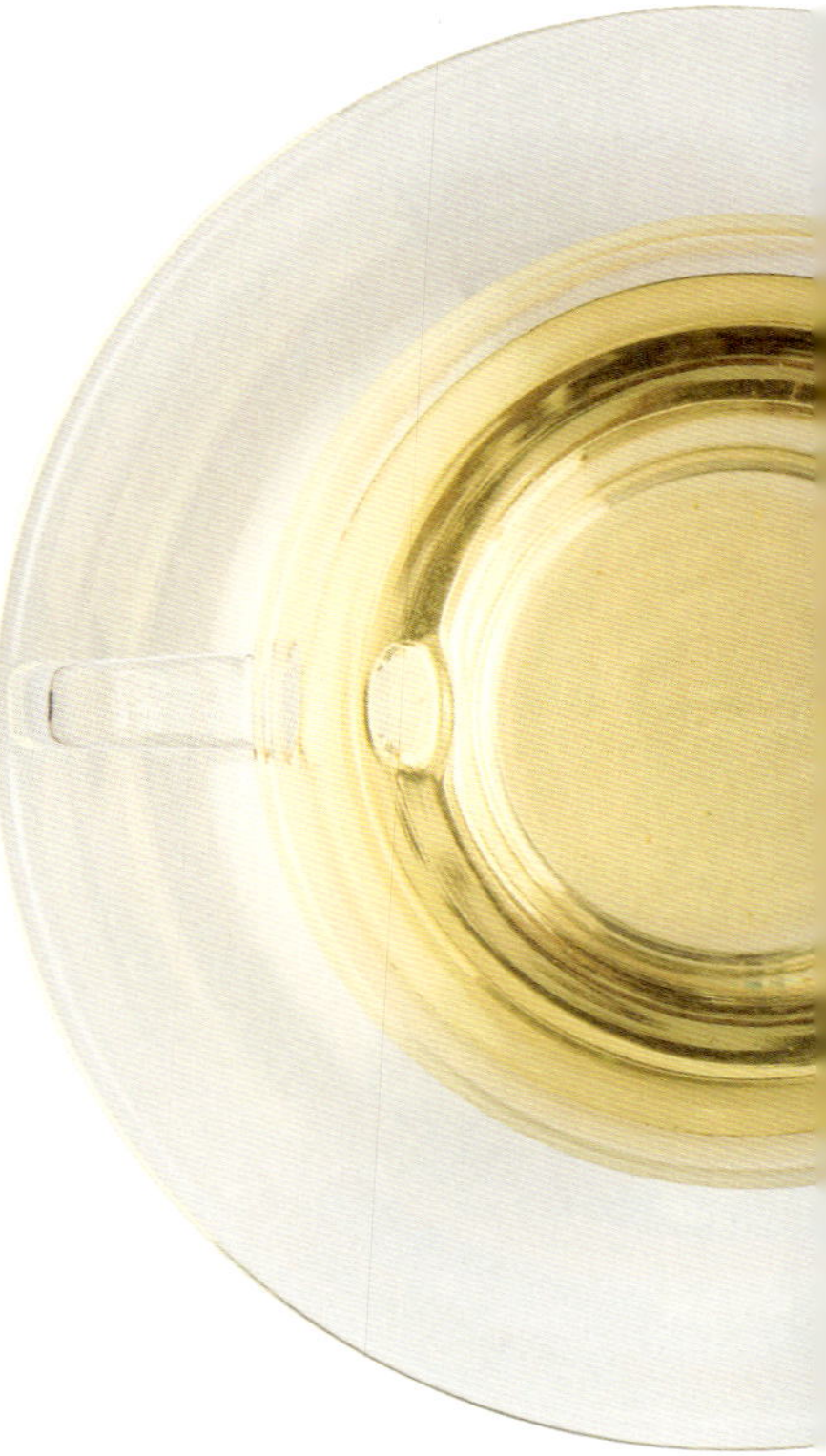

Part 3 ブレンドハーブティー

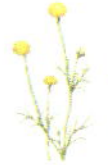
ジャーマンカモミール ×
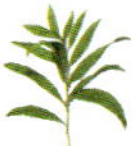
レモンバーベナ ×
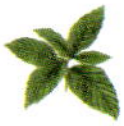
ペパーミント

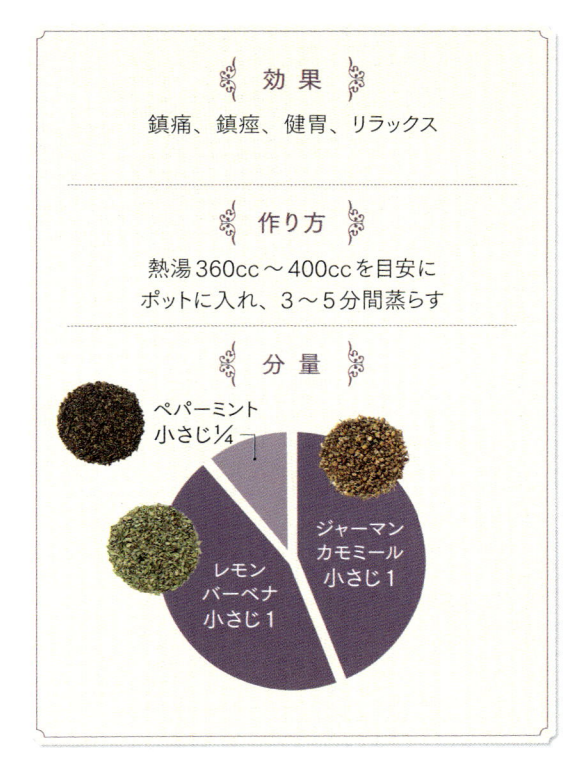

胃腸の弱い家族が心配

家族みんなでの食事がさらにたのしめる時間に

胃腸の調子があまり良くないと、食欲が湧かず、食事も残しがちに。ただでさえつらいのに、家族がそうなったら心配ですよね。

ジャーマンカモミールとペパーミントは、胃腸に効果のある成分が複数入っていて、ブレンドする事でさらに摂り入れやすくなります。消化を助ける目的で食後に飲む事が多いレモンバーベナも、この二つとブレンドすると胃腸ケアに効果抜群。つまり、三つの相乗効果が得られるんです！　ペパーミントが苦手な人にも美味しく飲んでもらうために、かなり少なめに使っています。その分、レモンバーベナで味を整えました。甘さとうま味にレモン風味で、お子さままでも飲みやすくなっています。

ハーブティーで胃腸の調子を整えながらゆっくりとお話をするひとときは、きっと格別なはずですよ。

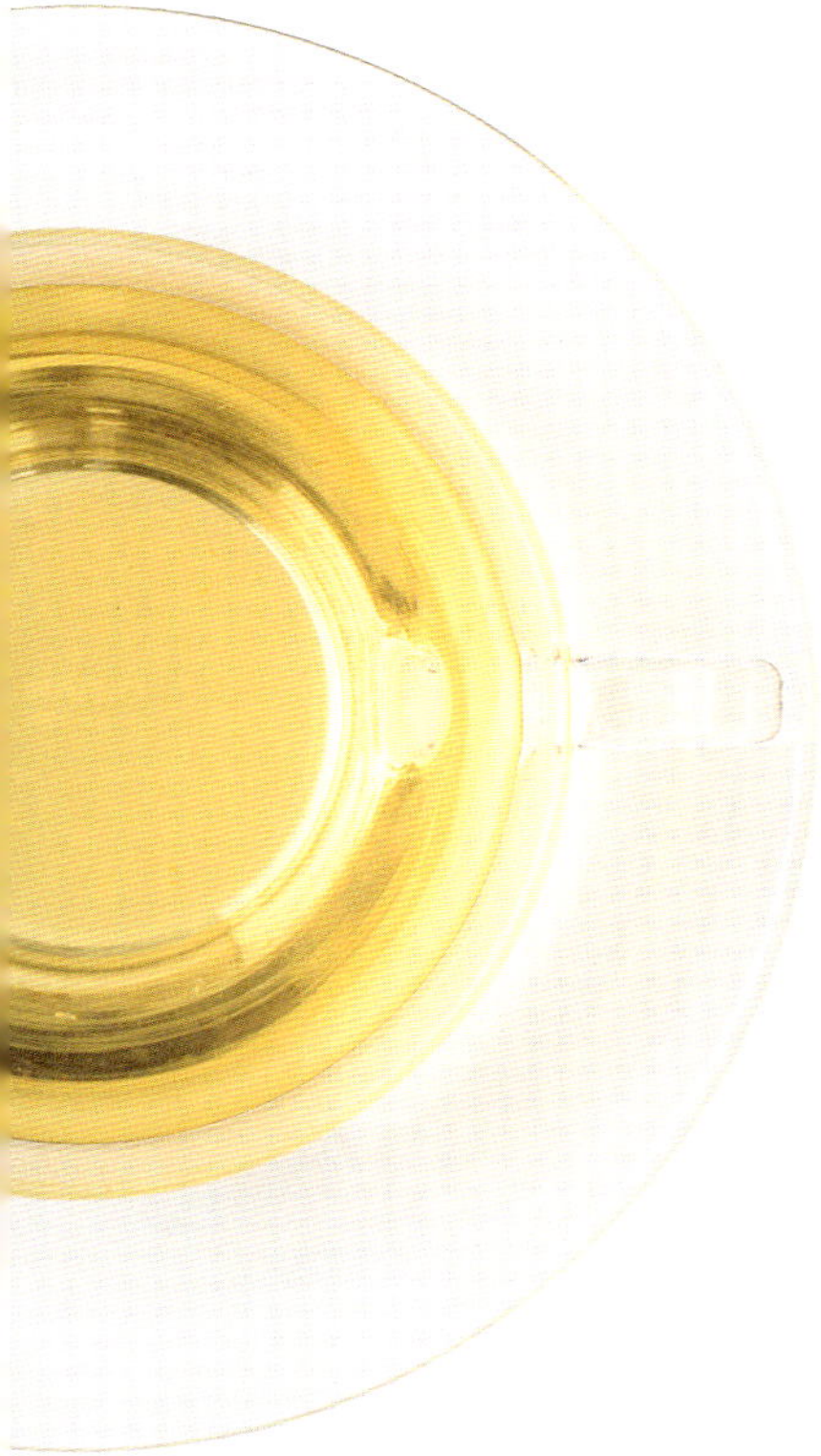

効果

鎮痛、鎮痙、健胃、リラックス

作り方

熱湯360cc～400ccを目安に
ポットに入れ、3～5分間蒸らす

分量

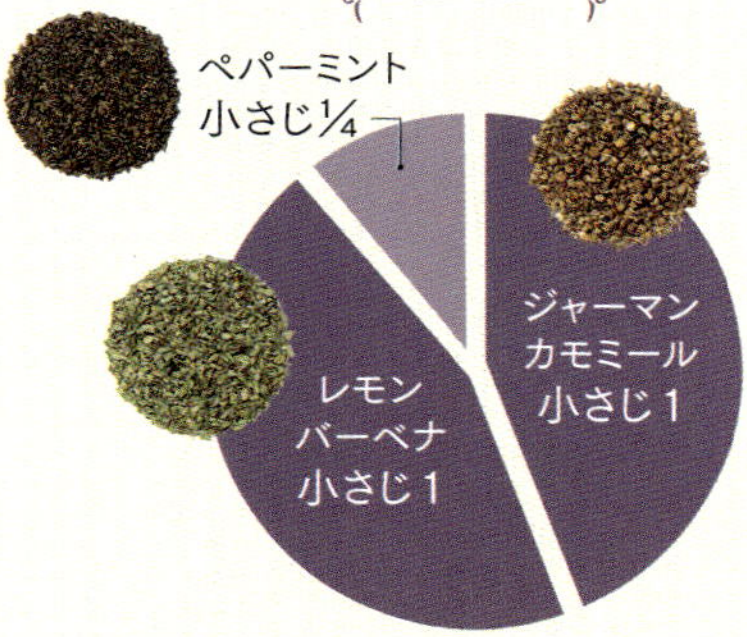

ダンディライオンルート × ミルクシスル ×

ローズヒップ

毎日薬を服用しているのが不安

肝臓をいたわりつつ薬とうまく付き合える

薬を飲む機会が増えてくると、たくさんの薬を飲む事に抵抗を持ってしまいますよね。これは、薬と上手に付き合いたいあなたに使ってほしいブレンドです。

薬は病んでいる箇所、患部の治療をしてくれますが、その負担は肝臓が引き受けてくれているんです。ですので、このハーブティーは、肝臓を優しくいたわるダンディライオンルート、ミルクシスル、そして、肝機能を高める作用があるとされているビタミンCを多く含み、全体の味を整えてくれるローズヒップの組み合わせです。ミルクシスルは軽く潰してから使ってくださいね。蒸らし時間は長めに取るのがみかまる流。小鍋で煮出すのも、成分がしっかり出てくれるのでオススメです。

どうしても薬を飲まなければいけないけれど、からだへの負担を少しでも軽くしたいとき、ハーブティーの力を借りてみるのはいかがでしょうか。

効果

強肝、利胆、ビタミンCの補給

作り方

熱湯360cc～400ccを目安に
ポットに入れ、7～8分間蒸らす

分量

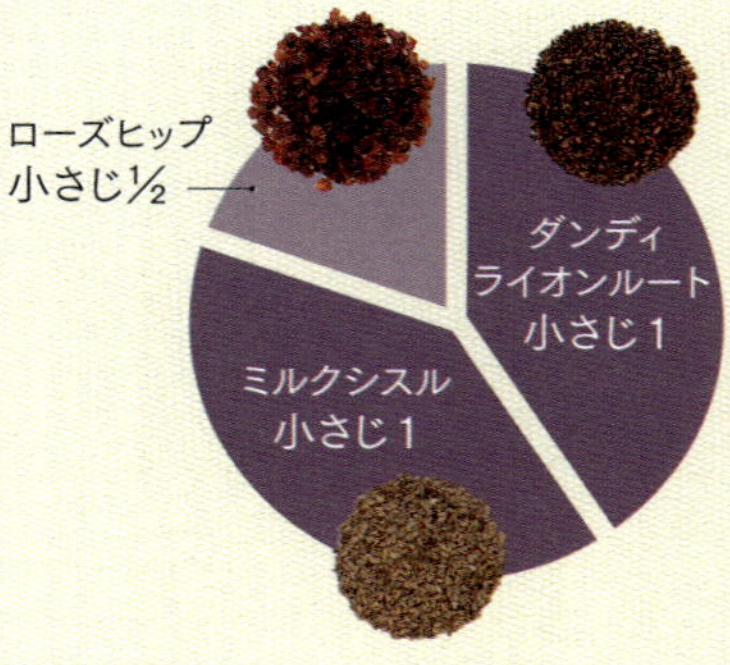

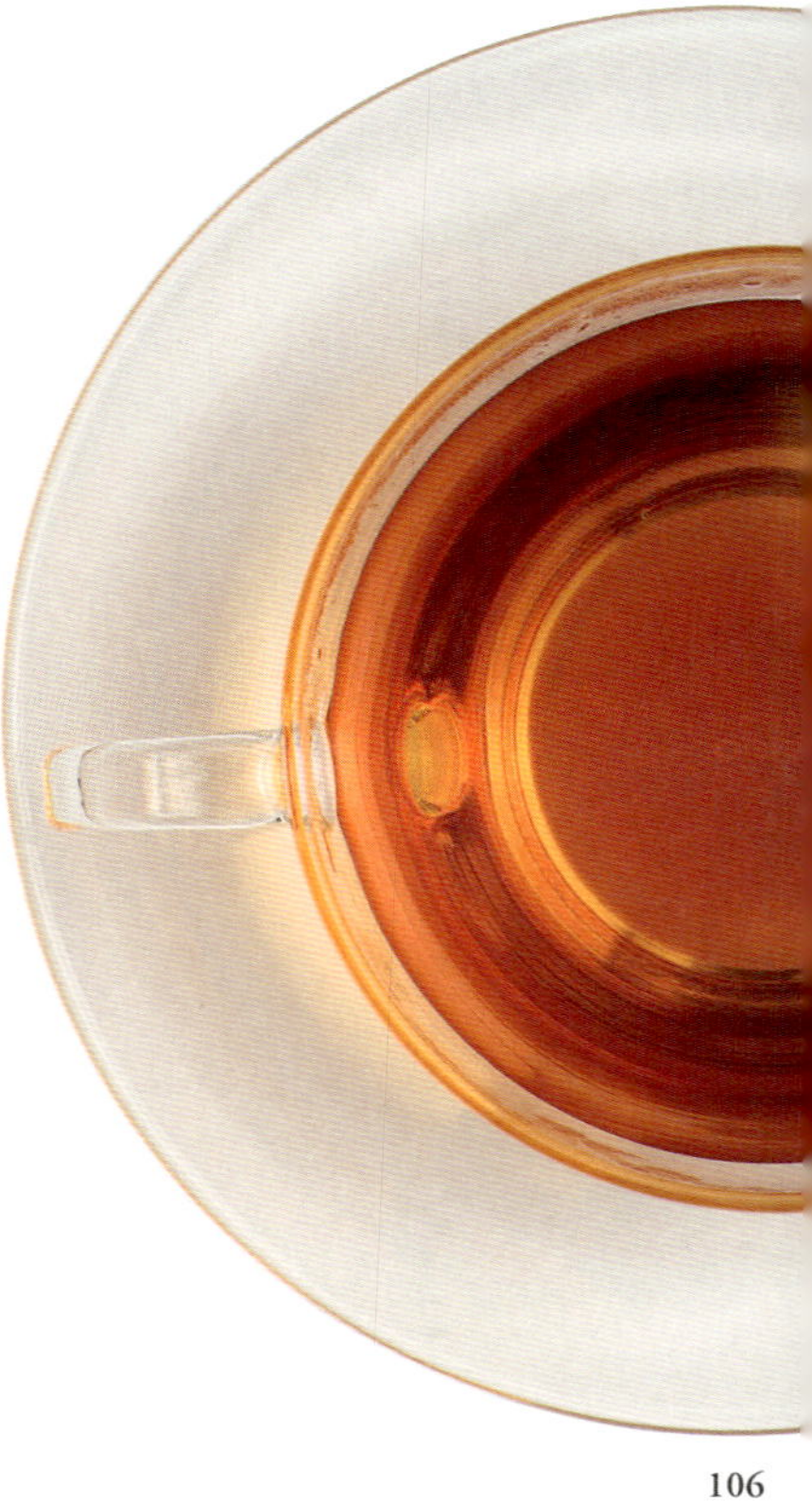

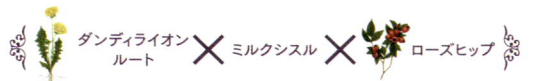

Column

もっとハーブの成分を摂り込む方法

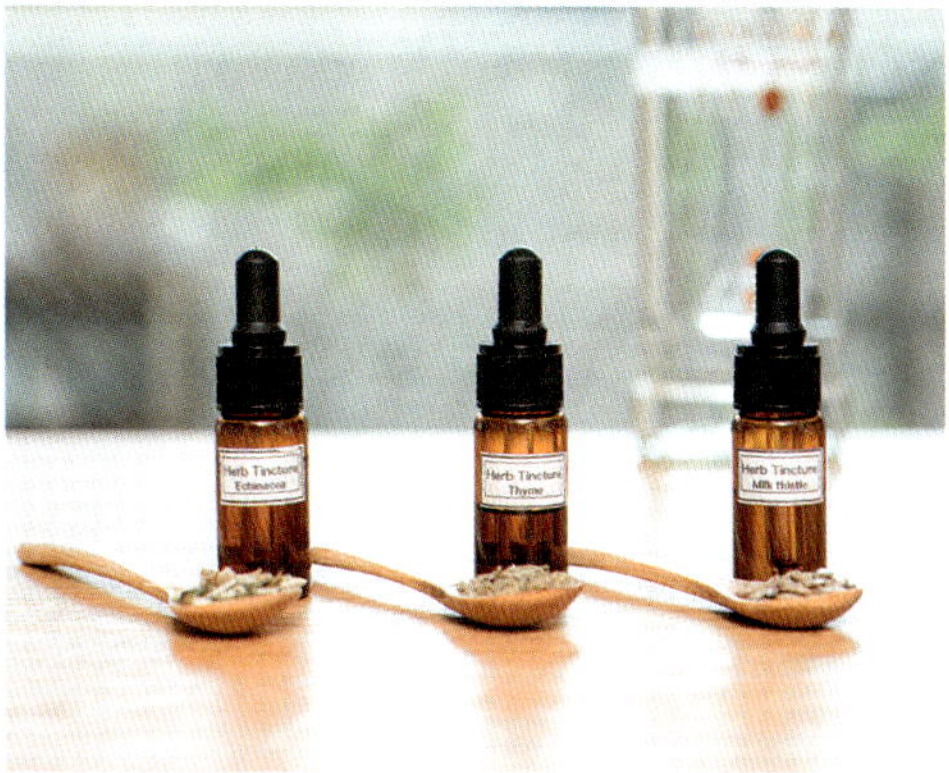

ティンクチャー（チンキ）

アルコールを使ったティンクチャーは、水には溶け出さない脂溶性の成分も摂り込めるメリットがあります。内服だけでなく外用としても使えるのが特徴。

〈材料〉

お好きなドライハーブ…10g
ウォッカ（アルコール度数の高いもの）…100mℓ

〈作り方〉

❶消毒をした保存瓶にドライハーブとウォッカを入れて、ハーブがしっかりと浸かるように蓋を閉めます。
❷冷蔵庫に入れて2週間保管し、1日に1回瓶を振ってかき混ぜます。
❸フィルターなどでハーブを濾し、消毒した別の保存瓶に入れて保存します。

〈使い方〉

水やお茶などに数滴垂らして飲みます。熱いお湯などに数滴垂らすと、アルコールが飛ぶので、アルコールを摂取せずにエキスだけ摂れます。水で薄めると、ハーバルスプレーにも。

〈保存〉

冷蔵庫に保存して約1年保存が可能です。

ペパーミント × マテ × ローズマリー

生活に運動を取り入れたい

ダイエット効果が期待できて生活習慣病の予防にも

ダイエット効果を期待したいときは、運動をする前にハーブティーを飲みましょう。疲れを軽減させてくれたり、脂肪を燃焼させたりと、嬉しい効果が期待できるんです。

このブレンドは、カフェインを含むマテを使います。植物のなかでカフェインを含むものは、コーヒーと茶類、そしてマテの三つだけ。カフェインには、疲労回復作用や脂肪燃焼作用があると言われています。また、ビタミンとミネラルを多く含むので、ぜひ使用してほしいハーブです。集中力をアップさせてくれるローズマリーも配合します。最後に、ペパーミントで美味しく味を整えつつ、凝り固まった筋肉もゆるめてもらいましょう。

ハーブティーを活用して脂肪を燃焼させる事で、ダイエットに役立てるのはもちろん、生活習慣病の予防にも繋がりますよ。

効果

ダイエット、疲労回復

作り方

熱湯360cc～400ccを目安に
ポットに入れ、3～5分間蒸らす

分量

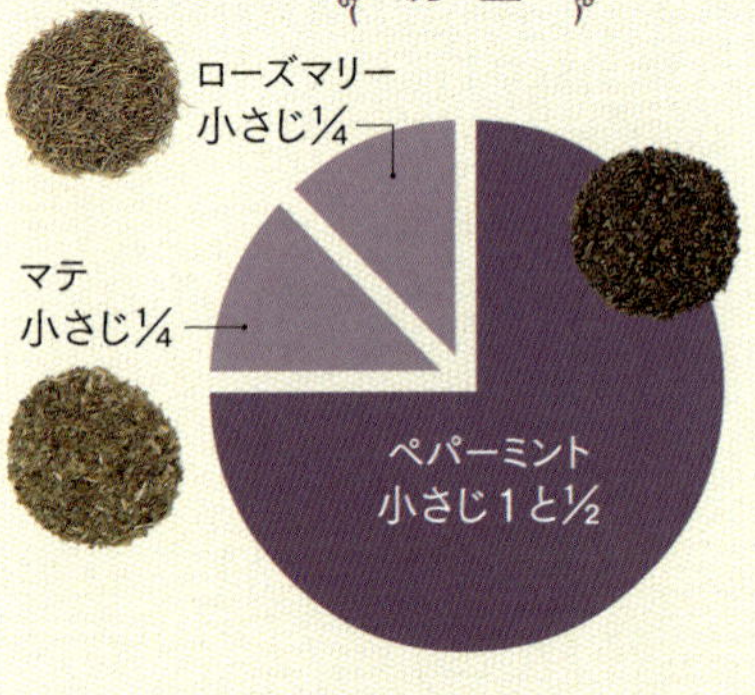

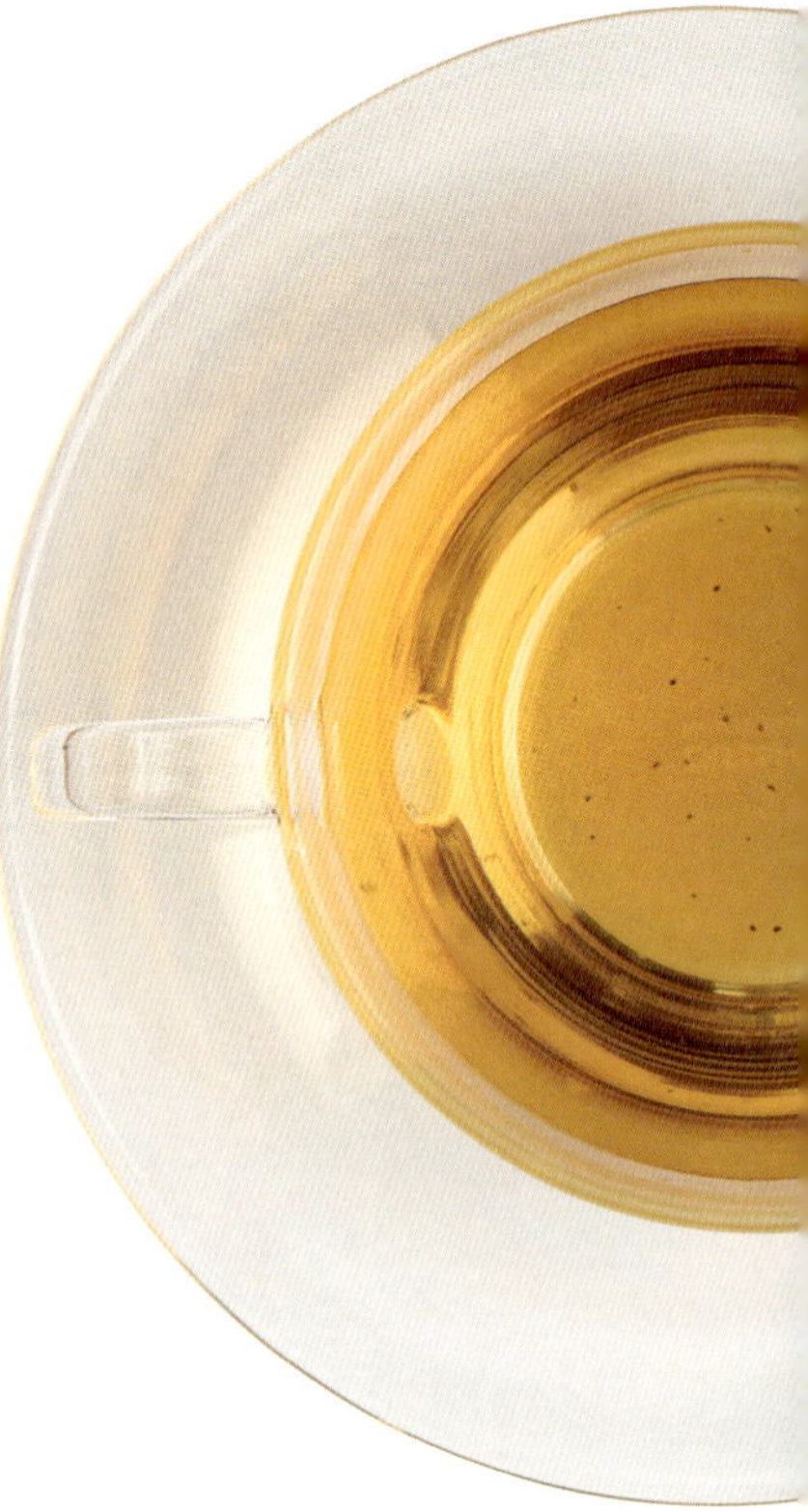

シベリアジンセン × ダンディライオンルート × ルイボス

運動後の疲れを癒したい

心身のダメージが少なくなり運動で効果的にリフレッシュ

リフレッシュしたり、体力や集中力をつけたりするために、休みの日を活用して本格的に運動をしている人も多いのではないでしょうか。そのプログラムに取り入れたいのが、筋肉疲労の回復や、精神的な疲れを癒すハーブティーです。

激しい運動になればなるほど活性酸素を増加させてしまうので、運動によって増加した活性酸素を取り除くルイボスは、積極的に取り入れたいハーブです。強壮作用のあるシベリアジンセンは、肉体的にも精神的にも、その力を発揮してくれます。激しい運動になればなるほど肝臓は激務に追われますので、強肝ハーブのダンディライオンルートで、運動によってダメージを受けた肝臓をきちんとケアしてあげましょう。

適度な運動で心身ともにリフレッシュできたら、日々の生活にも活気が溢れそうですね。

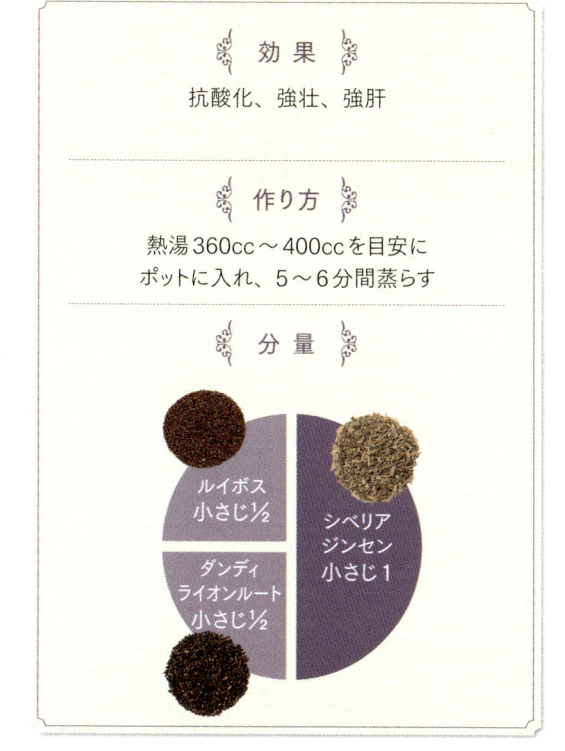

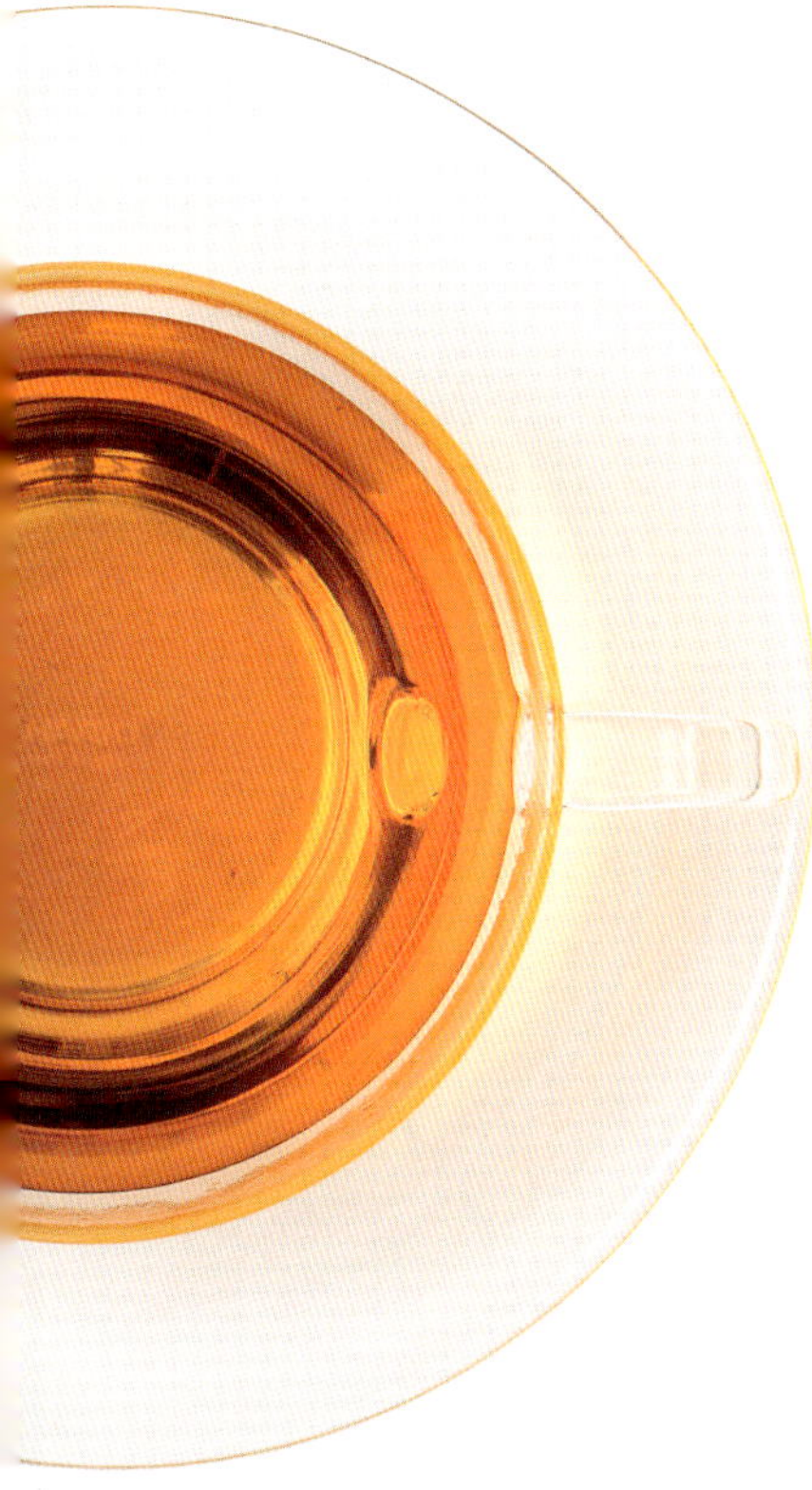

効果

抗酸化、強壮、強肝

作り方

熱湯360cc～400ccを目安に
ポットに入れ、5～6分間蒸らす

分量

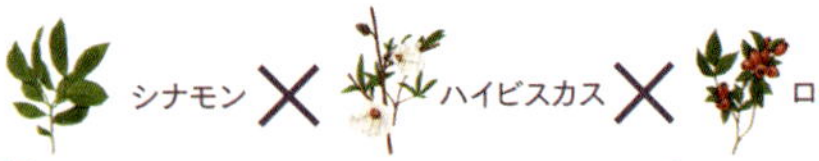

シナモン × ハイビスカス × ローズヒップ

スタミナを維持したい

マラソン選手御用達《ごようたし》ハーブで疲れづらいからだづくりを実現

運動時に必須な水分補給。あなたはどんな飲み物を飲む事が多いですか？おそらく、スポーツドリンクや麦茶という人が多いでしょう。私はぜひ、ハーブティーをオススメしたいです。運動時には合わないと思われがちですが、第18回東京オリンピックでのマラソン金メダリストであるアベベ選手は、ハイビスカスティーを飲んでいたんですよ。

ビタミンCを含むローズヒップとクエン酸を含むハイビスカスの相乗効果によって、それぞれの成分をより体内に吸収しやすくなります。その影響で代謝を高めてくれるので、疲れづらくなるんですよ。シナモンは、スパイシーな香味とマイルドな甘みも含んでいるので、ブレンドするとすっぱさが軽減されます。強壮作用が働いて肉体的にも精神的にも底力が湧いてくるブレンドなので、試してみてくださいね。

効果

疲労回復、ビタミンCの補給、強壮

作り方

熱湯360cc～400ccを目安に
ポットに入れ、3～5分間蒸らす

分量

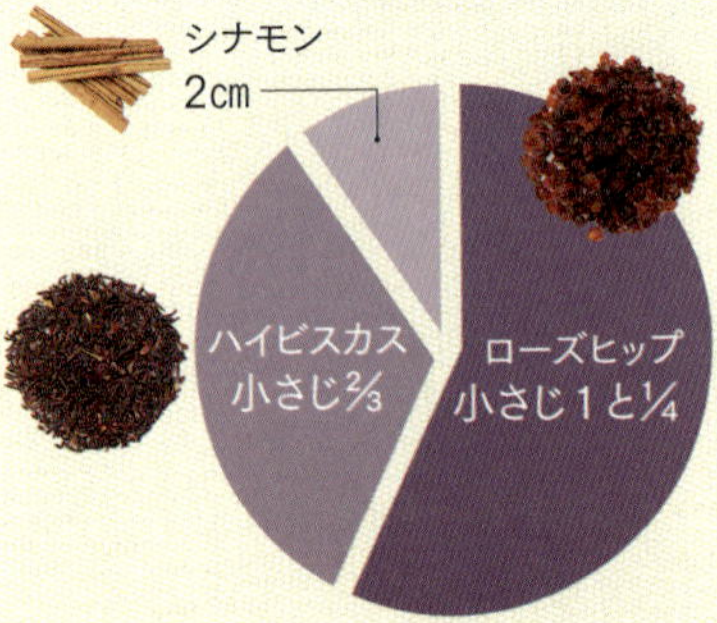

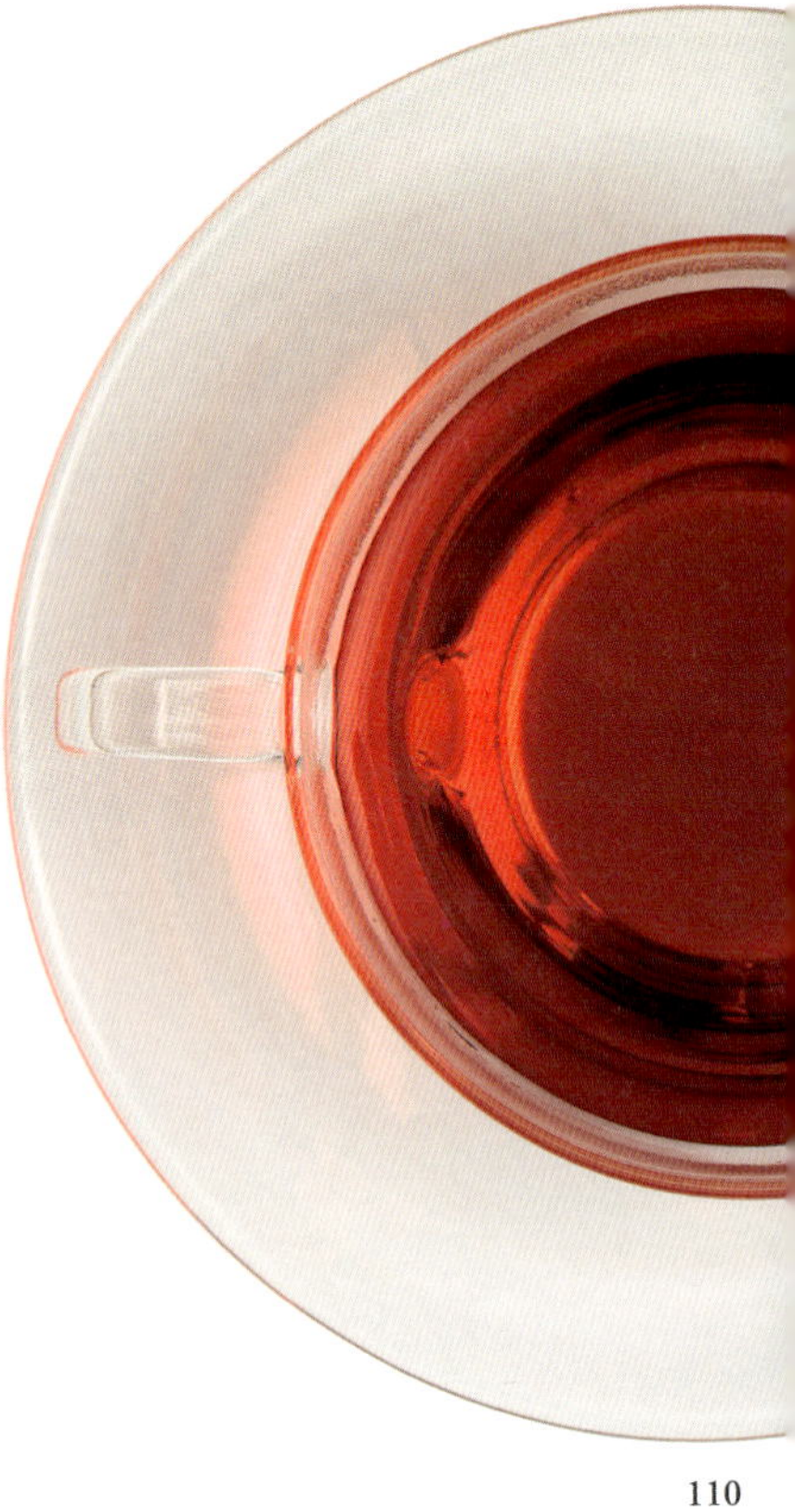

ハイビスカス × マロウブルー × リンデン

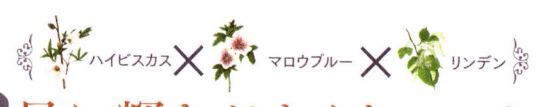

目に輝きがなくなってきた

年齢のせいだと諦めずに目の健康もしっかり守る

年齢を重ねると気になる、目のかすみ。スッキリした目元を取り戻したいと感じたら、試してみてください。

赤い色素を含むハイビスカスと、紫の色素を含むマロウブルーの、アントシアニン系ハーブティーです。アントシアニンはブルーベリーに多く含まれている成分で、目に良いと言われていますね。とはいえ、どんな効果があるのかは詳しく知らない人も多いのではないでしょうか。脳に視覚信号を伝える色素をロドプシンと言います。この色素は光によって分解されるのですが、目の酷使や加齢によって、再合成する力が衰えてしまいます。それを助けるのがアントシアニン。目の健康に役立ってくれますよ。

リンデンを加えて、全体の風味を優しくまとめてもらいましょう。

好きな事をして暮らすために、目の健康にも気をつけていきたいですね。

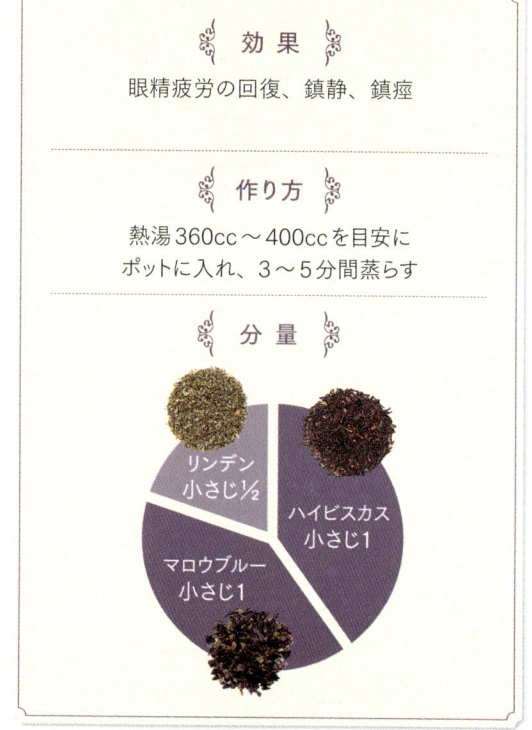

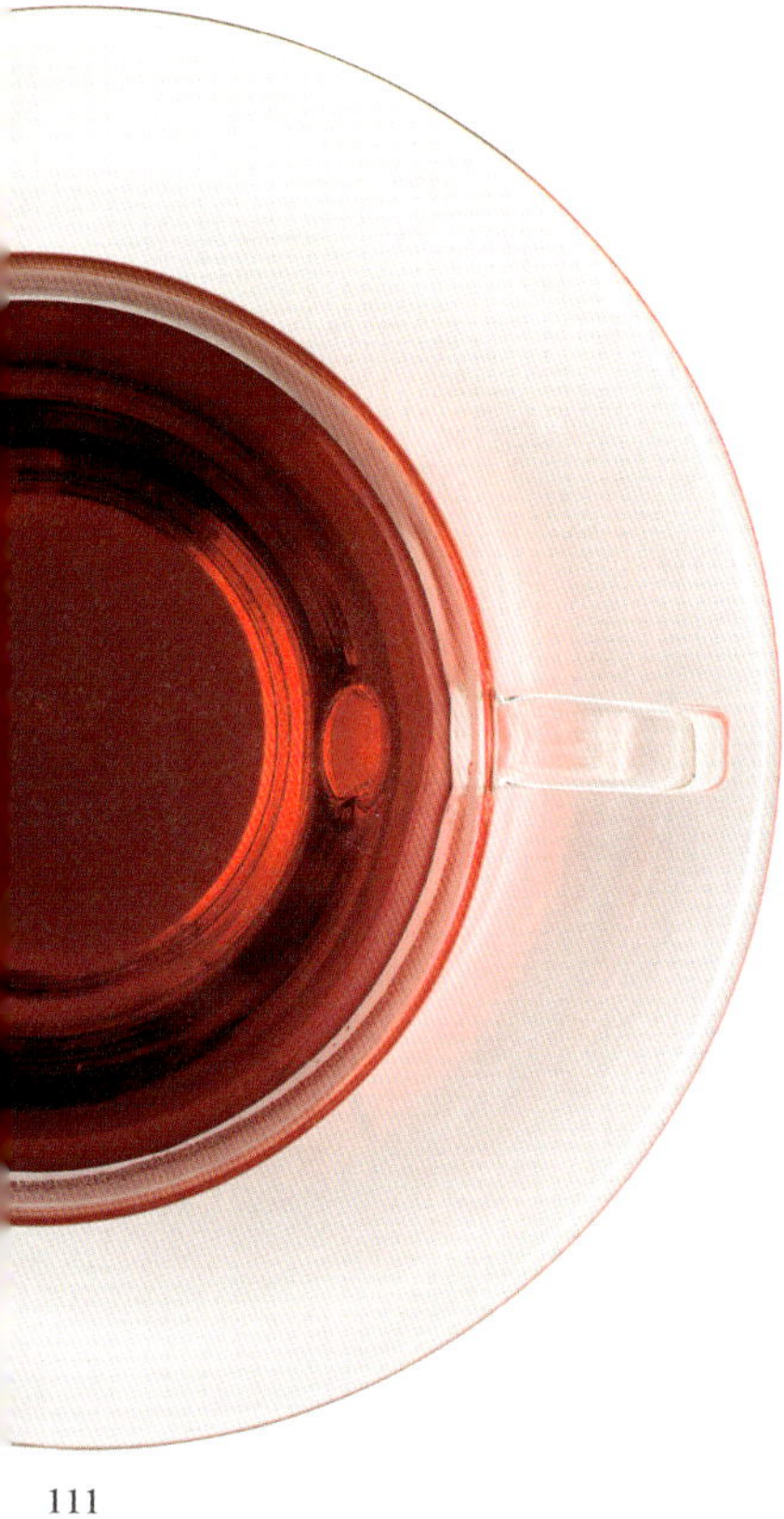

効果

眼精疲労の回復、鎮静、鎮痙

作り方

熱湯360cc～400ccを目安に
ポットに入れ、3～5分間蒸らす

分量

ローズ × ローズヒップ × ネトル

肌がくすんでハリがない

デトックスを促すブレンドで からだの内側から綺麗になる

〝からだの内側からも綺麗になる〟という言葉をよく耳にしますが、内側とは、どこを指すのでしょうか。私は、内臓や血液などはもちろん、そのときどきの感情も指すのだと思います。〝内側〟が綺麗になる事で〝外側〟である肌の悩みが解決したという声もあるほど、両者は深く関係しています。

ローズヒップのビタミンCと抗酸化作用でデトックスを促し、活性酸素も除去してもらいましょう。ビタミンCはコラーゲンの生成にも関わるので、しみやしわの予防にも利用されます。ネトルは、女性の味方のハーブ代表。血液を作ってくれたり、肌を綺麗にしてくれたりします。ビタミンやミネラルも豊富なので、湿疹やかぶれにも効果があると言われています。まとめ役は、ホルモン調整をしてくれる香り高いローズです。

はつらつとした笑顔を取り戻して、人生をもっとたのしんでくださいね。

効果

ビタミンCの補給、抗酸化、
浄血、造血、美肌

作り方

熱湯360cc～400ccを目安に
ポットに入れ、3～5分間蒸らす

分量

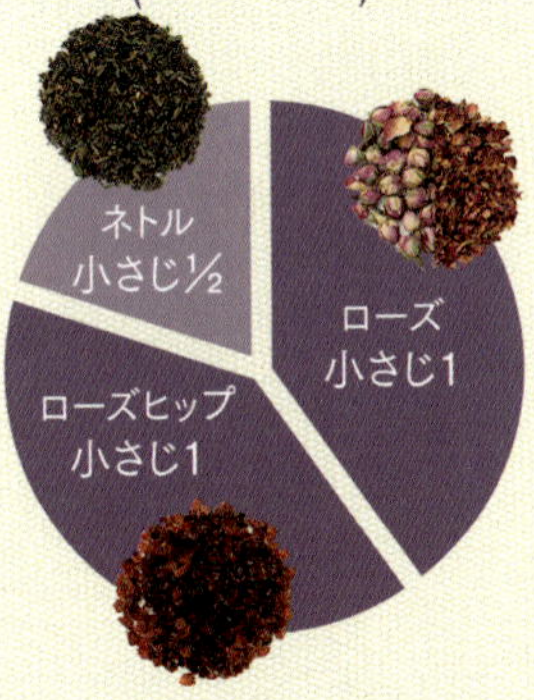

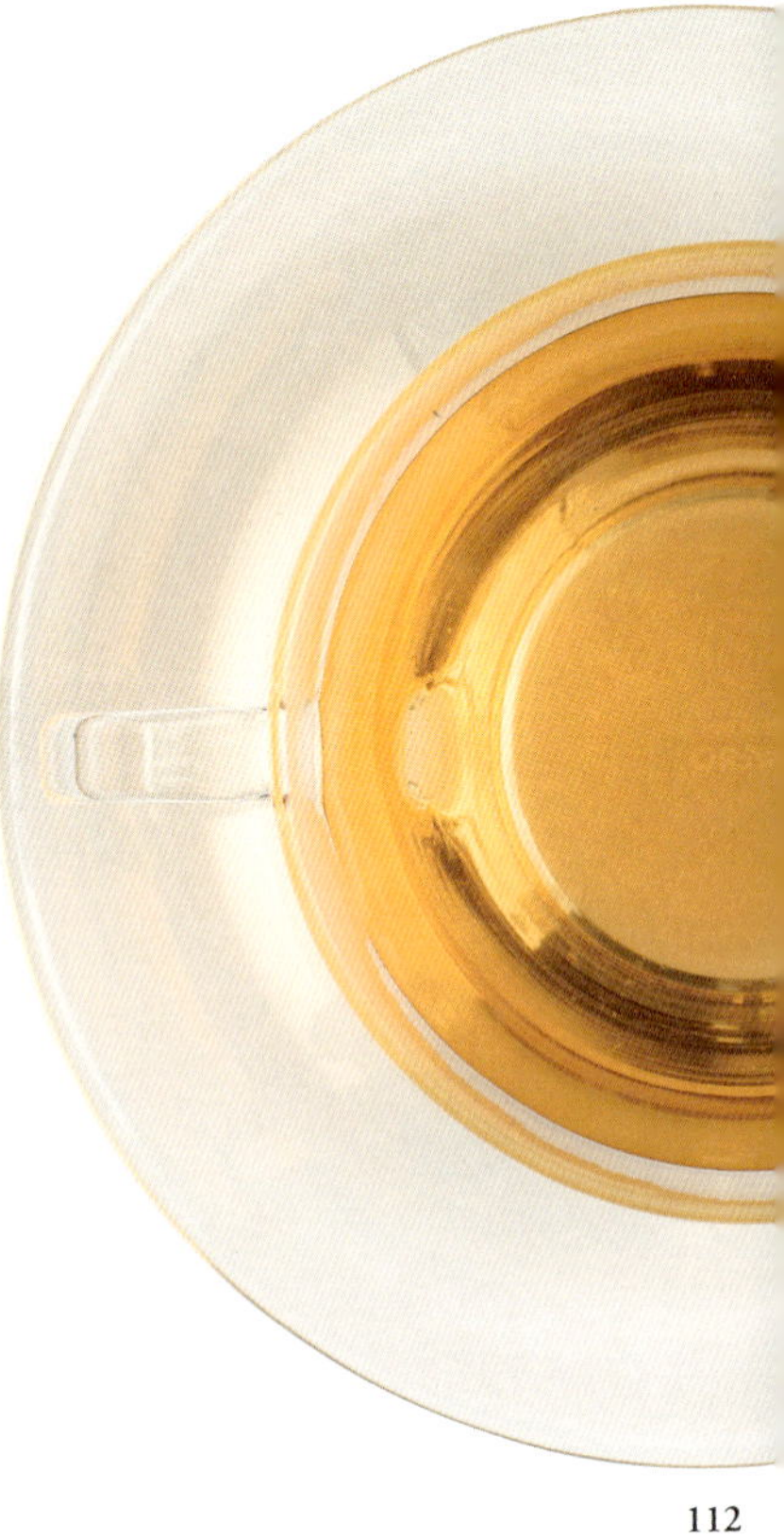

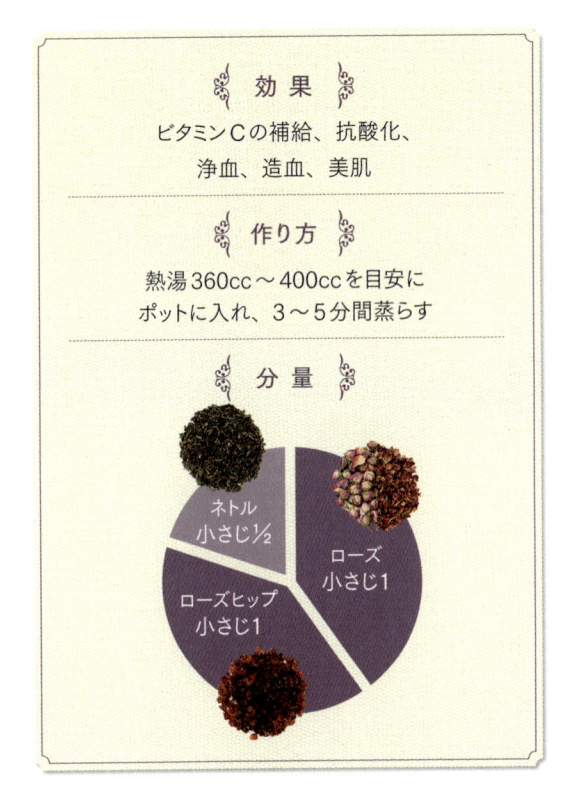

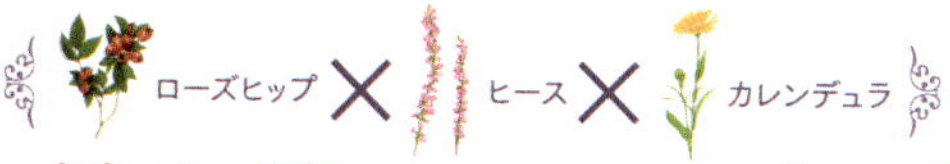

昔との見た目のギャップが気になる

今の姿も美しいと認めて年齢を重ねた美しさに

同窓会の案内が届いたとき、久しぶりに会うみんながどんな様子かたのしみな気持ちと同時に、老けたと思われないかちょっと不安になりますよね。ハーブティーは、若々しさを保つためのケアもできるんです。

このブレンドは、皮膚のたるみを予防して、透明感のある肌を保つのに役立ちます。ほんのり甘ずっぱく、優しい美味しさのローズヒップがベース。デトックスと同時にからだ全体の抗酸化を期待できます。若々しいあなたの源を呼び覚ましてくれるでしょう。ポットで蒸らしていると、小さなピンク色のヒースと、黄色く柔らかな風合いのカレンデュラがピュアな気持ちにさせてくれます。

年齢にあらがうよりも、しなやかで、素敵に年を重ねたいですよね。旧友との交流、おしゃれをして思いっきりたのしんできてください。

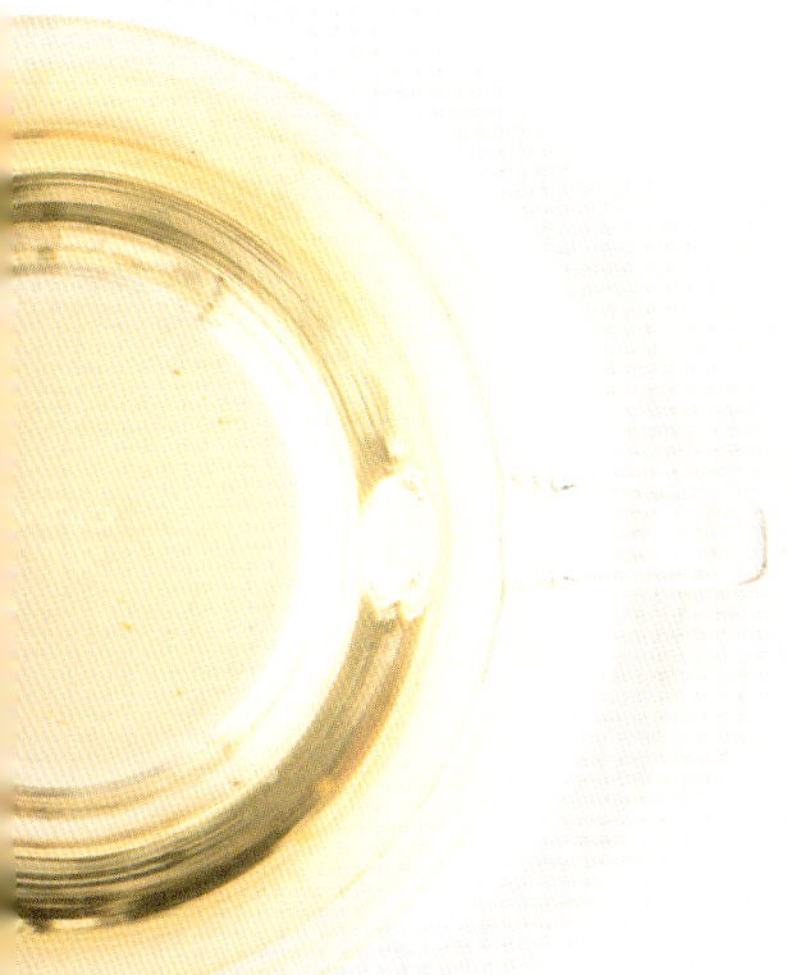

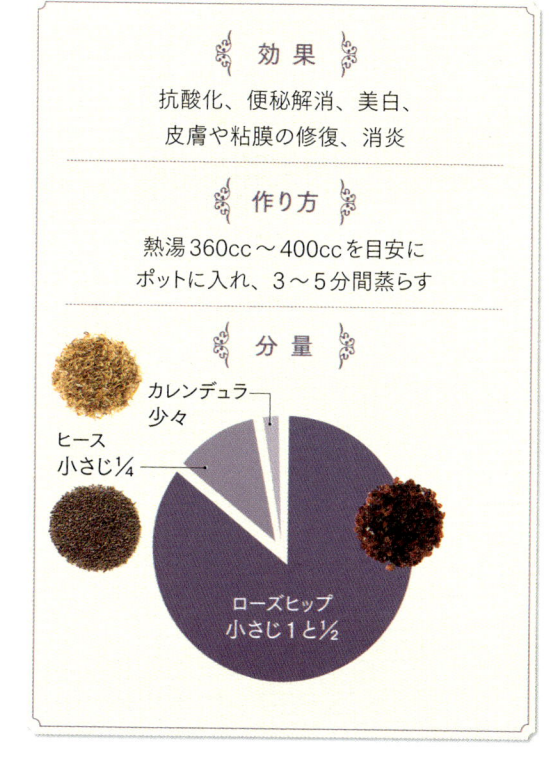

効果

抗酸化、便秘解消、美白、
皮膚や粘膜の修復、消炎

作り方

熱湯360cc～400ccを目安に
ポットに入れ、3～5分間蒸らす

分量

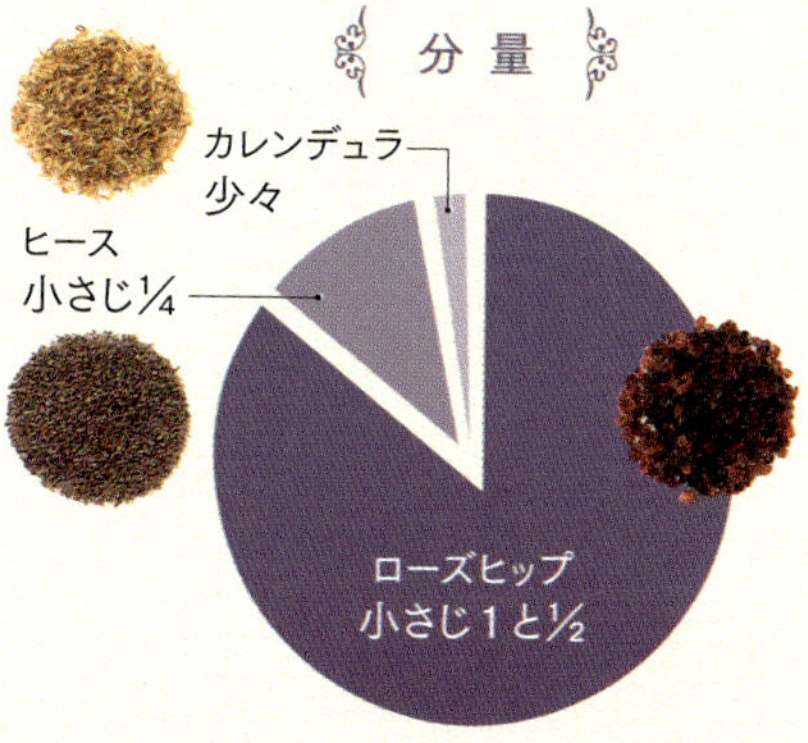

ローズ × ローズヒップ × ヒース

無理が利かなくなってきた

年齢のせいだと諦めないで 前向きな気持ちを持てる

昔はなんて事なかったのに、「あれ？ちょっとつらいかも」と思う症状が現れ始めたり、気持ちも沈んでしまいがちになったりしたら、なるべく早めにリセットする事が重要です。なにもしなかった場合に比べて、のちのち大きな差として現れますよ。

　ローズの可憐な香りは、明るく優しい気持ちにさせてくれるでしょう。ローズヒップとヒースの甘ずっぱさは、ローズの香りをさらに引き立ててくれます。関節のケアに効果のあるビタミンCとミネラルも含まれているのも嬉しいポイントですよね。

　また、感染症の予防にも効果があります。無理をして疲れが溜まっているときには、特にオススメのハーブティーです。

　できる事から始めると、きっとからだも変わってくるはずですよ。

効果

ビタミンCの補給、尿路の消毒、抗菌、心身のリラックス

作り方

熱湯360cc～400ccを目安にポットに入れ、3～5分間蒸らす

分量

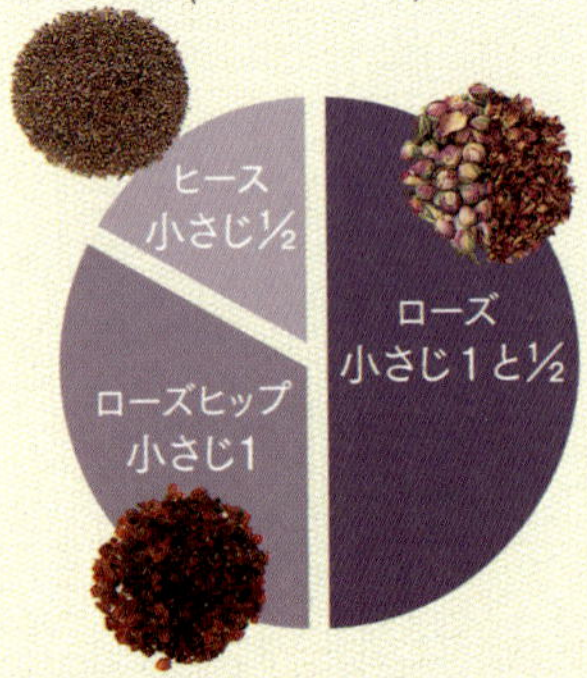

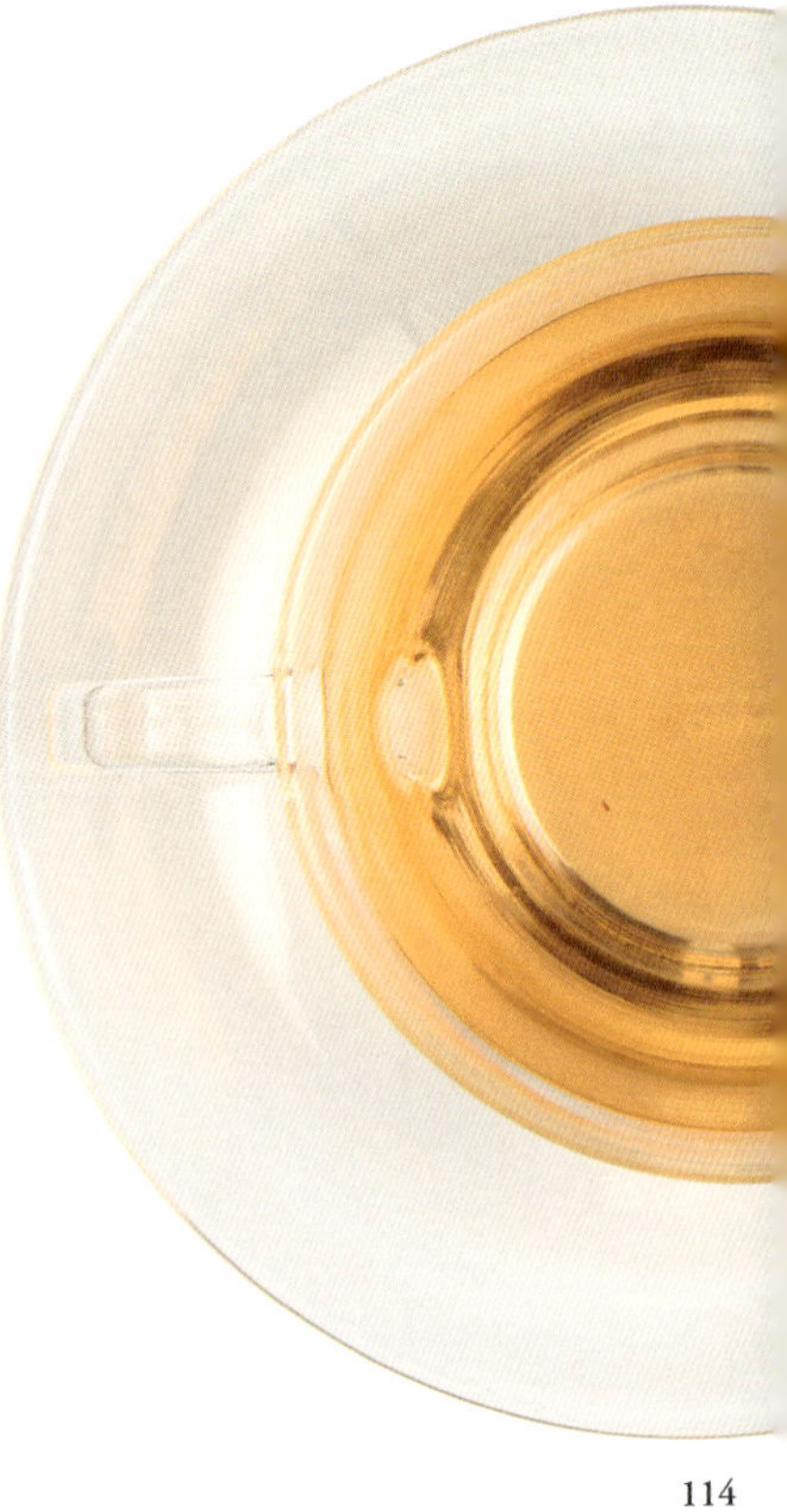

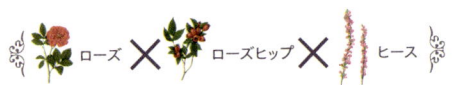

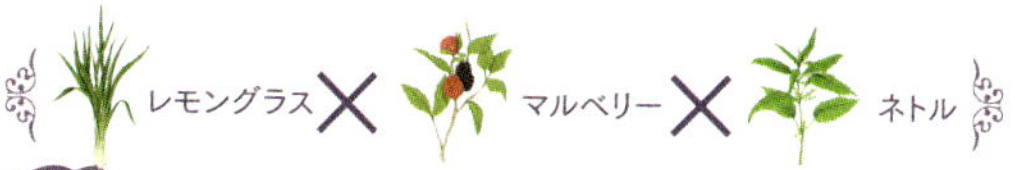

食事が偏ってしまう

不規則な食生活をサポート 不足分の栄養も補う

忙しい毎日が続くと、どうしても偏った食事になってしまいがち。ビタミンやミネラルが豊富なハーブと一緒だと、忙しくて偏った食事でも、手軽に不足分を補えます。

このブレンドは、血糖値を調整して腸内環境を整えてくれるマルベリー、血を作って貧血予防にも役立つ鉄分やビタミンC、葉酸を含んだネトル、そして、全体の味を整えて爽やかな風味にしてくれるレモングラスのトリオ。消化も助けてくれるので、不規則な食生活を送っている人にオススメです。

さっぱりしたレモン風味で、味は緑茶に似ています。「ハーブティーは食事には合わないでしょう?」と思っている人もいるかもしれませんが、実はとても良く合うんですよ。このブレンドは、特におにぎりや炊き込みご飯などの和食にぴったり。食事と一緒にハーブティー習慣を始めてみてはいかがですか?

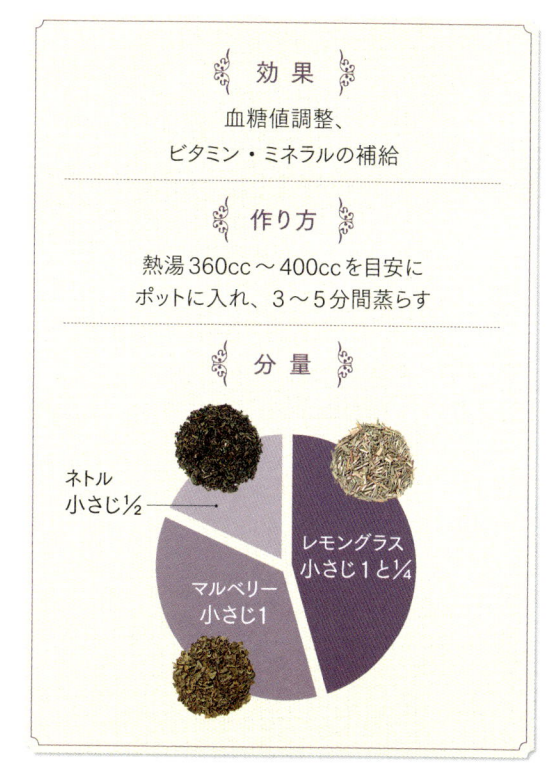

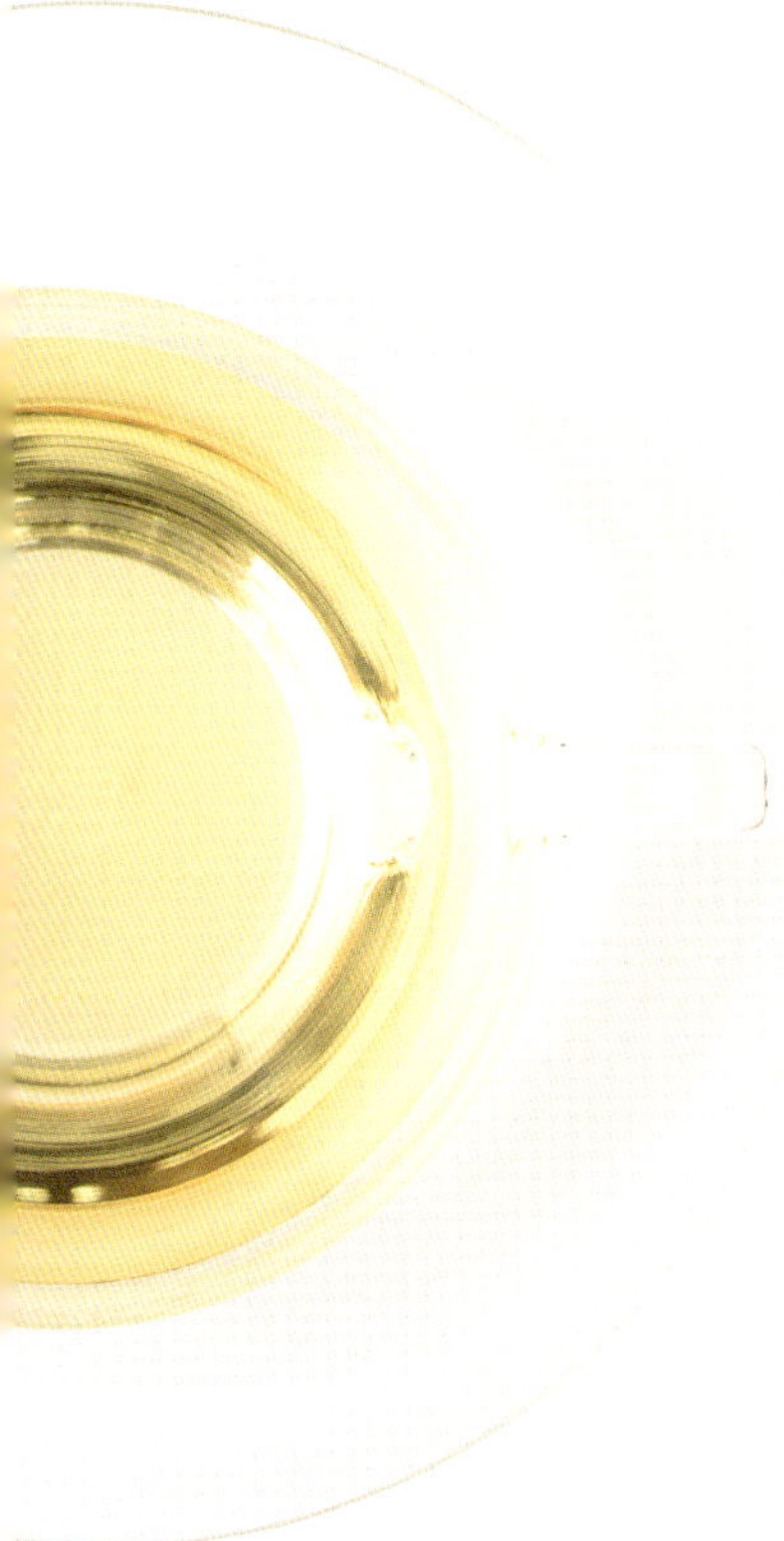

効果

血糖値調整、
ビタミン・ミネラルの補給

作り方

熱湯360cc～400ccを目安に
ポットに入れ、3～5分間蒸らす

分量

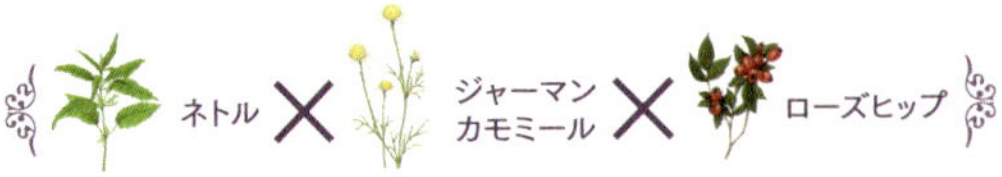

元気な赤ちゃんを授かりたい

妊活に必須の葉酸パワー 穏やかな気持ちで準備万端

結婚を間近に控えていたり、妊活中だったり。「そろそろ、愛しい彼との赤ちゃんを……」と、お望みの人にオススメのブレンドです。

ネトルには、葉酸が含まれています。葉酸は水溶性ビタミンなので、妊活中にぜひ摂ってほしい成分。まだ妊娠の兆候がなく、お母さんも妊娠している事に気づかない時期、お腹にいる赤ちゃんは葉酸を欲しています。その理由は、神経系の発達に欠かす事のできないものだから。葉酸を摂ると神経管閉鎖障害のリスクを減らせる事が分かっているんです。ローズヒップはビタミンCが豊富なので、ネトルに含まれている鉄分を摂り入れるのに、効果が上がります。全体は甘ずっぱいジャーマンカモミールでまとめましょう。

元気な赤ちゃんと会える日を待つ日々、ハーブティーを飲みながら、穏やかな気持ちで過ごしてくださいね。

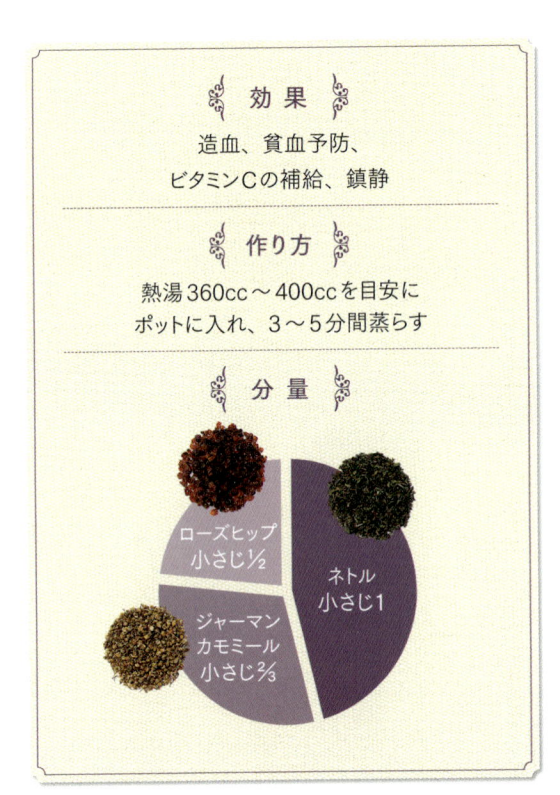

効果

造血、貧血予防、
ビタミンCの補給、鎮静

作り方

熱湯360cc～400ccを目安に
ポットに入れ、3～5分間蒸らす

分量

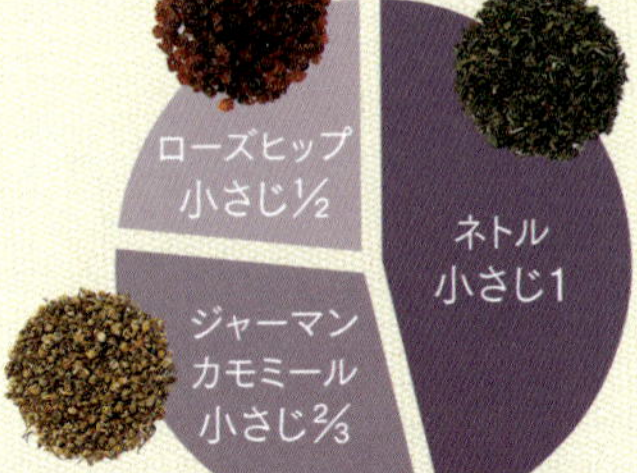

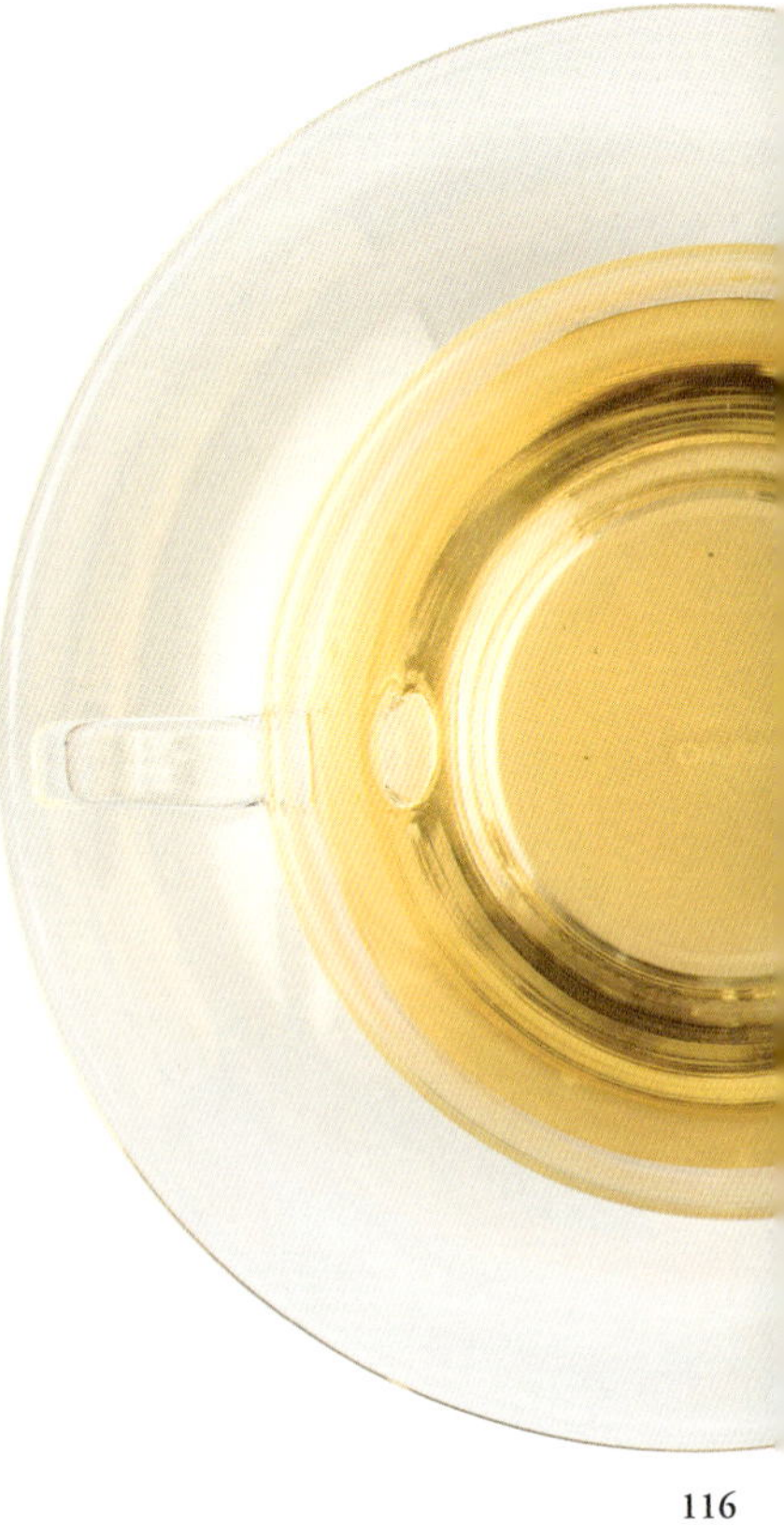

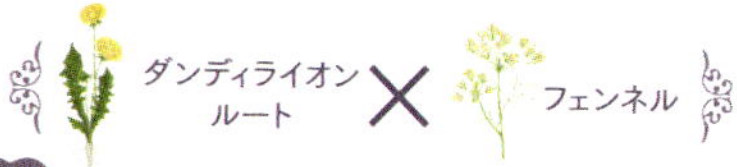

母乳で育てたい

自然由来のものだから授乳中でも安心

もうすぐ赤ちゃんの出産予定日。「出産したら、母乳で育てたいな」と考えているお母さんにオススメのブレンドです。

ダンディライオンルートには、催乳作用があると言われる成分、タラキサステロールが含まれています。つまり、母乳を促してくれるのです。また、魚料理で使われる事が多いフェンネルも、実は催乳の目的で使われてきたハーブなので、相乗効果が期待できるでしょう。使用部位の種子は、乳鉢などで潰してからブレンドしてくださいね。使う直前に潰すと、ダンディライオンルートの香ばしい香味と、フェンネルの甘くスパイシーな香りが合わさって、風味を損なわずに美味しく味わえます。

ハーブは自然由来のもの。だからこそ、授乳中でも安心して飲む事ができます。自然な味わいをたのしんでくださいね。

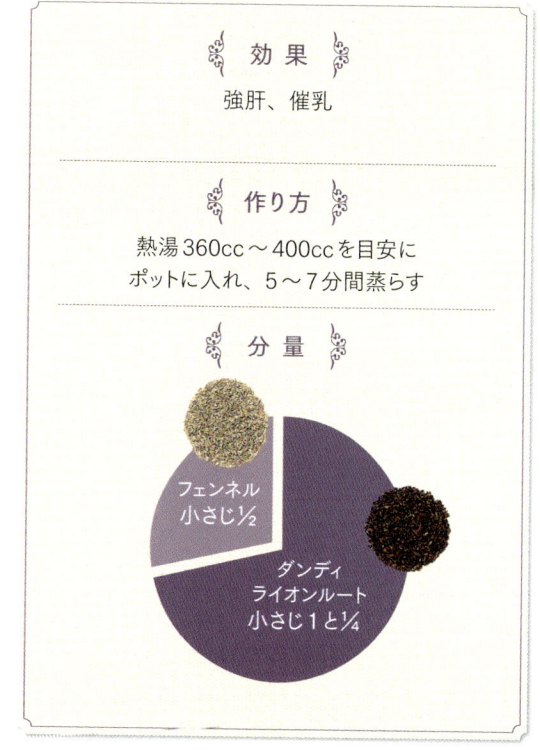

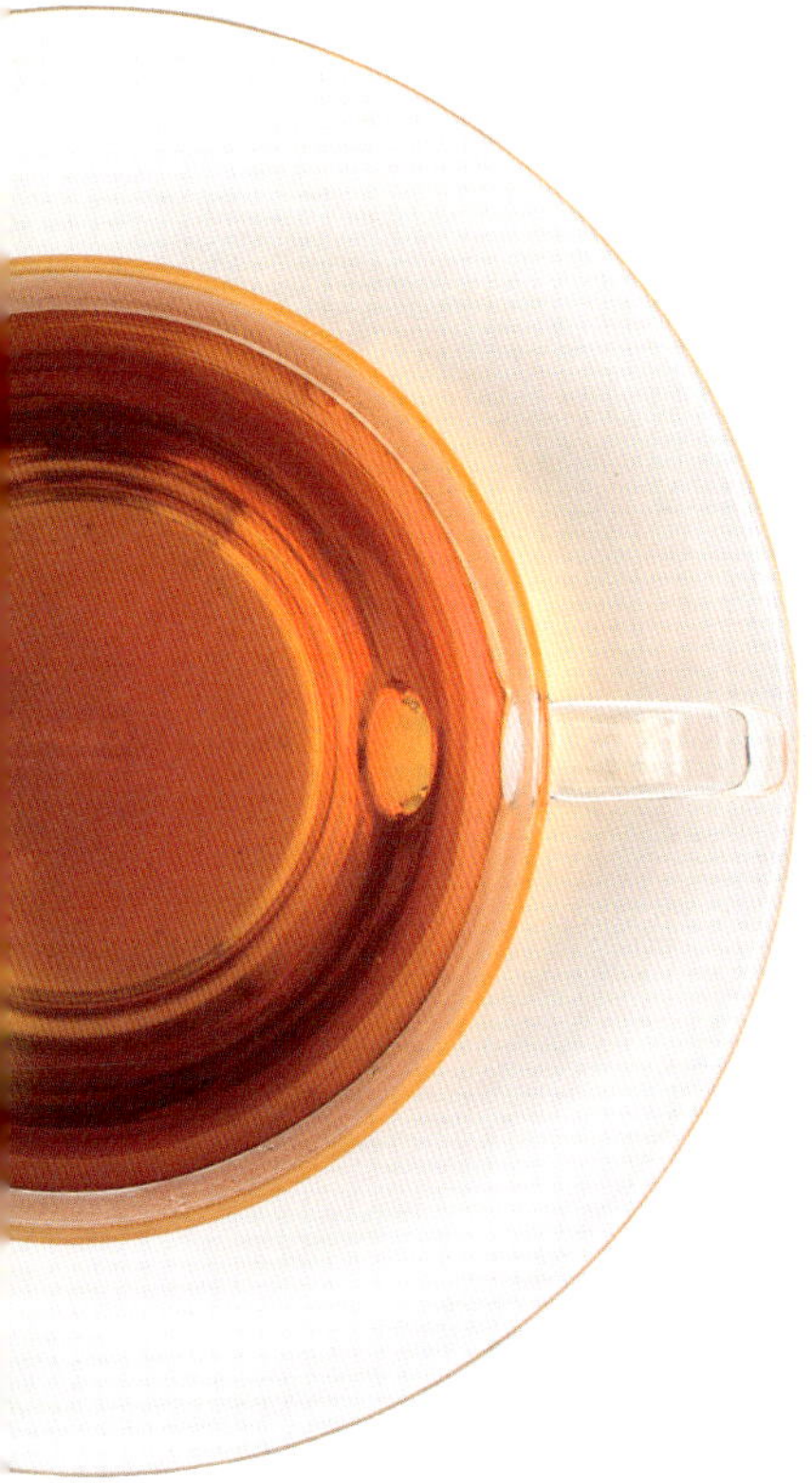

効果

強肝、催乳

作り方

熱湯360cc～400ccを目安に
ポットに入れ、5～7分間蒸らす

分量

ネトル × ダンディライオンルート × ジュニパーベリー × バードック

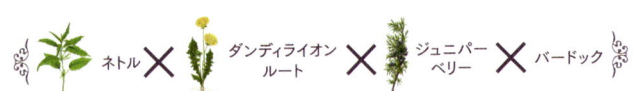

溜まった老廃物をデトックスしたい

デトックスでからだスッキリ 内側から綺麗をキープ

綺麗になりたいと思ったとき、どうしても表面的な外側だけに注目してしまいます。でも、便秘をはじめとする老廃物をからだに溜め込んでいては、真の〝綺麗〟を目指す事はできませんよね。まずは、内側からお掃除していく事を試してみましょう。

このブレンドは、名づけて「最強のデトックス」。使用するすべてのハーブがデトックスに向いているハーブです。腸が綺麗になると必要な栄養も吸収しやすくなるので、老廃物を流す事は綺麗への第一歩。コクがあり、しっかりと深みを感じる香味なので、美味しく飲めますよ。ジュニパーベリーは使う直前に潰してから使ってくださいね。

春と秋は、からだがデトックスをしやすくなる時期。ハーブティーを上手に活用しつつ、お腹もスッキリ快便で「内側から綺麗」を目指しましょう。

効果

肝機能促進、強肝、利胆、
造血、浄血、利尿

作り方

熱湯360cc～400ccを目安に
ポットに入れ、6～7分間蒸らす

分量

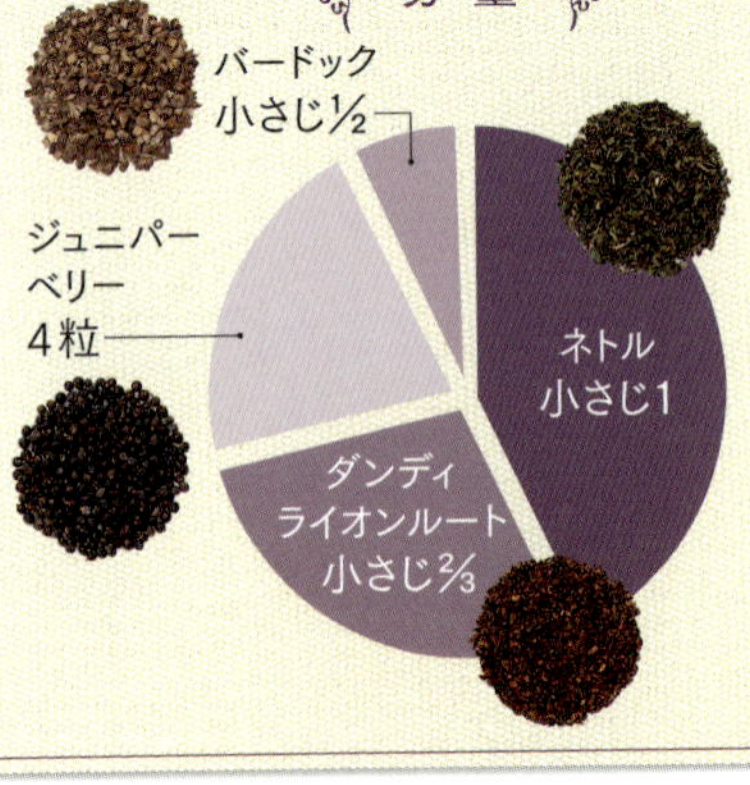

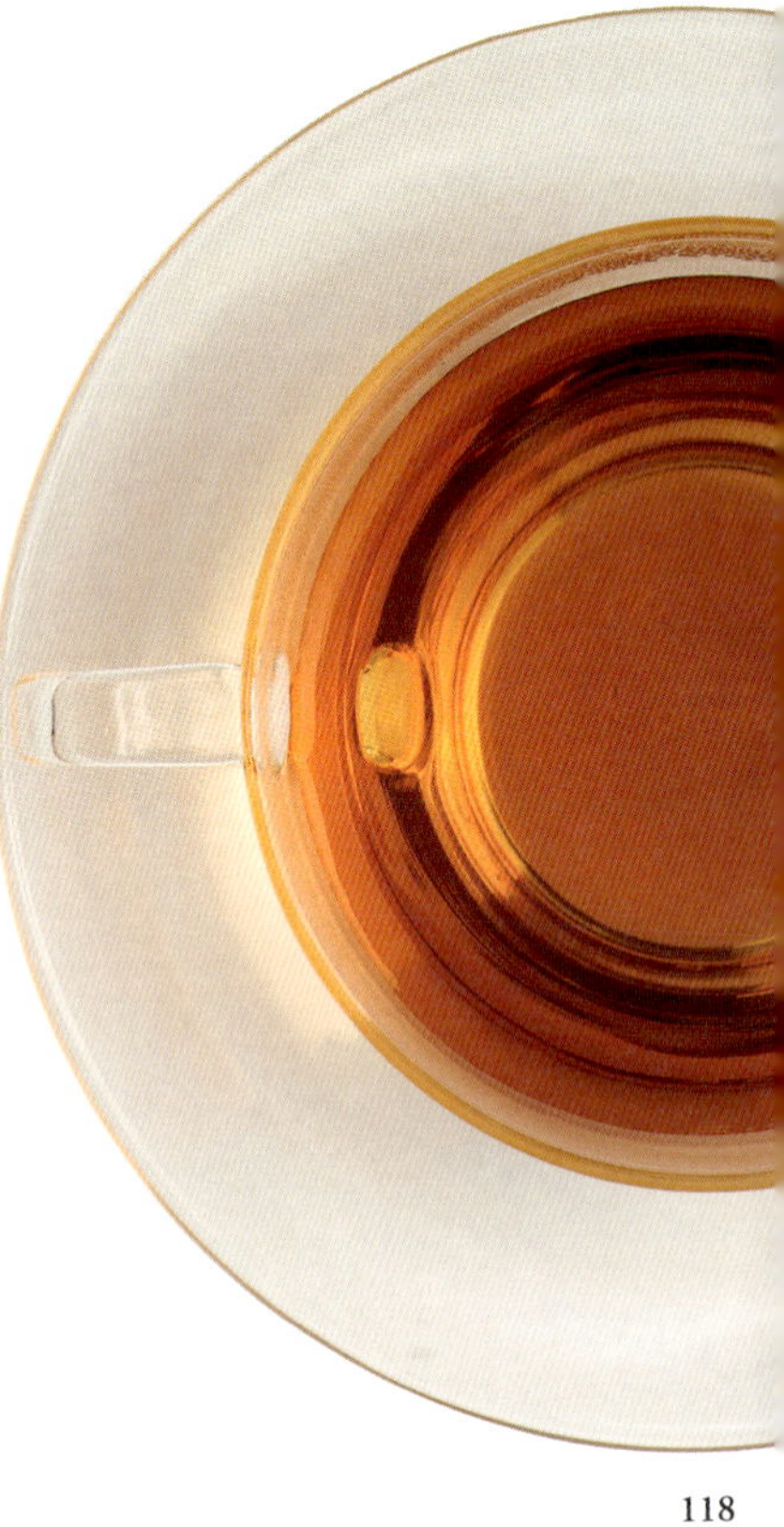

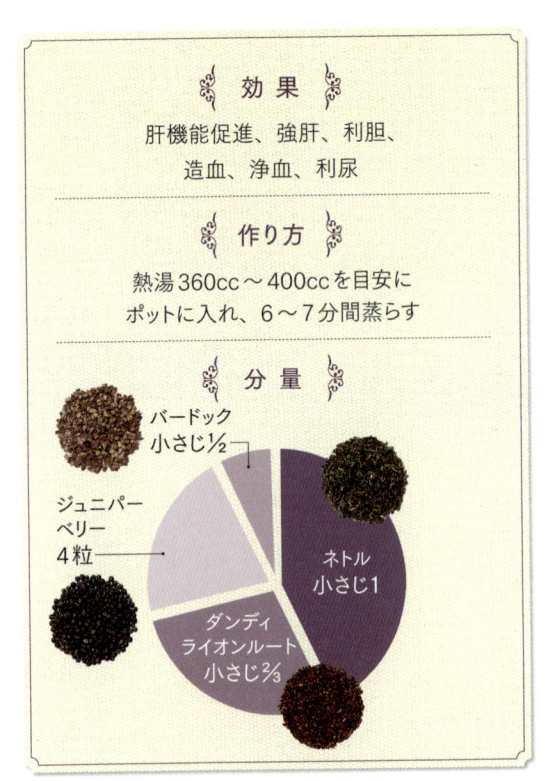

マルベリー × ラズベリーリーフ × カルダモン

糖質の摂りすぎが気になる

糖分の吸収を抑えて生活習慣病も予防

甘〜く魅力的なお菓子。食べ始めると、なかなか手が止まらないですよね。そんなあなたには、お菓子を食べる前に、このブレンドを飲む事をオススメします。

マルベリーは、糖分の吸収を抑える働きがあるので、糖質を摂りすぎている人にぜひ使ってもらいたいハーブです。食後の血糖値の上昇を防ぎ、糖尿病など生活習慣病の予防に役立つと言われています。また、腸内環境を良くしてくれるビフィズス菌などの善玉菌の働きを高めてくれるので、便秘がちの人にも役立ちます。ラズベリーリーフの軽い渋みと、カルダモンのスーッとする香味が甘いお菓子を引き立ててくれます。

常備しておいて、いつでもお菓子を食べる前に飲めるようにしておくと良いですよ。

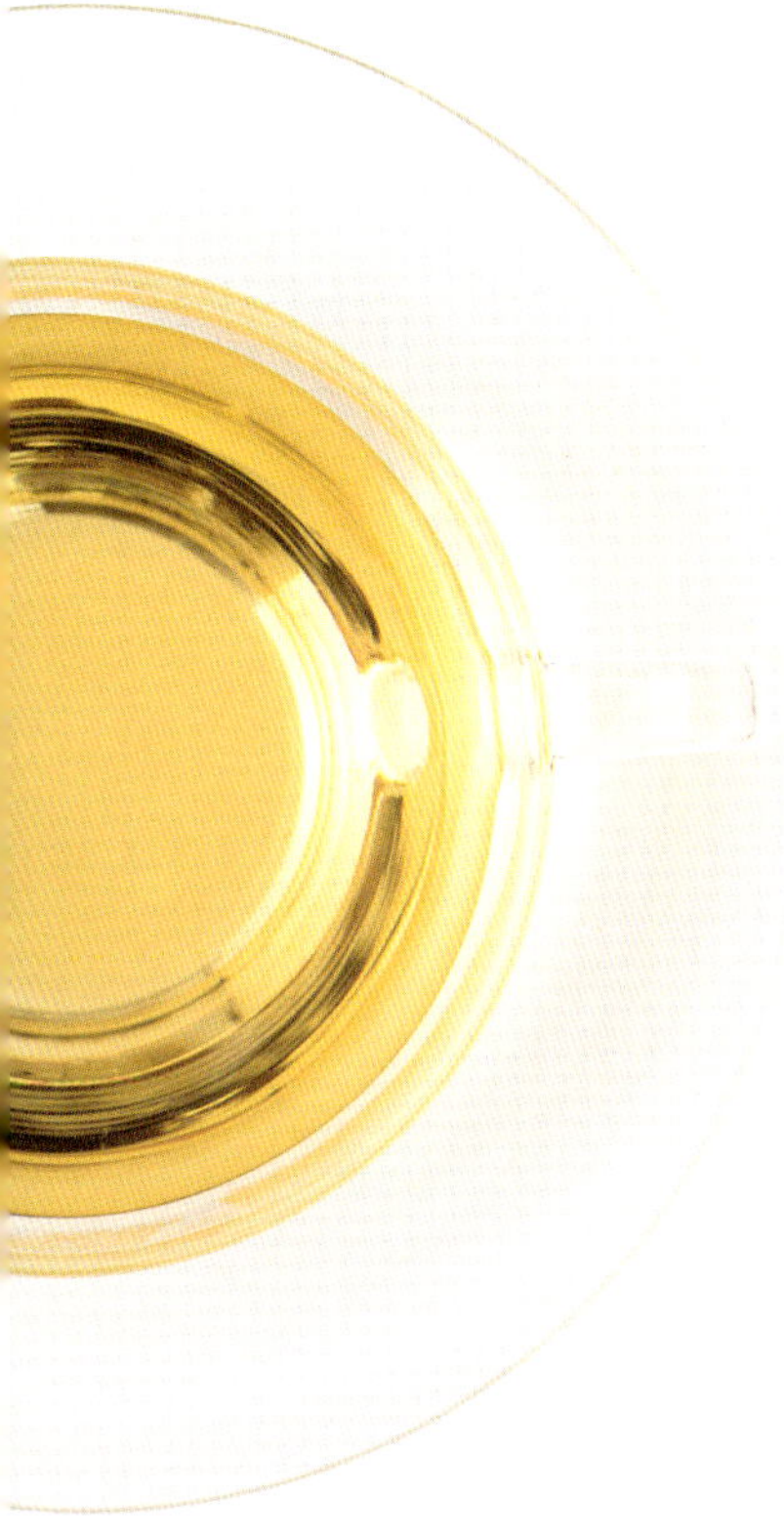

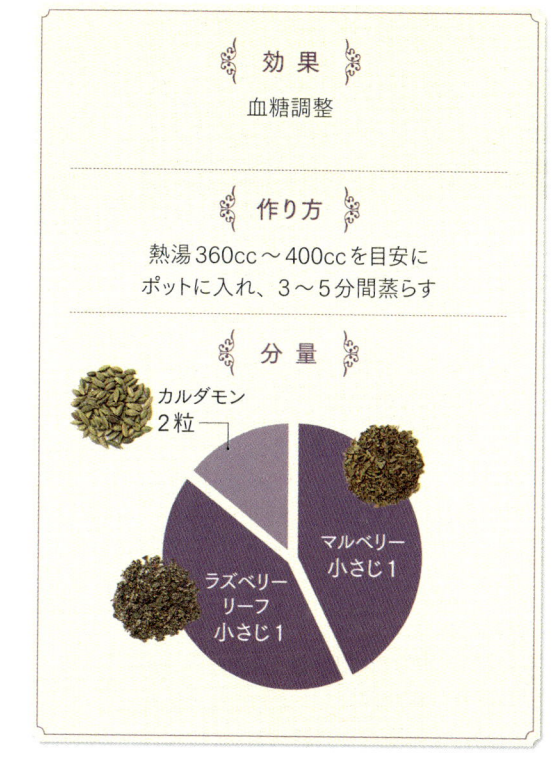

効果

血糖調整

作り方

熱湯360cc〜400ccを目安に
ポットに入れ、3〜5分間蒸らす

分量

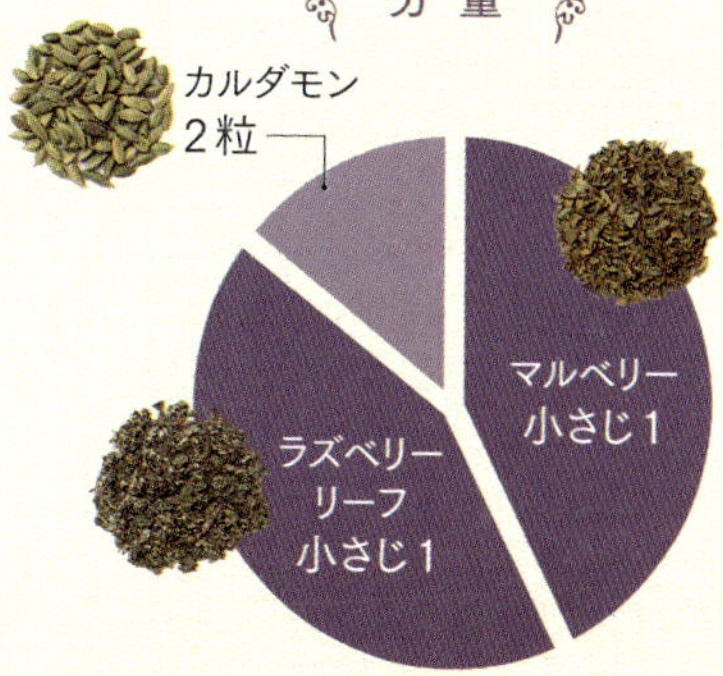

ジャーマンカモミール × ペパーミント × ステビア

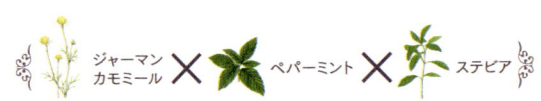

どうしても甘いものが食べたくなる

ストレスが軽減して甘い物への執着が減る

ダイエットをしていたり、砂糖を控えていたりする人は、普段から甘いものを食べすぎないよう調整していると思います。でも、「甘いものは別腹」とばかりに、どうしても食べたくなるときってありますよね。そこで、二つの作戦を実行していきましょう。

作戦1、ストレスを軽減させて、甘いものを食べたい欲求を抑える。

作戦2、それでも食べたいときの対処を考える。

この二つを組み込んだのが、このブレンドです。まず、ジャーマンカモミールとペパーミントのダブル鎮静作用で、ストレスを軽くします。「お腹いっぱいだけど食べたい」という欲求を少なくしてくれます。また、ステビアをほんの少し加える事で、甘い物への欲求も満たしてくれます。

ストレスケアをしながら欲求も叶えてくれるハーブティーで、食べてしまう罪悪感にさよならできるはず。

効果

鎮静、砂糖摂取を控える

作り方

熱湯360cc～400ccを目安に
ポットに入れ、3～5分間蒸らす

分量

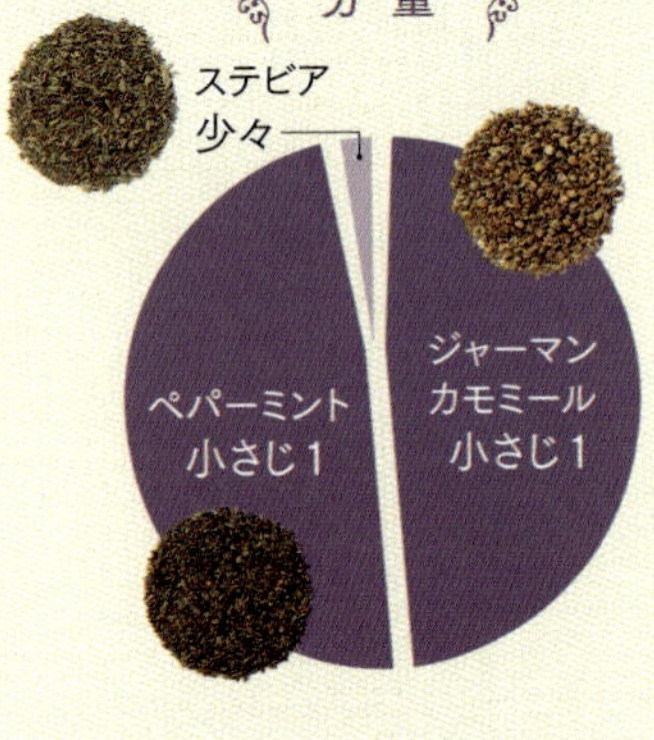

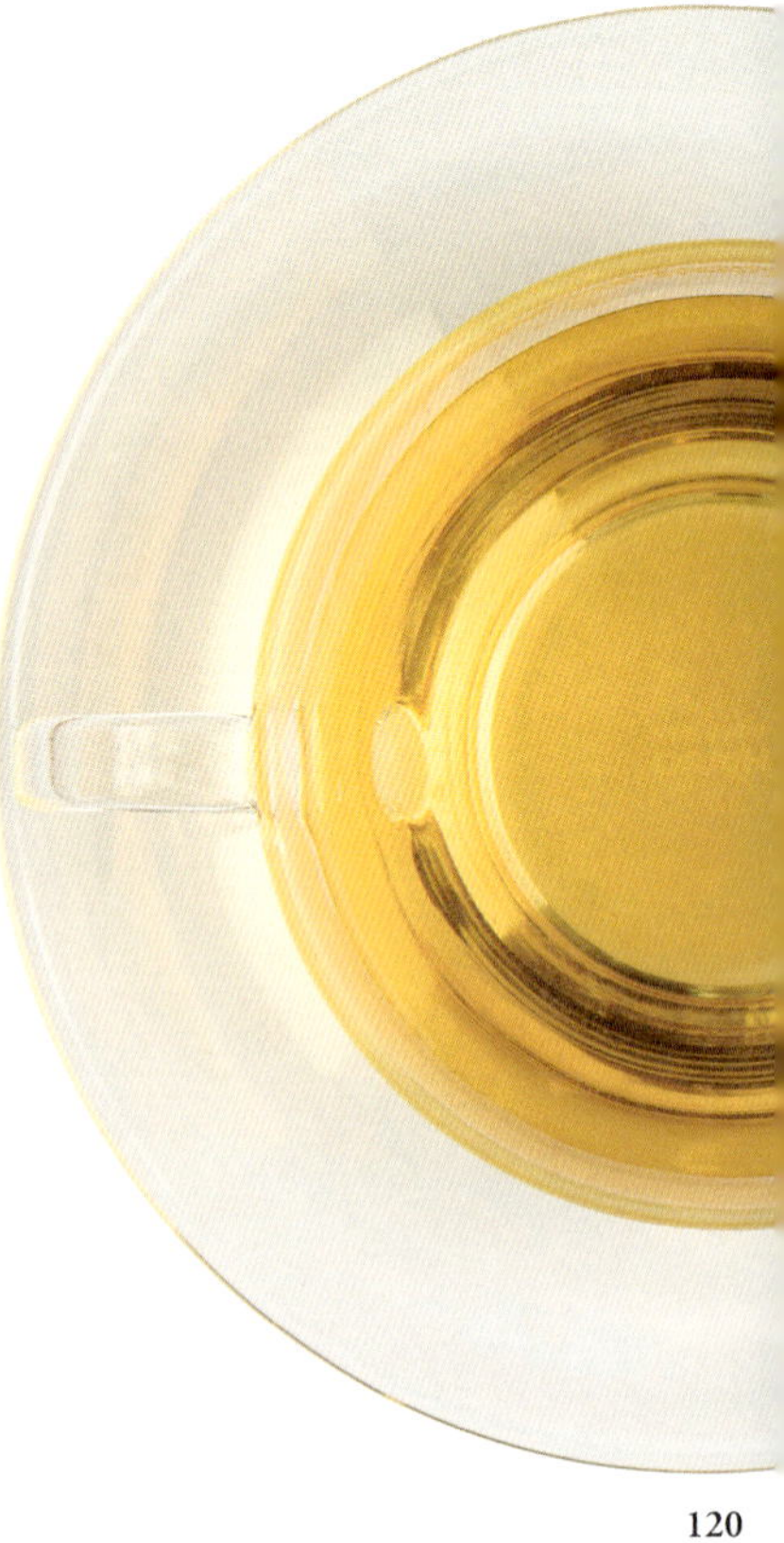

マルベリー × ペパーミント

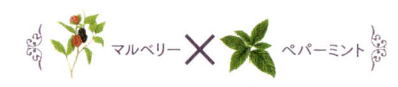

ダイエットに挫折しがち

無理に我慢する事なく食事の量が減らせる

残念ながら、ハーブティーで減量するというのは難しいですが、食事の量を調整してダイエットに活用する事はできます。整った食生活は生活習慣病の予防にもなるので、ハーブティーと一緒に腹七分目を目指しましょう。

マルベリーとペパーミントのブレンドは、食べすぎを防いでくれます。マルベリーには、二糖類分解酵素のα-グルコシダーゼの働きを阻害し、単糖類にならずに腸内を通過するデオキシノジリマイシンという成分が入っています。つまり、腸に糖分が吸収されづらくなり、食後の血糖値が上昇する事を抑制してくれるのです。ここに、食欲を抑えてくれるペパーミントの清涼感と香りを加えるのがみかまる流です。

食事の量を調節するのにぴったりの成分が入っているので、ついつい食べすぎてしまうあなたにオススメ。上手に長く続けてみては？

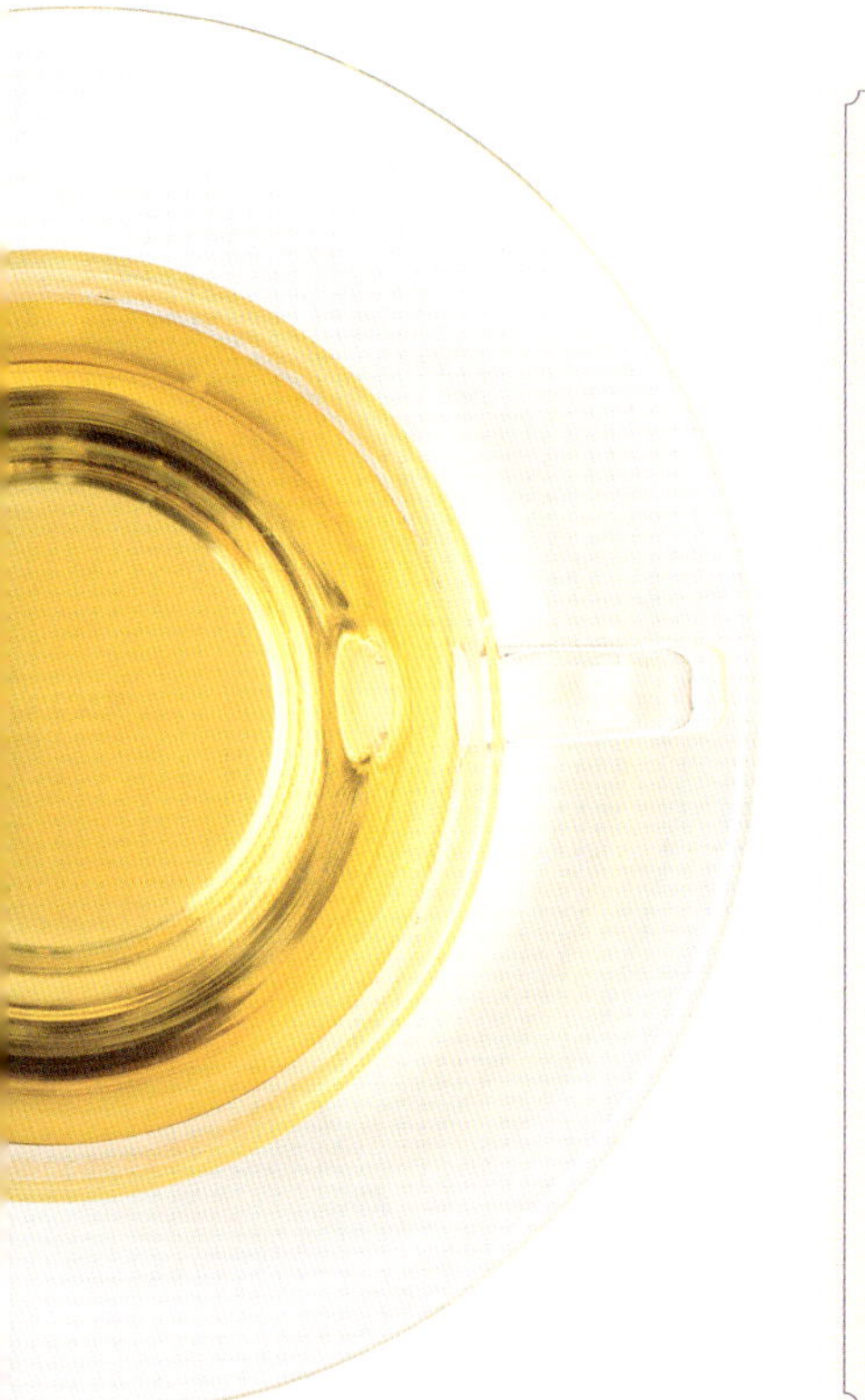

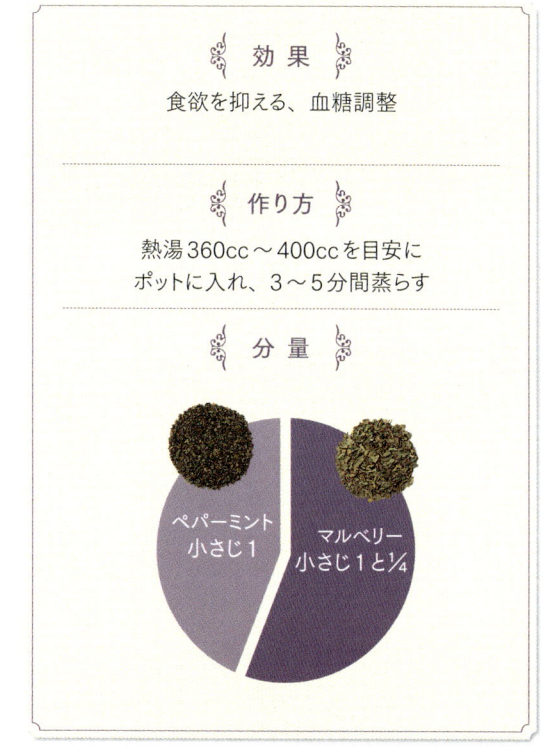

効果

食欲を抑える、血糖調整

作り方

熱湯360cc～400ccを目安に
ポットに入れ、3～5分間蒸らす

分量

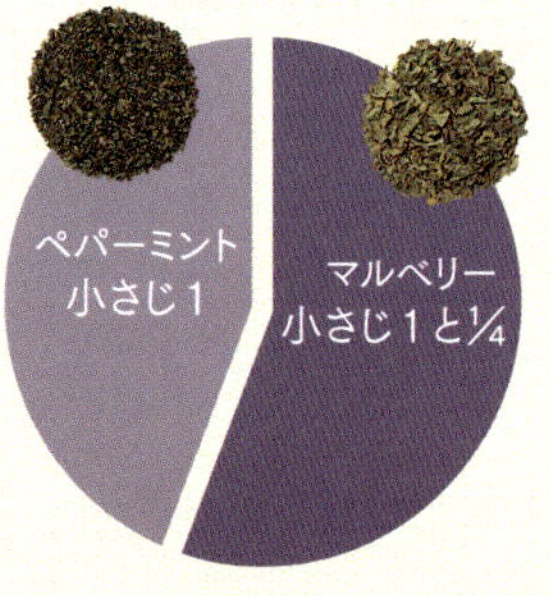

ヒース × ローズヒップ × ルイボス

日焼けしてしまった

紫外線を気にせず趣味に没頭できる

アウトドア派の人は、休日に外に出て、スポーツやレジャーをたのしまれていると思います。太陽の下で活動するのは健康的ですが、ここで怖いのが〝紫外線〟です。炎天下でたくさんの紫外線を浴びて日焼けをする事は、軽いやけどを負う状態。将来的にしみやそばかすの原因にもなります。

ヒースは、美白を促すアルブチンが豊富に含まれて、メラニンの生成を抑制してくれます。そこに、同じ働きで、日焼け後に効果的なビタミンCも含まれたローズヒップも配合しましょう。最後に、ルイボスに含まれているフラボノイドで抗酸化作用を期待します。

せっかく外出前に日焼け止めクリームを塗ったとしても、何度も塗り直すのは難しいですよね。より趣味をたのしむために、日焼け止めにプラスしてハーブティーでのケアを始めませんか？

効果

美白、抗酸化、抗炎症

作り方

熱湯360cc～400ccを目安に
ポットに入れ、3～5分間蒸らす

分量

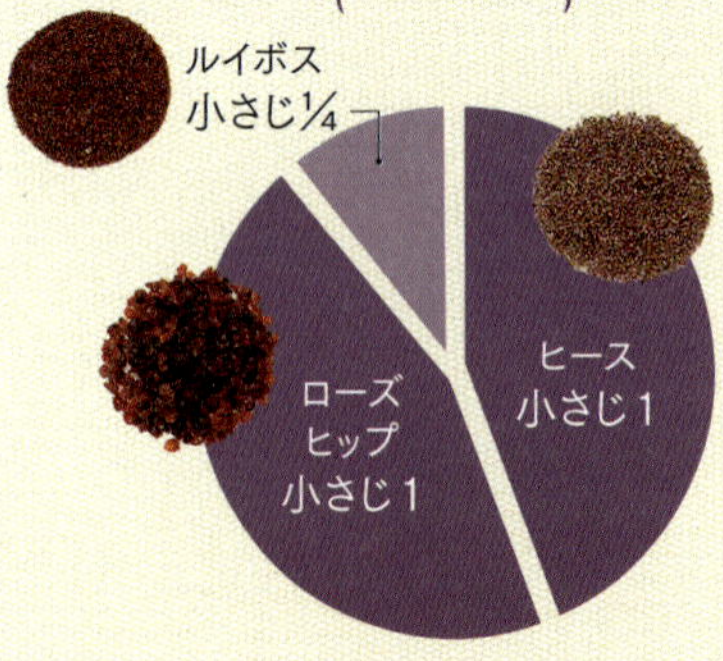

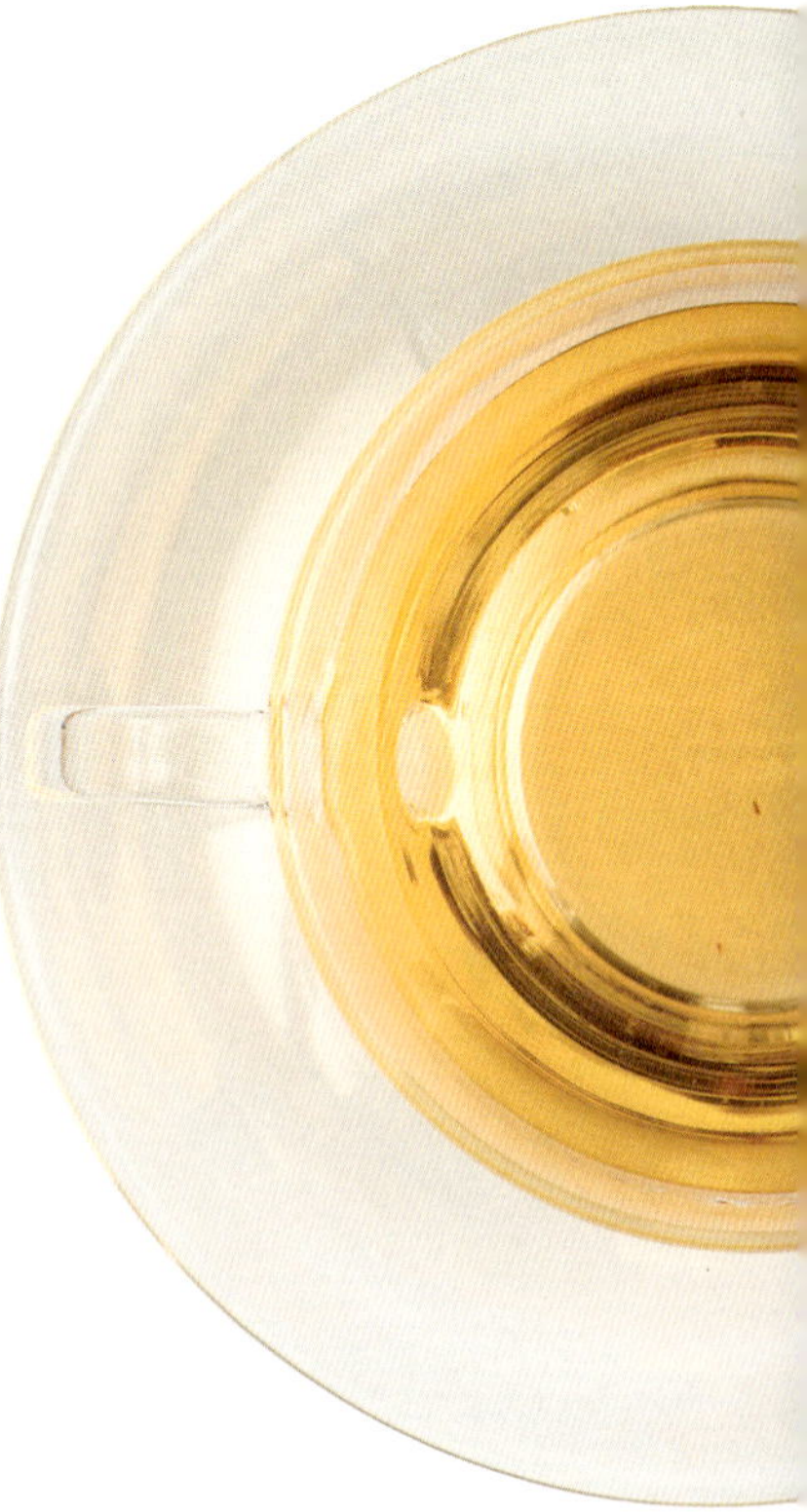

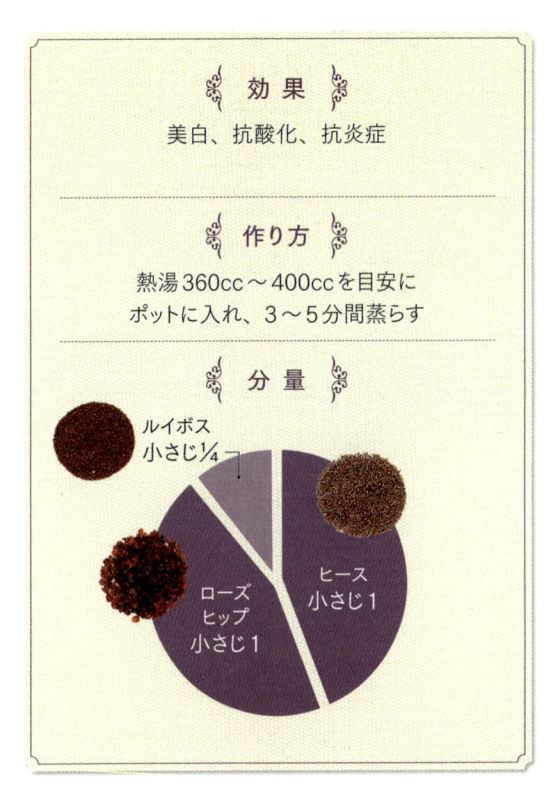

ジャーマンカモミール × ローズ × ヒース

肌荒れが気になる

女性ホルモンにも効果抜群 若々しくて明るい肌に

そんなに疲れていないのに「疲れてるね」と言われる事はありませんか？ 年齢を重ねると肌がくすんだり、皮膚が乾燥して肌荒れを引き起こしてしまったりするんです。とはいえ、ゆっくりと肌ケアをする時間もなかなか取れませんよね。

ジャーマンカモミール、ローズ、ヒースの花ブレンド三姉妹は見た目もかわいらしく、飲む前から気持ちがアップします。ポットのなかで蒸らしていると優雅な香りが漂うので、明るい気持ちにさせてくれますね。

メインのジャーマンカモミールは皮膚の炎症を抑えて、ヒースはしみやそばかす、ニキビ跡を美白に促します。最後にローズで肌を引き締めましょう。

女性ホルモンにも効果的なブレンドで、いつまでも美しくいられるように、気軽に始められるハーブティーでケアしていきましょう。

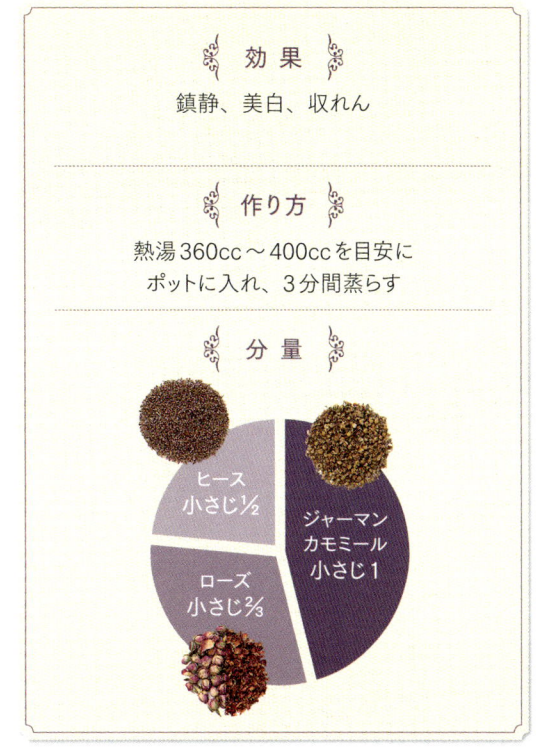

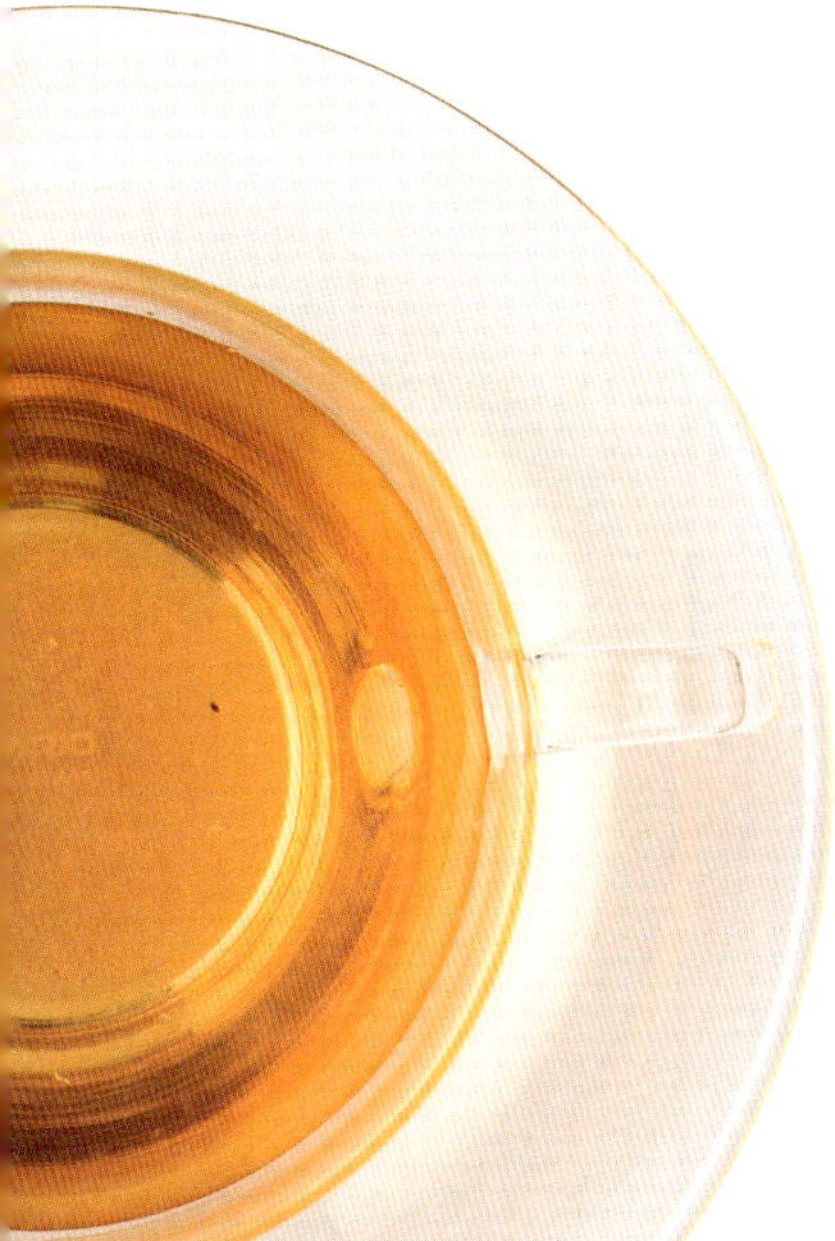

効果

鎮静、美白、収れん

作り方

熱湯360cc～400ccを目安に
ポットに入れ、3分間蒸らす

分量

ローズヒップ × ジャーマンカモミール × ルイボス

不摂生で肌がボロボロ

老化の原因・活性酸素を撃退 リラックスしながら美肌に

　ストレス過多で肌の調子がイマイチなとき、からだのなかでは活性酸素が増加している状態かもしれません。解消するためには、活性酸素を取り除くと同時に、肌に良い成分を摂り入れる両方の作業が必要になります。

　このブレンドは、フラボノイドを豊富に含むルイボスと、ビタミンCの宝庫であるローズヒップの合わせ技で、老化の原因となる活性酸素を取り除こう！　というもの。味の調整をしてくれるジャーマンカモミールは、リラックスしながらケアできる要素として加えます。

　肌の調子が悪いと、メイクをしても気分が浮かないし、お出かけも億劫になりますよね。食生活を見直しつつハーブティーを取り入れた生活を送るうちに、「お肌の調子が良いよね。なにを使ってるの？」と、周りから聞かれるかもしれません。聞かれたらぜひ、ハーブティーでのケアを勧めてみてくださいね！

効果

ビタミンCの補給、抗酸化、消炎、鎮静

作り方

熱湯360cc〜400ccを目安に
ポットに入れ、3〜5分間蒸らす

分量

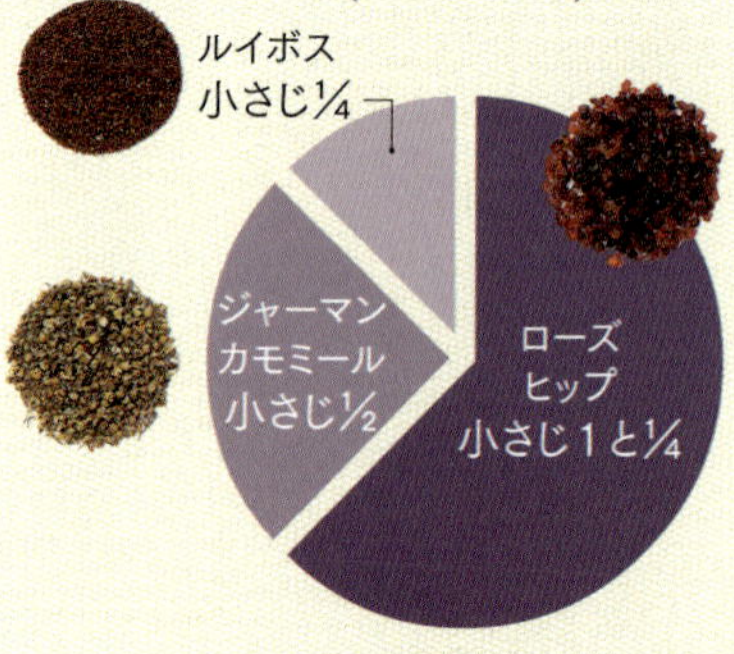

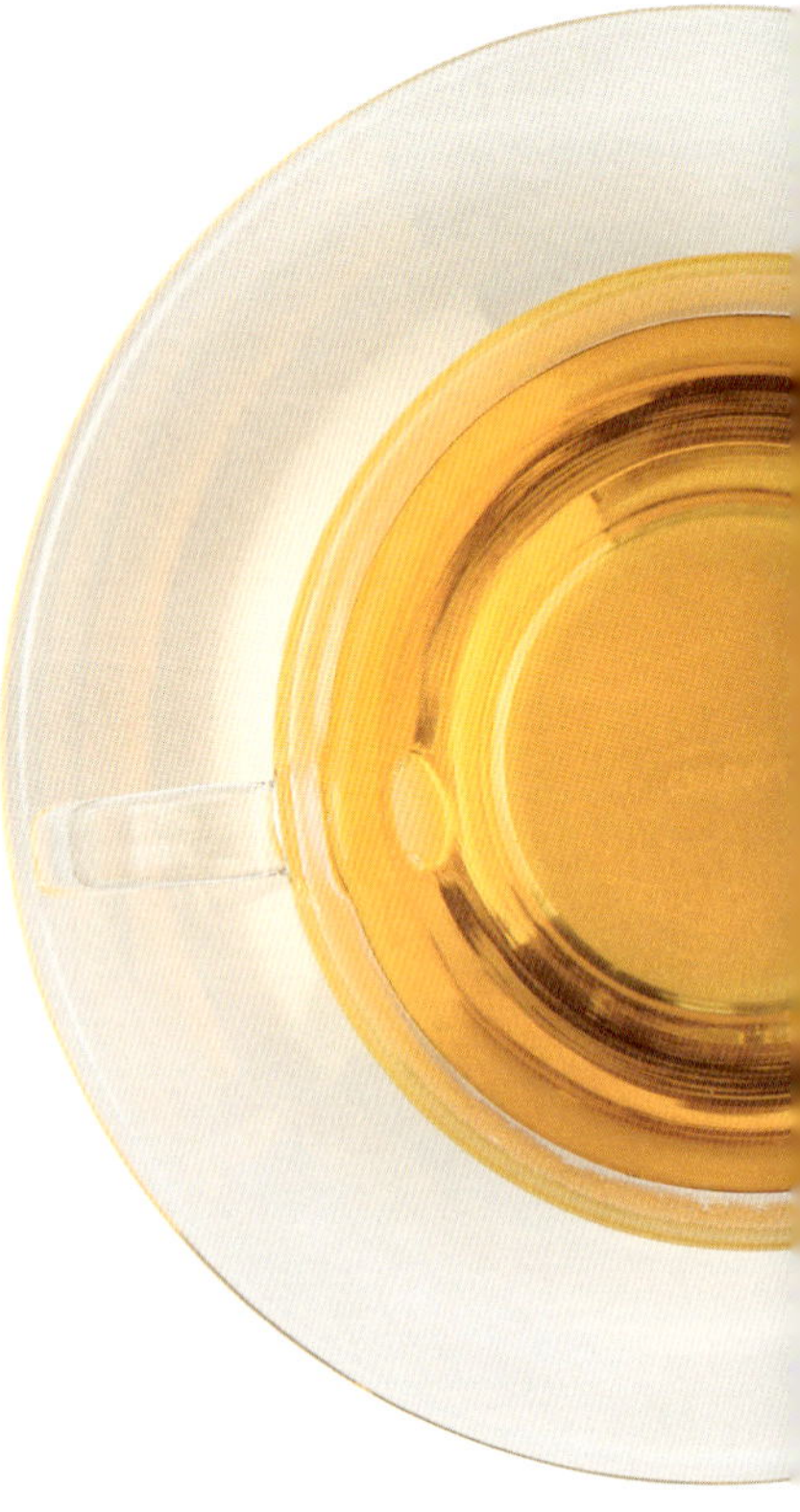

ルイボス × オレンジピール × ジンジャー

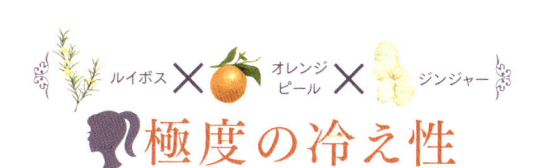

極度の冷え性

情熱を取り戻して アクティブになれる

からだの末端が冷えていると、からだはもちろん、こころも冷えてしまいがち。代謝を上げると同時に、感情面でも情熱的なあなたを取り戻してもらえたらと思います。

このブレンドは、代謝を促進してくれるルイボスと、気持ちを高めてくれるオレンジピール、血行を促進して発汗作用があるジンジャーを組み合わせました。はちみつを入れて甘くしたら、ジンジャーの辛味が抑えられて、ホッとする美味しさになります。からだがポカポカ温まるので、冬にもぴったりのブレンドです。

代謝と体温が上がると、感染症などの予防にも繋がると言われています。だから、風邪を引きやすいという人にもオススメ。どうしても冷えが取れないときは、背中からお腹のあたりを温める事も一緒に取り組んでみると、からだ全体が温まります。からだもこころもアクティブになれますように。

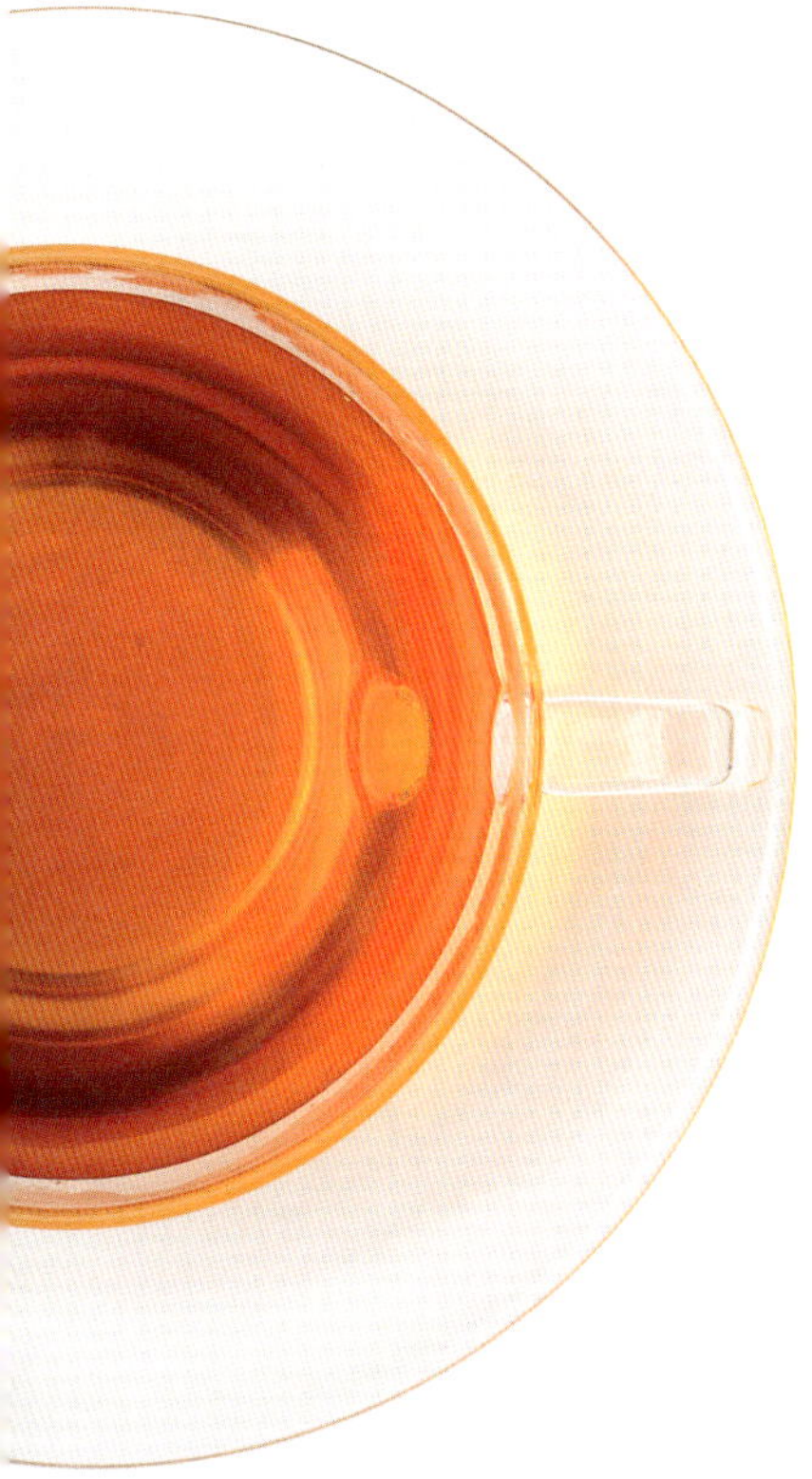

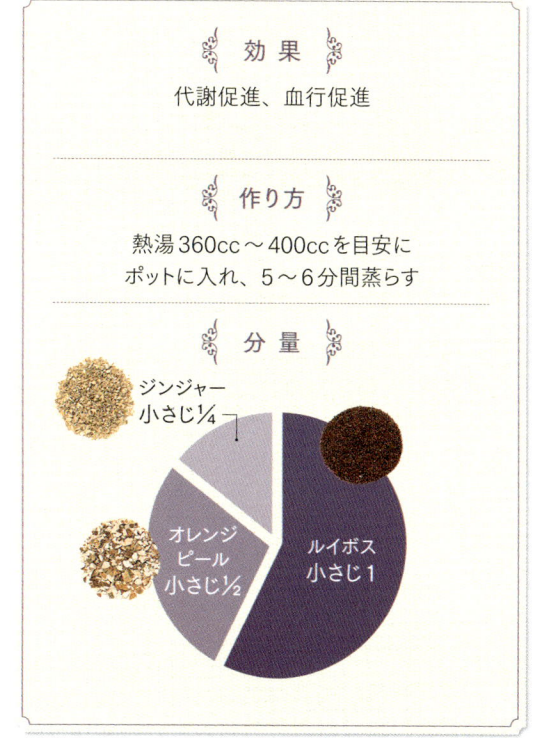

効果

代謝促進、血行促進

作り方

熱湯360cc～400ccを目安に
ポットに入れ、5～6分間蒸らす

分量

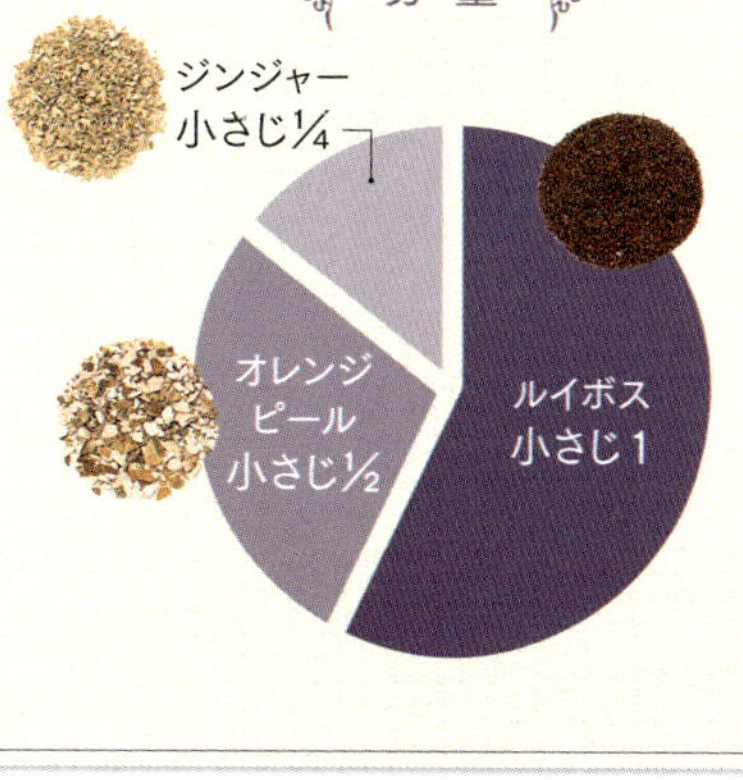

ネトル × ジャーマンカモミール × ルイボス × シナモン

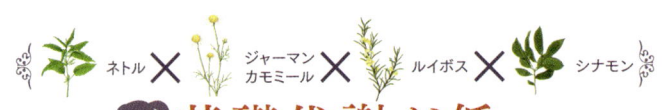

基礎代謝が低い

顔色が良くなって若々しいねと言われる

運動しているのにあまり汗をかけず、顔色があまり優れないのは、末端が冷えて基礎代謝が低くなっている可能性があります。はつらつと活動したいあなたにオススメのブレンドです。

ネトルは、浄血作用や造血作用によって貧血予防にも役立つので、血色が悪いときに使ってほしいハーブです。そこに、血行を促進してくれるシナモンも合わせます。代謝促進作用があるルイボスで、エネルギー代謝を上げましょう。代謝が行なわれるときに熱を発するので、からだが温まりますよ。最後に、全体の調整でジャーマンカモミールを使う事で、シナモンの甘みと合わさって優しい甘さになります。

貧血予防と代謝促進作用のあるハーブティーは、女性の味方。末端の冷えを緩和して、基礎代謝を上げていきましょう。

効果

貧血予防、代謝促進、血行促進

作り方

熱湯360cc～400ccを目安に
ポットに入れ、3～5分間蒸らす

分量

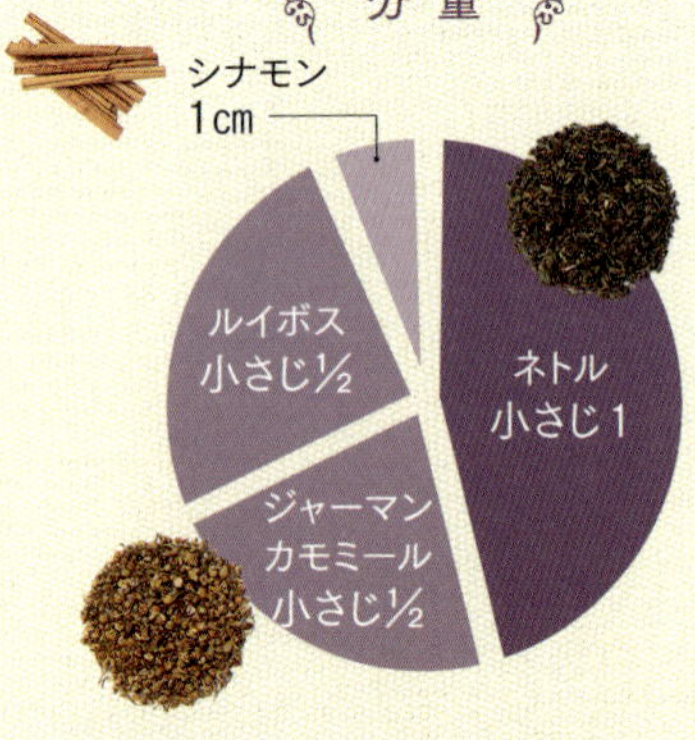

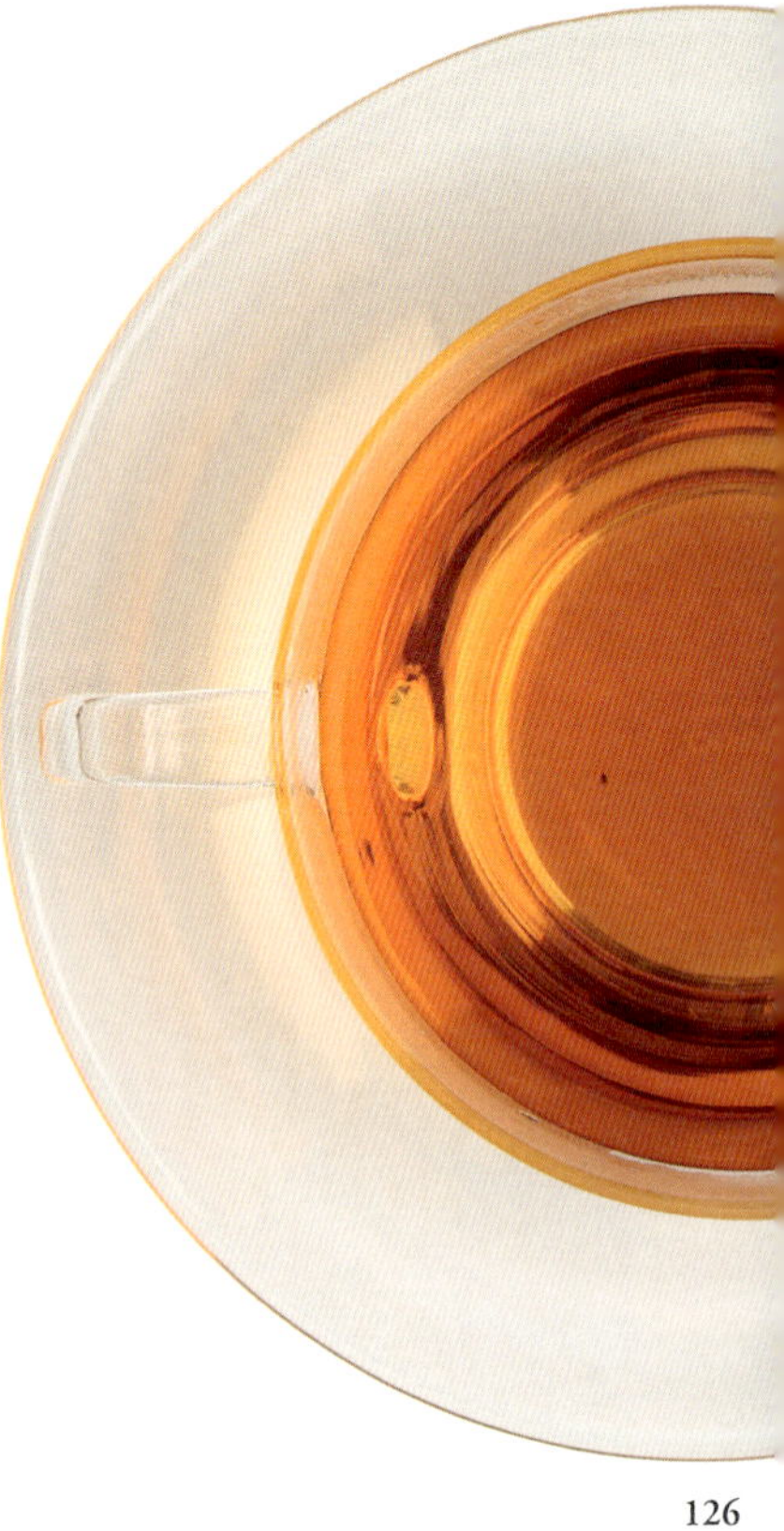

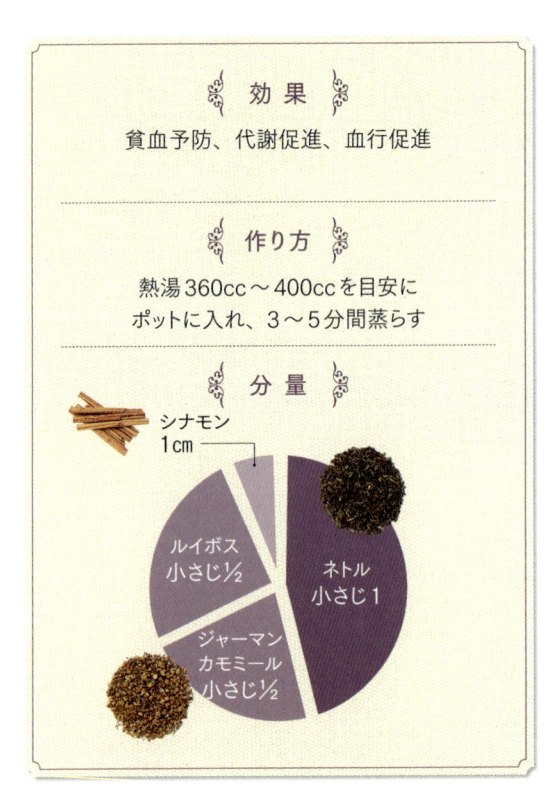

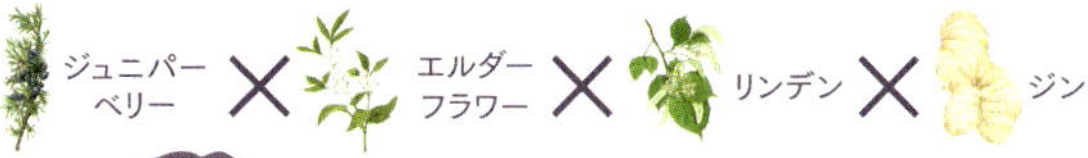
ジュニパーベリー
×
エルダーフラワー
×
リンデン
×
ジンジャー

むくみが気になる

むくみが解消されておしゃれをたのしめる

梅雨に現れる事が多いむくみ。甘くみてしまいがちですが、指輪がきつく感じたり、靴下の跡がついてしまったり、足がパンパンになってしまったりと、とても厄介です。なかには、年中むくみに悩まされているという人もいますよね。

むくみが気になるときはこのブレンドがオススメ。ジュニパーベリーは、泌尿器系の感染症を和らげるほか、体内に溜まっている老廃物や毒素の排出を促して、むくみを防いでくれます。利尿作用が期待できるエルダーフラワー、リンデンとの相乗効果を期待しましょう。最後に、ジンジャーでからだの芯を温めながら、味にインパクトを加えます。

むくみが気になるから水を飲まないという人もいますが、水分をからだに溜め込まず、常に新しい水を取り入れるイメージを持つのはいかがでしょうか。むくみが軽減されると、からだが締まってスッキリしますよ。

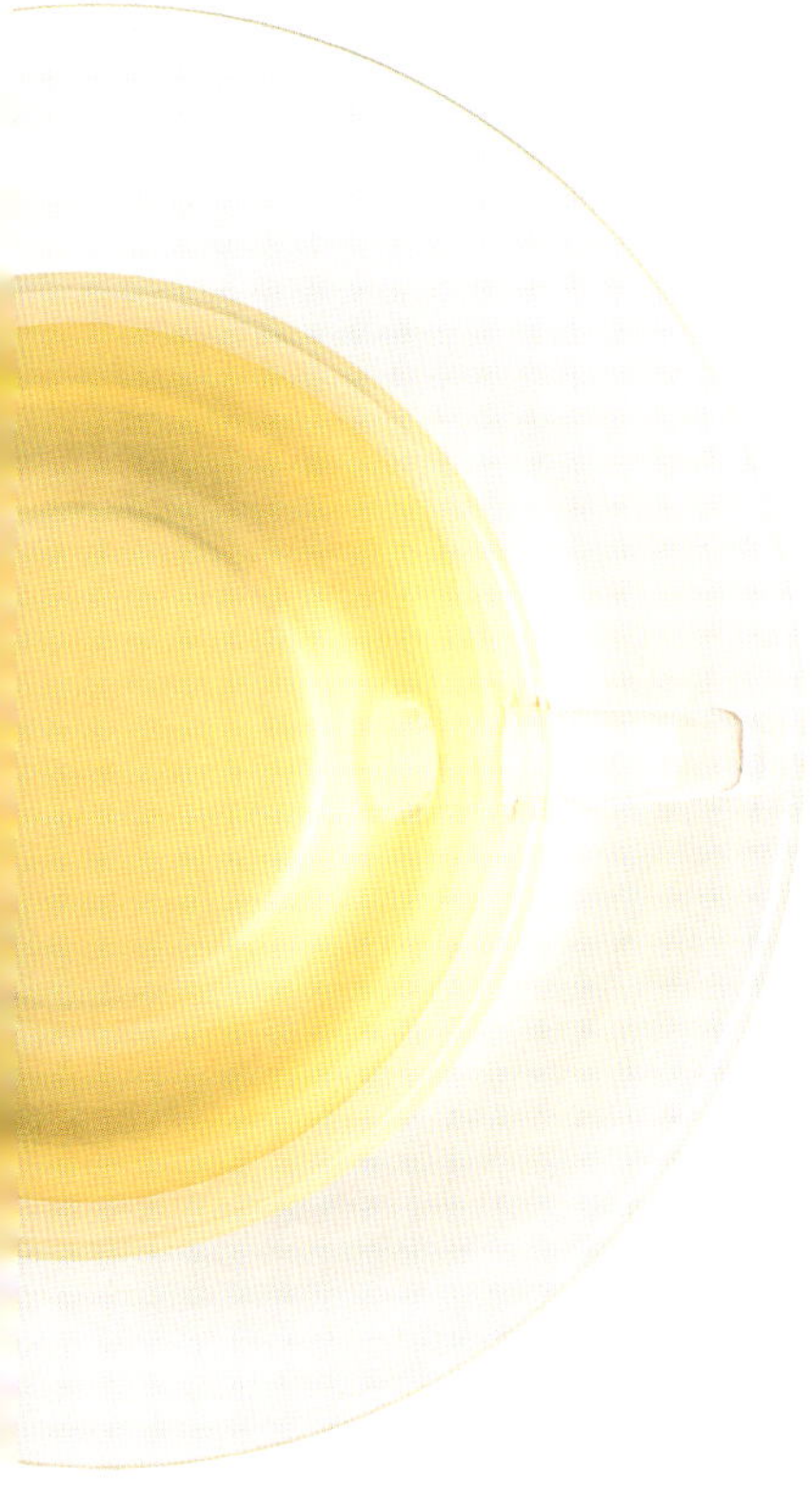

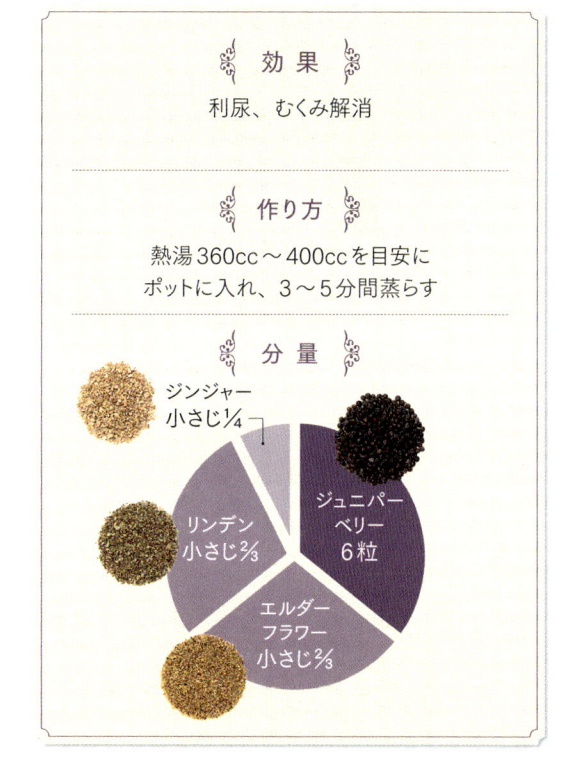

効果

利尿、むくみ解消

作り方

熱湯360cc～400ccを目安に
ポットに入れ、3～5分間蒸らす

分量

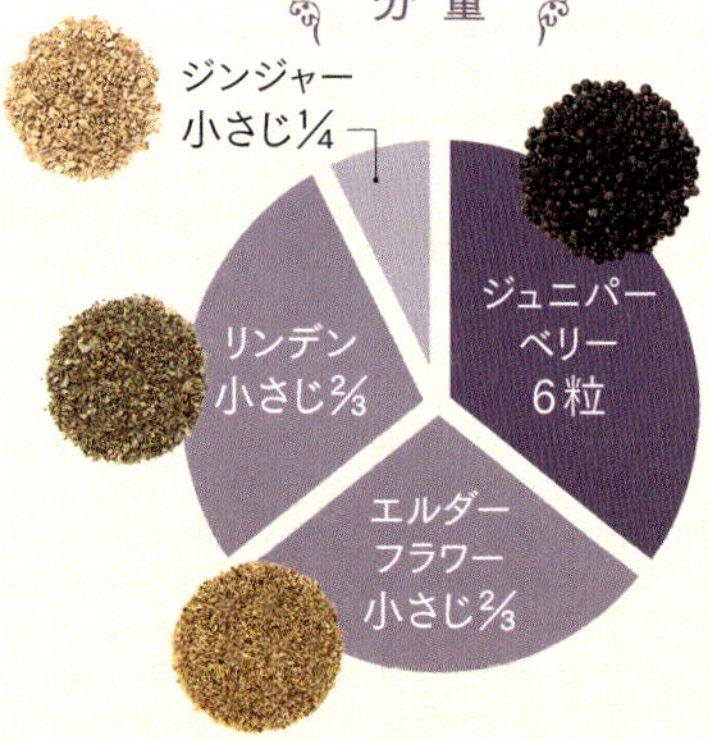

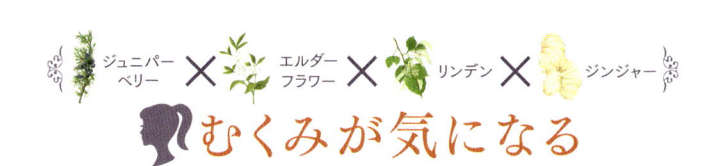

ダンディライオンルート × ローズヒップ × フェンネル

慢性的な便秘がつらい

便秘に悩まされずに からだも気持ちもスッキリ

つらい便秘にお悩みの人は、とっても多いですよね。便秘になると、腸管内に排泄物がどんどん溜まってしまい、腹部の不快感や腹痛を伴う事もあります。便を溜めないために、生活習慣を見直す事から始めましょう。私のオススメは、日常生活にハーブティーを取り入れていく事です。

ダンディライオンルートの成分に含まれている食物繊維の成分、イヌリンは、便通を促進する緩下《かんげ》作用があり、便秘の解消を手伝ってくれます。フェンネルは、胃腸内に溜まったガスを排出する駆風《くふう》作用があるので、腸内ガスや疝痛《せんつう》を改善してくれます。全体をまとめながら便秘解消にも一役買ってくれるローズヒップも忘れずに。

理想は、毎日決まった時間にお通じがある事です。副作用を気にせずに長く使えるハーブティーで、つらい便秘とさよならしちゃいましょう。

効果

緩下、駆風

作り方

熱湯360cc～400ccを目安に
ポットに入れ、5～7分間蒸らす

分量

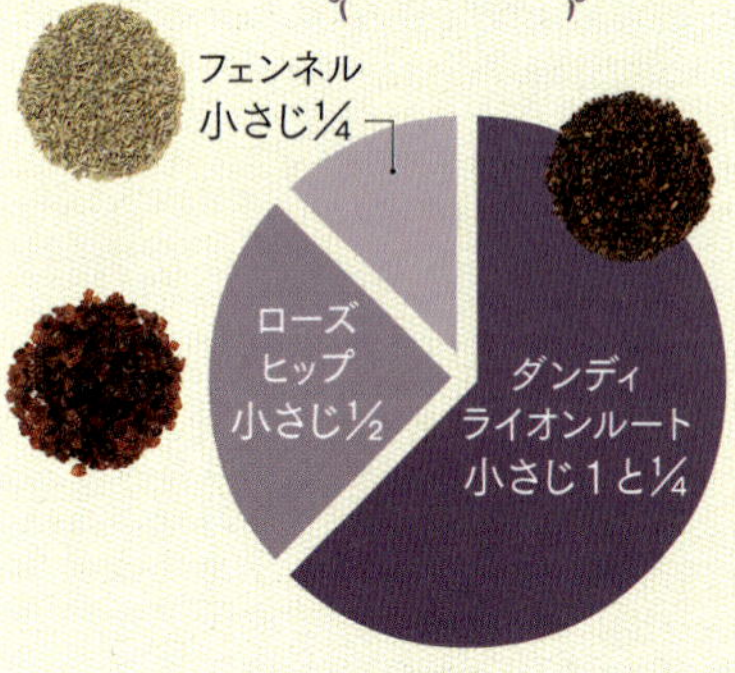

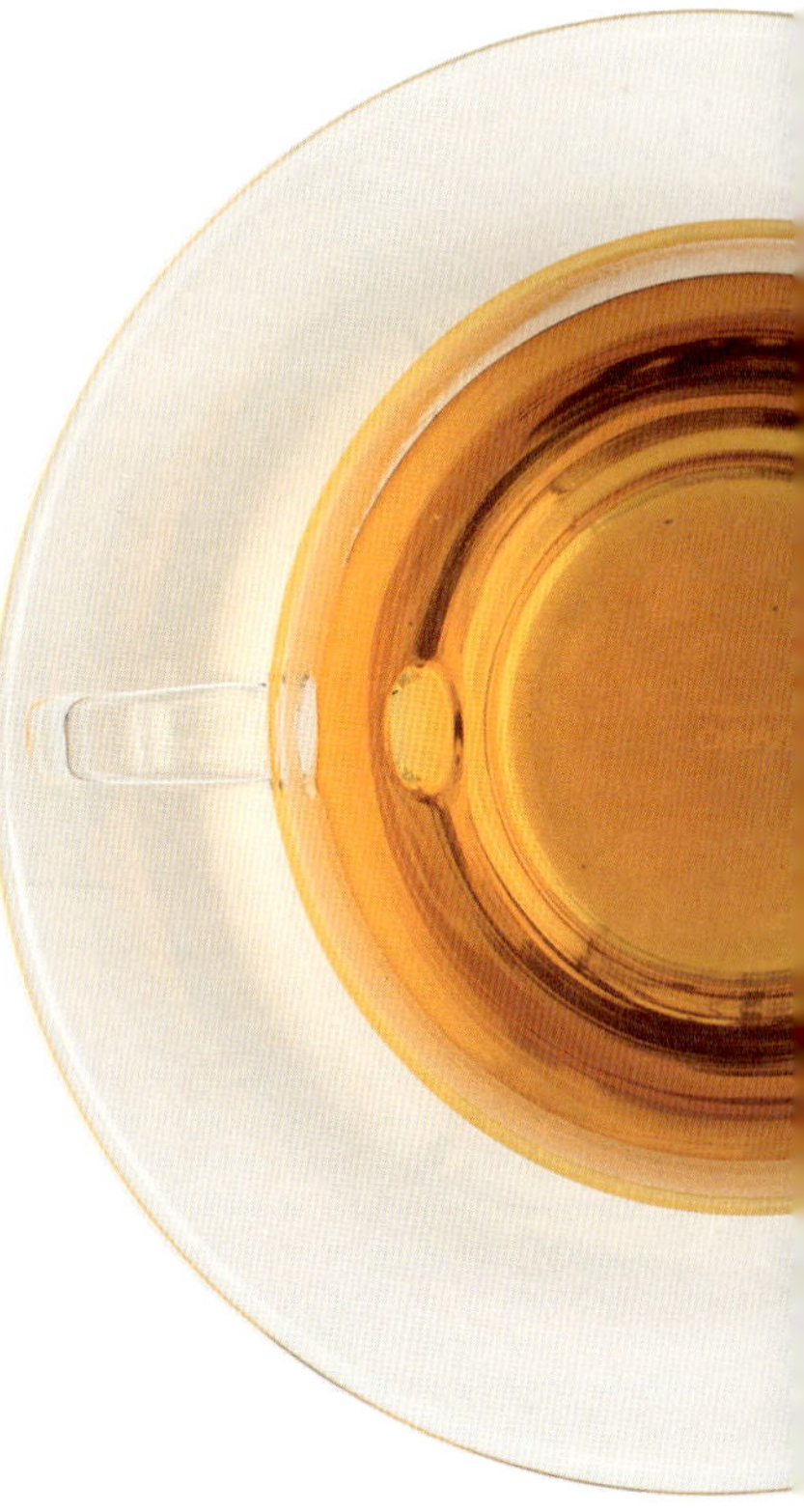

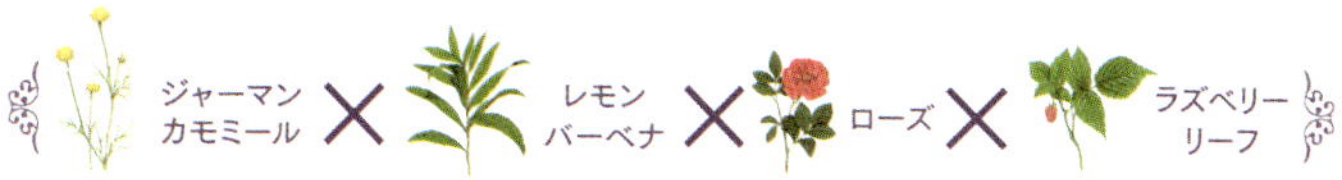

ナーバスになりがちな思春期の生理

不安や恐怖が薄れて 自分のからだと向き合える

あなたの周りには、生理をネガティブに捉えてしまっている若い女性はいませんか？ 特に、生理を迎えたばかりの思春期であれば、悩んでしまいがちなデリケートな問題。痛みのケアをするだけでなく、こころにも寄り添ったブレンドのハーブティーはいかがでしょうか。

ジャーマンカモミールとレモンバーベナは、味を美味しく調整しながら気持ちを落ち着かせ、つらい痛みを和らげます。ラズベリーリーフがプラスされる事で、さらに痛みを緩和してくれる効果がありますよ。ローズは、気持ちを明るくして、笑顔が自然に溢れる香りを演出してくれます。

これから何十年も長い間生理と付き合っていくからこそ、副作用が認められていないハーブティーをオススメしたいですね。ナーバスになってしまったときに安心できる一杯になれますように。

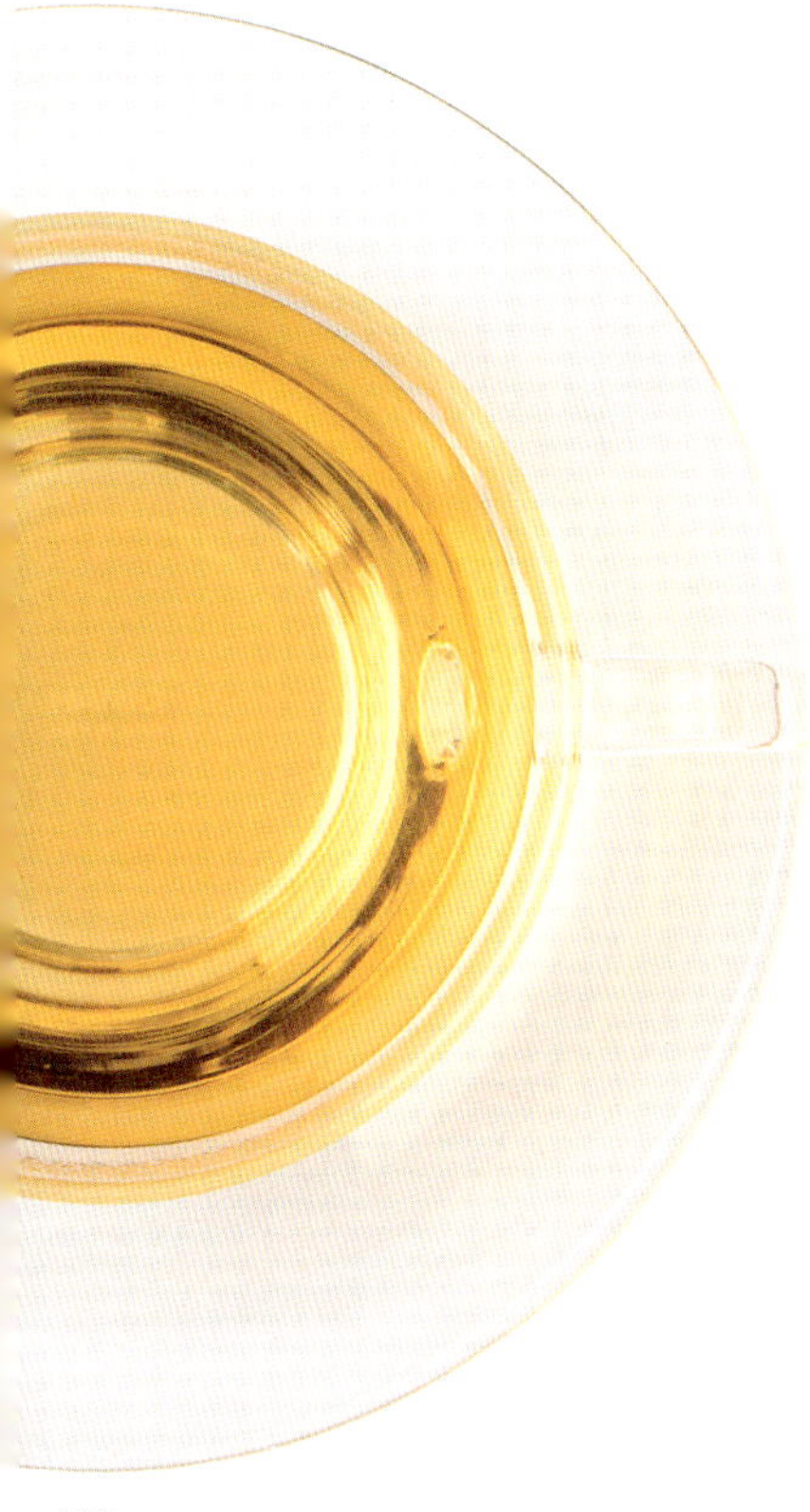

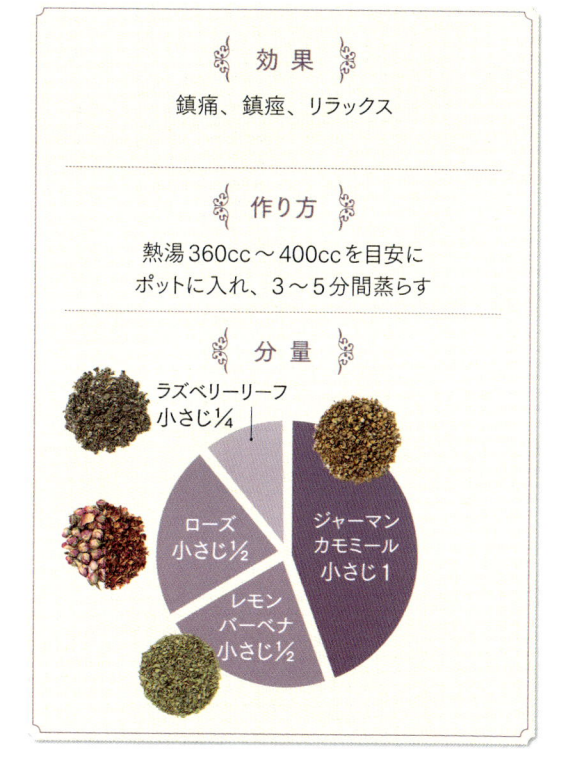

効果

鎮痛、鎮痙、リラックス

作り方

熱湯360cc～400ccを目安に
ポットに入れ、3～5分間蒸らす

分量

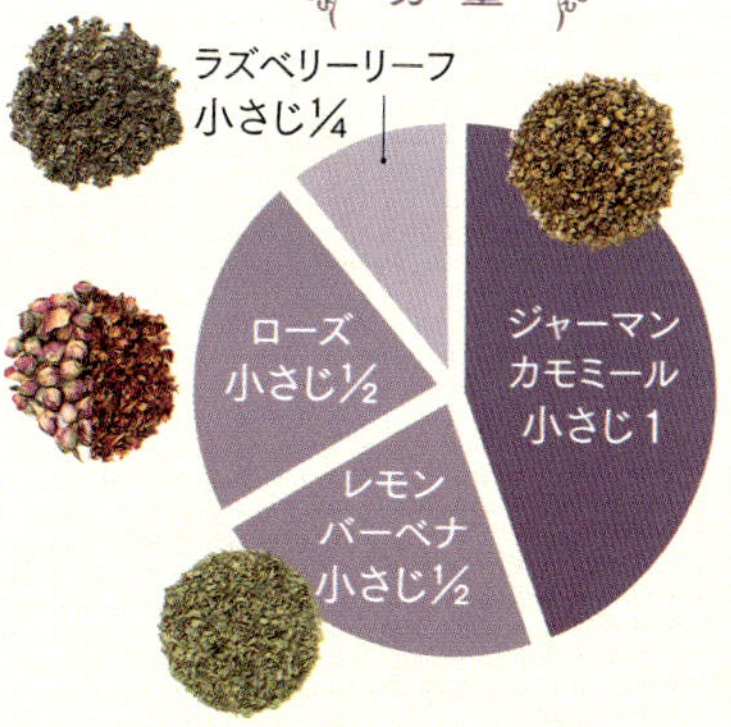

ジャーマンカモミール × ラズベリーリーフ

毎月の重い生理痛が憂鬱

薬に頼る事が少なくなり 生理への嫌悪感が軽減

生理のつらさは人それぞれ。あまり重くないという人もいれば、生理のたびに痛みがあったり、気持ちが落ち込んでしまったりする人もいますよね。とはいえ、ずっと薬に頼るのも不安……。「なんとかならないかなぁ」というときのブレンドです。

ジャーマンカモミールが、生理に対するあなたの全体的な嫌悪感を軽減してくれます。「毎月付き合っていかないといけないものね、少しでも仲良くなれたらな」なんて、冗談交じりに気持ちを切り替えられるようになれるかもしれません。ラズベリーリーフは、子宮や骨盤周りの筋肉をゆるめてくれる働きがあります。しんどくて重い痛みを楽にしてくれますよ。毎月続く女性の悩み。自然で安心のハーブティーを、ぜひ活用してみてください。

※生理痛ではなく、病気の可能性もあります。いつもと違うと感じたら、病院を受診してください。

効果

鎮静、鎮痙

作り方

熱湯360cc～400ccを目安に
ポットに入れ、3～5分間蒸らす

分量

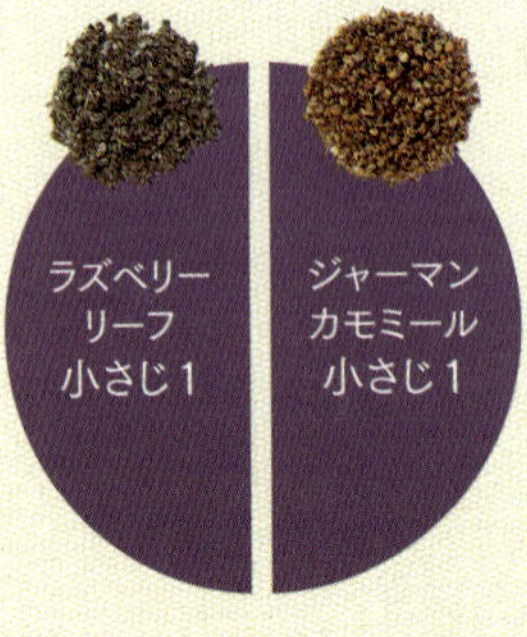
ラズベリーリーフ
小さじ1
ジャーマンカモミール
小さじ1

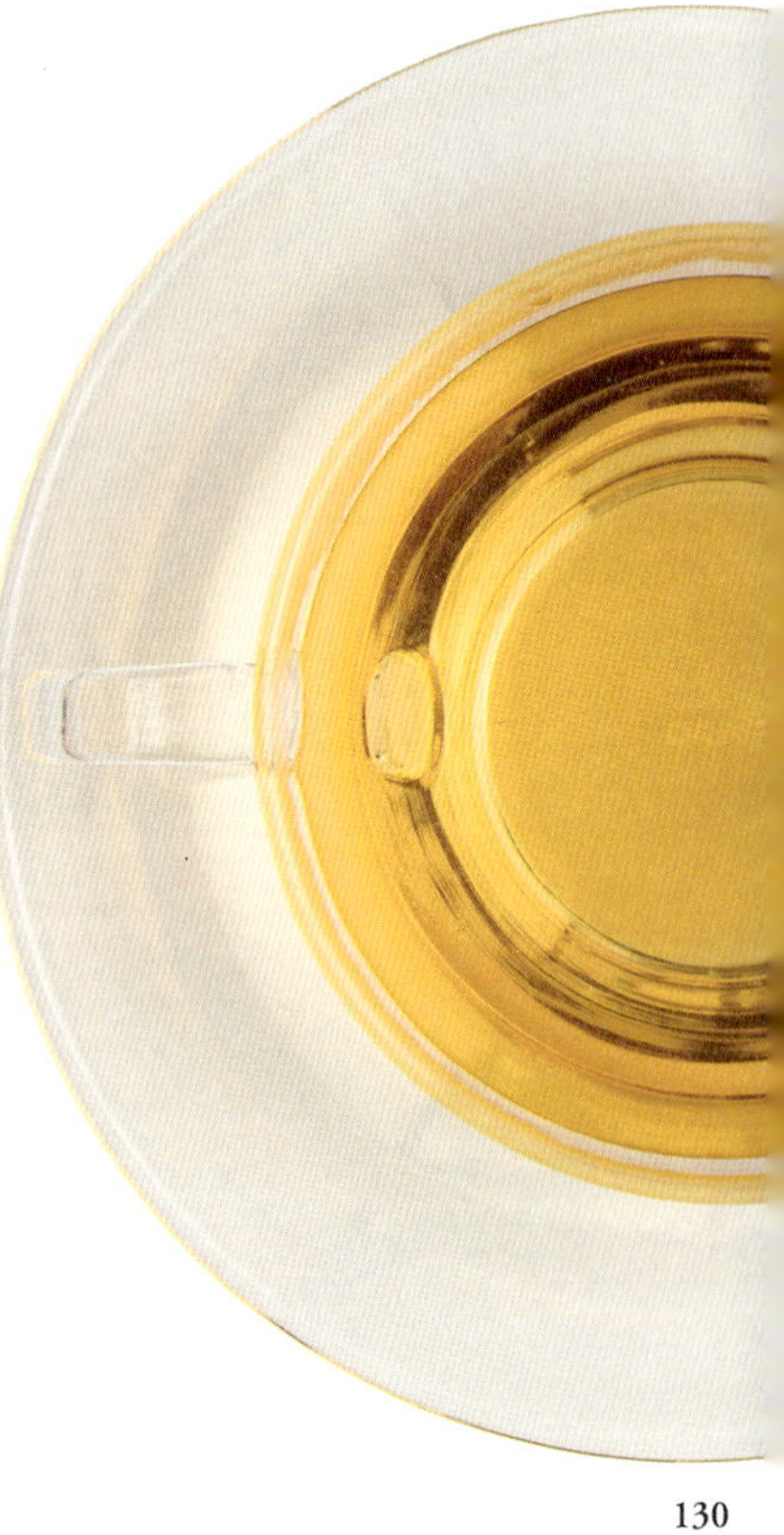

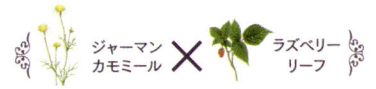

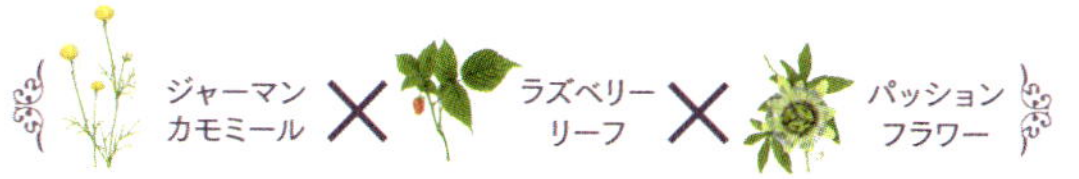
ジャーマン
カモミール
×
ラズベリー
リーフ
×
パッション
フラワー

PMSで生活が不安定になりがち

毎月襲ってくる憂鬱が減り 心身ともに安定した状態に

生理が近づくと、気持ちが不安定になる、急に頭痛がする……。こころあたりがある人は、PMS（生理前症候群）かもしれません。排卵後から生理日にかけての二週間、不調が続くPMS。月の半分も不調が続くのはつらいですよね。痛みと闘うあなたに寄り添うブレンドを紹介します。排卵日※（生理が始まった日からおおよそ二週間後）から飲み始めてみてください。

まず、不安定な気持ちはジャーマンカモミールで安定させましょう。そこに、症状を軽くする効果のあるラズベリーリーフを配合します。さらに、パッションフラワーは、沈んだ気持ちをフラットな状態に戻してくれるのに役立ちますよ。

安心して美味しく飲めるブレンドなので、つらい期間中は毎日飲んでも良いでしょう。

※個人差があります

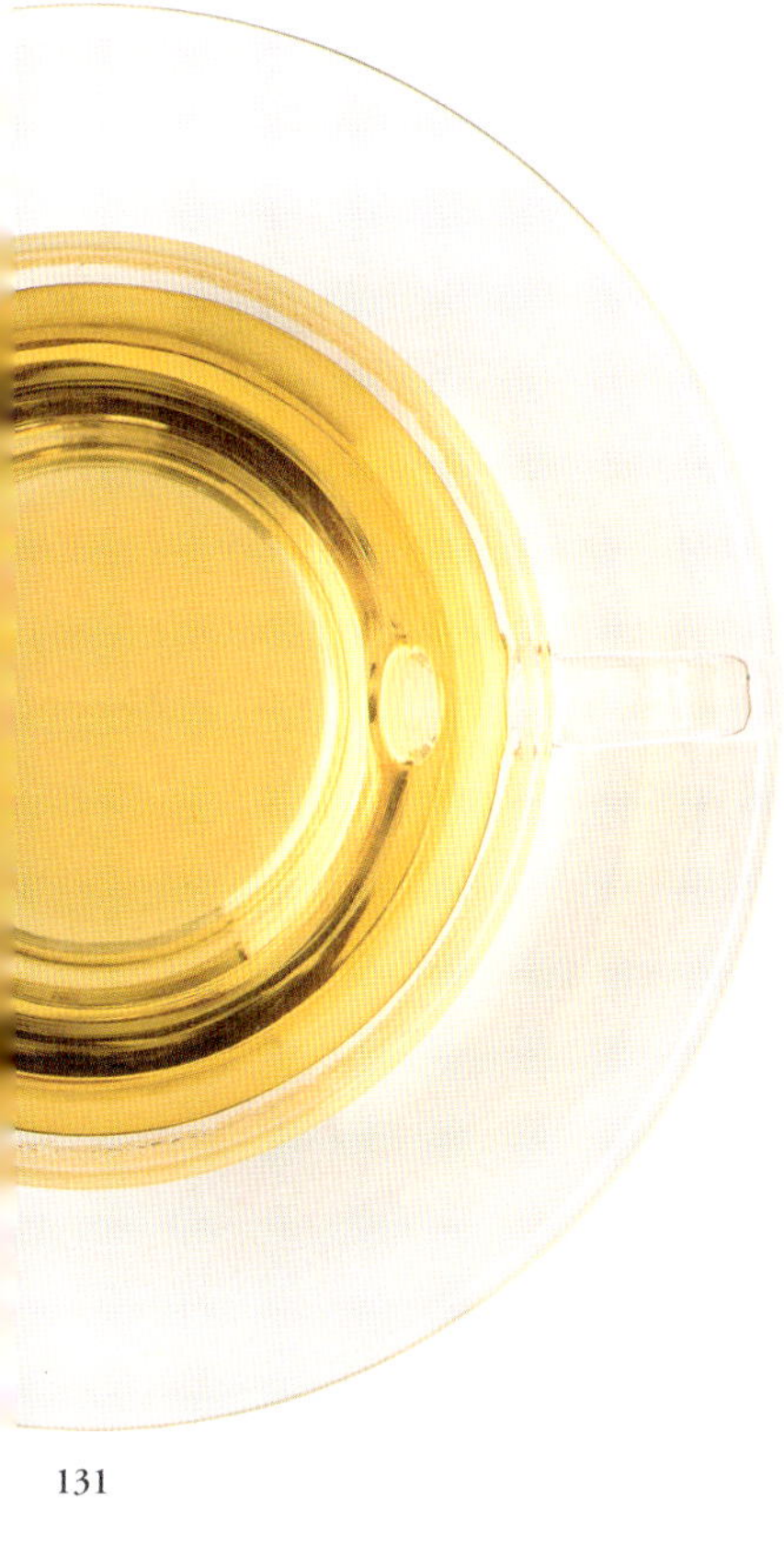

効果

鎮痛、鎮痙

作り方

熱湯360cc～400ccを目安に
ポットに入れ、3～5分間蒸らす

分量

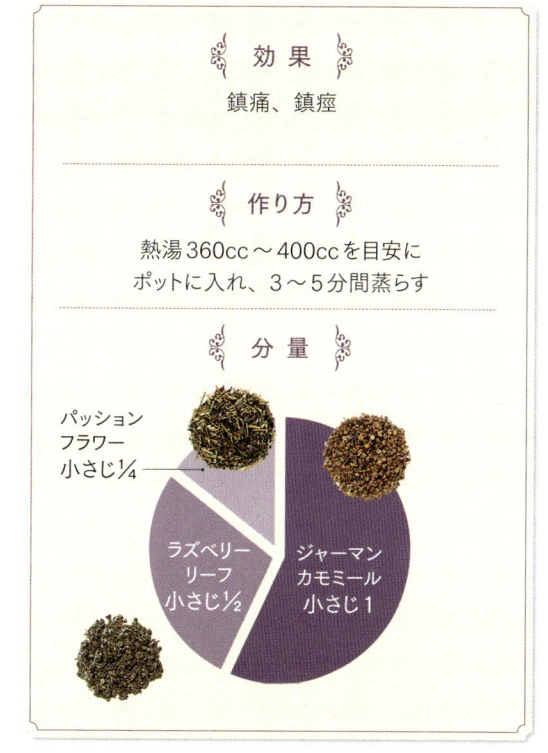

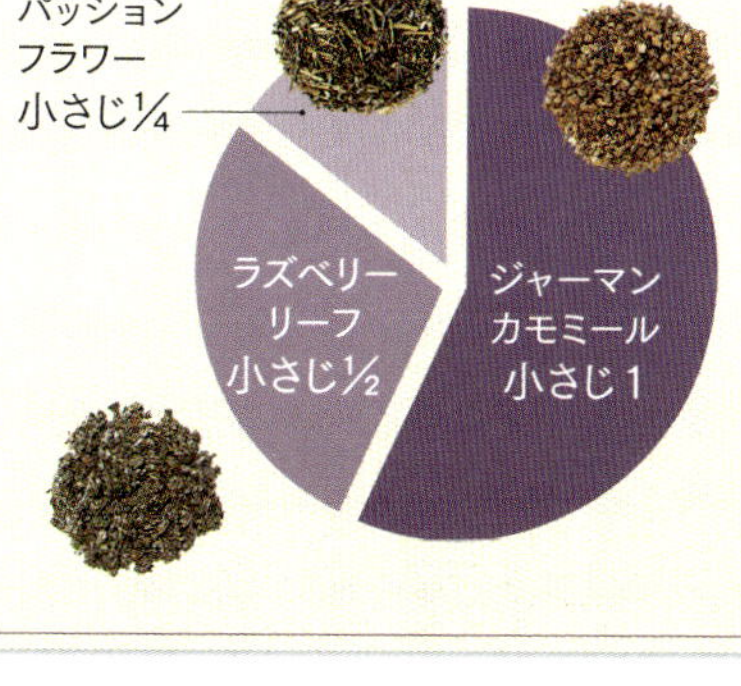

ローズ × ペパーミント × ラズベリーリーフ × オレンジピール

ストレスでからだが不調

しなやかなストレスケアで無理なくからだが整う

ストレスなどの影響でホルモンバランスが崩れると、月のリズムが狂って生理不順になってしまう事がありますよね。まずは病院で診察してもらって、病気が原因でなければ、ハーブティーを生活に取り入れるのも良いですね。

女性ホルモンは、自律神経と密接な関係があります。そこで直接女性ホルモンに作用するというよりは、自律神経を整える観点からのアプローチはいかがでしょうか。

まず初めに波打つ感情を穏やかにしたら、ローズのゴージャスな香りに包まれて、リラックスしてもらえたらと思います。ペパーミント、ラズベリーリーフ、オレンジピールには気分を明るくしてくれる効果がギュッとつまっているので、毎日をたのしく過ごしたい女性の味方になってくれるはずです。

ストレスがかかっていると感じたら早めにケアしてくださいね。

効果

鎮静、賦活、気分を明るくする

作り方

熱湯360cc～400ccを目安に
ポットに入れ、3～5分間蒸らす

分量

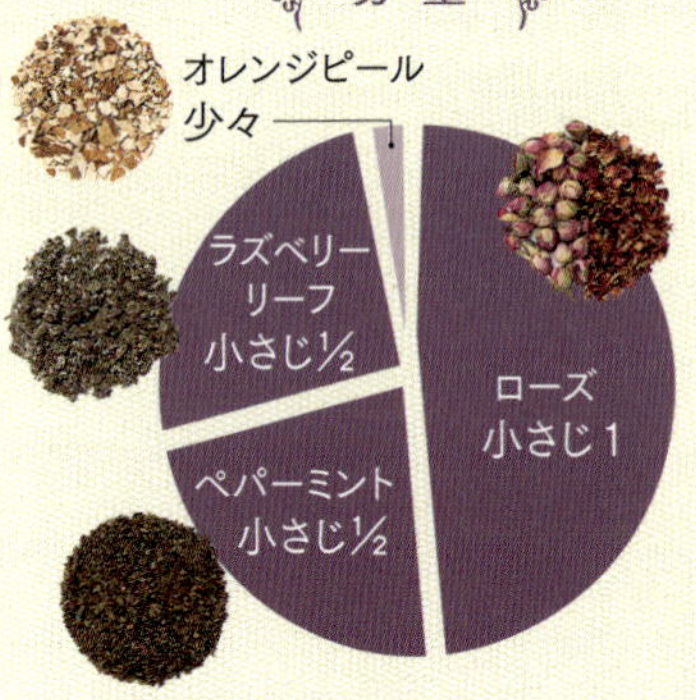
オレンジピール
少々
ラズベリーリーフ
小さじ½
ローズ
小さじ1
ペパーミント
小さじ½

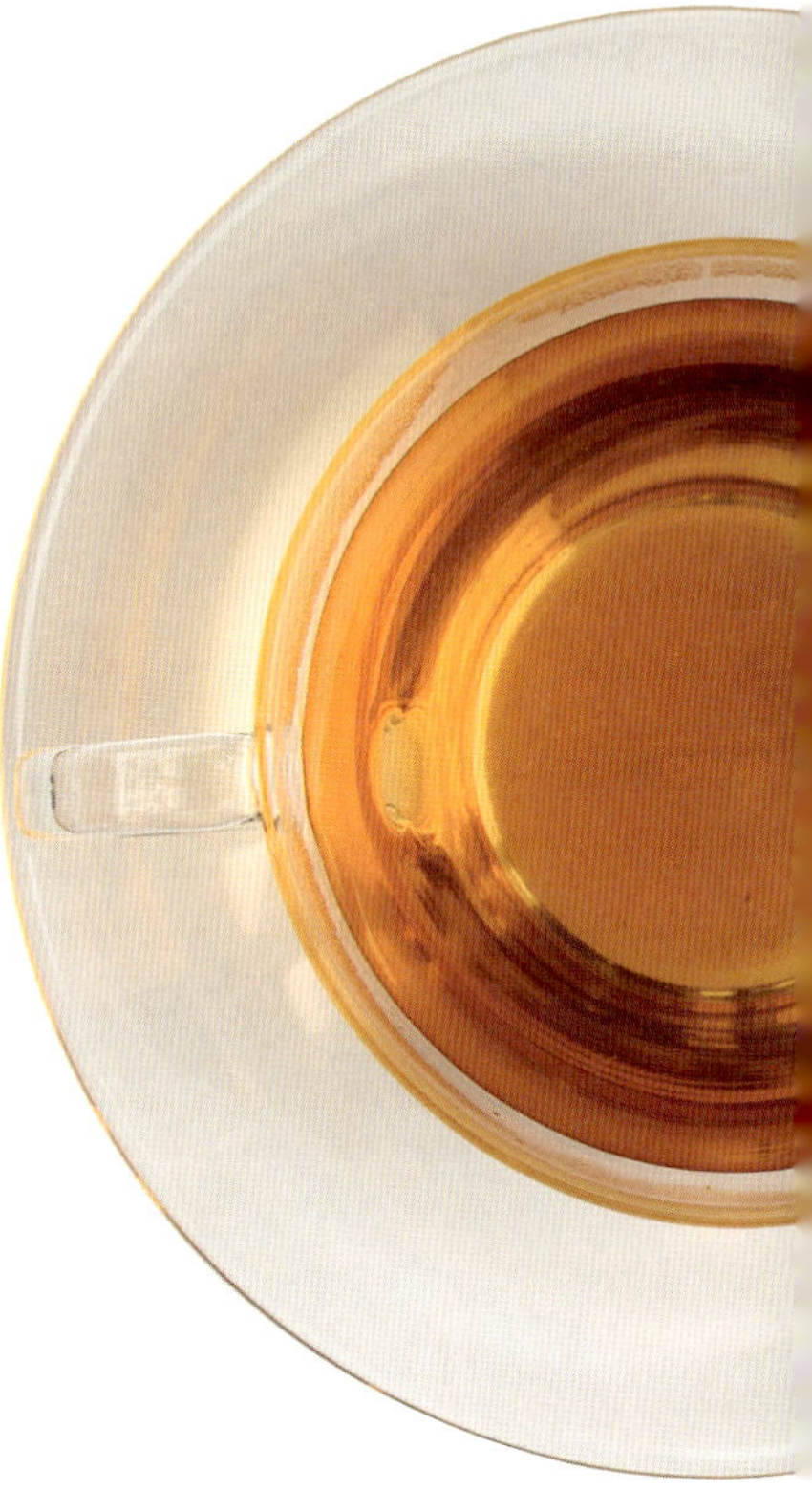

ジャーマンカモミール × セントジョンズワート × セージ

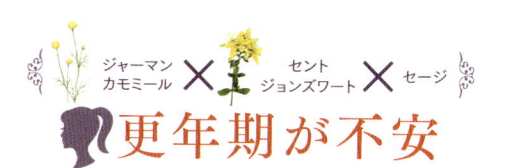

更年期が不安

不快な症状が軽減して気持ちが楽になった

首から上がカーッと熱くなったり、急に気分が沈んでしまったり……。もしかしたら、更年期症状が始まっているかもしれません。「先の事だと思っていたのに」と、落胆しないでください。不快な症状を少しでも軽くしたいあなたをお手伝いできるブレンドを紹介します。

セージは、更年期障害のほてりや寝汗を沈めてくれます。ドライハーブのままだと刺激のある香りが特徴ですが、ハーブティーにすると刺激が抑えられますよ。優れた鎮静作用のあるセントジョンズワートは、更年期のうつを和らげるのに役立ってくれます。最後に、ジャーマンカモミールで全体の香味を美味しくまとめましょう。

からだの変化は、感情にも影響を与えてしまいます。少しでも症状が楽になるようにハーブティーを取り入れて、からだとこころの両方からアプローチしましょう。

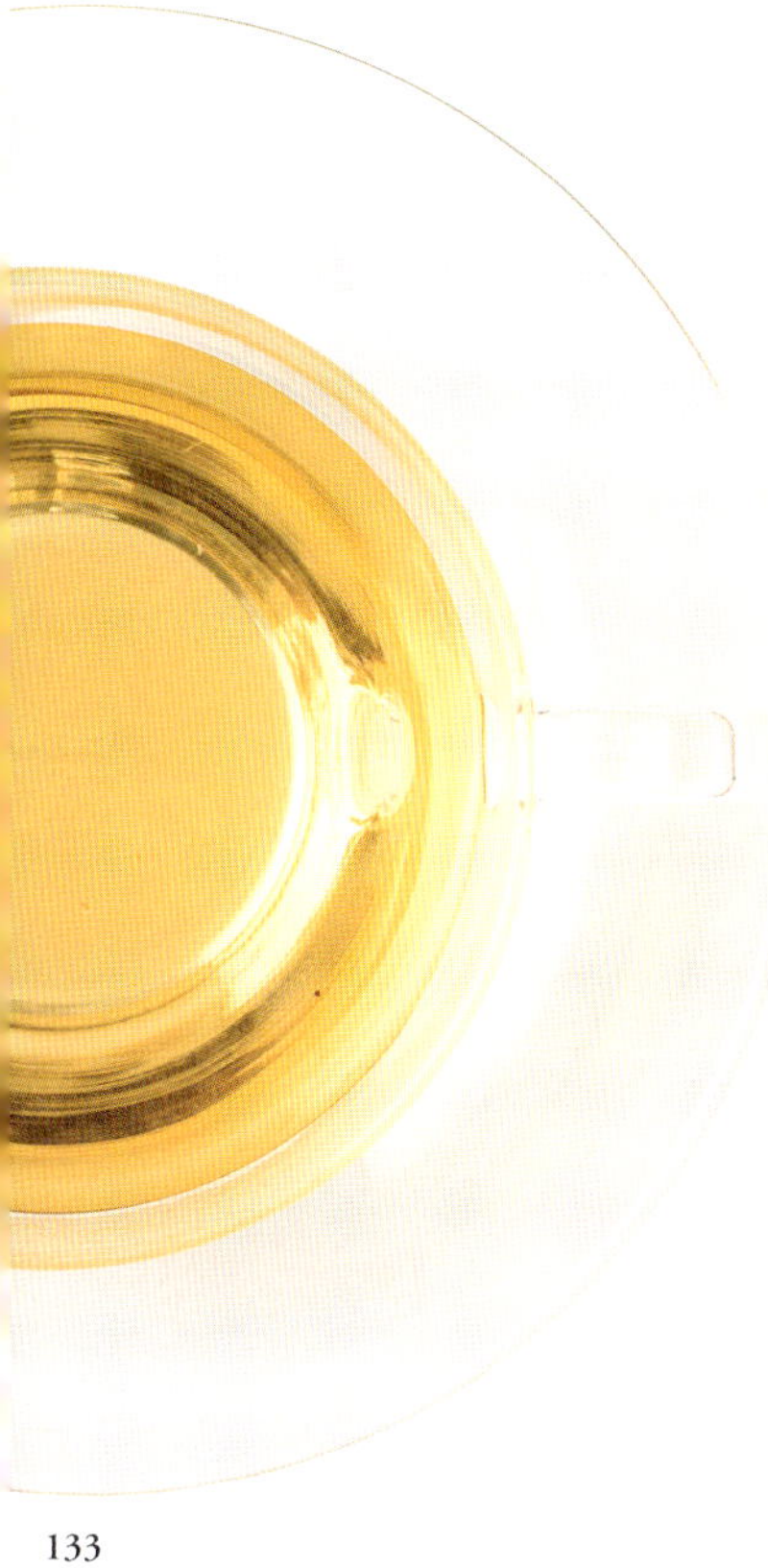

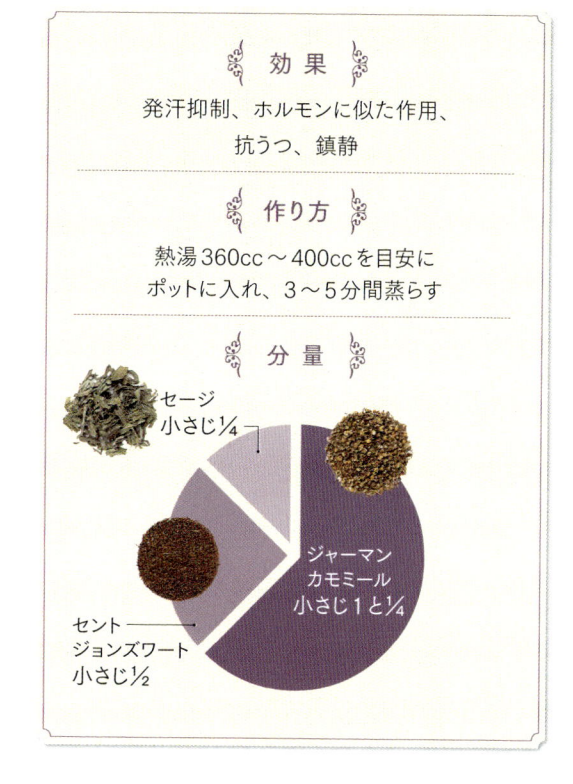

効果

発汗抑制、ホルモンに似た作用、抗うつ、鎮静

作り方

熱湯360cc～400ccを目安にポットに入れ、3～5分間蒸らす

分量

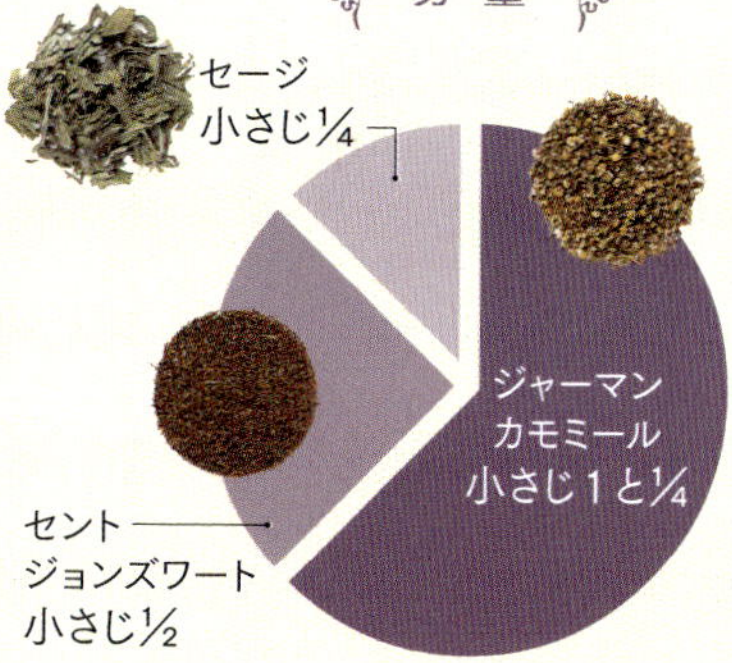

エルダーフラワー × ダンディライオンルート × ネトル × ジンジャー

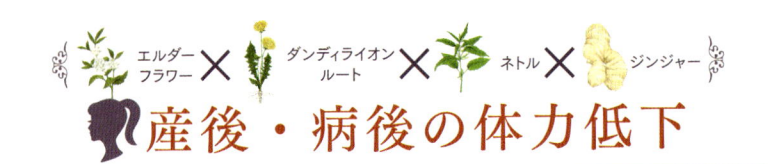

産後・病後の体力低下

衰弱時だからこそできる基礎体力づくりで準備万端

病気や出産のあとは、どうしても体力が落ちて疲れやすくなってしまいますよね。そんなときは、ハーブティーで手軽に栄養補給をしていきましょう。

ミネラルは、不足するといろいろな不調の原因になってしまうにも関わらず、体内では作る事ができません。だからこそ、しっかり補給していきたい成分です。

こちらは、エルダーフラワー、ダンディライオンルート、ネトルを有効活用して、体力が落ちているときにオススメのブレンドです。風邪の予防や、貧血予防、滋養強壮に役立ってくれます。冷え対策にもなり、味を引き締める役割も果たすジンジャーもプラスしましょう。

ただし、授乳中は控えめでお願いしますね。その代わりに、母乳を促す作用のあるダンディライオンルートを少し多めに調合すると、授乳中のお母さんにも優しいブレンドになります。

効果

ミネラル補給、滋養強壮

作り方

熱湯360cc～400ccを目安に
ポットに入れ、5～7分間蒸らす

分量

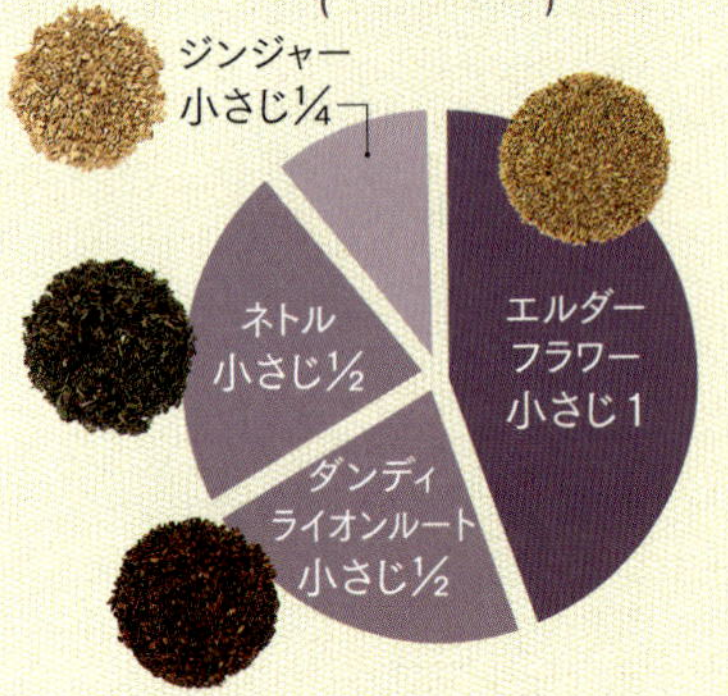

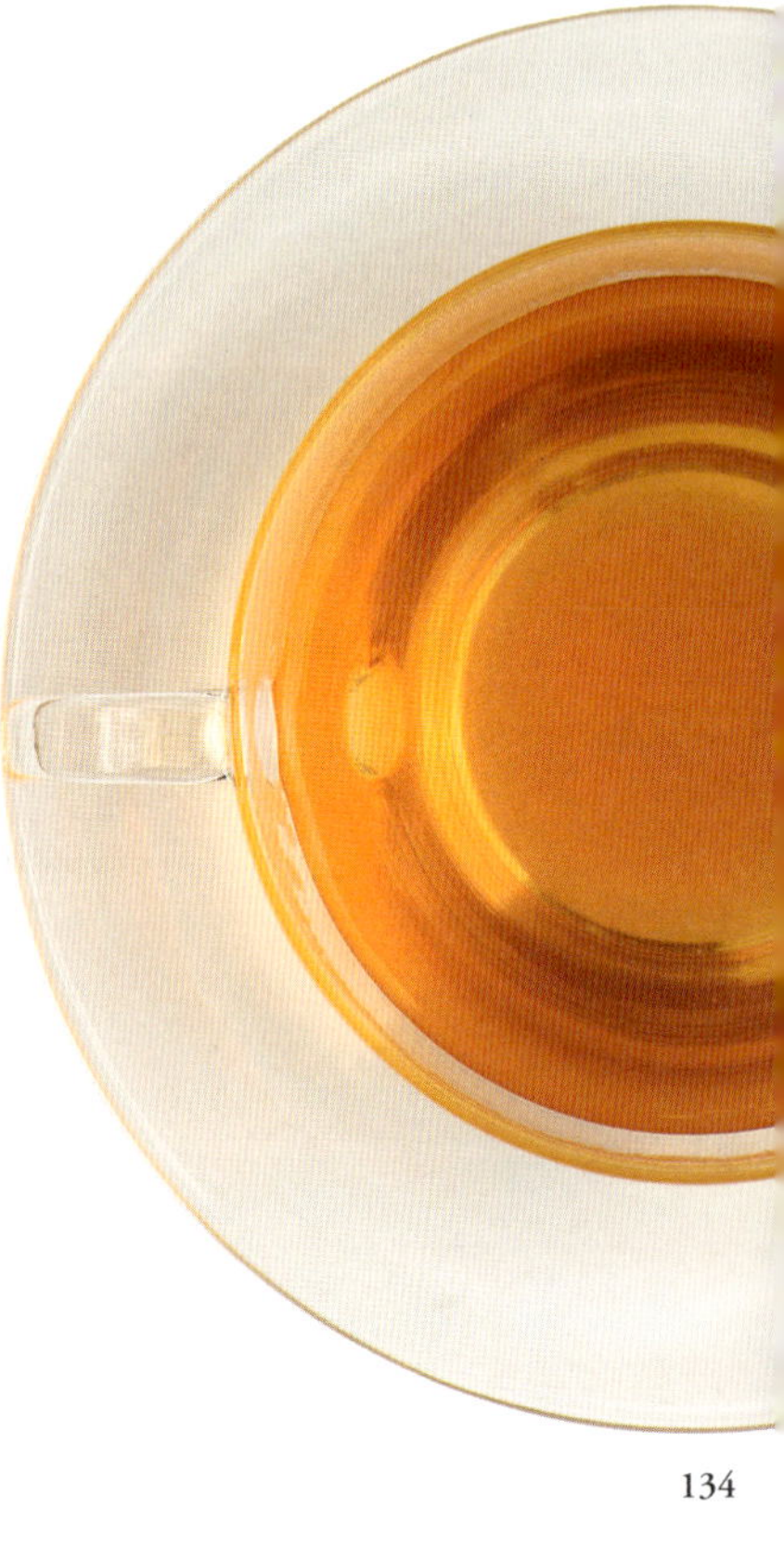

マルベリー × リンデン × フェンネル

食事をすると苦しくなる

手軽に続けられるから いつの間にか不安が解消

いくつになっても、大好きな人と一緒にたのしく食事したいですよね。このブレンドは、食事への不安がある場合に使ってください。例えば、炭水化物が好きでしっかり食べずにいられない。食事をするとお腹にガスが溜まって苦しくなるというように、食事に関する悩みが気になり始めてしまうと、せっかくの美味しい食事も幸せが半減してしまいます。

マルベリーは、α-グルコシターゼ阻害による血糖調整をしてくれるので、炭水化物や甘い物が好きな人にオススメ。利尿・発汗作用があるフェンネルは、新陳代謝を活発にしてくれる事から、長年ダイエットに効果的なハーブとして使われているそうですよ。また、お腹にガスが溜まってしまう場合も、駆風《くふう》作用によって取り除いてくれるんです。最後に、リンデンで全体の味をまとめましょう。

和食にも合うので、ぜひご一緒にどうぞ。

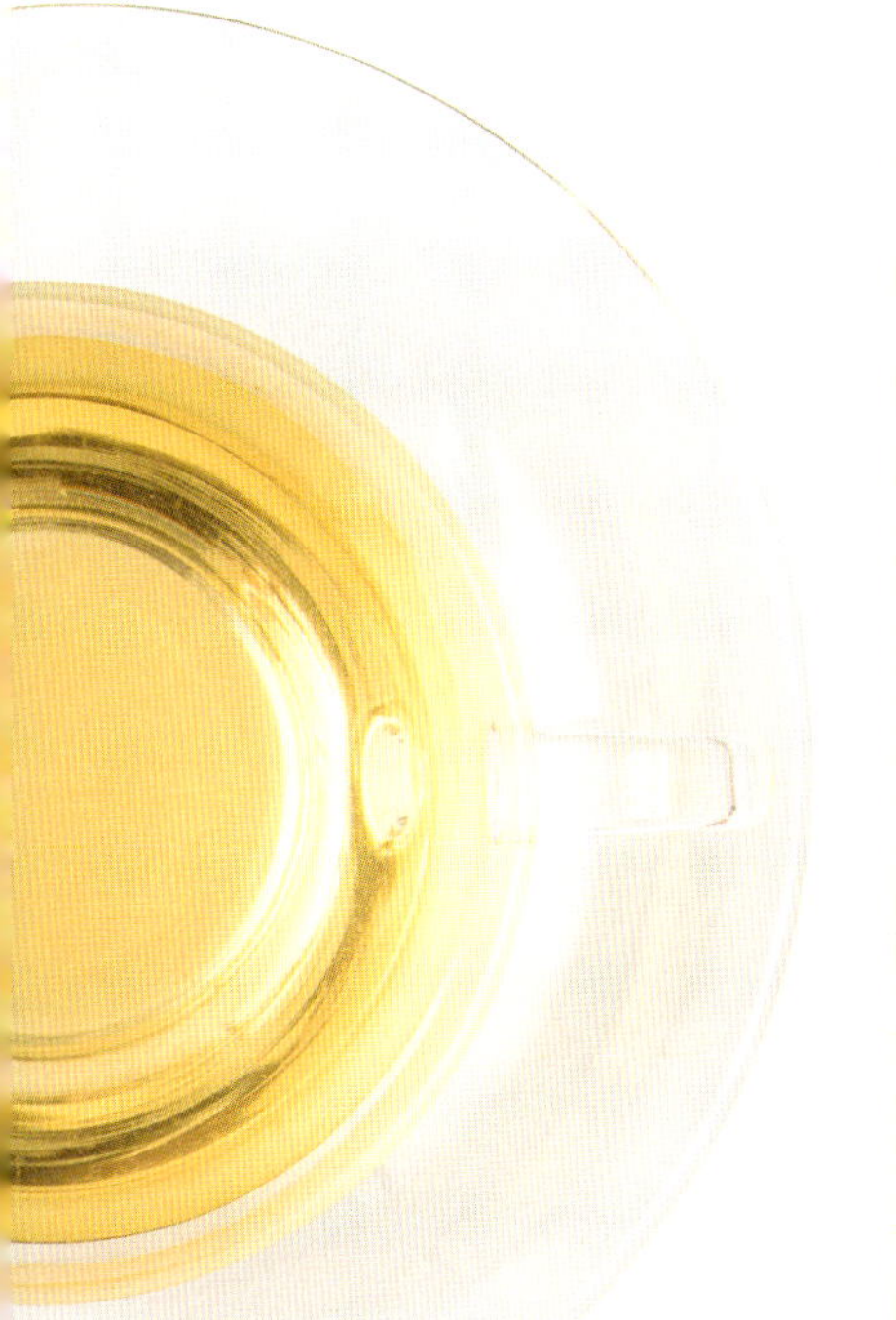

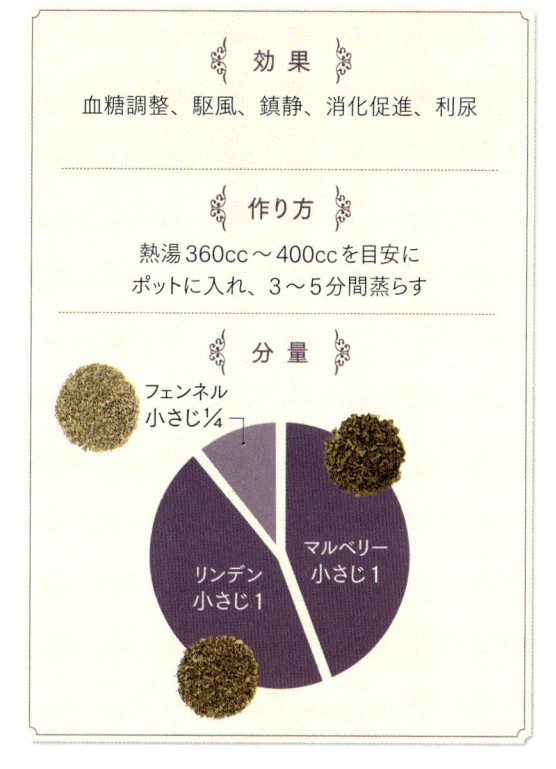

効果

血糖調整、駆風、鎮静、消化促進、利尿

作り方

熱湯360cc～400ccを目安に
ポットに入れ、3～5分間蒸らす

分量

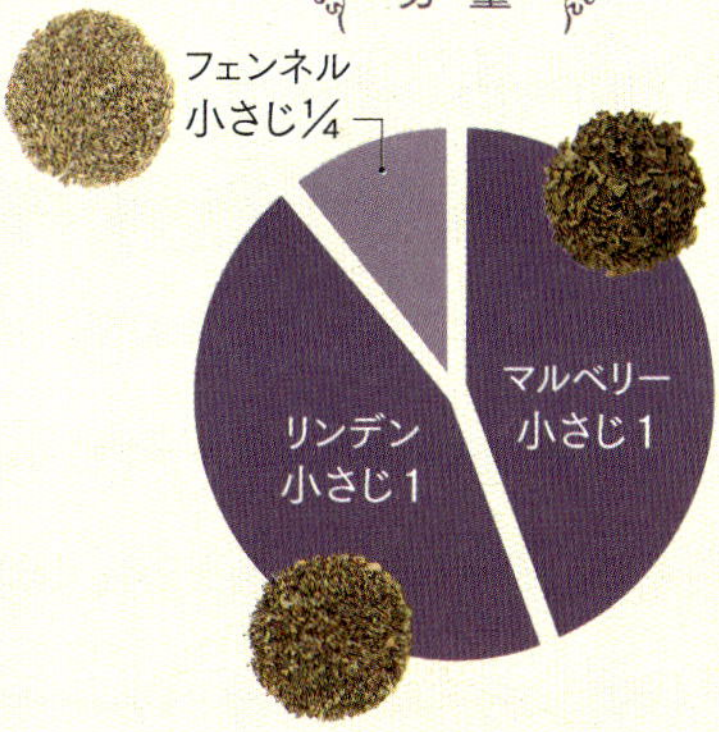

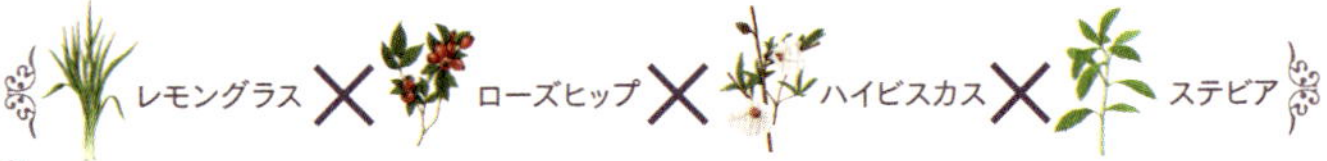

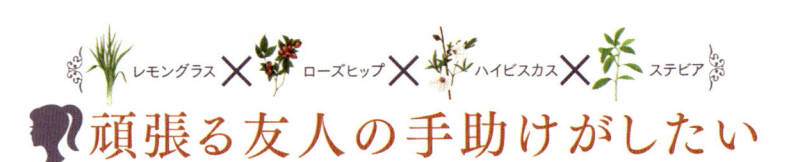

頑張る友人の手助けがしたい

忙しい毎日の美肌ブレンド
五感でたのしめるプレゼントに

　目標に向かって頑張っている友人を応援したいとき、あなたはどんな事をしてあげますか？　アドバイスをしたり、愚痴を聞いてあげたりと、いろいろな方法がありますよね。応援する選択肢の一つとして、このブレンドハーブのプレゼントはいかがでしょうか。

　メインはコラーゲンの生成を促し、弾力性のある肌を保ってくれるローズヒップと、全体の味の調整をするレモングラス。クエン酸がたっぷり含まれたハイビスカスを加える事によって、ローズヒップに含まれたビタミンCをからだに摂り入れやすくします。ステビアで甘みをプラスして、一気に美味しさをアップさせましょう。

　カップに注いだときの鮮やかな赤い色は気持ちを上げてくれて、元気が出てきます。五感でたのしませてくれるので、プレゼントにぴったりなんです。

効果

ビタミン補給、代謝促進、リフレッシュ

作り方

熱湯360cc～400ccを目安に
ポットに入れ、3～5分間蒸らす

分量

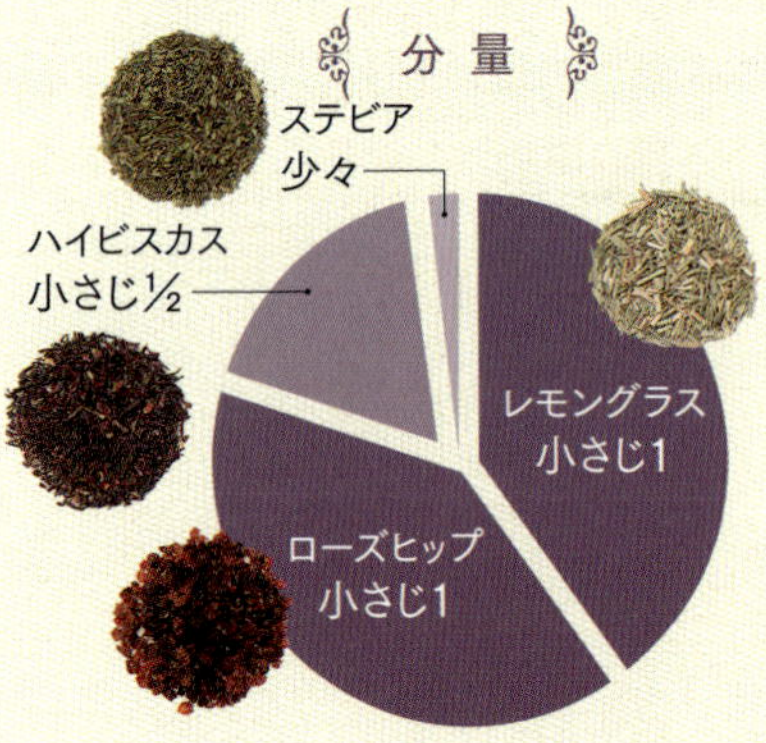

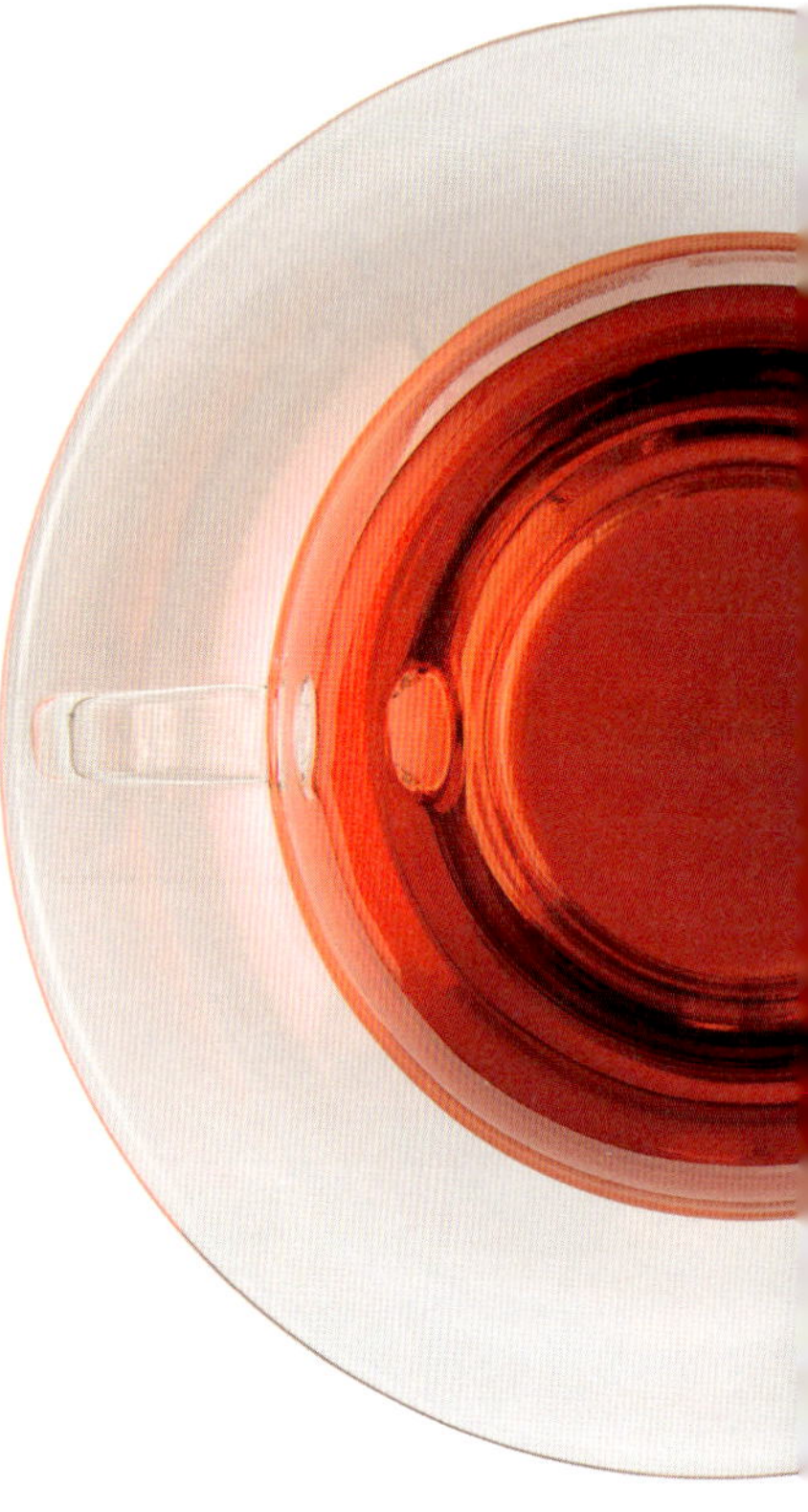

ローズ × ローズヒップ × ルイボス

ずっと健康で美しくいたい

いつまでも若々しく笑顔が素敵な女性に

歳を重ねても、チャーミングで笑顔が素敵な女性でいられたら良いな、と思いませんか？ ずっとにこやかに暮らしていたいあなたには、このブレンドを試してみてほしいです。

芳醇で優雅な香りを持つローズは、女性らしさを高める働きがあると言われています。引き締めの作用を持っているので、肌にハリがほしいときにも役立ってくれますよ。甘い香りに包まれたら、女性として産まれてきた事への感謝の気持ちも芽生えるかもしれませんね。ビタミンCをたっぷり含み、抗酸化作用もあるローズヒップは、肌をはじめとした全身のケアをする事ができて、女性には欠かせないハーブです。さらに、ルイボスの抗酸化作用との相乗効果も期待できます。

ほんのり甘ずっぱい香味を持ったブレンドです。母の日の贈り物としても喜ばれるブレンドです。

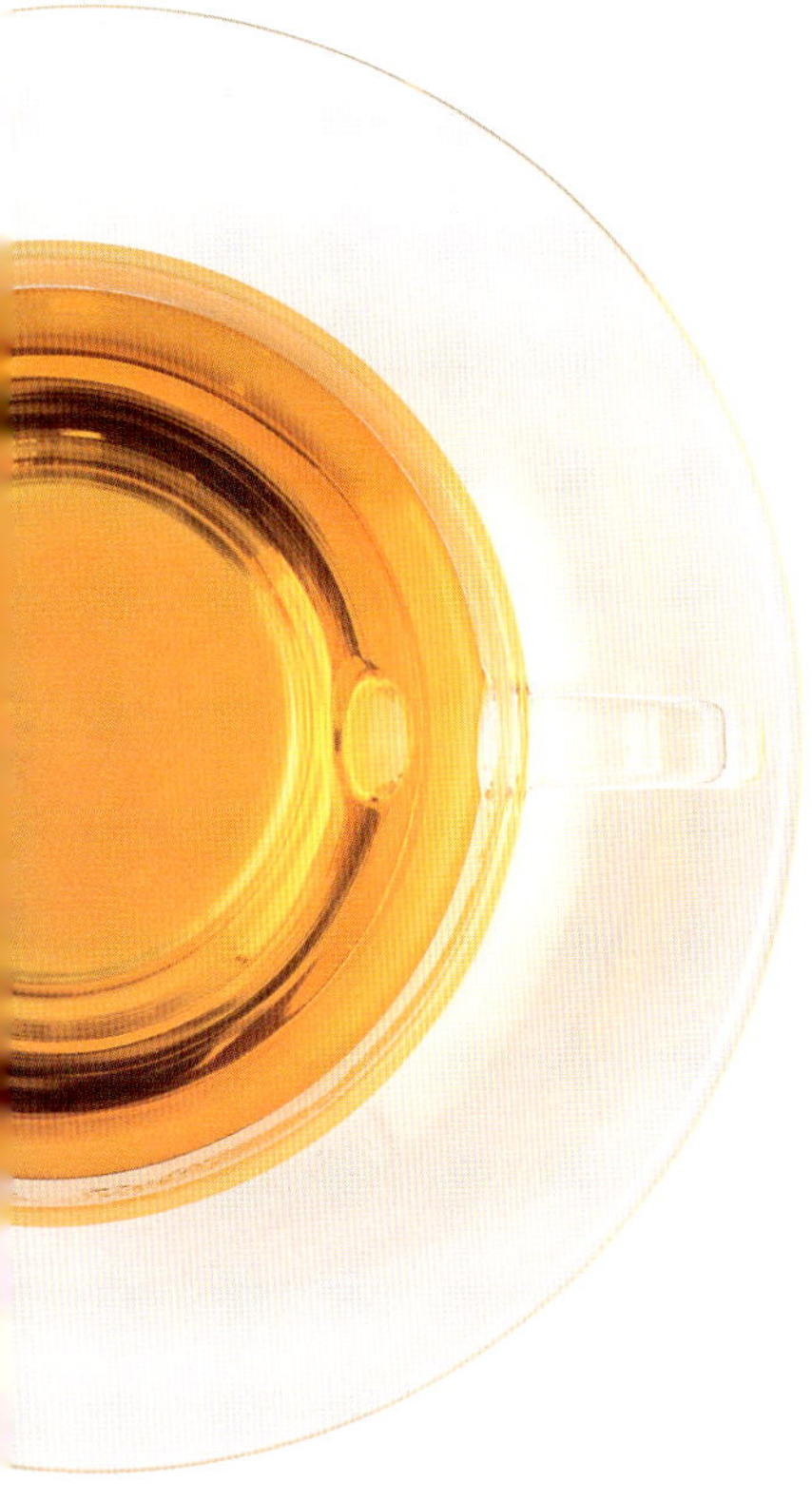

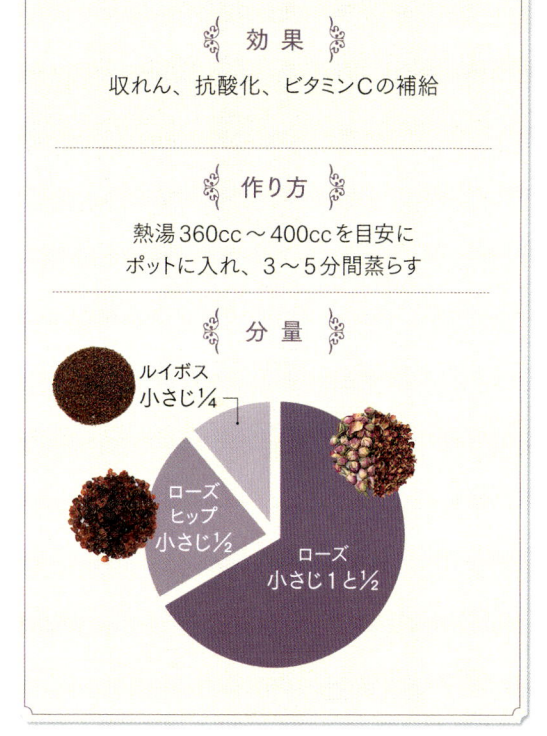

効果

収れん、抗酸化、ビタミンCの補給

作り方

熱湯360cc～400ccを目安に
ポットに入れ、3～5分間蒸らす

分量

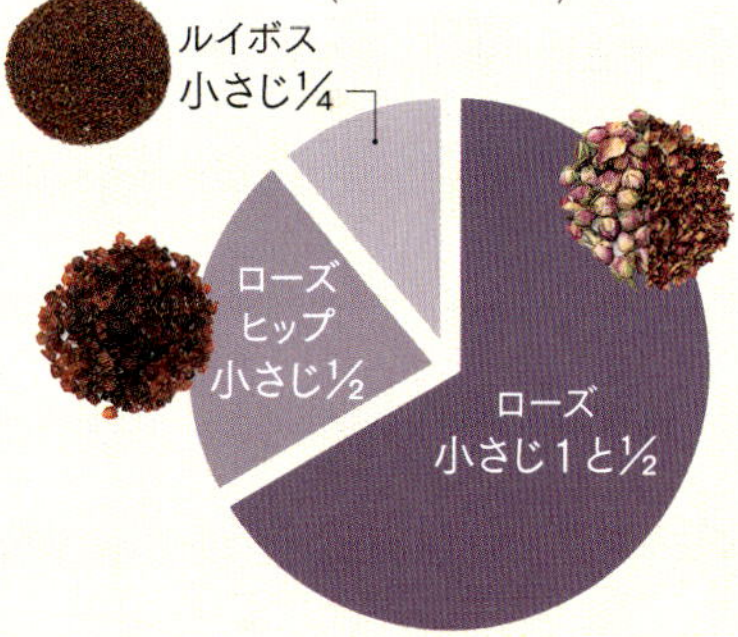

Column

コーディアルでも ハーブをたのしむ

使用したのはこちら

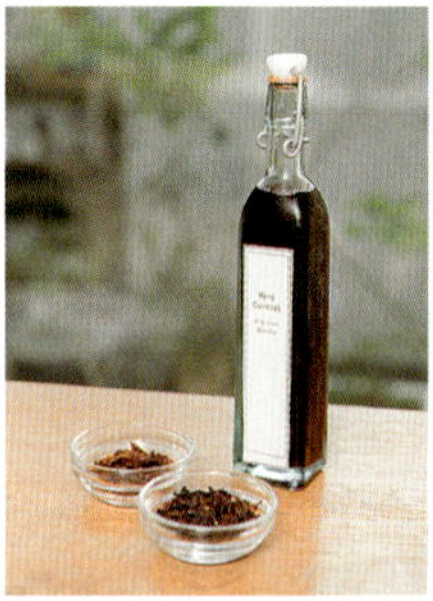

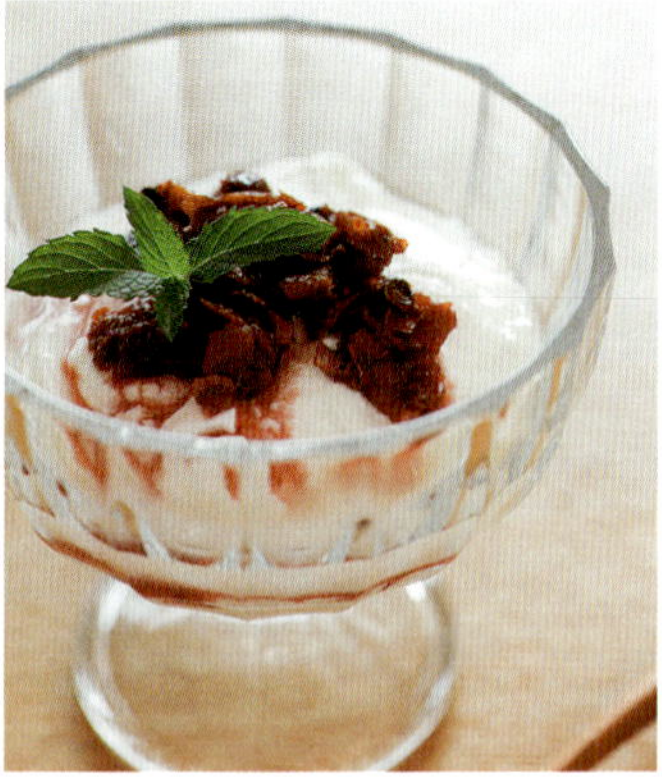

ハーブコーディアル

ハーブを使ったシロップです。人気が高いのは、ハイビスカス＆ローズヒップやエルダーフラワー。お子さまでも美味しく飲めます。

〈材料〉

ドライハーブ
ハイビスカス…10g
ローズヒップ…10g
レモン…½個
水…250mℓ
きび砂糖…150g

〈作り方〉

❶鍋に水を入れて火にかけます。沸騰したら火を弱め、ハイビスカスとローズヒップを入れて1分間煮ます。そのあと火を止め蓋をして、5分程蒸らします。

❷茶漉しを使って、❶を別の容器に移します。洗って綺麗にした鍋に戻し、きび砂糖を加えて溶かします。

❸❷をとろ火で5分程度煮たら、レモン汁を入れ、少し火をとおしてから止めます。

〈使い方〉

ソーダやジュース、お湯などで割ると美味しく飲めます。デザートのトッピングとしてもオススメです。

〈保存〉

冷蔵庫に保存して1週間を目安にしてください。

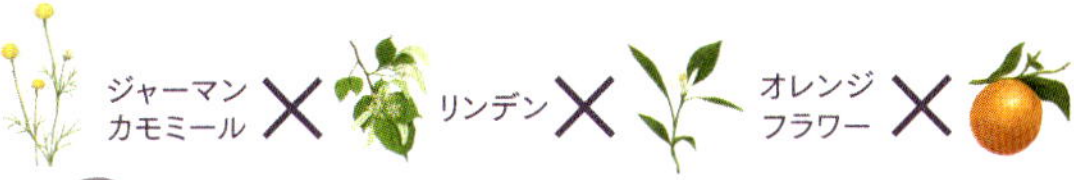

不安に押し潰されそう

肩の力が抜けて 自然の力に癒される

毎日プレッシャーのなかで生きていると、不安で押し潰されそうになります。一生懸命になればなるほどつらくなってしまったら、頑張りすぎているサイン。十分頑張っているあなたには、心身ともにリラックスできるブレンドをご提案。一日の疲労を取り去ってもらいましょう。

ジャーマンカモミール、リンデン、オレンジフラワー、オレンジピール。すべて鎮静系のハーブです。まずは、ブレンドしたドライハーブを見てみてください。薄い緑と優しい黄色で落ち着いた雰囲気の外観に、ふんわりと甘くフルーティーな香り。ポットで蒸らしている時間は、ゆらゆらと浮かんでいるハーブを眺めてリラックス。ハーブティーを淹れているときからすでに癒されているから、カップに注いだときの甘ずっぱい香りには、思わず笑顔になるでしょう。

肩の力を抜いて、ゆっくりとたのしんでくださいね。

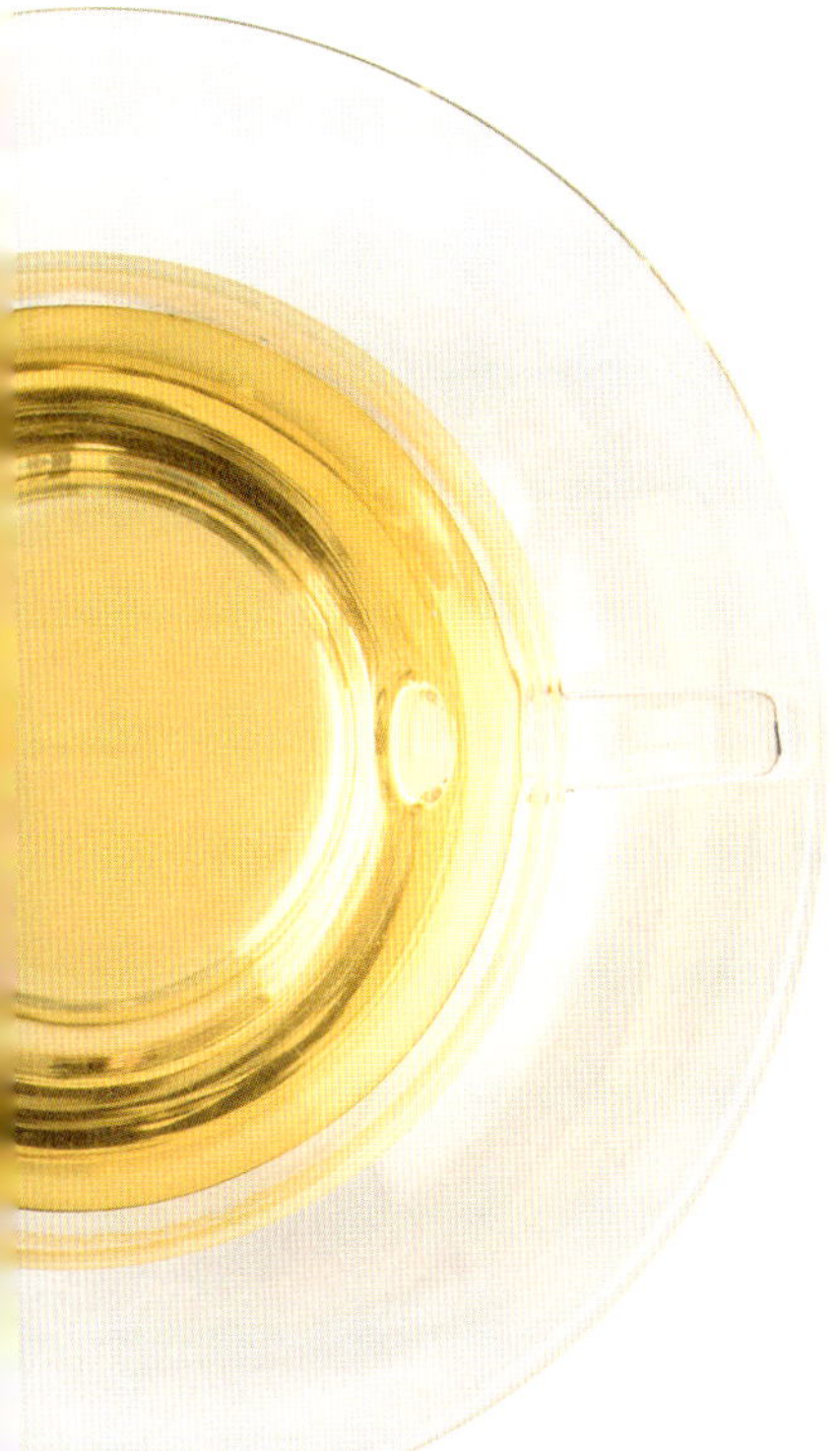

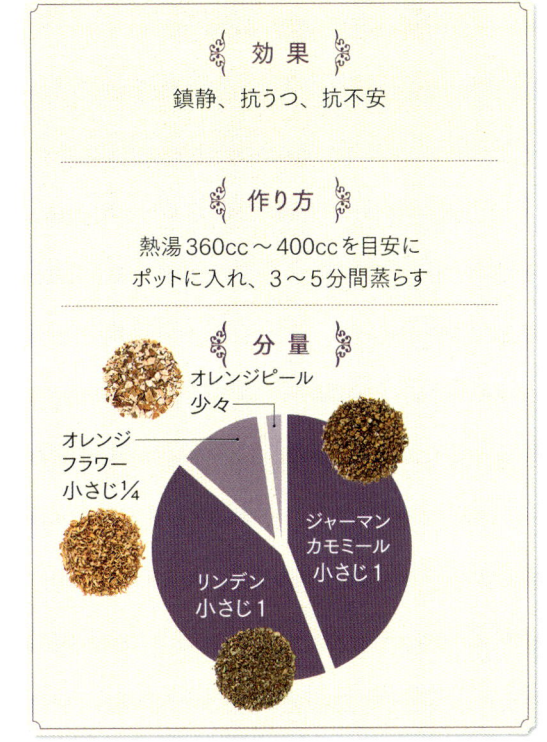

効果

鎮静、抗うつ、抗不安

作り方

熱湯360cc～400ccを目安に
ポットに入れ、3～5分間蒸らす

分量

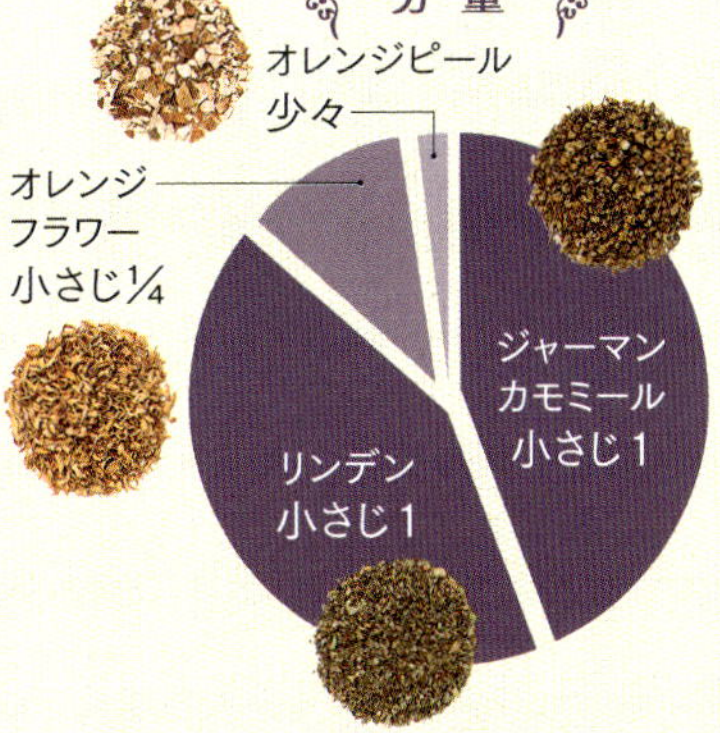

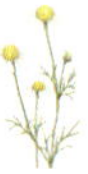
ジャーマンカモミール × 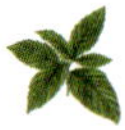 ペパーミント × 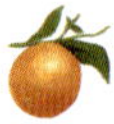 オレンジピール

気持ちがそわそわして落ち着かない

自己肯定感が上がり失敗しても大丈夫だと思える

せっかく訪れたチャンス。絶対に失敗したくはないから、いろいろな本を読んで準備をしたり、得意な人に教えてもらったりしたけれど、自信がないし、ドキドキして落ち着かない……。緊張がおさまらないと感じたときは、このブレンドハーブティーの力を借りてみましょう。

ベースは、落ち着きを取り戻して、気持ちが楽になるジャーマンカモミール。リンゴのような優しい香りが、気持ちを明るくしてくれるでしょう。ペパーミントは、不安を取り除き、元気をよみがえらせてくれる効果があります。少し積極的になりたいときにぴったりですね。さらに、オレンジピールの香りが気持ちを弾ませてくれますよ。少し苦みをもっているので、蒸らし時間によってビターな味もたのしめます。

〝オトナ〟のハーブティーが飲んでみたいときには、少し長めに蒸らしてみてください。

効果

鎮静、賦活、気分が明るくなる

作り方

熱湯360cc～400ccを目安に
ポットに入れ、3～5分間蒸らす

分量

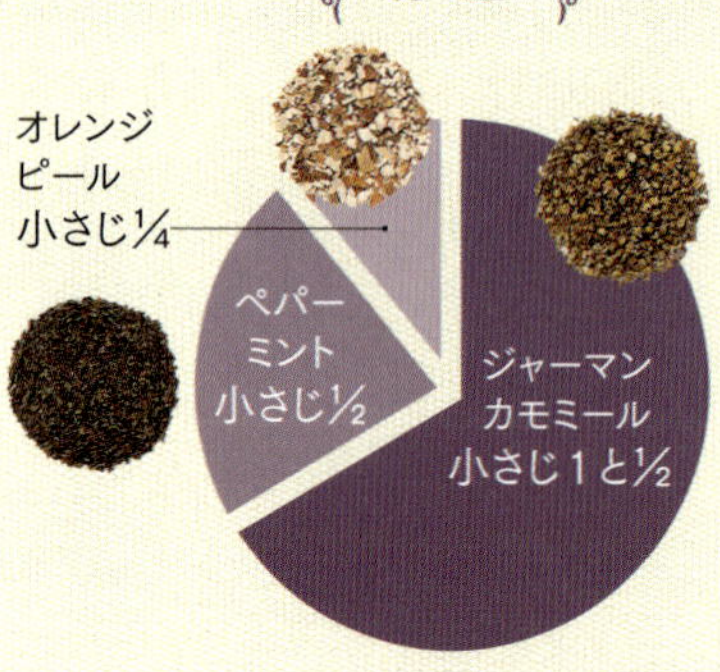

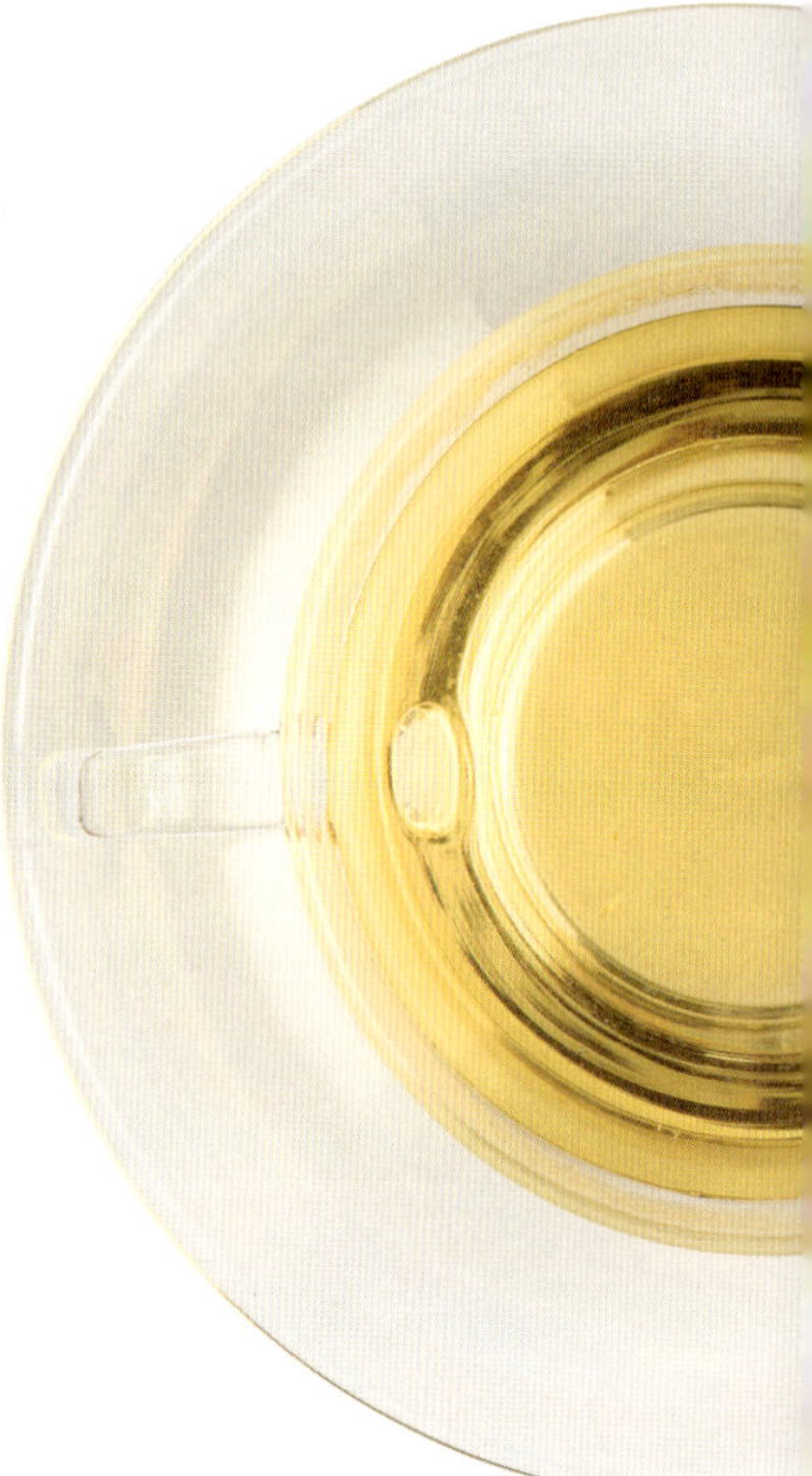

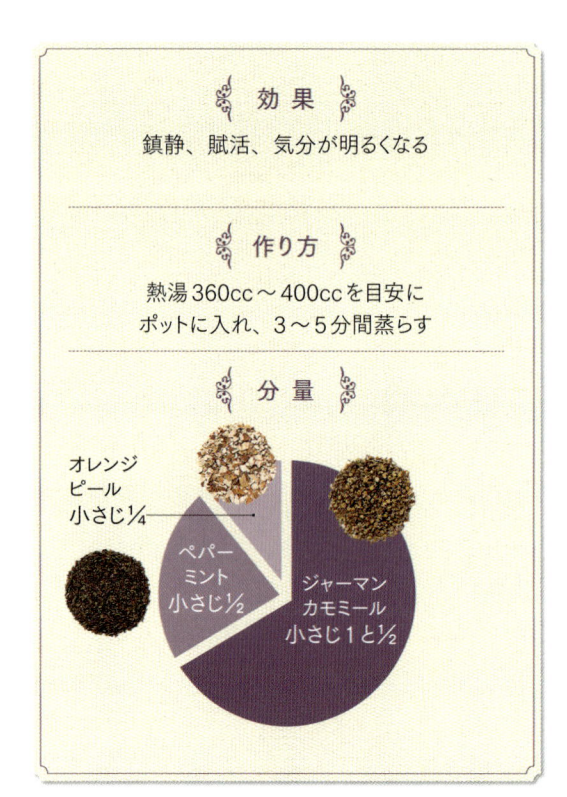

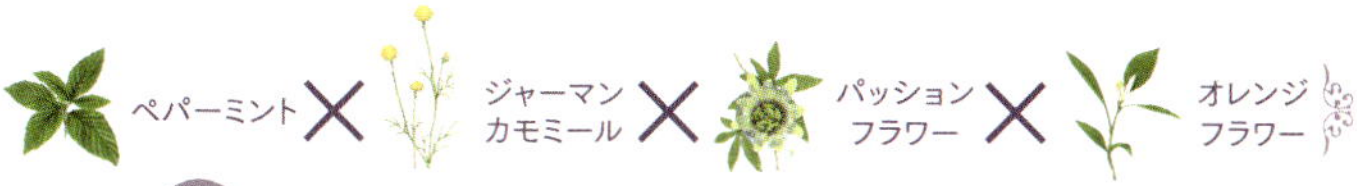
ペパーミント
ジャーマンカモミール
パッションフラワー
オレンジフラワー

想いを伝えられない

本来の自分を取り戻し自然体で挑む自信がつく

なにかに挑戦しようとすると、どぎまぎしてしまう事ってありますよね。例えば恋愛なら、「うまくいかないんじゃないか」と弱気になって、なにも言えなくなってしまうタイプと、心拍数が上がって落ち着きがなくなり、空回りしてしまうタイプに分かれます。あなたはどちらのタイプですか？　本来の自分を取り戻し、自然体で接する事ができるようになるブレンドを紹介します。

興奮しているときには気持ちを鎮めてくれて、逆に元気がないときには気持ちを上げてくれる、優等生のペパーミントがベース。そこに、鎮静作用のあるジャーマンカモミール、気持ちを明るくしてくれるパッションフラワー、底力を出すお手伝いをしてくれるオレンジフラワーを合わせました。

美味しく飲んで自然なあなたを取り戻したら、笑顔でいってらっしゃいね。

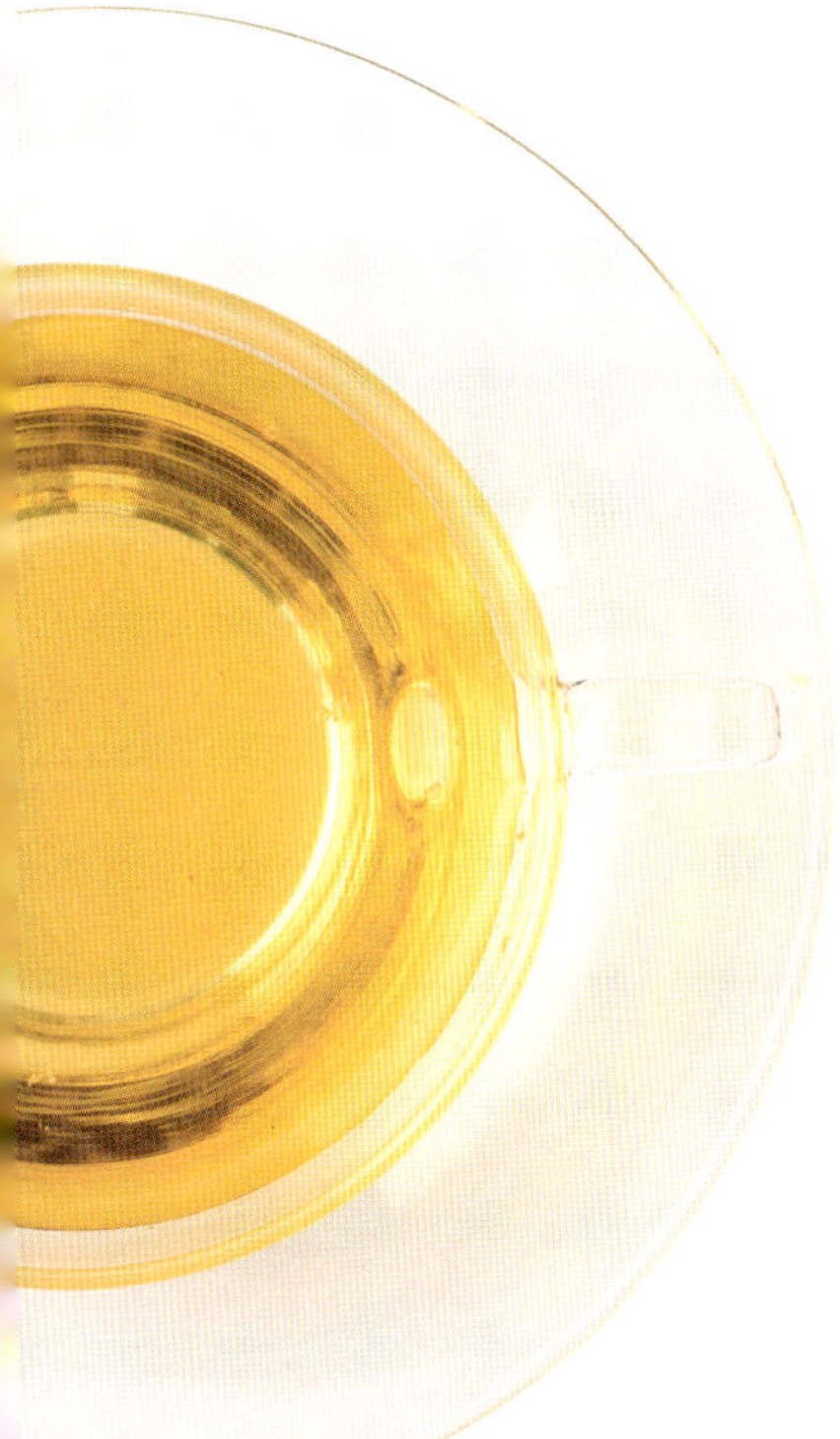

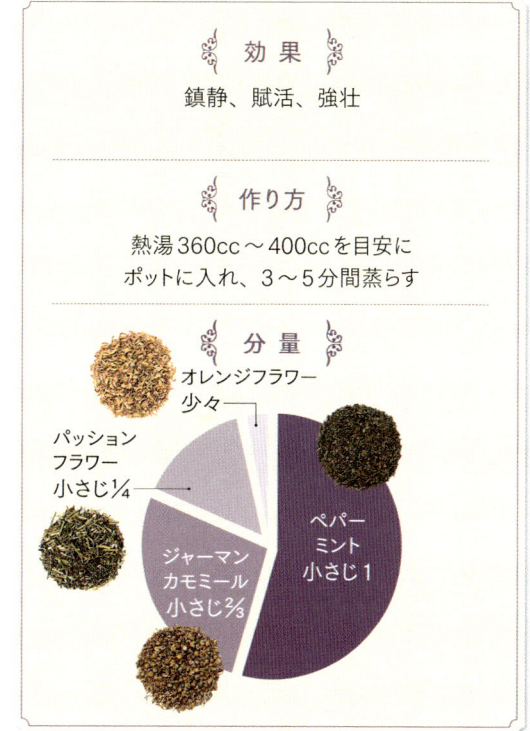

効果

鎮静、賦活、強壮

作り方

熱湯360cc～400ccを目安に
ポットに入れ、3～5分間蒸らす

分量

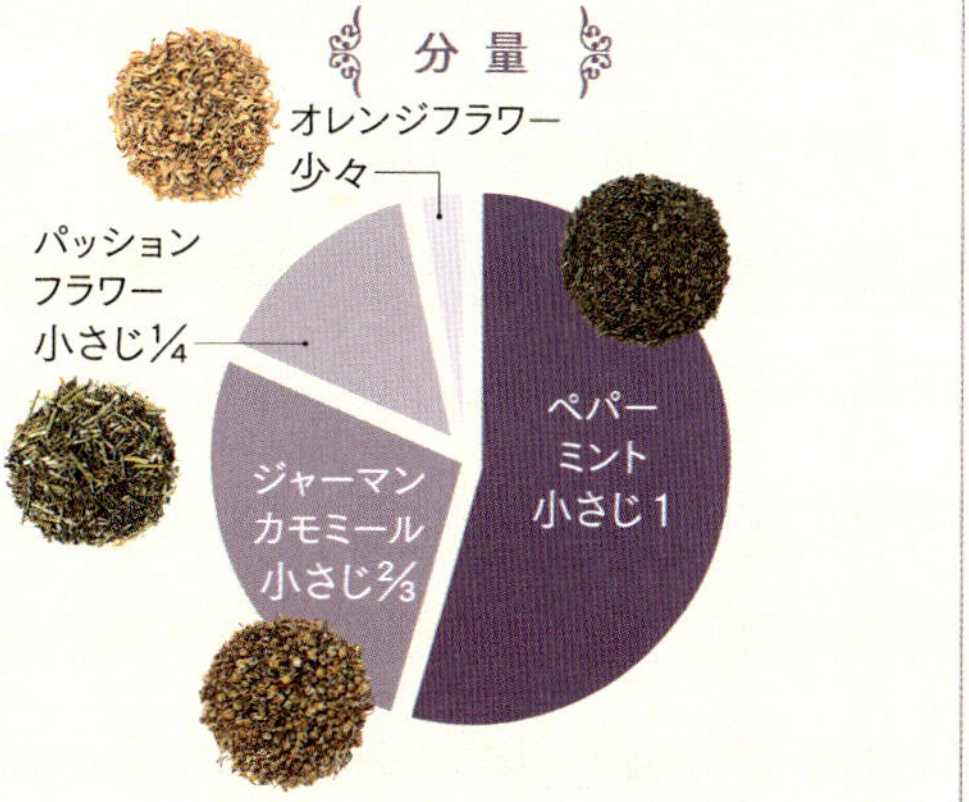

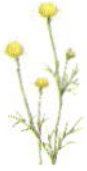
ジャーマンカモミール ×
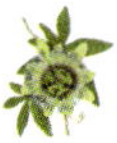
パッションフラワー × ラベンダー

事実を受け止めて前に進みたい

本来の自分を取り戻し
現実と向き合って前に進める

現実から逃げてあやふやのままにしていたり、決断を先延ばしにしていたり、私たちはときどき思考を停止して、「まぁいっか」と問題から目をそむけてしまう事があります。事実をしっかりと受け止めて、前に進んでいきたいと感じているあなたにオススメのハーブティーです。

ジャーマンカモミールが、気持ちを穏やかに整理してくれます。本当はどうしたいか、自分自身に正直になってみましょう。気持ちを落ち着かせるパッションフラワーは、ジャーマンカモミールとの相乗効果で、本当の自分と向き合う事が期待できます。ラベンダーは少しだけ香るように、最後に加えるのがポイント。不安や緊張をゆるめて、本来のあなたに戻るお手伝いをしてくれます。

答えはいつでもあなたのなかにあります。気持ちを鎮めて、自分自身に問いてみると、きっと一歩が踏み出せますよ。

効果

鎮静

作り方

熱湯360cc～400ccを目安に
ポットに入れ、3～5分間蒸らす

分量

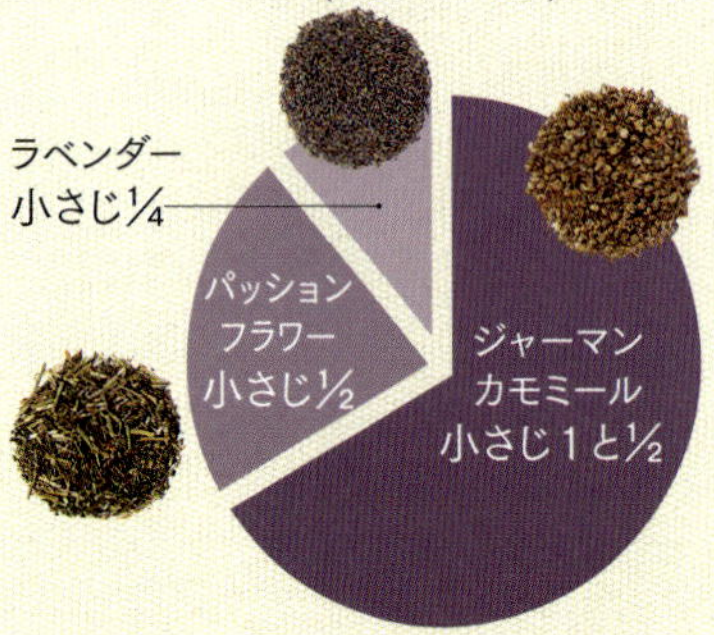

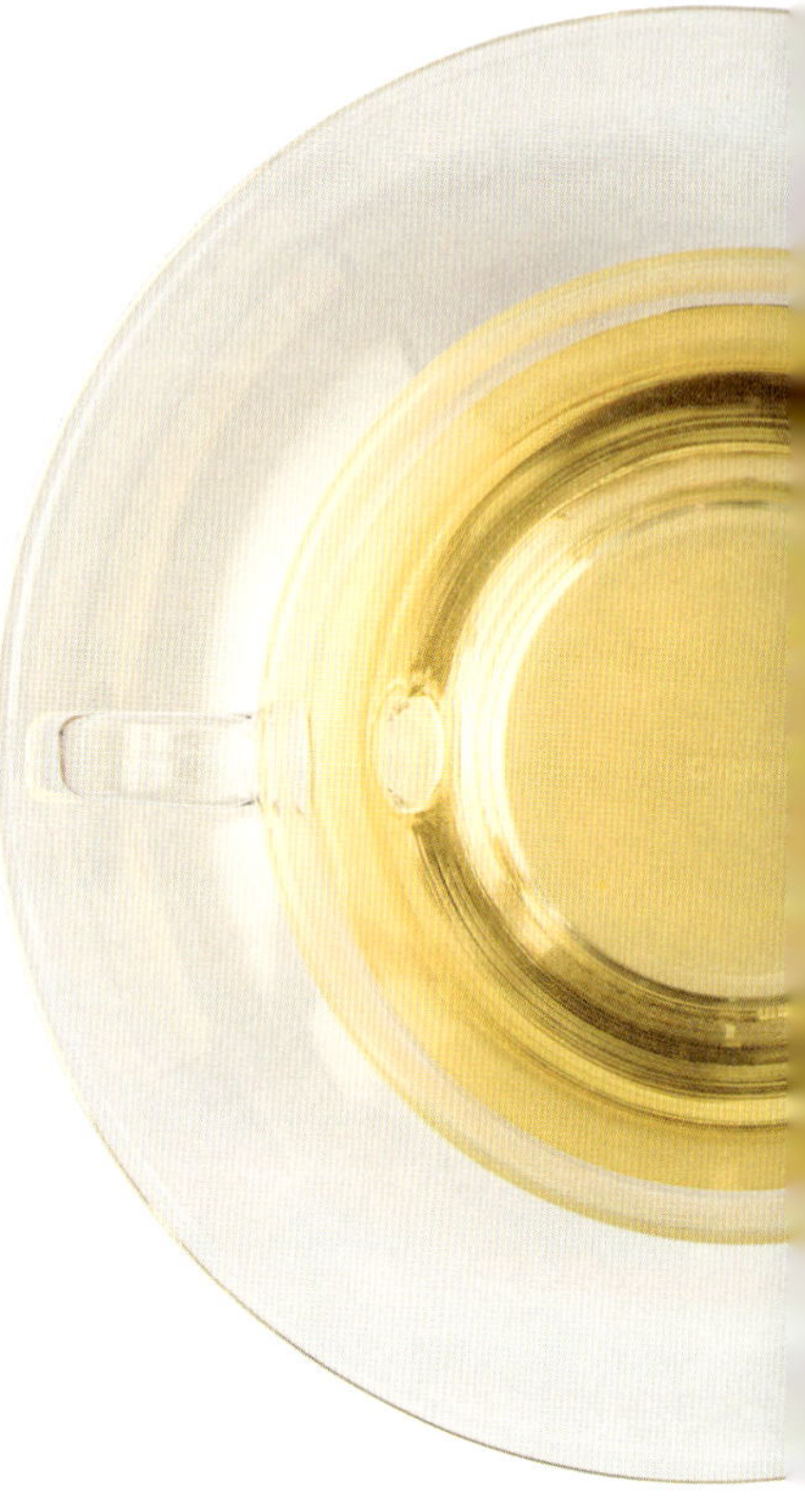

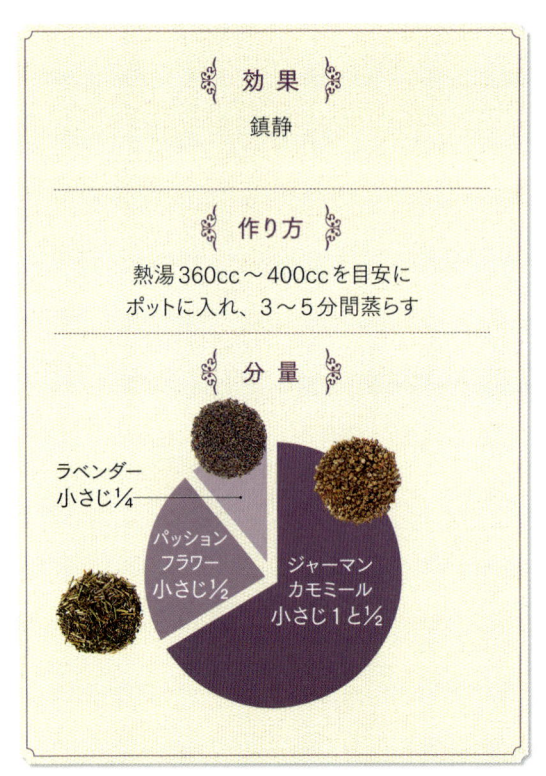

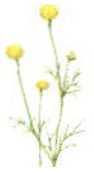
ジャーマン
カモミール
×
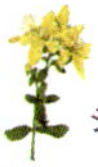
セント
ジョンズワート

コミュニケーションが苦手

癒しの味に優しく包まれて焦るこころをサポート

周りの人たちとコミュニケーションをとっていると、振り回されている感じがして疲れる。なんとなく憂鬱で、気持ちが暗くなる。なにかをやろうという気分にならなくなっている。その感情をなんとかしようとアドバイスをもらったり、試してみたりした事もあるかもしれませんね。もう十分頑張っているから、少し休憩してみませんか？

脳内の神経伝達物質の濃度を高めて、抗うつ作用もある成分のセロトニンが含まれたセントジョンズワートは、落ち込んで暗くなってしまっているこころに明るさを取り戻してくれます。ジャーマンカモミールと合わせる事で、優しく包んでくれる香味になります。

このブレンドは癒しがほしいときにぴったり。変わりたいと願うあなたをサポートしてくれますよ。悲しみや不安、恐れの感情を和らげてくれるでしょう。

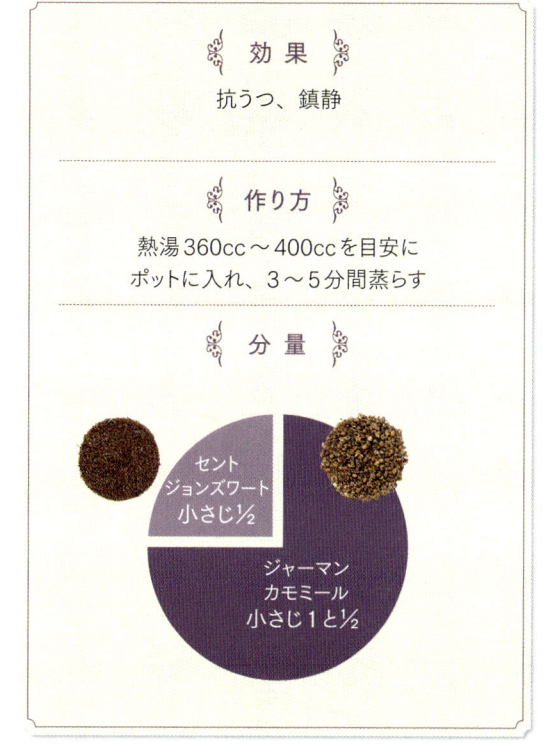

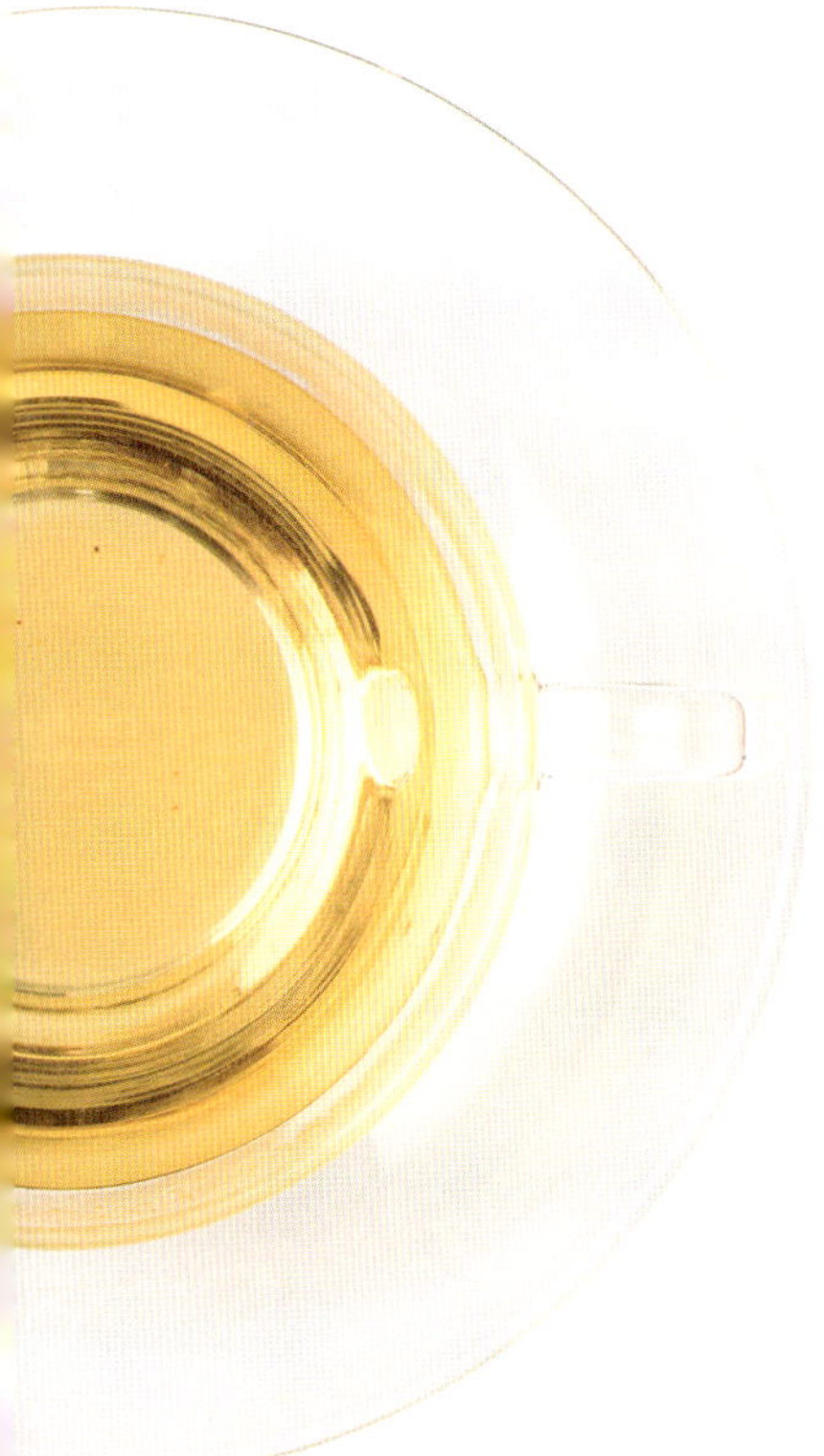

効果

抗うつ、鎮静

作り方

熱湯360cc～400ccを目安に
ポットに入れ、3～5分間蒸らす

分量

ローズ × ジャーマンカモミール

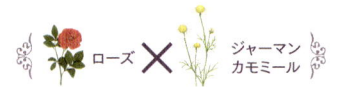

他人に振り回されて疲れてしまう

対人関係におけるマイナスの感情が減少する

感情の起伏が激しい人、イライラしている人、ネガティブな人……。人間関係を築く事はとっても大切ですが、どうしてもそりが合わない人はいますよね。合わない人と一緒にいると、疲れてしまったり、悲しい気持ちになったりしてしまう事があります。気持ちがポキッと折れてしまう前に、こころをケアしていきましょう。

ジャーマンカモミールの穏やかな香りで気持ちを落ち着かせて、ローズの香味に気持ちをゆだねたら、心身ともにリラックスできて、沈んだ気持ちがゆるやかに上昇していきます。

ほかの人の言動は、自分とは全く関係のない事だと切り離し、その人の問題なのだと割り切りましょう。ニュートラルに人に接すると、相手もストレスを抱える事なく平穏な関係が築けるようになるかもしれません。

効果

鎮静、心身のリラックス、
明るい気持ち

作り方

熱湯360cc～400ccを目安に
ポットに入れ、3～5分間蒸らす

分量

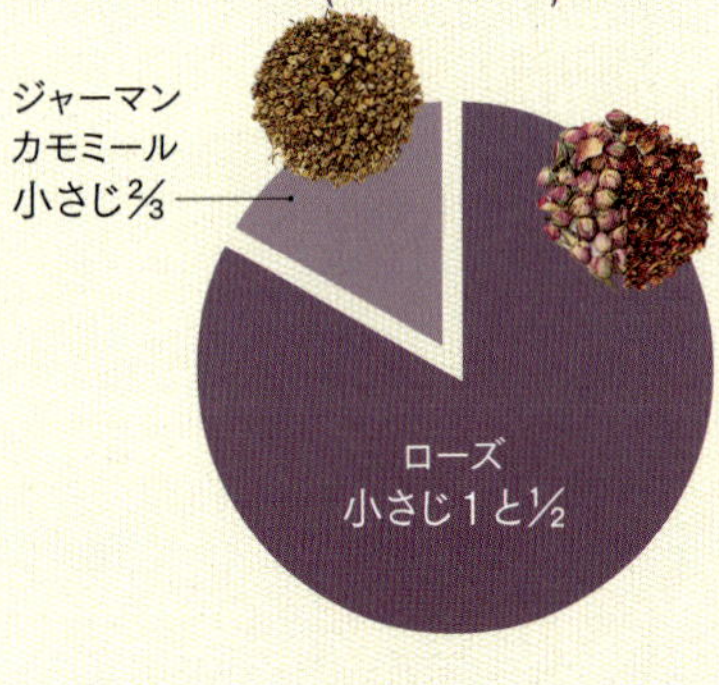

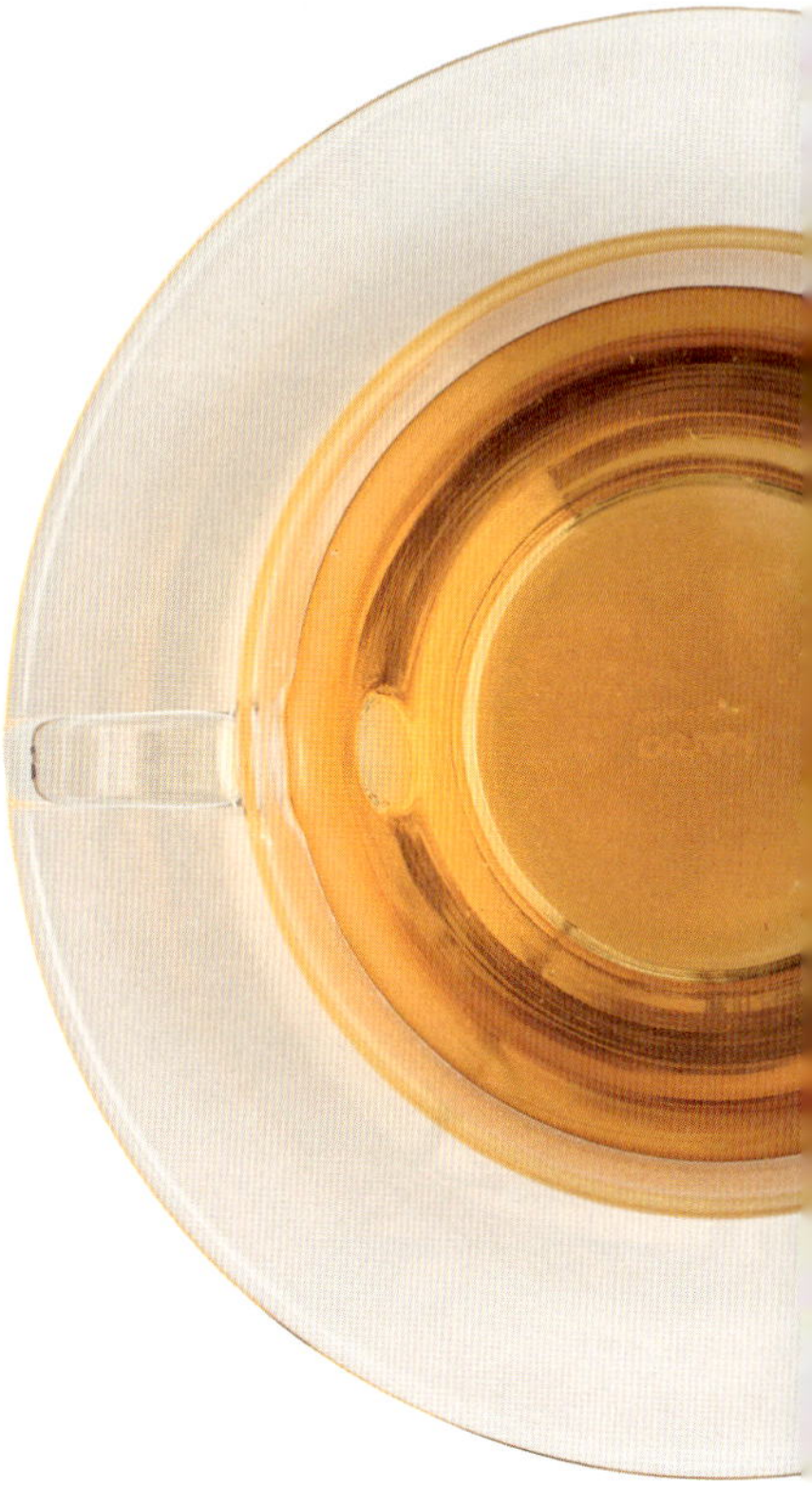

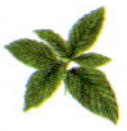

×
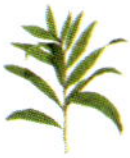

×
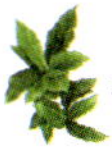

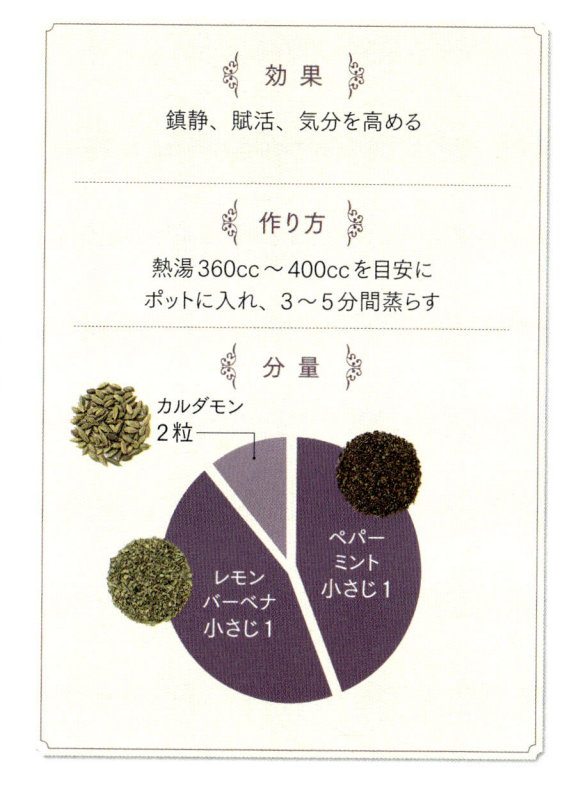

朝のドタバタでイライラ

笑顔で送り出せて気持ち良く始まる一日を

毎朝忙しくてバタバタしているのに、のんびりしている家族にイライラしていませんか？　本当は穏やかに、気持ち良く一日をスタートさせたいですよね。忙しい朝が始まる前に、こちらのハーブティーをどうぞ。

爽快な朝にぴったりなペパーミントのスッキリした香味は、気持ちを落ち着かせてくれる効果があります。目が覚めるような爽やかな香味を持つカルダモンは、グッと気持ちを高めてくれますよ。最後に、優しいレモンの香味で全体をまとめてくれるレモンバーベナを加えましょう。

まずは一杯のハーブティーを飲んで、一日をスタートさせてみませんか。

「いってらっしゃい、気をつけて」

「いってきます」

きっと、笑顔であいさつが弾む朝になるはず。

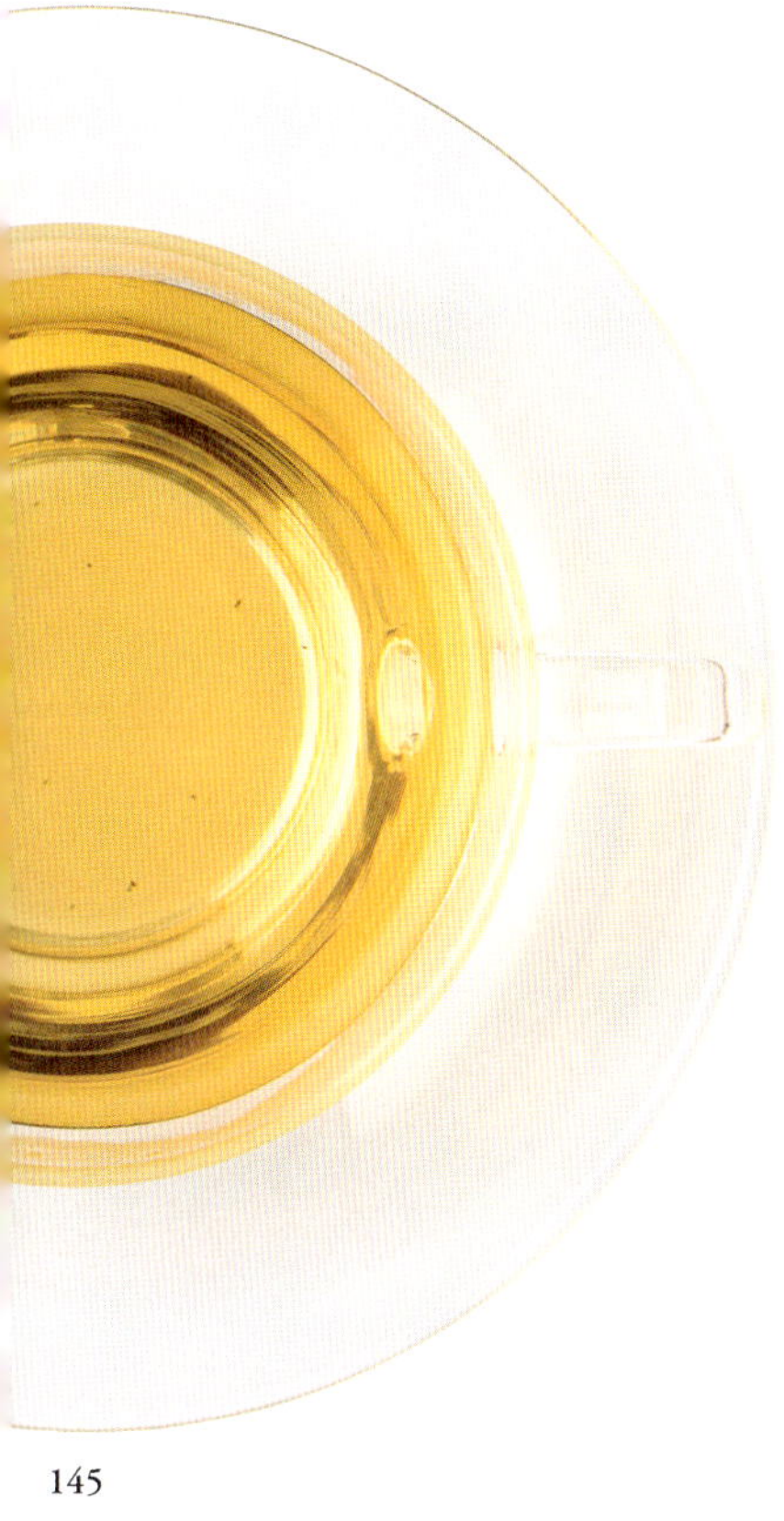

効果

鎮静、賦活、気分を高める

作り方

熱湯360cc～400ccを目安に
ポットに入れ、3～5分間蒸らす

分量

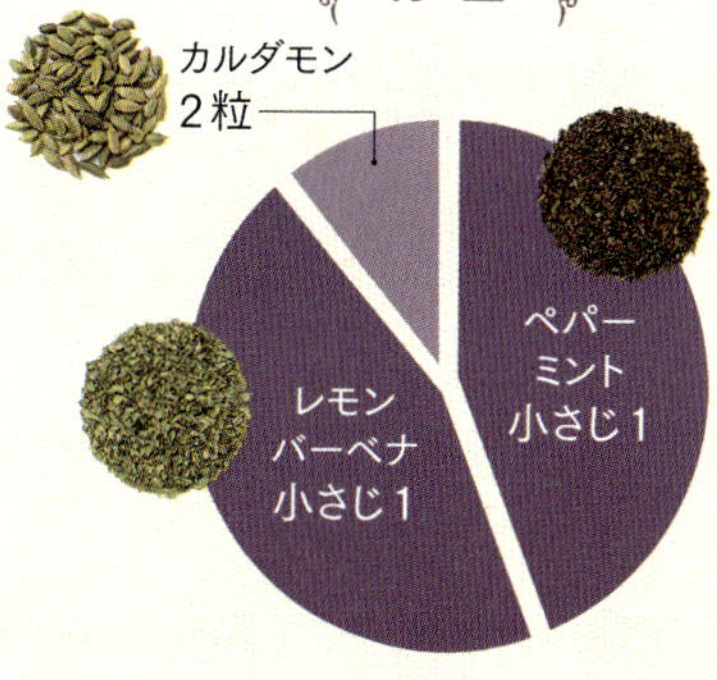

ペパーミント × ハイビスカス × ローズマリー × ステビア

やる事がたくさんあって忙しい

効率が上がって気分転換も上手にできる

ToDoリストがたくさんあると、つい「忙しい」と口から出てしまいがち。毎日頑張るあなたには、一息つけて気分転換できるブレンドをご紹介します。

ペパーミントは、気持ちを落ち着かせて興奮を鎮めてくれます。反対に、気持ちが沈んでいるときには、元気にさせてくれる効果があります。酸味の強いクエン酸を含み、疲労回復に役立つハイビスカスと、集中力を高めてくれるローズマリーに、ステビアをほんの少し加えて甘みをアップさせる事で、頭もリラックスさせてあげましょう。

お子さまでも美味しく飲めるハーブティーだから、学校から塾へ向かう前の、スイッチを切り替えるときにもオススメです。節目節目で休憩を取りながら、気分転換のおともにハーブティーを取り入れる事で、効率がアップしたら良いですね。

効果

鎮静、賦活、疲労回復、血液循環促進

作り方

熱湯360cc～400ccを目安にポットに入れ、3～5分間蒸らす

分量

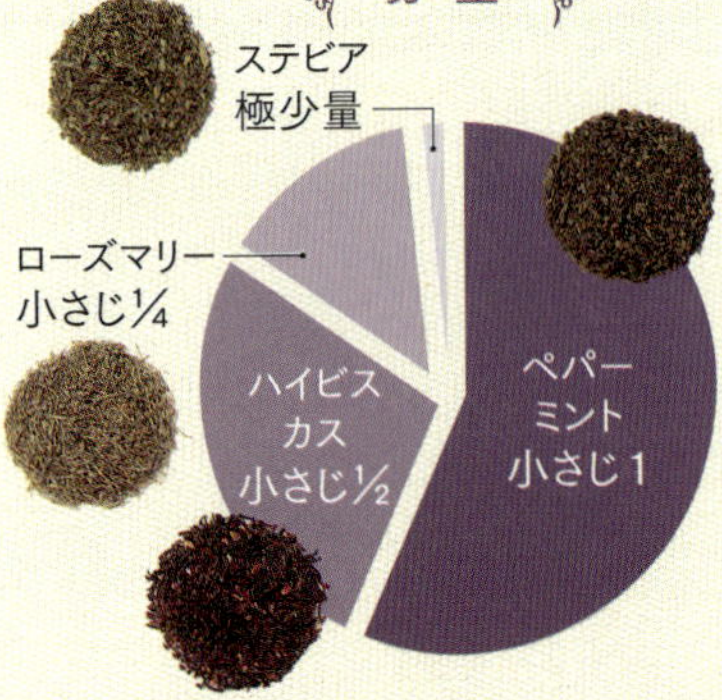

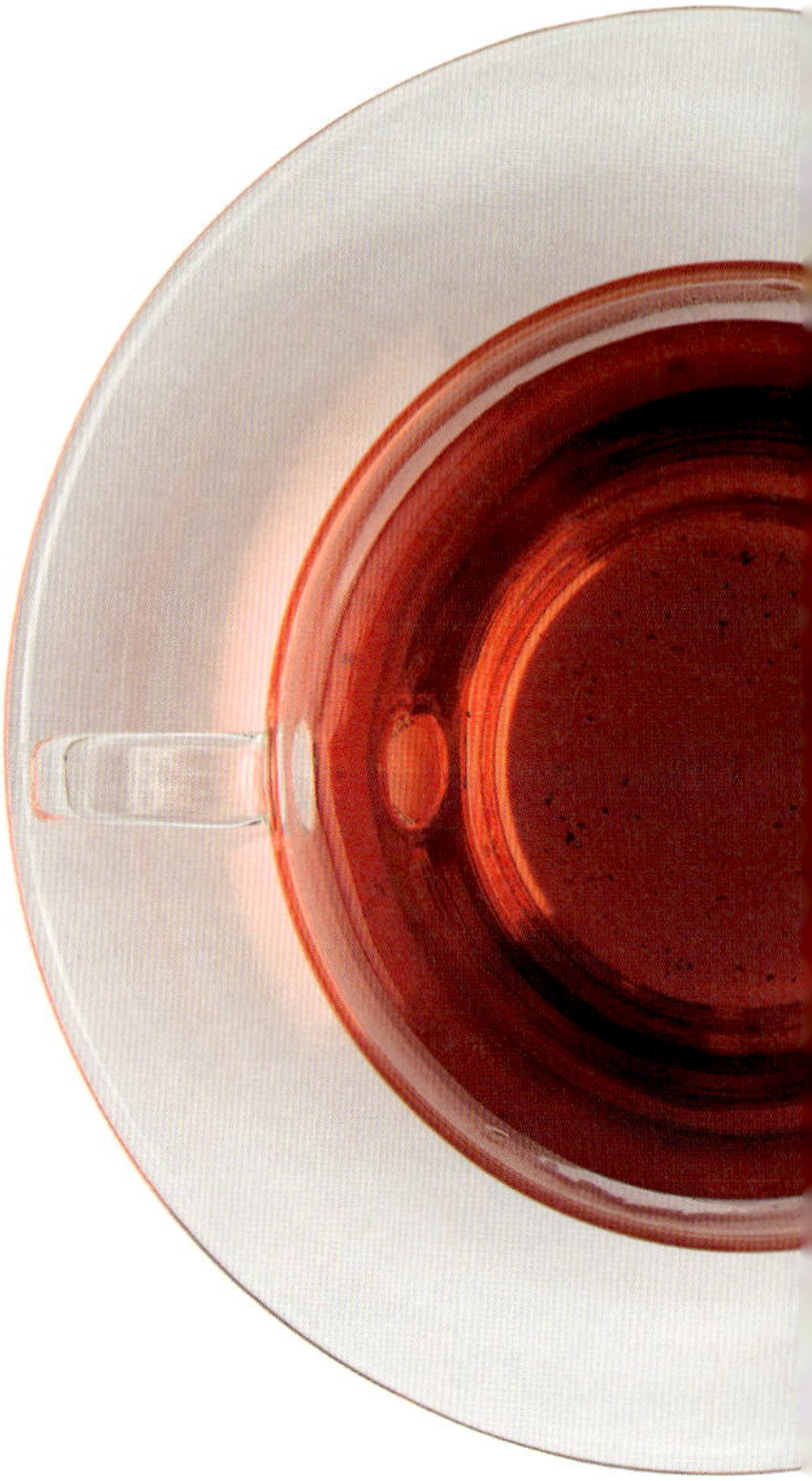

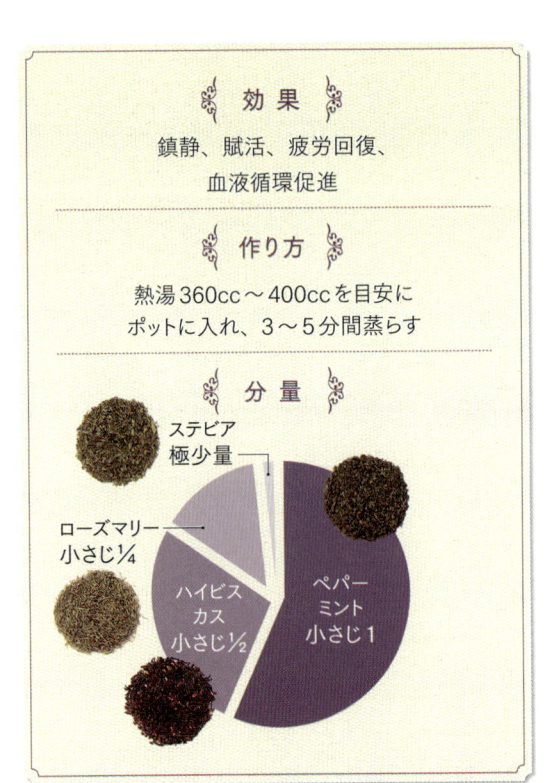

ジャーマンカモミール × ローズ × ラベンダー

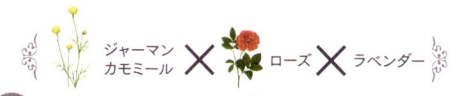

こころの疲れが残る

失敗よりも挑戦にフォーカス
自分をねぎらい希望が湧く

悩んだり、投げ出してしまいたくなったりする事が続くと、こころが疲れてきてしまいますよね。お疲れ気味のあなたには、このブレンドがオススメです。

すべて花のハーブを使う事がこのブレンドのポイントです。花は思考を癒してくれると言われ、ゆらいでしまった気持ちを平常心に戻してくれる効果があります。ジャーマンカモミール、ローズ、ラベンダーのそれぞれのフローラルな香りが合わさり、脳をリラックスさせてくれますよ。リラックスできる時間を作って、ハーブティーを飲みながらまったりと過ごしてみるのも良いでしょう。

深呼吸をしてみてくだい。あなたは、すでに十分に頑張っています。そのままのあなたを褒めてあげてくださいね。

失敗をしたのは、チャレンジしたから。途中で辞めなければ、必ず成功に繋がります。自分をねぎらうようになれたら、前向きな気持ちになれるはず。

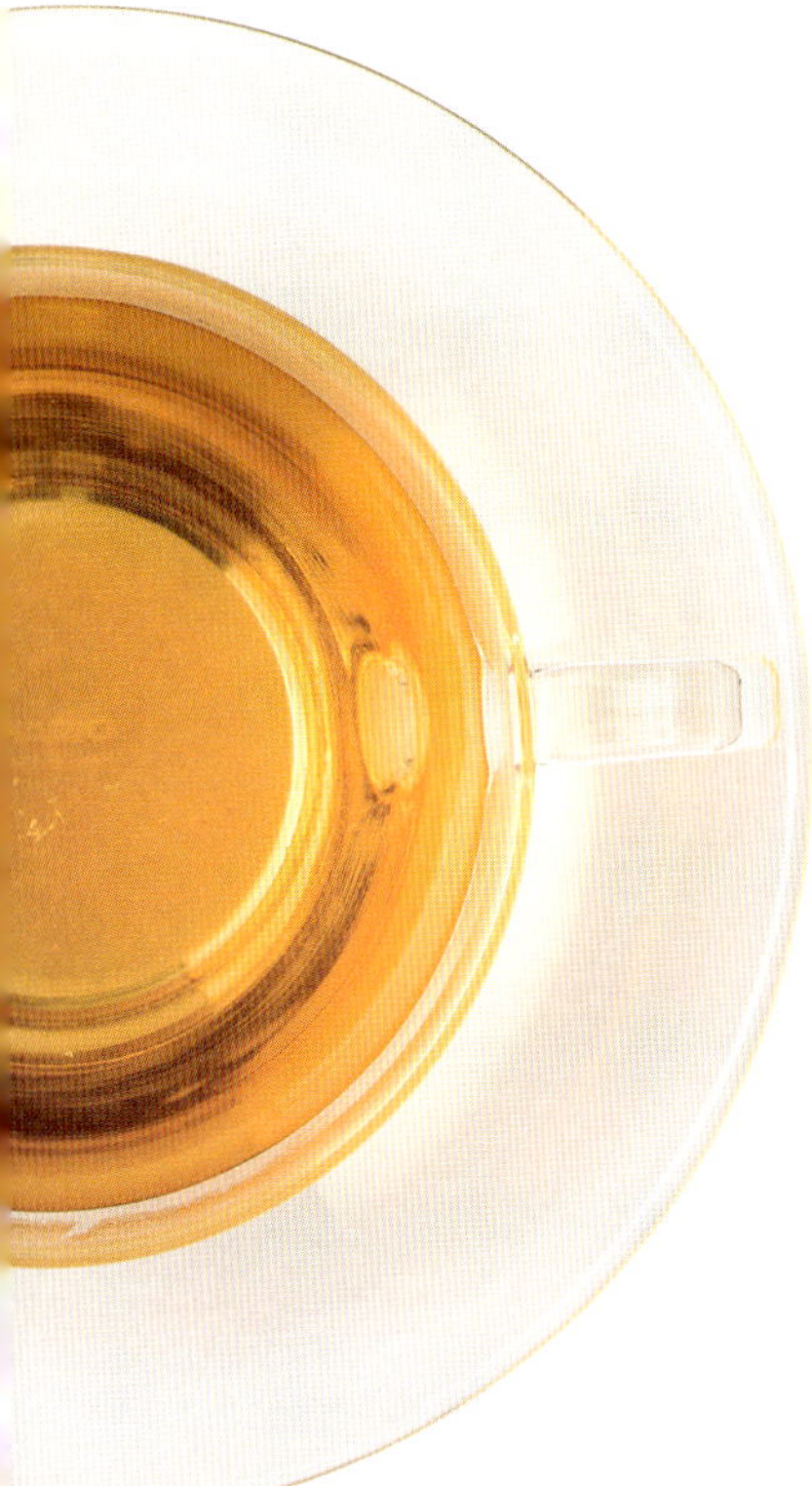

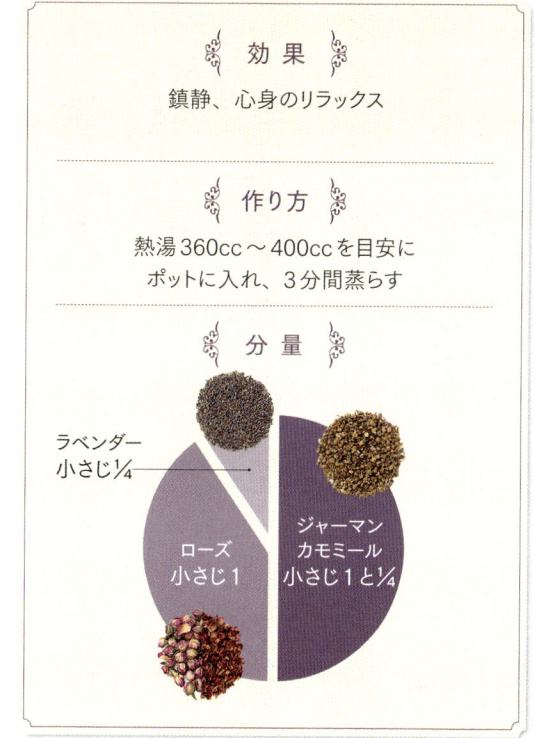

効果

鎮静、心身のリラックス

作り方

熱湯360cc～400ccを目安に
ポットに入れ、3分間蒸らす

分量

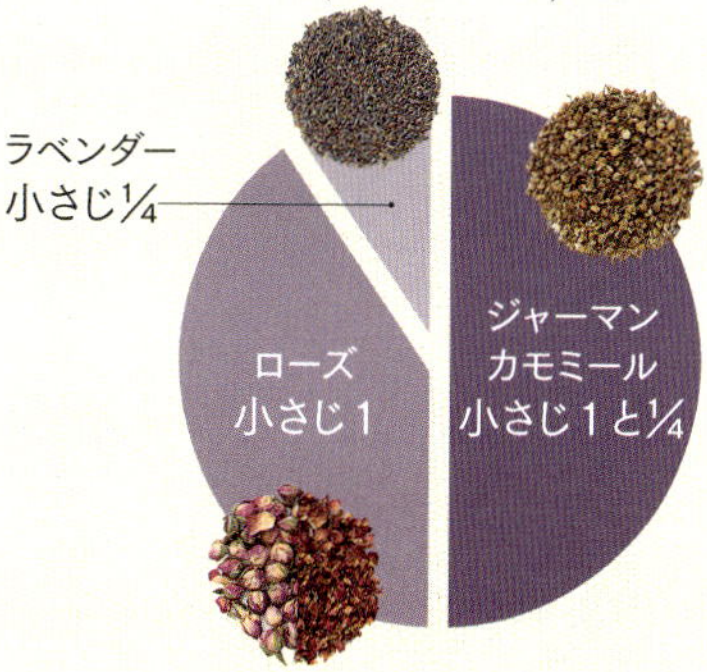
ラベンダー
小さじ1/4
ローズ
小さじ1
ジャーマン
カモミール
小さじ1と1/4

ジャーマンカモミール × リンデン × ローズヒップ

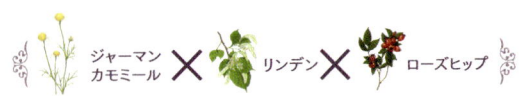

仕事の疲れを翌日に引きずる

昨日の仕事の疲れを持ち込まないようになった

「最近、頑張りすぎていないかな？」

たまに、自分自身に問いかけてみてください。だるさを抱えたまま次の日を迎えていたり、週末は午後まで寝ていたりするようなら要注意！　まず、質の良い睡眠をきちんととる事がオススメです。でも、頭が疲れているとなかなか寝つけないときもあるかもしれません。

ジャーマンカモミールとリンデンが気持ちを落ち着かせ、優しい眠りの世界へ連れて行ってくれます。ストレスが溜まり始めると肝臓も疲れてしまいますので、肝臓ケアも同時にしていきましょう。ローズヒップに含まれるビタミンCは、寝ている間にも働く肝臓をいたわってくれます。

どんなに気をつけてもストレスは受けてしまうので、溜め込まない事が一番です。ハーブティーを上手に取り入れて質の良い睡眠をこころがけると、翌朝スッキリしているかもしれません。

効果

鎮静、リラックス、肝臓ケア

作り方

熱湯360cc～400ccを目安に
ポットに入れ、3～5分間蒸らす

分量

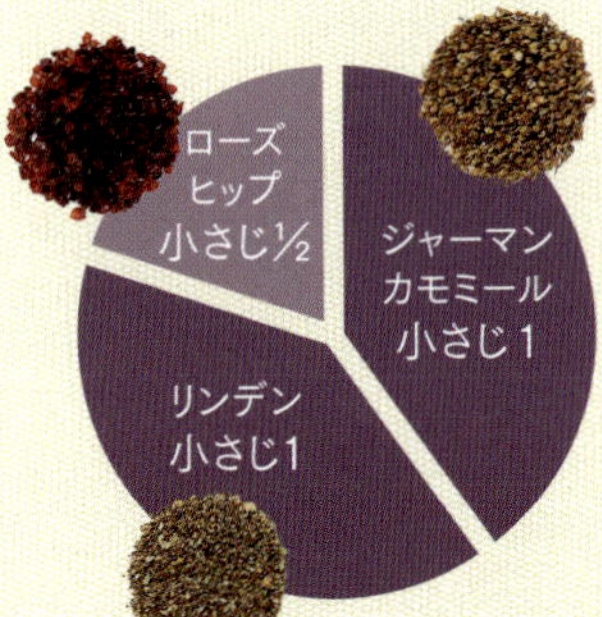

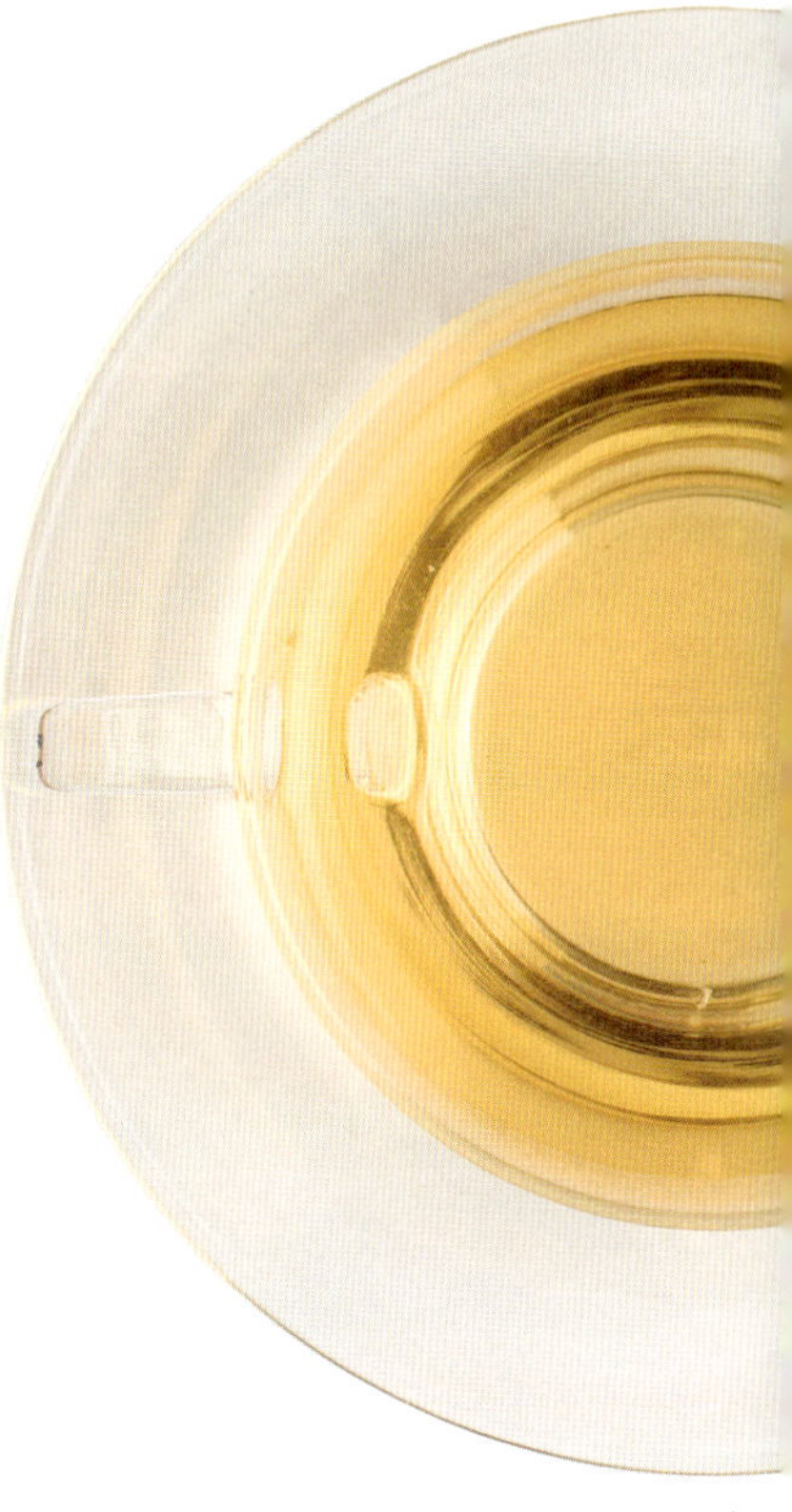

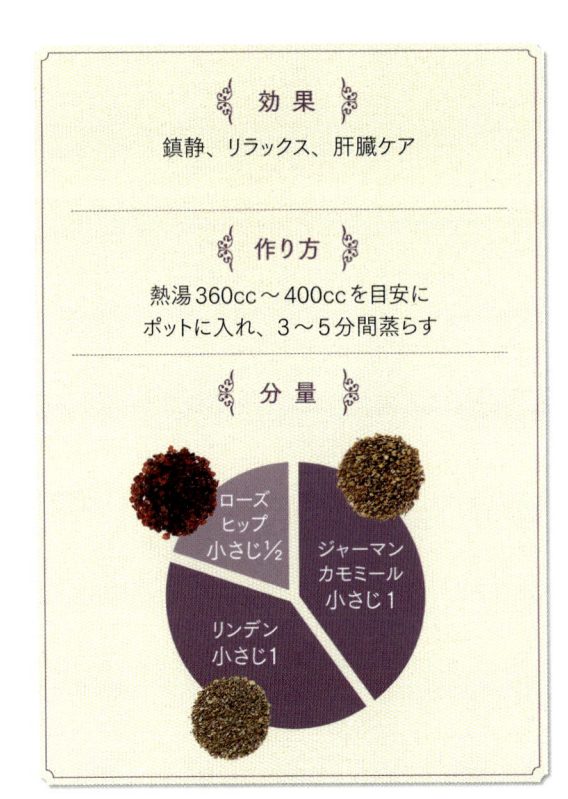

ペパーミント × レモングラス × ジャスミン

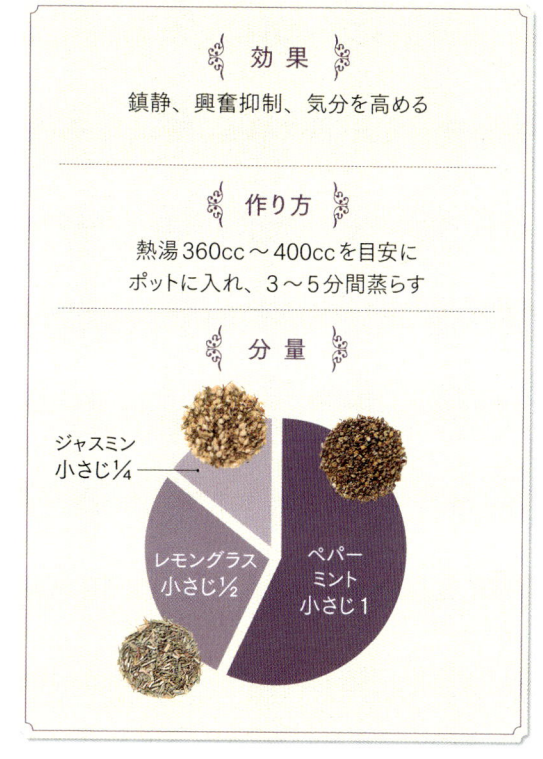

慌てて失敗してしまう

落ち着いて行動できて仕事の効率もアップ

おっちょこちょいはかわいらしいですし、その場を和ませる事もあります。でも、仕事中は気をつけたいですよね。間違いが多くてそそっかしいと、注意ばかりされてブルーになってしまいます。そんなあなたには、このブレンド。

ペパーミントで気持ちを落ち着かせて、レモングラスの香味が気持ちをリフレッシュさせてくれます。そして、興奮を沈めてくれながらも、気分を高めてくれるジャスミンを配合しましょう。

ハーブティーでリフレッシュしたら、「間違いはしないぞ！」と改めて決心してみてください。しっかり集中する時間と気分転換の時間を切り替えていくなかで、あなたなりの集中力の上げ方が見つかると良いですね。きっとハーブティーも、自然の力であなたをサポートしてくれますよ。

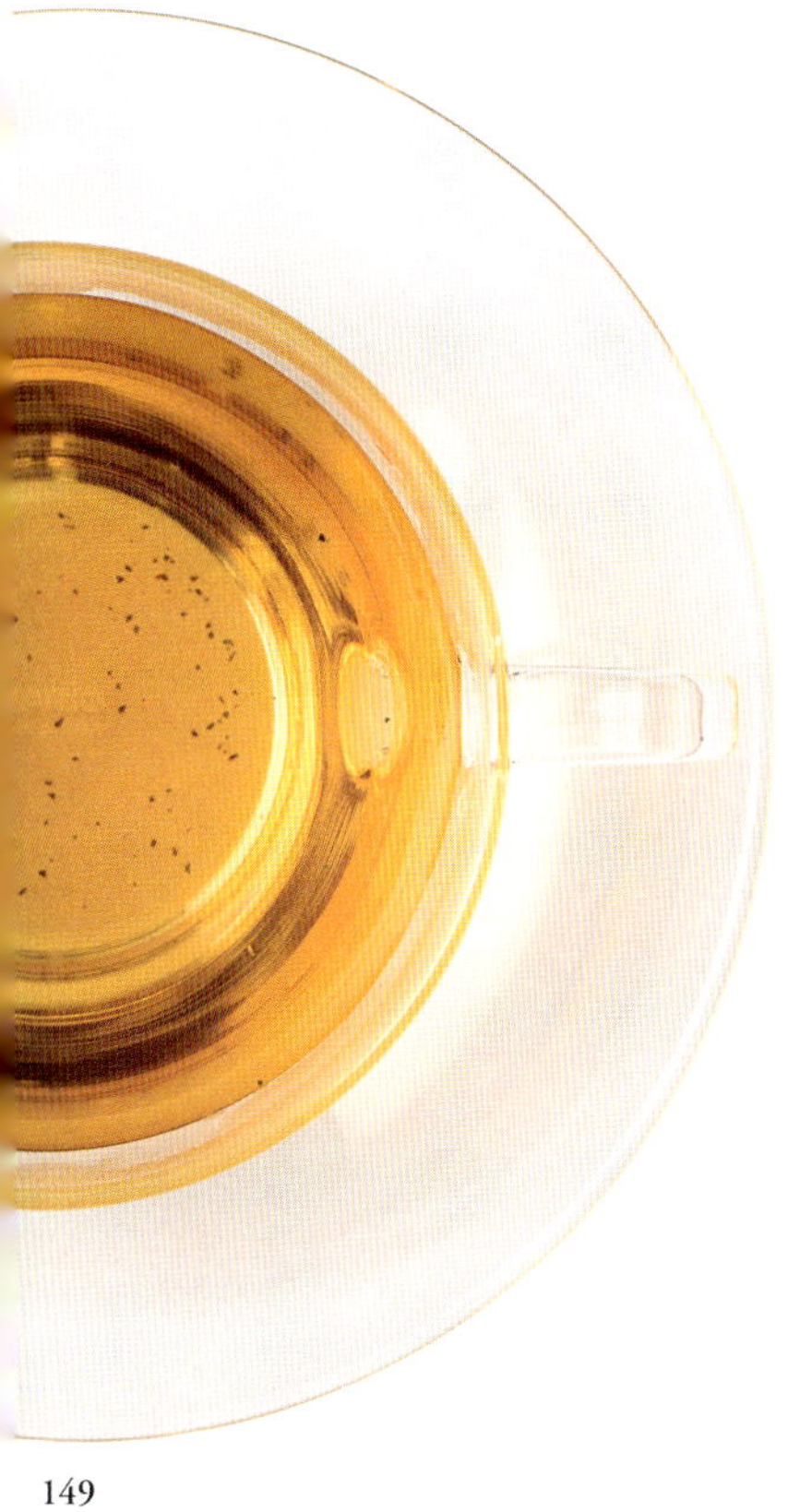

効果

鎮静、興奮抑制、気分を高める

作り方

熱湯360cc～400ccを目安に
ポットに入れ、3～5分間蒸らす

分量

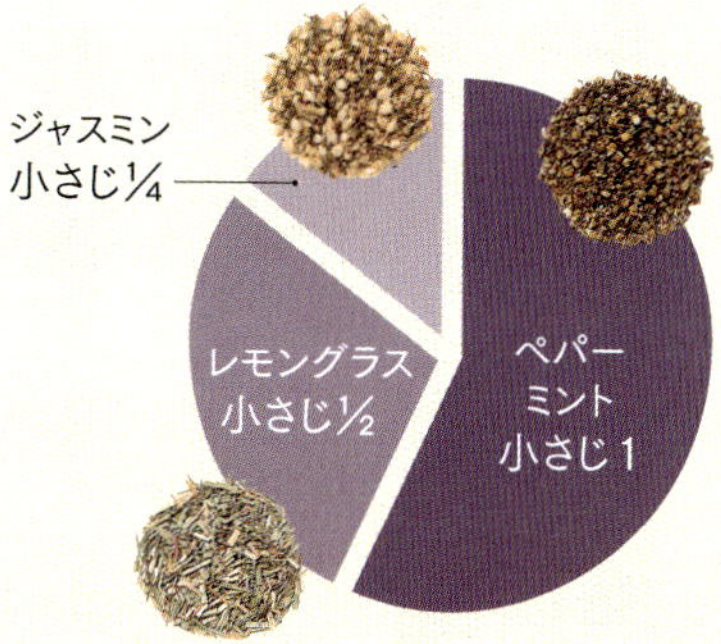
ジャスミン
小さじ1/4
レモングラス
小さじ1/2
ペパーミント
小さじ1

ペパーミント × リンデン × パッションフラワー

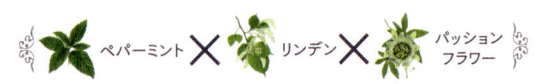

落ち着いて明日を迎えたい

明日に備えて熟睡の準備
不安を共有できる安心感

いよいよ決戦前夜！　大切な日だからこそ、眠れなかったらどうしようと不安に思ってしまいますよね。大事なのは、「不安だけど、頑張る！」という気持ち。そのためにはリラックスする事が必要です。

ペパーミントは、焦る気持ちを抑えて落ち着かせてくれます。気持ちを鎮めて眠りやすくしてくれるリンデンの効果を借りたらゆっくり目を閉じて、リラックスしましょう。さらに、パッションフラワーを加えると、相乗効果が期待できます。不安な気持ちが軽くなって、質の良い眠りが得られやすくなりますよ。熟睡して、明日に備えましょう。

このブレンドは、お子さまからお年寄りまで安心して飲めます。家族が焦っていたら、ぜひ淹れてあげましょう。一緒に飲む事でお互いの不安を共有できて、優しい気持ちになれるはず。

効果

鎮静、中枢性の鎮静

作り方

熱湯360cc～400ccを目安に
ポットに入れ、3～5分間蒸らす

分量

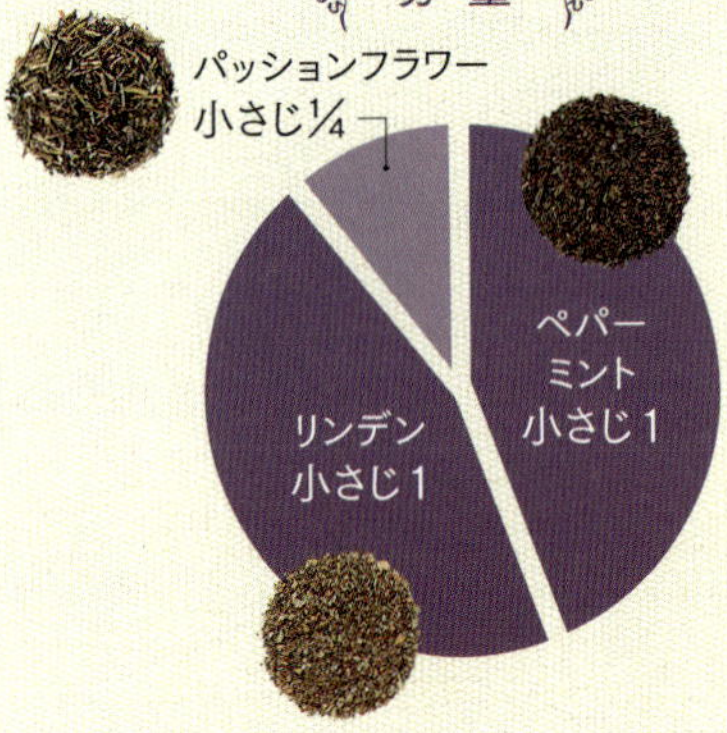

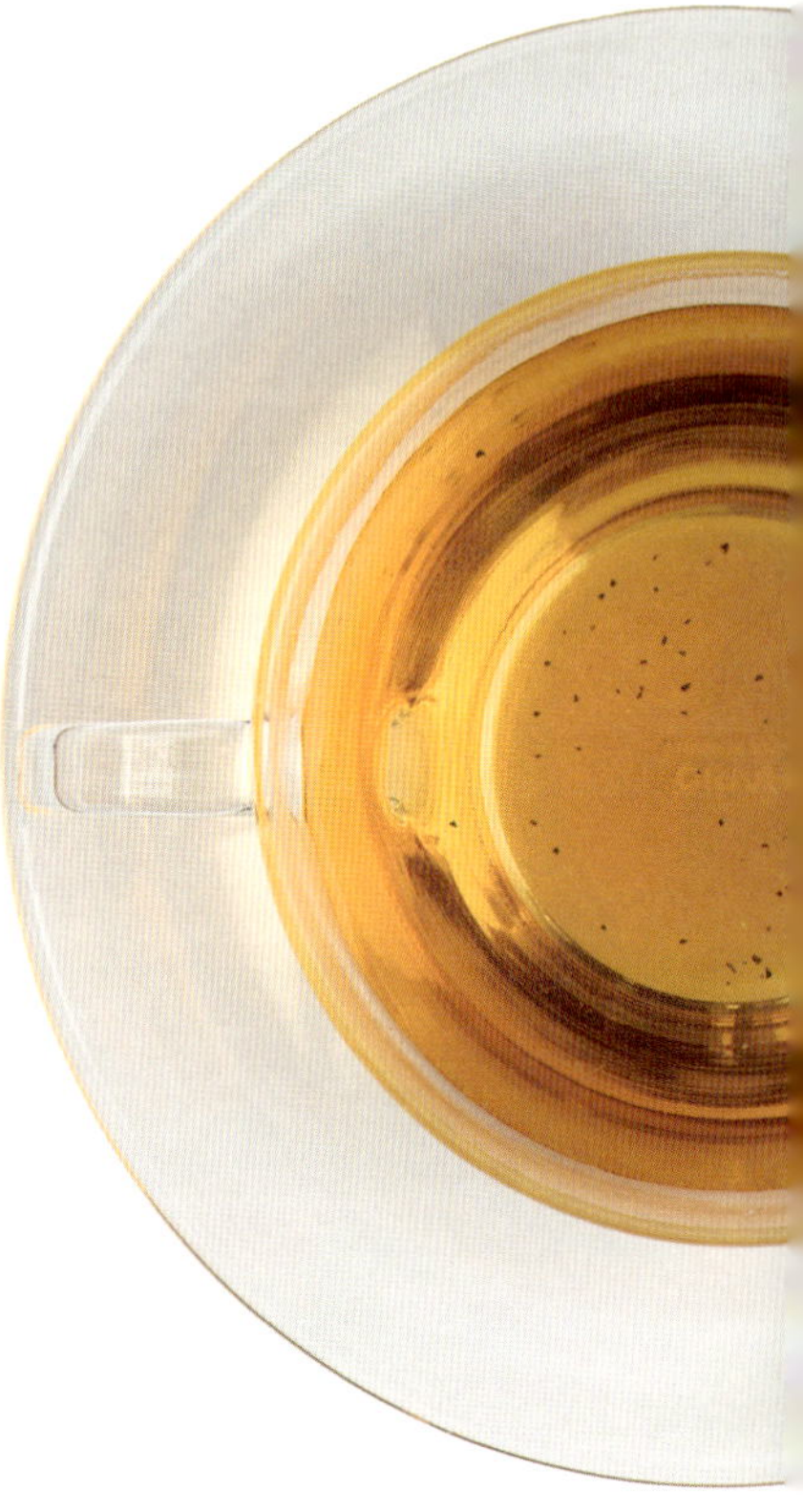

ジャーマンカモミール ×

ペパーミント ×

カルダモン

前向きに仕事と向き合えない

マイナスの感情が整理できて次のステージに踏み出せる

あなたは、なんのために今の仕事をしていますか？ 目標のイメージはありますか？ 上司に指示されたとおりの仕事をこなして、ただ時間が過ぎていく毎日。化粧室で鏡に映った自分の顔がどんよりしていて、「これではいけない」と一度でも感じた事があるあなたには、このブレンドがオススメです。

ジャーマンカモミールとペパーミントは、不安な気持ちや焦る気持ちを落ち着かせ、のちに元気を取り戻す効果があります。さらに、カルダモンは気分を高めさせ、少しずつ前向きになるためのお手伝いをしてくれるでしょう。

仕事に前向きになれたら、今後の目標を立ててみるのも良いかもしれません。きっと鏡に映るあなたもいきいきし始めて、素敵な笑顔になっているはず。一日一回以上は、頑張っている自分を褒めてあげてくださいね。

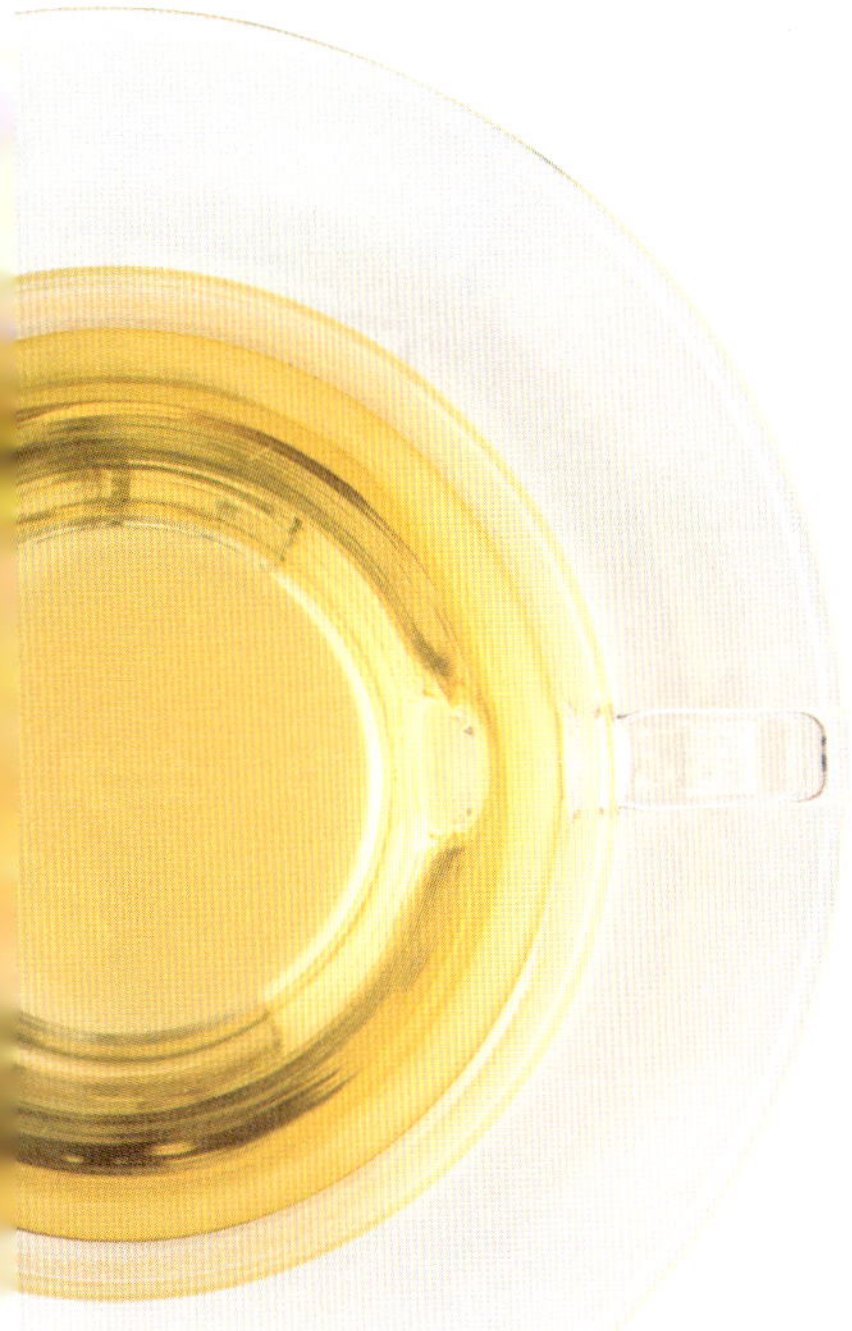

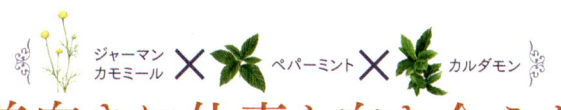

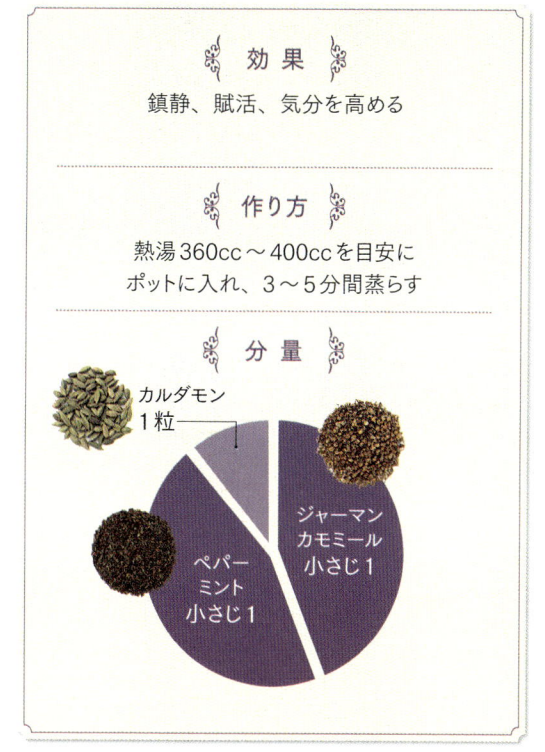

効果

鎮静、賦活、気分を高める

作り方

熱湯360cc～400ccを目安に
ポットに入れ、3～5分間蒸らす

分量

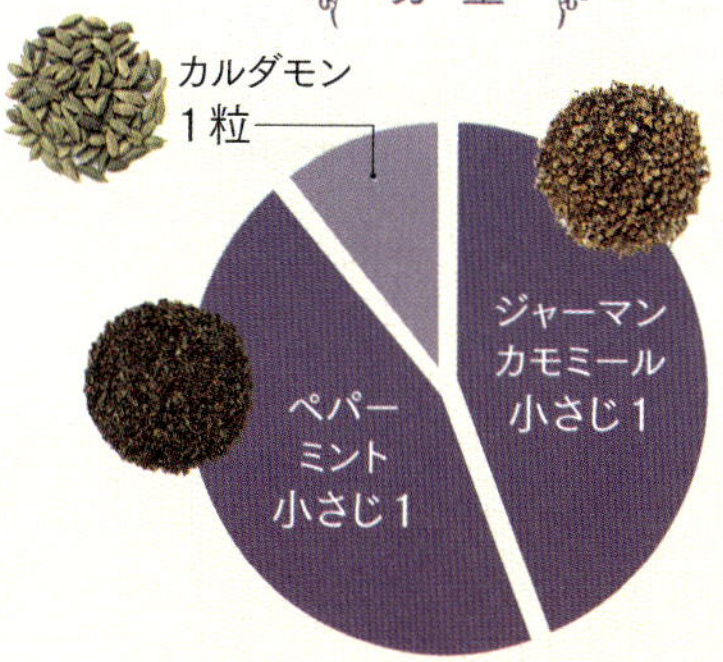

マルベリー×ジャーマンカモミール×リンデン×オレンジフラワー

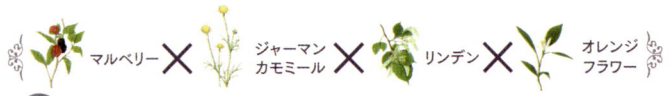

日々の奮闘を癒してほしい

頑張るあなたはもちろん 大切な周囲の人も癒してくれる

仕事も勉強も、毎日コツコツと積み上げていく長期戦です。とはいえ、ゴールが見えないと不安になるし、頭がパンクしそうになる事もあるかもしれません。このブレンドは、日々頑張っているあなたを癒すためのハーブティーです。

マルベリーは、脳細胞の代謝を高めてくれるγ-アミノ酪酸（GABA）を含んでいて、脳内の機能を正常に保ってくれる効果があります。鎮静作用によって気持ちを落ち着かせてくれるリンデンと、相性が良いオレンジフラワーで味を整えましょう。最後に、ジャーマンカモミールで味を整えて、美味しく仕上げていきます。

きっとカップが空っぽになる頃には、気持ちもリセットされているはず。あなたの周りで頑張っているご家族や、ご友人にもぜひ勧めてみてくださいね。

効果

鎮静、興奮抑制、抗不安

作り方

熱湯360cc～400ccを目安に
ポットに入れ、3~5分間蒸らす

分量

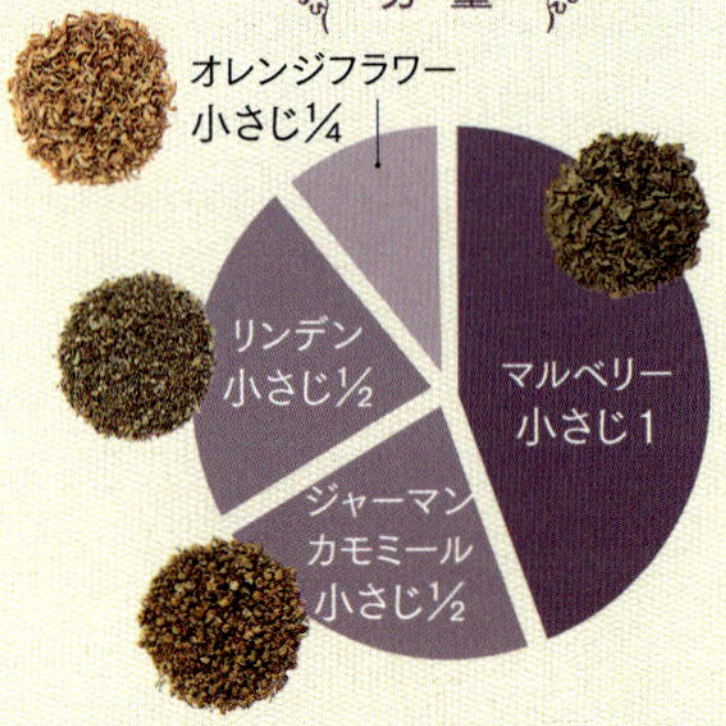

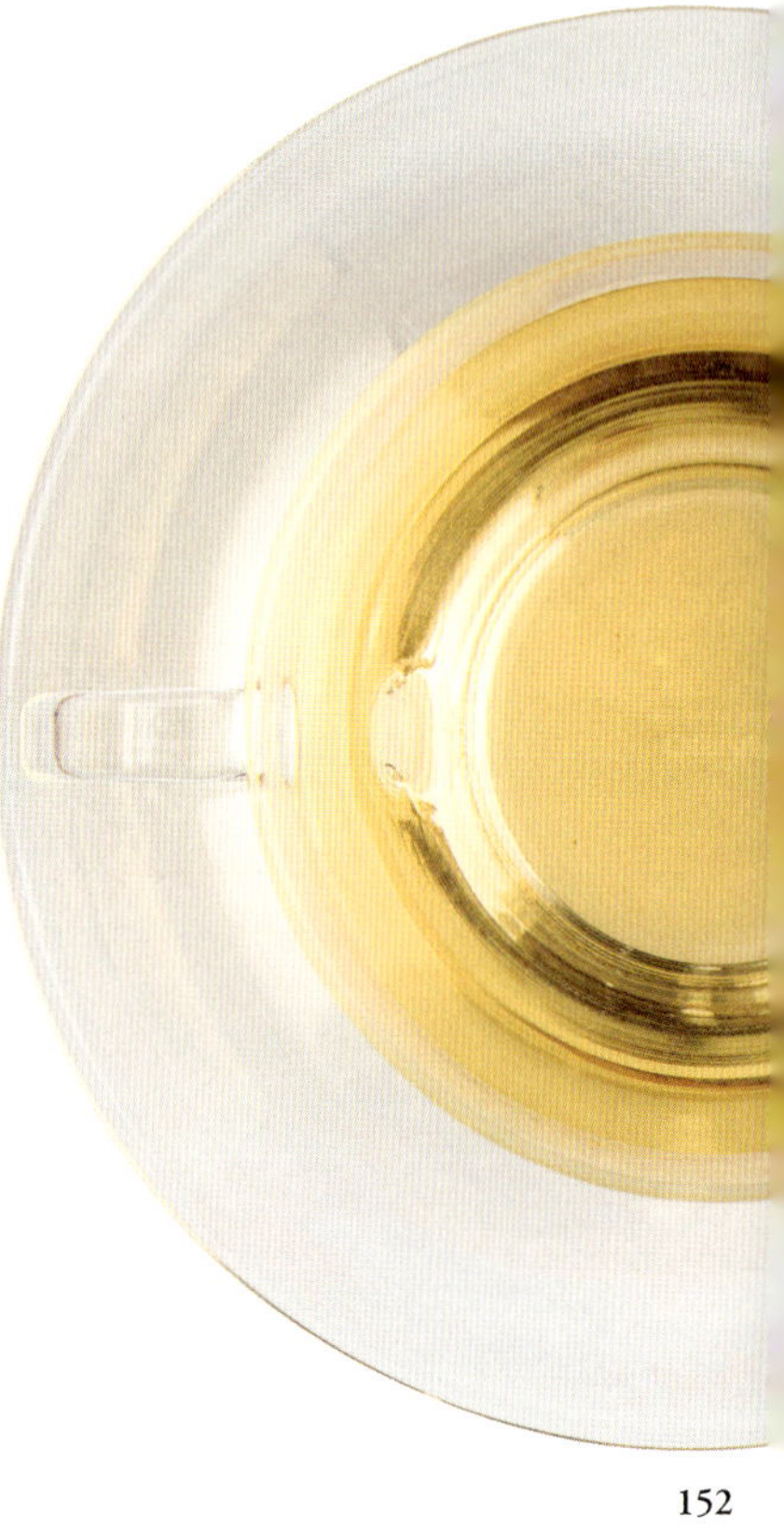

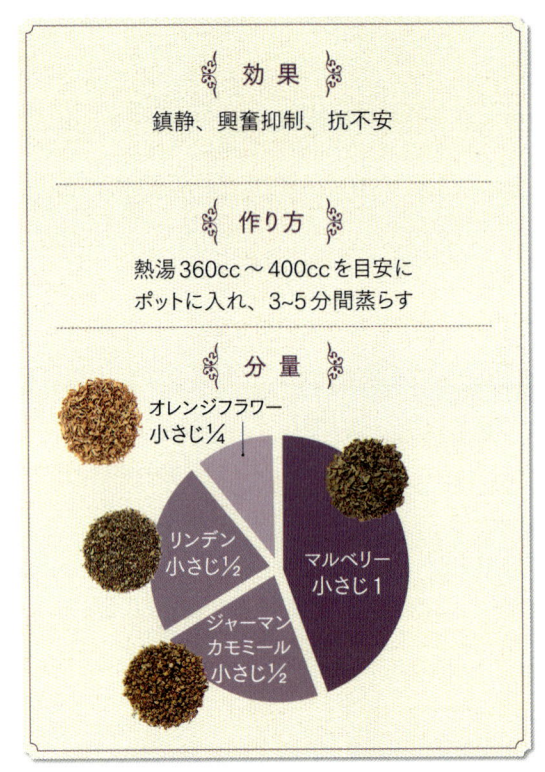

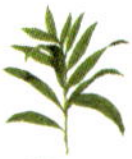
レモンバーベナ ×
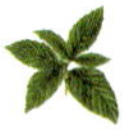
ペパーミント ×
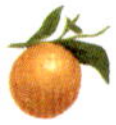
オレンジピール

ミスばかりしてしまう

落ち着いて行動する癖がつき 成功体験から自信を持てる

これまでの人生で「私、一回もミスした事がありません」という人は、おそらくいないと思います。うっかりミスから重大なミスまで、ミスにはいろいろなグレードがあります。気をつけているのに、焦って余計に間違えてしまうような悪循環は断ち切りたいですよね。

　鎮静系の、穏やかに落ち着くハーブのブレンドです。作業などを始める前に飲んでみてください。ペパーミントのスーッとする爽やかさと、レモンバーベナの優しいレモンの香り、そしてオレンジピールのフルーティーな香味の組み合わせは、不安な感情を抑えてくれますよ。

　ハーブティーを飲んで不安が解消されたら、肩に力を入れずにリラックスしてください。深呼吸して丁寧に取り組めば、きっとクリアできるはず。成功体験を何度もしていくうちに、自信も出てくるでしょう。あなたならきっと大丈夫です。

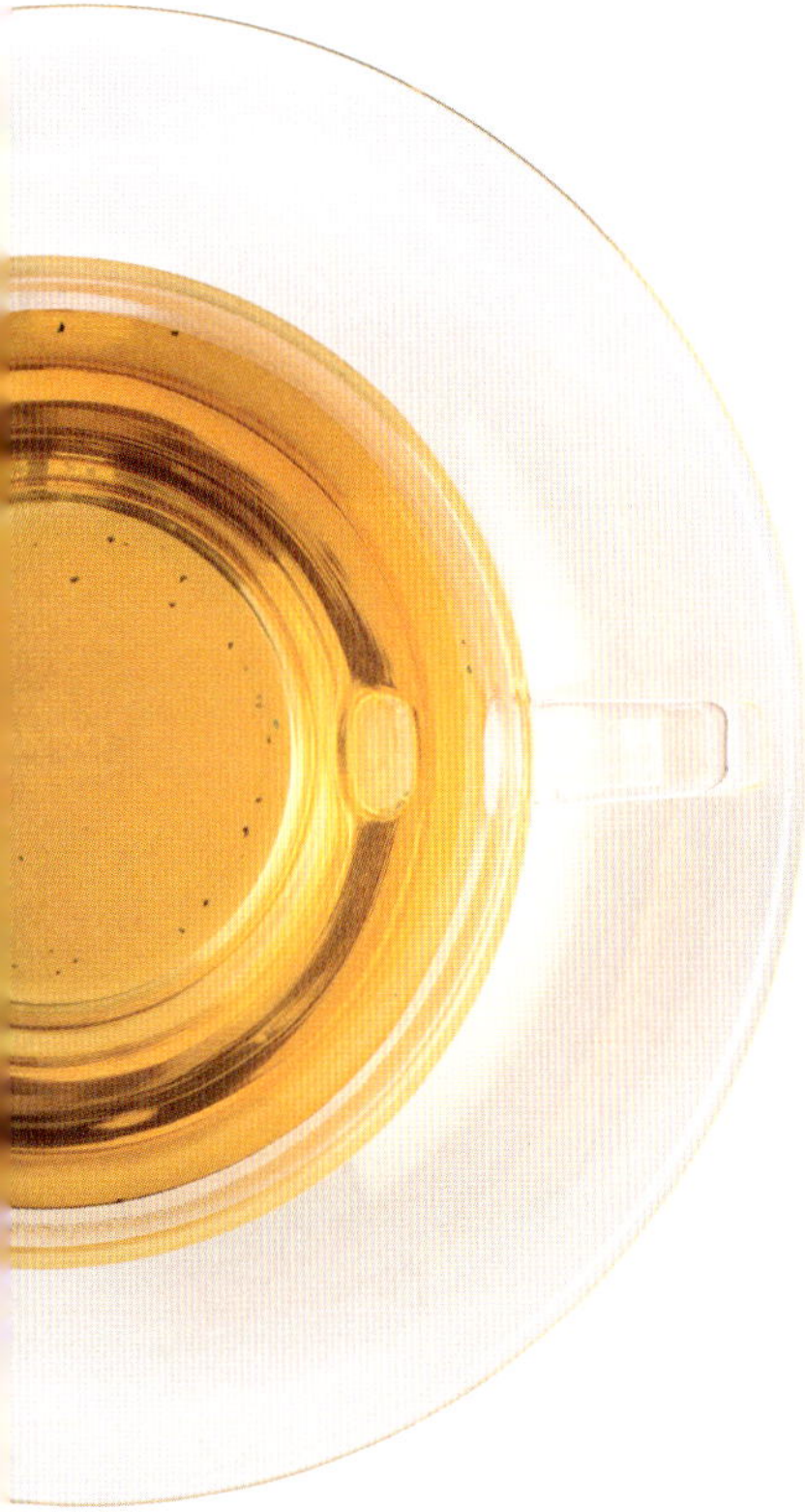

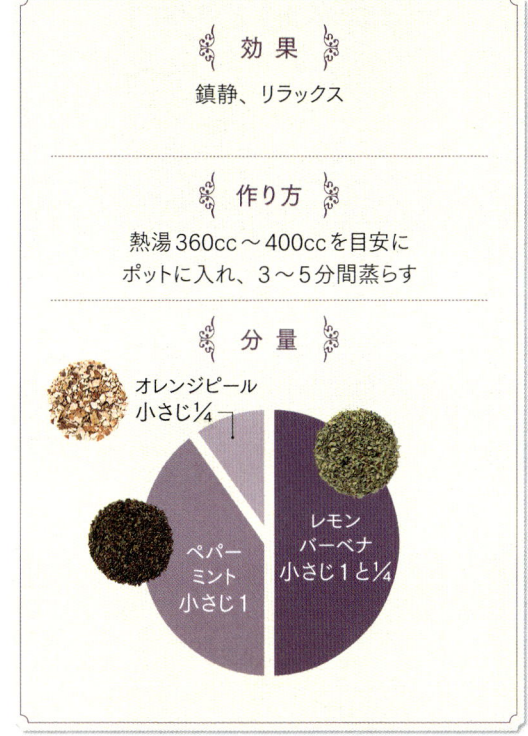

効果

鎮静、リラックス

作り方

熱湯360cc～400ccを目安に
ポットに入れ、3～5分間蒸らす

分量

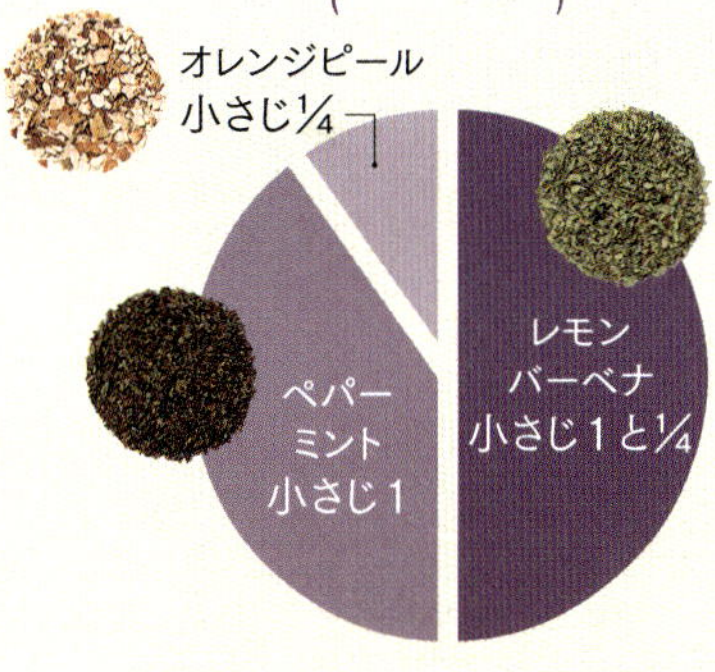

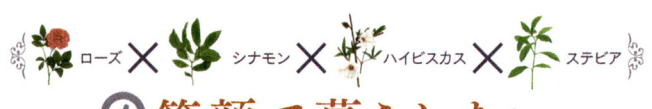

ローズ × シナモン × ハイビスカス × ステビア

笑顔で暮らしたい

不安な気持ちはリセット 明るい笑顔が取り戻せる

うまくいかないときや、悲しくて落ち込んでいるとき。ネガティブな感情に振り回されて疲れてしまったら、ハーブティーをブレンドして癒されましょう。

ローズは、きっとどんなネガティブな状況でもすべてを受け入れてくれるでしょう。優しく甘い香りがあなたを包んでくれます。そこに、スパイシーなシナモンが、少しずつ元気を与えてくれますよ。ハイビスカスはその鮮やかな色で気持ちを引き上げてくれます。きっと疲れたこころが癒されていくはず。最後に、ほんの少しだけステビアを加えて甘くします。脳に甘さが伝わる事によって、余計な力が抜けてリラックスできますよ。

ハーブティーをゆっくり淹れて、飲む。これだけで気持ちは癒されていくはずです。大きな自然の力で、あなたに優しい笑顔が戻りますように。

効果

気分が明るくなる、強壮、疲労回復

作り方

熱湯360cc～400ccを目安に
ポットに入れ、3～5分間蒸らす

分量

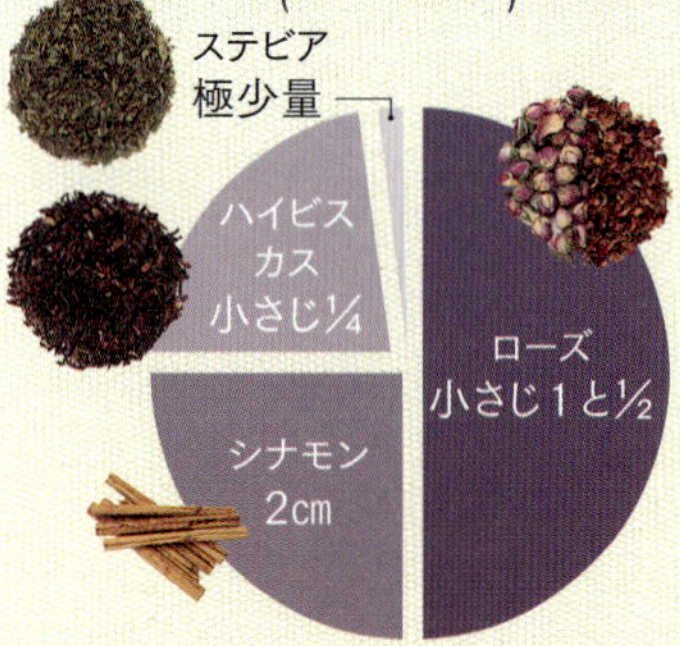

ステビア 極少量
ハイビスカス 小さじ¼
ローズ 小さじ1と½
シナモン 2㎝

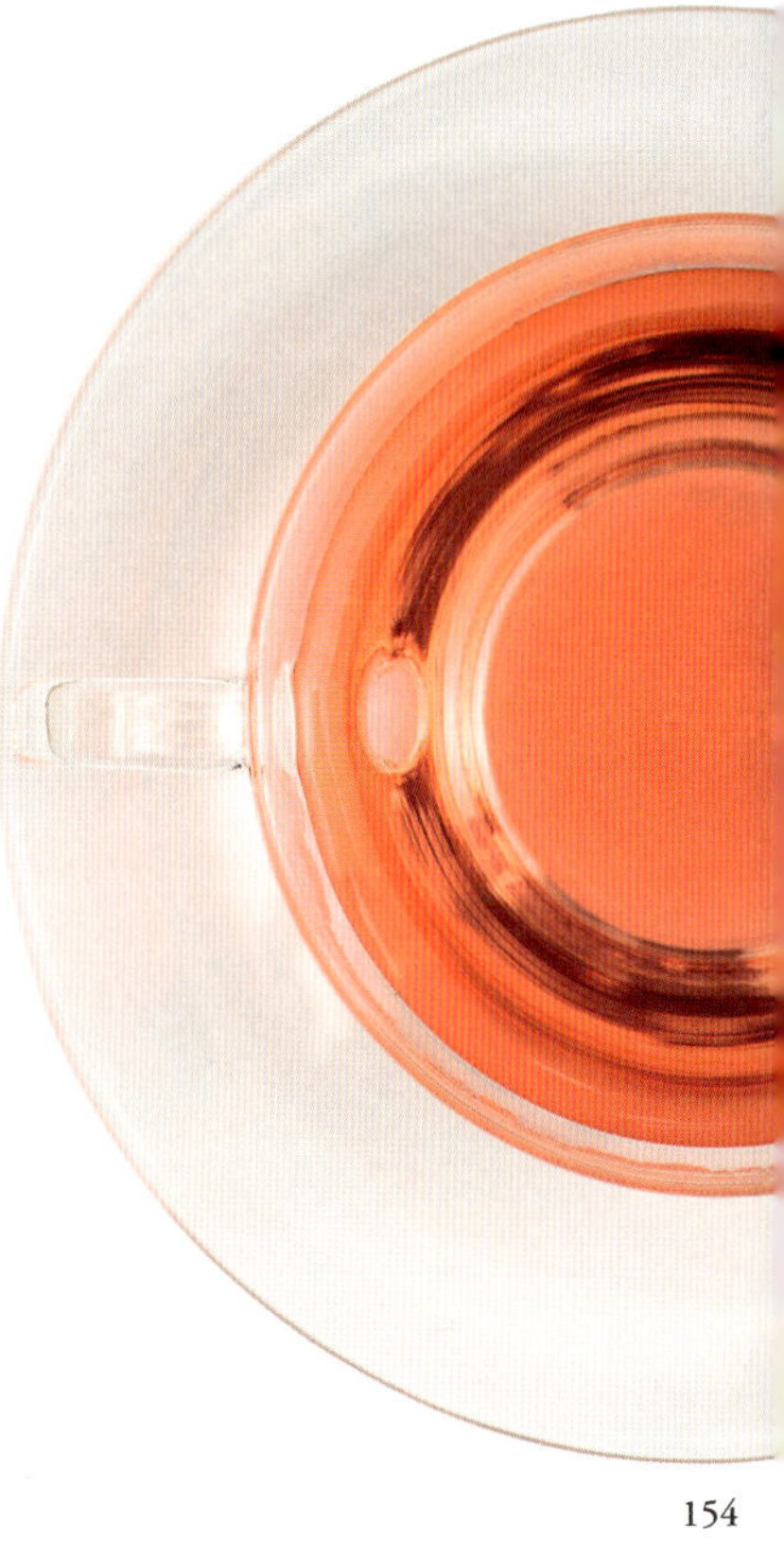

ペパーミント × シベリアジンセン × ダンディライオンルート

気持ちを切り替えたい

ハーブティーで切り替えて同時にからだもダブルケア

対人関係がうまくいかずに悩んでしまう事はありますか？　トラブルで気が滅入ってしまったときには、こちらがオススメです。

ペパーミントは、不安な気持ちを落ち着かせて元気を与えてくれます。別名アダプトゲンハーブとも呼ばれているシベリアジンセンは、疲れたからだだけでなく、気持ちも元気にさせてくれる強壮のハーブです。ダンディライオンルートは強肝ハーブとも呼ばれていて、ストレスなどによって衰弱してしまった肝臓をケアしてくれます。底力が湧いてくるハーブのブレンドですね。

こころとからだは一体です。ストレスによるダメージは、両方からのアプローチが必要。帰宅後にすぐ飲む事で仕事とプライベートを切り離し、上手にオンとオフを使い分けていきましょう。

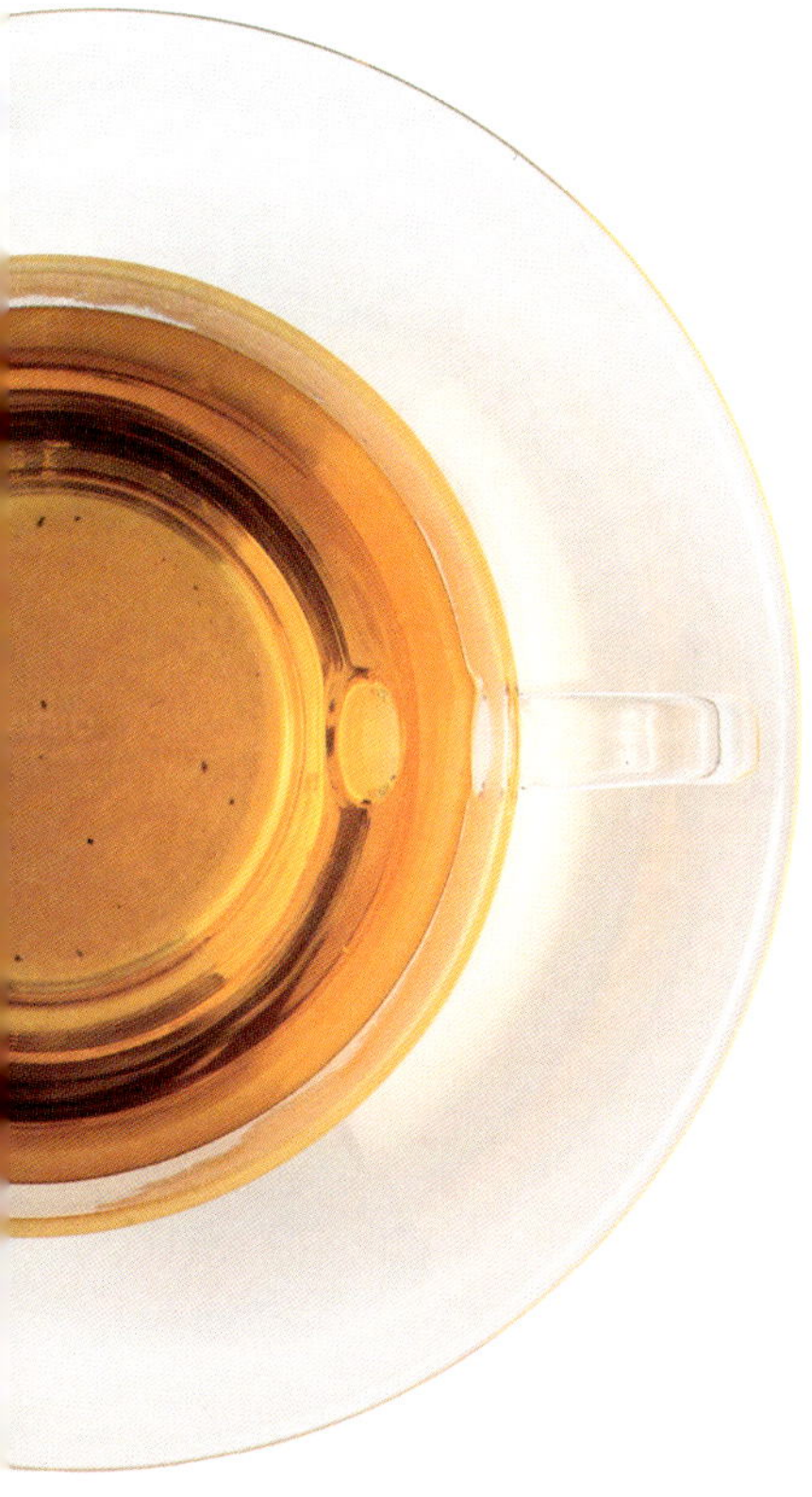

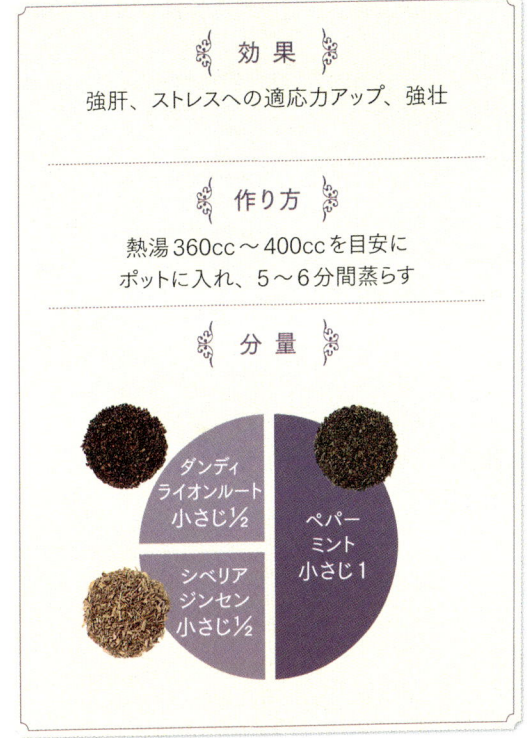

効果

強肝、ストレスへの適応力アップ、強壮

作り方

熱湯360cc～400ccを目安に
ポットに入れ、5～6分間蒸らす

分量

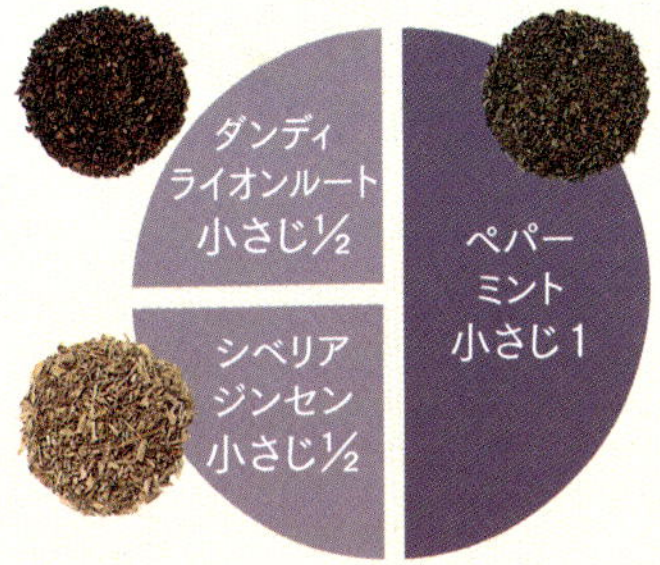

ジャーマンカモミール × リコリス

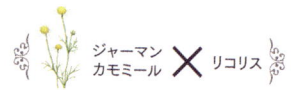

子どもの行動についイライラ

本当の自分の気持ちを知ると子どもとの接し方が変わる

「ゲームや漫画ばかりで、宿題は終わったのかしら」と、お子さんの行動が気になってつい口うるさくなってしまうお母さんもいるかと思います。でも、それはお子さんの将来を心配するあまり、不安になってしまっているから。まずは、親であるあなたの不安をハーブティーで癒してから、お子さんと一緒に飲む時間を作るのがベストです。

ジャーマンカモミールに甘みのあるリコリスを加える事で、ハーブ独特の味を苦手に感じる事が多いお子さんでも、美味しく飲めるブレンドハーブティーに仕上げました。

ゆったりとした気持ちで向き合う事ができれば、気持ちが穏やかになります。そのうち、ザ・反抗期のお子さんでも、一緒にハーブティーを飲みながらお話しする時間が持てるようになるのではないでしょうか。

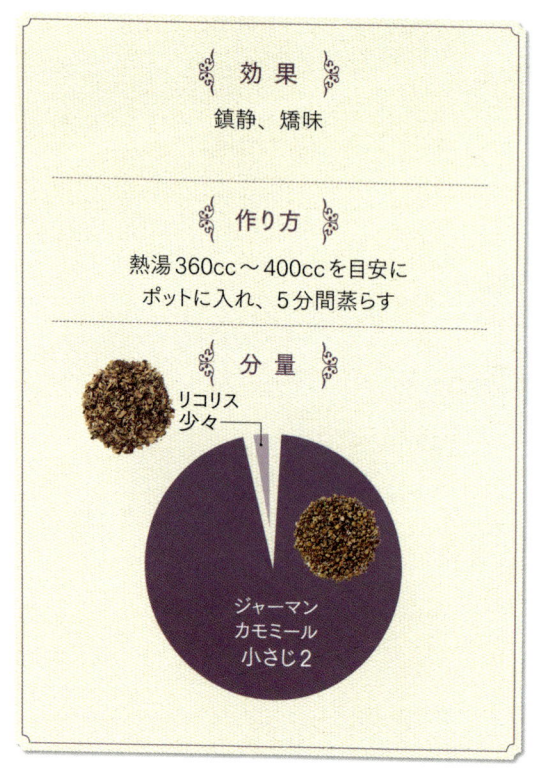

効果

鎮静、矯味

作り方

熱湯360cc～400ccを目安に
ポットに入れ、5分間蒸らす

分量

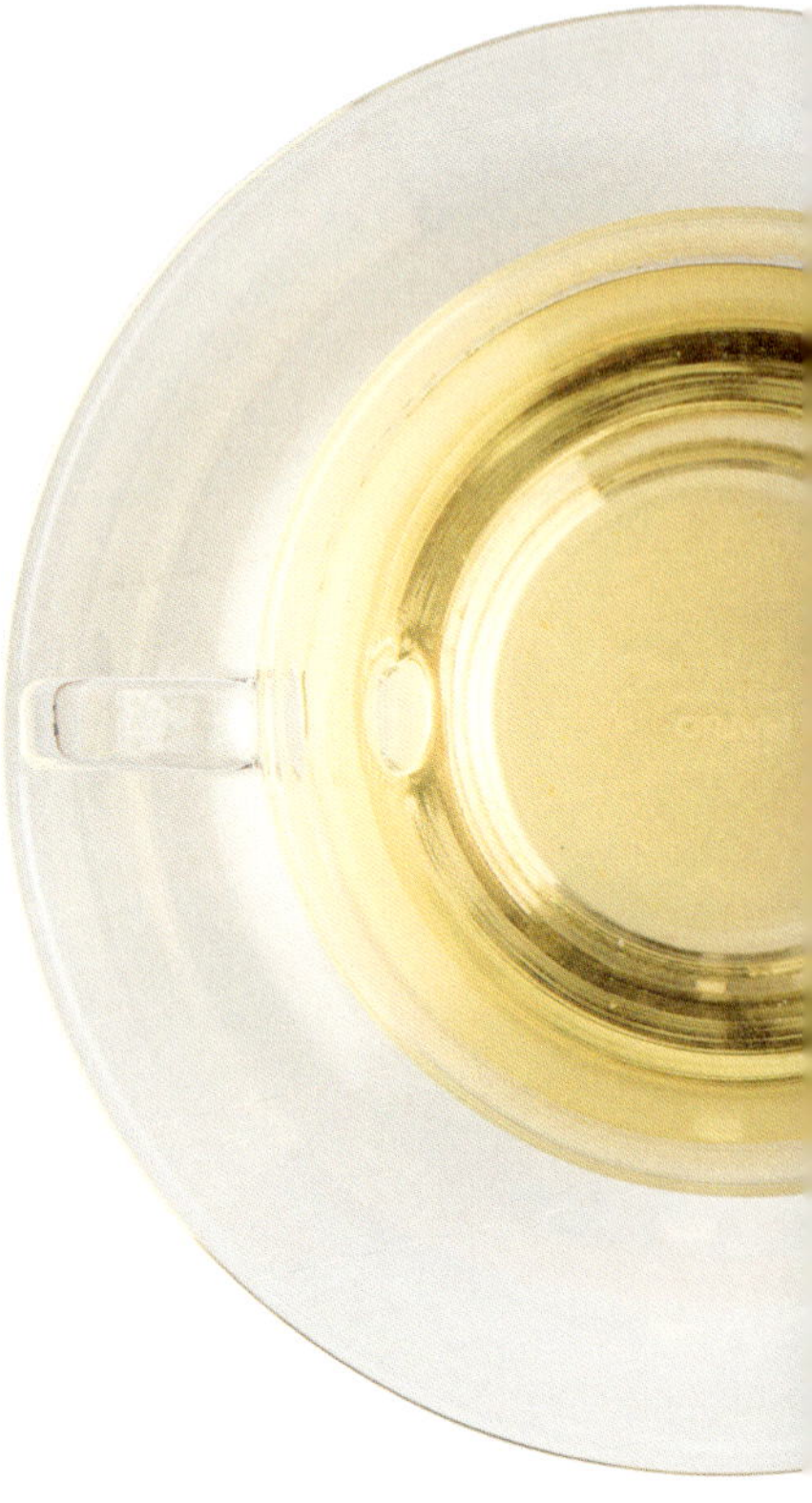

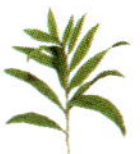
レモン
バーベナ
×
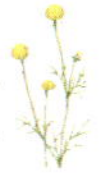
ジャーマン
カモミール

家族がこころを閉ざしてしまった

自分自身を癒す事が重要な事だと気づく

家族がこころを閉ざしてしまっているとき、あなたはどうしますか？　なにを聞いても「なんでもない」と話してくれないと、どうしたら良いか分からなくなってしまうはず。このブレンドで使用するのは小さなお子さまからお年寄りまで安心して飲めるハーブなので、ぜひ一緒に飲んでみてください。

ベースのレモンバーベナは、優しいレモンの香りとふんわりした甘さが特徴。そこに、ジャーマンカモミールの甘ずっぱい香味をプラスします。鎮静作用があるので、リラックスさせてくれますよ。

ご家族に安心感を与えられると同時に、あなた自身の不安も取り除く事ができるブレンドです。きっと、ただ静かに状況を受け入れて見守ろうという気持ちになれるはず。まずはあなた自身の気持ちを癒してあげましょう。そうする事で、家族との距離も近づくはず。

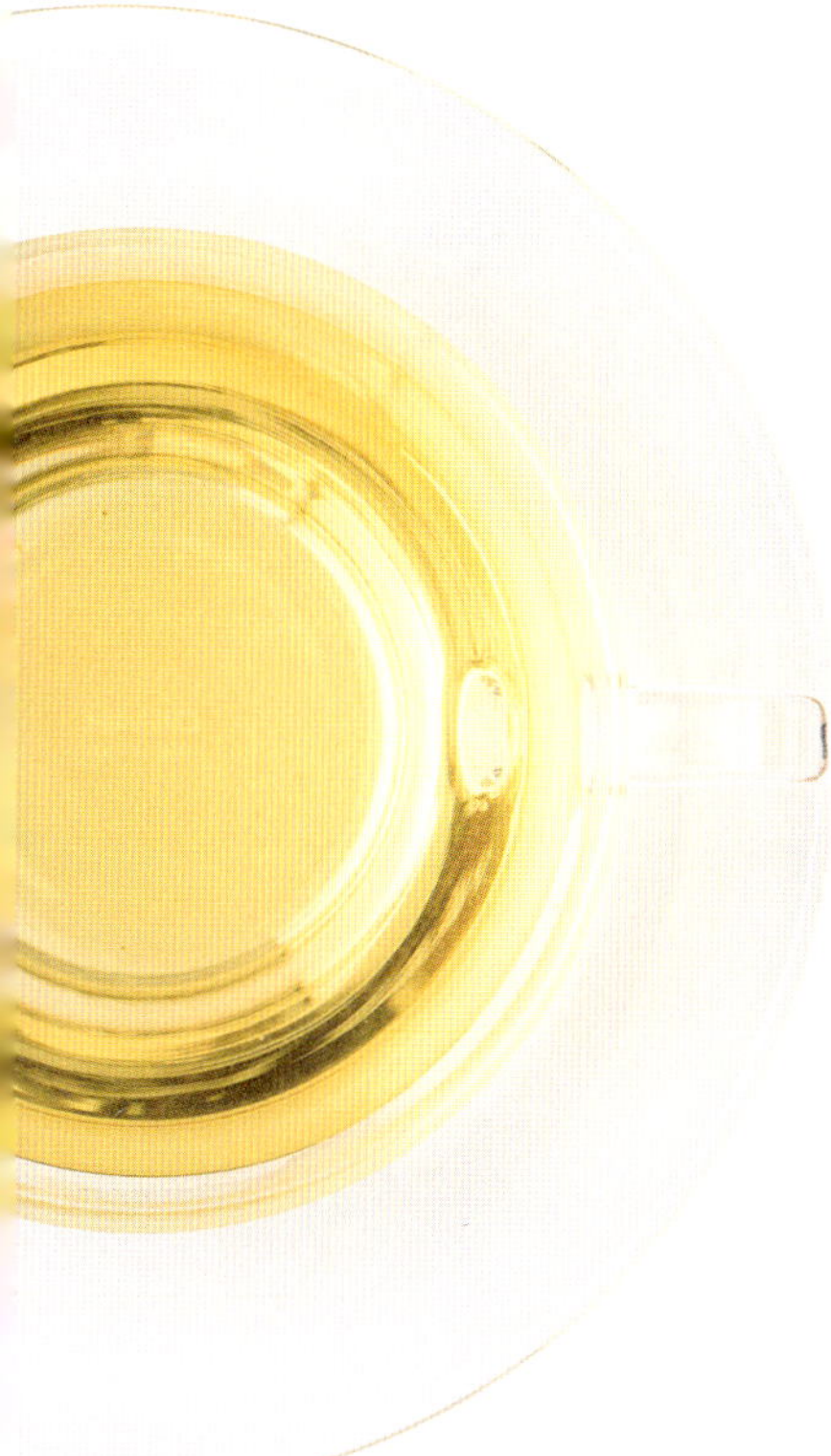

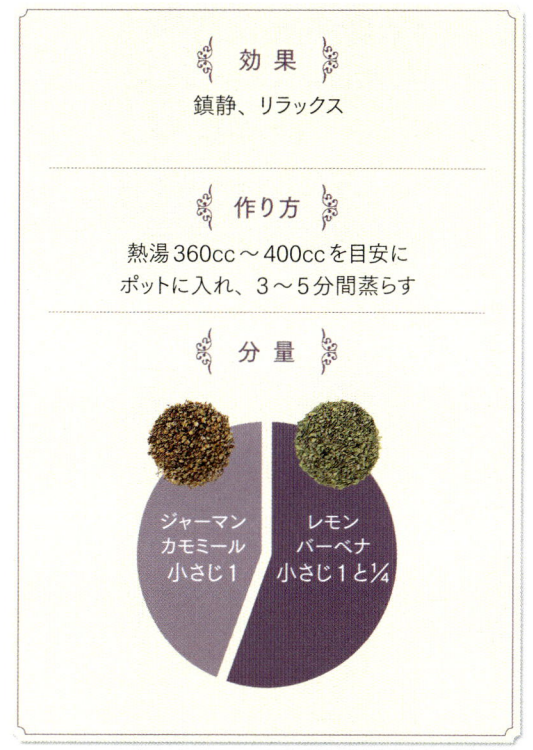

効果

鎮静、リラックス

作り方

熱湯360cc～400ccを目安に
ポットに入れ、3～5分間蒸らす

分量

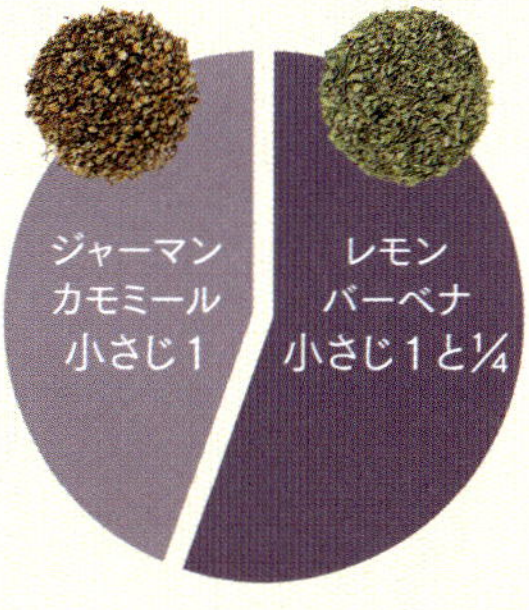
ジャーマン
カモミール
小さじ1
レモン
バーベナ
小さじ1と¼

ハイビスカス × ローズヒップ × ローズマリー

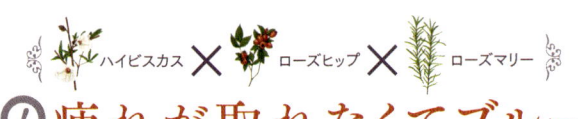

疲れが取れなくてブルー

心身ともに疲れなくなり 休日の時間も大切に使える

忙しさや年齢を理由に、新しい事にチャレンジするのを諦めていませんか？ いつからでも始められるハーブティーケアで、〝忙しくてもできる事がある〟〝何歳になってもやれる〟と思えるようになると良いですね。このブレンドは、疲れが取れずに、気持ちまでブルーになってしまうあなたにオススメです。

ベースはローズヒップとハイビスカスの疲労回復ペアです。疲労回復に必要なビタミンCとクエン酸を、相乗効果でからだに吸収しやすくしてくれます。さらに、ローズマリーの強壮作用で、疲れたからだはもちろん、こころも元気にしてくれます。〝若返りのハーブ〟とも言われているローズマリーも取り入れていきましょう。

疲労を翌日に持ち越さない事で、一番近くにいる大事な人たちとたのしい時間を共有できますよ。

効果

ビタミン補給、疲労回復、強壮

作り方

熱湯360cc～400ccを目安に
ポットに入れ、3～5分間蒸らす

分量

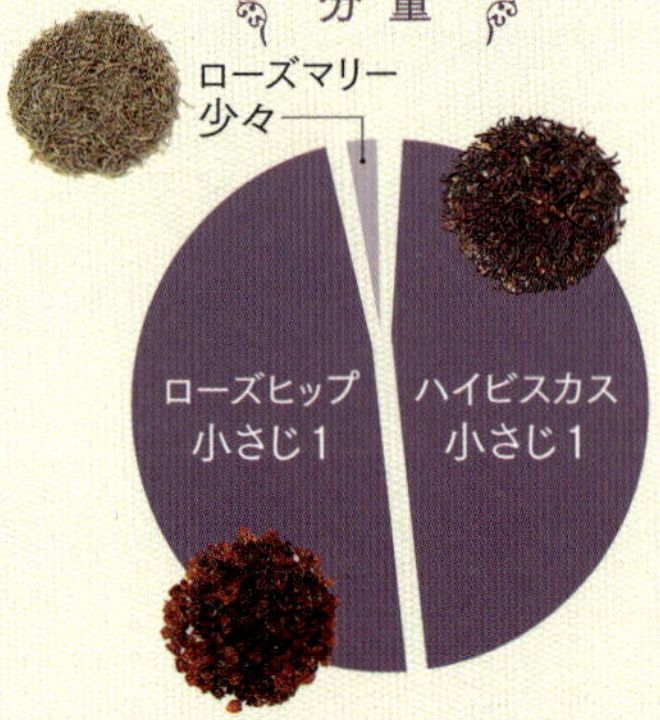

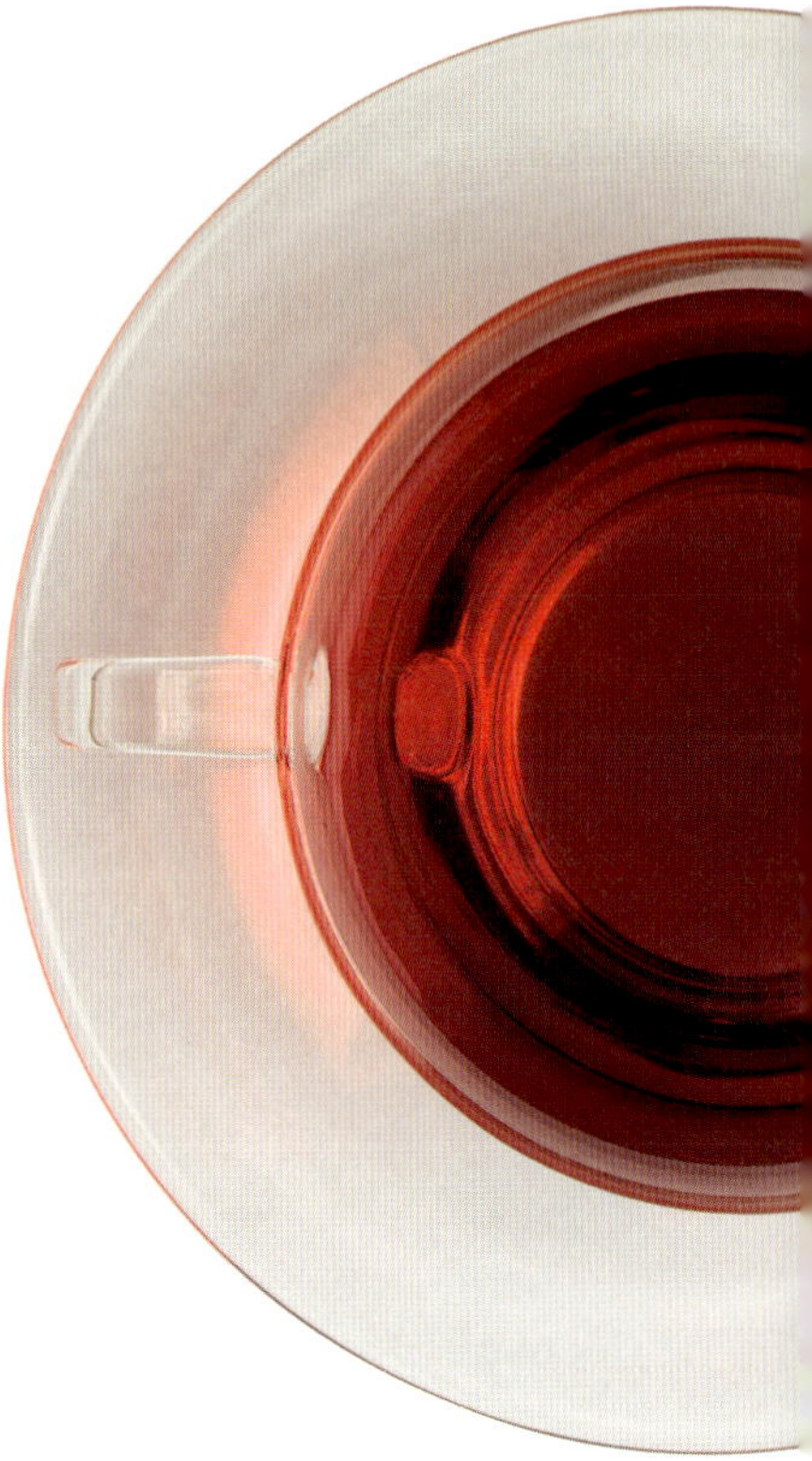

ペパーミント × レモングラス × ローズマリー

目標に到達できるか心配

落ち着いた気持ちで計画どおりに進められる

仕事でも、勉強でも、ダイエットでも、目標を設定して取り組む事が多いと思います。でも、なかなか思いどおりに進められなかったり、途中で気が滅入ったり、やる事だらけで落ち込んだり。なにかを達成しようとするときには、困難がたくさん立ちはだかってきますよね。「それでも前に進むぞ」と決めたあなたに、オススメのブレンドです。

ペパーミントが気持ちを鎮めて、落ち着かせてくれたり、反対に気持ちが沈んでいたら、もとに戻そうと元気にしてくれます。ローズマリーには血液循環促進作用があって、頭がシャキッとします。良いアイデアも浮かぶかもしれません。レモングラスは、全体の味をまとめて、レモン風味の美味しいブレンドに仕上げてくれます。

リフレッシュタイムにも向いているので、ハーブティーを飲みながら計画の段取りを確認して進めると良いでしょう。

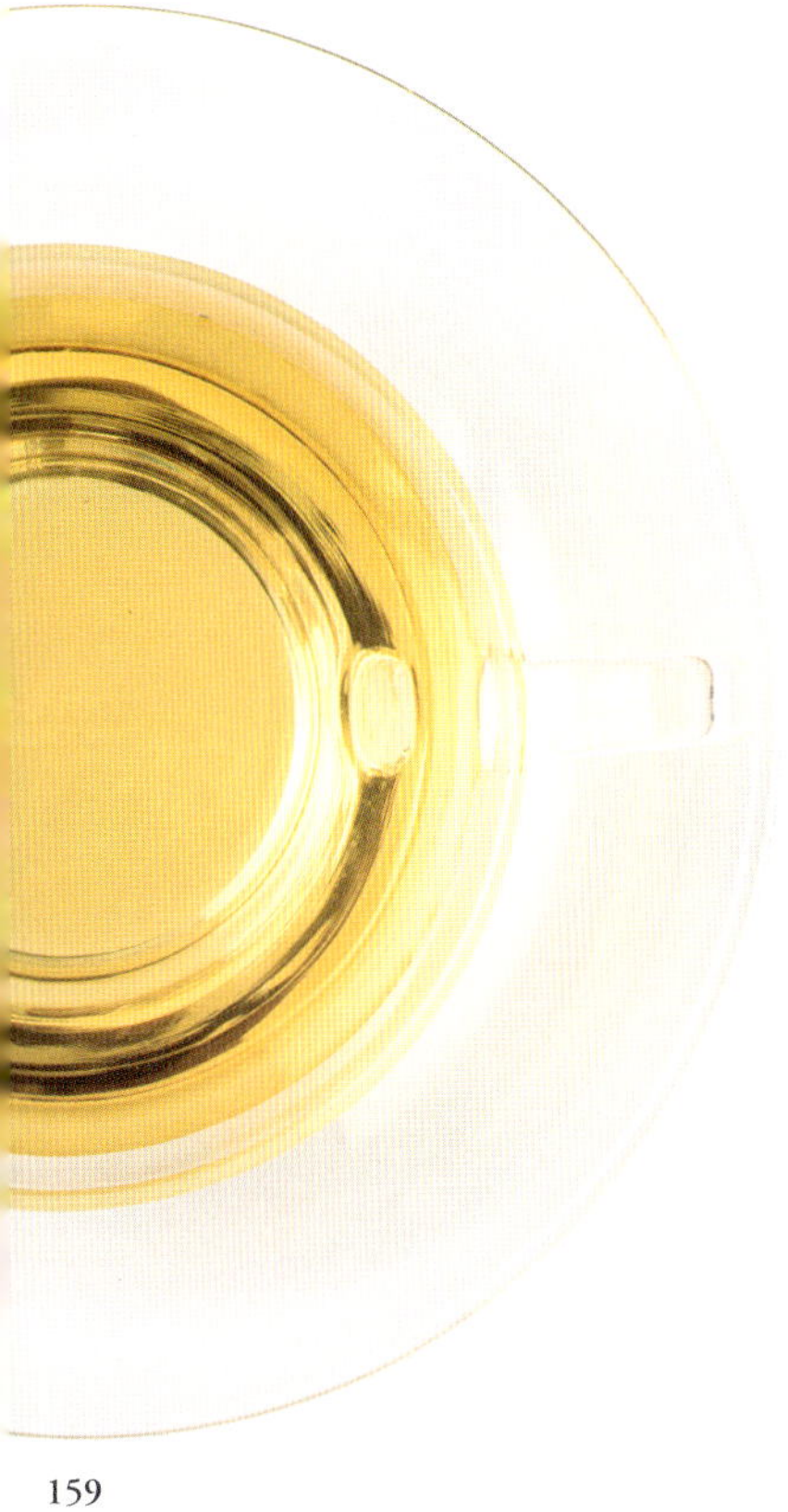

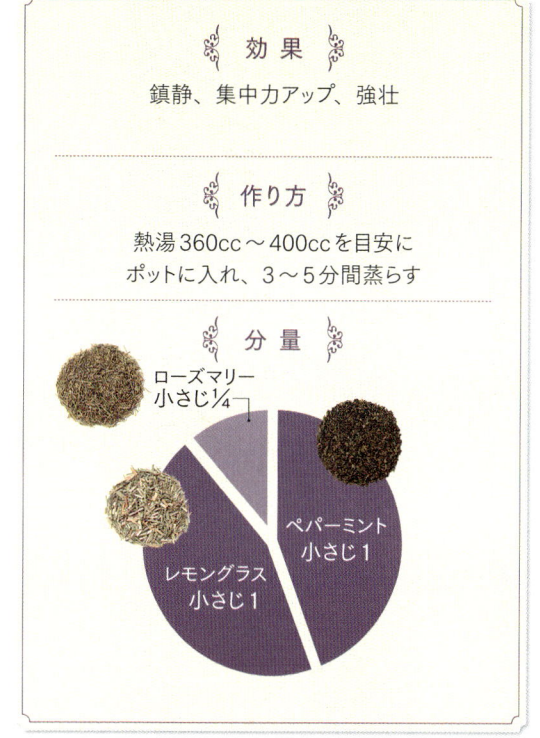

効果

鎮静、集中力アップ、強壮

作り方

熱湯360cc～400ccを目安に
ポットに入れ、3～5分間蒸らす

分量

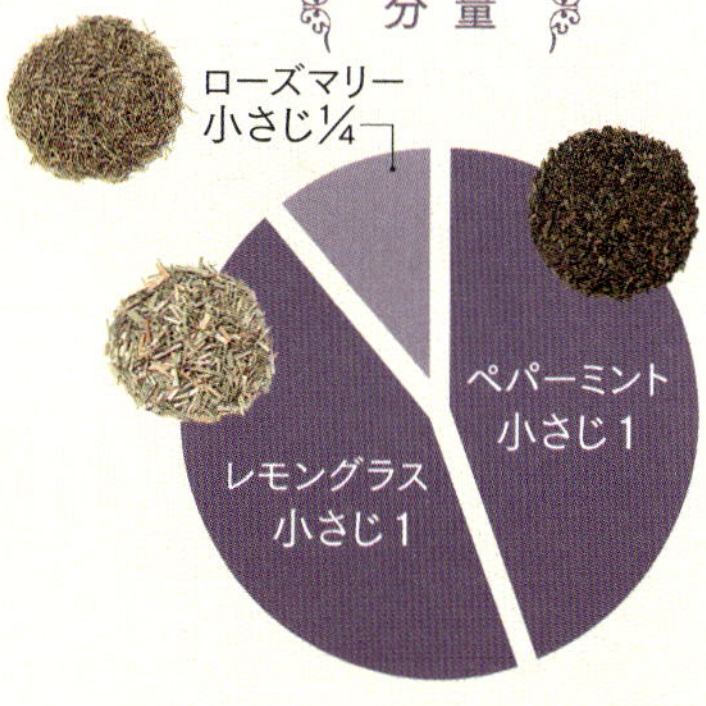

ペパーミント × ローズヒップ × ハイビスカス × マテ

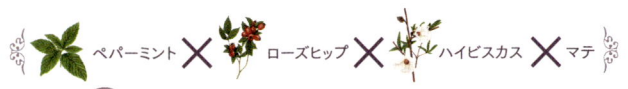

運動に集中したい

集中力をアップと同時に疲れも出にくくなる

趣味で運動をしている人はもちろん、お子さまがいる家庭では、運動会をはじめとした学校行事にお母さんも参加する場合もありますね。大切な場面だからこそ、集中して運動に臨みたいときにぴったりのブレンドです。

ペパーミントは、興奮を抑えて中枢神経を刺激し、集中力を高めてくれます。運動によって消費されるビタミンCの補給には、豊富に含まれているローズヒップがぴったり。ハイビスカスにはクエン酸が含まれているので、摂取した食べ物をエネルギー源に変換してくれます。ローズヒップのビタミンCとの相乗効果で、体内に吸収されやすくなりますよ。カフェインを含んでいるマテは、神経を奮い立たせて、集中力をアップさせてくれます。ビタミンやミネラルも豊富に含んでいるので、疲れにくい状態にしてくれます。運動にも役立つハーブティーで、力を発揮してくださいね。

効果

中枢神経の刺激、疲労回復、
興奮、ビタミンCの補給

作り方

熱湯360cc～400ccを目安に
ポットに入れ、3～5分間蒸らす

分量

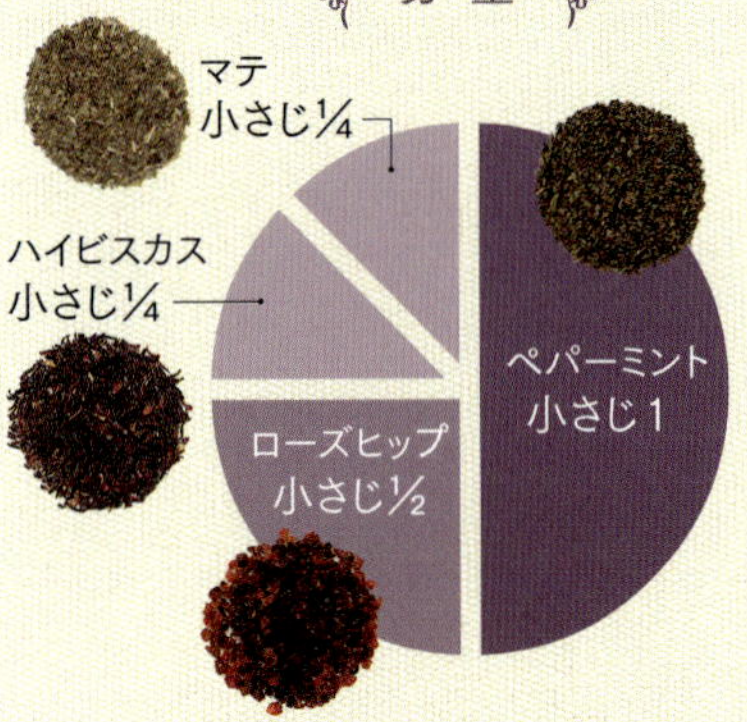

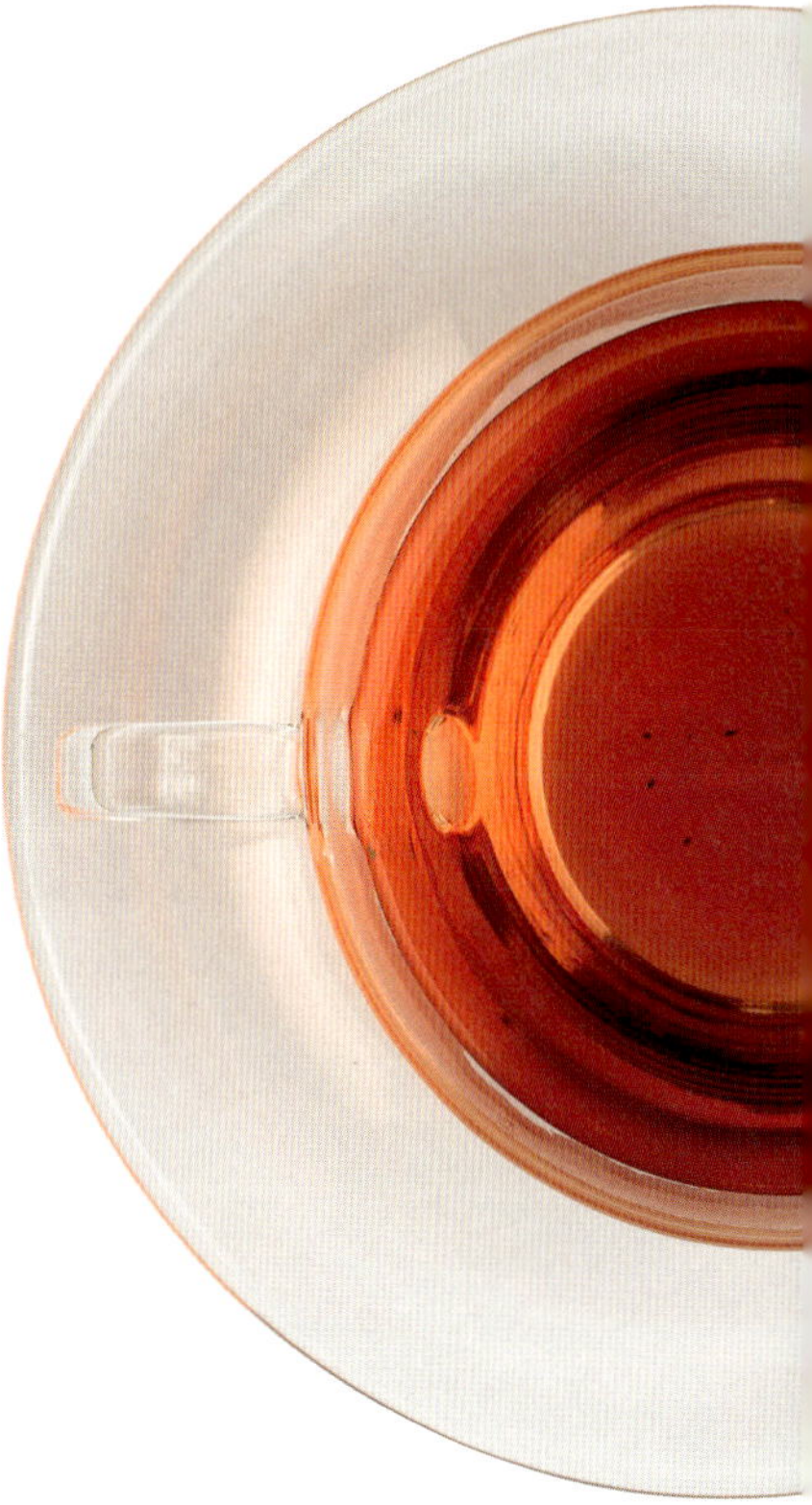

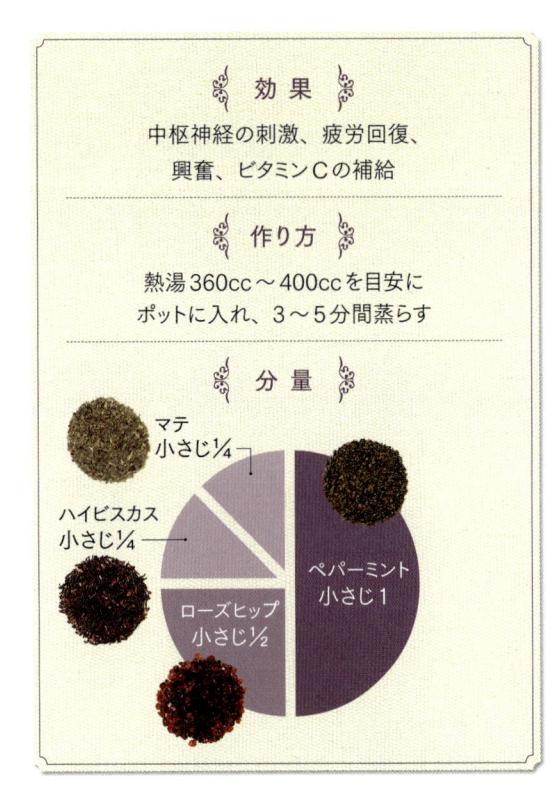

ペパーミント × シナモン × ローズマリー

集中力が持続しない

頭がスッキリしてやる気が出てくる

大事な会議や、興味のあるセミナーなのに、眠くなってしまった事はありませんか？　ちょっと睡眠不足だけれど、しっかり目を覚ましていたいときにオススメのブレンドです。

ペパーミントのスッキリ爽やかな味は中枢神経を刺激して、眠気に負けそうだった頭に働きかけてくれます。シナモンは血行を良くして、底力を湧かせてくれます。血液循環を促進して、集中力が上がるローズマリーも忘れずに加えてください。

オススメは、マイボトルを持参して、このブレンドを持ち歩く事。最後まで集中力が途絶えず、しっかり頭に入るはず。

※あなたにとって避けたい部分に触れられたとき、無意識のうちに逃避するために眠ってしまう場合や、睡眠時無呼吸症候群などの可能性があります。しっかり睡眠をとっているのに治らない場合は、病院を受診してください。

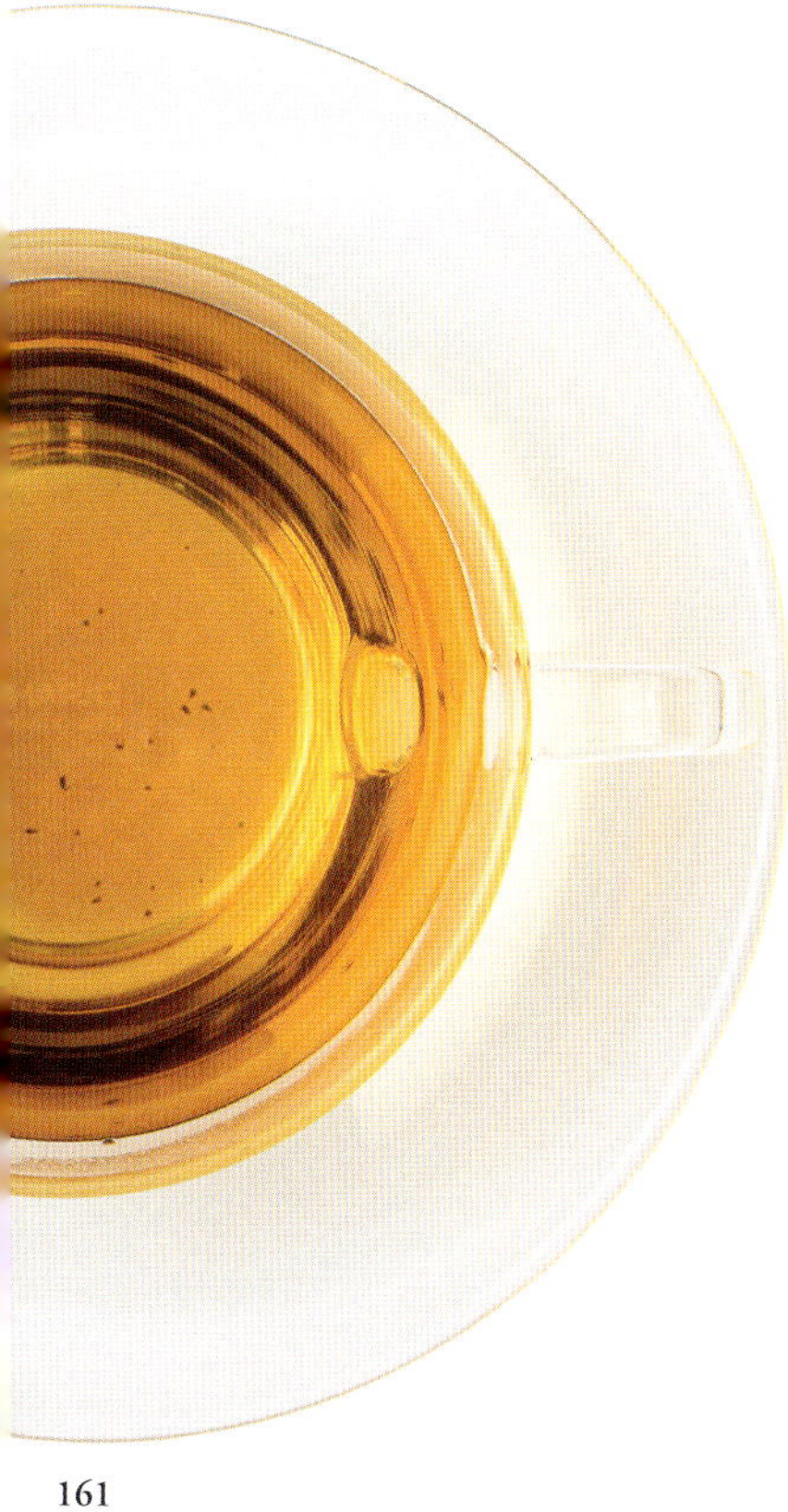

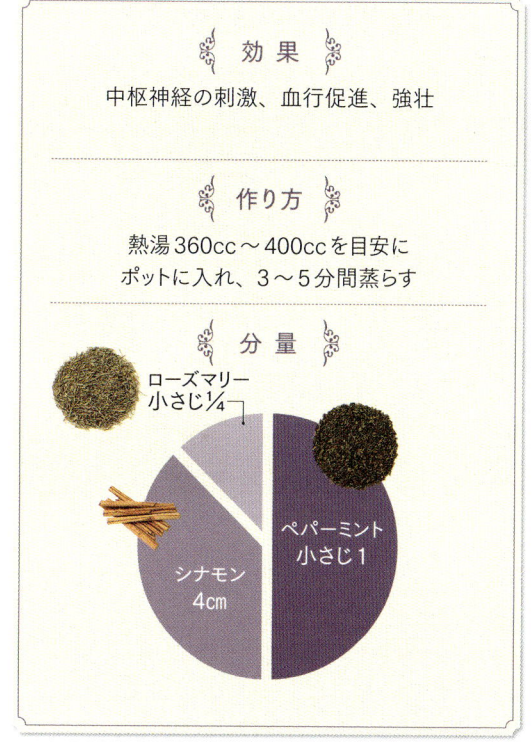

効果

中枢神経の刺激、血行促進、強壮

作り方

熱湯360cc～400ccを目安に
ポットに入れ、3～5分間蒸らす

分量

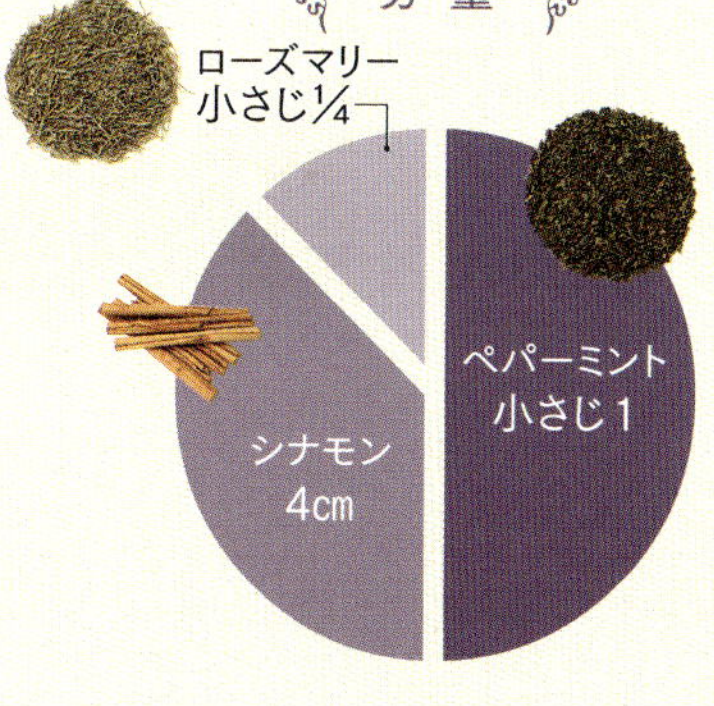

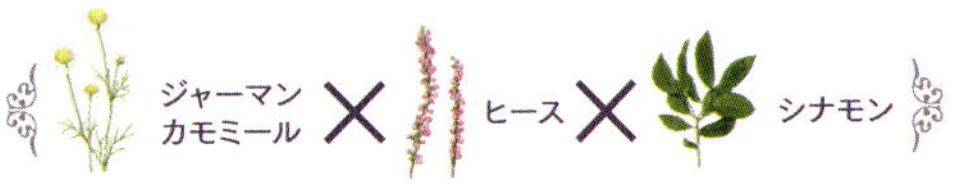

大きな事にチャレンジするのが不安

自分を信じられるようになり“あと一歩”が踏み出せる

常にワクワクしていたい。大好きな事をライフワークにしたい。でも、うまくいくかどうか分からないと、たじろいでしまいますよね。なかなか一歩が踏み出せないときは、このブレンドをどうぞ。

味のベースはジャーマンカモミール。あなたの不安を受け止めてくれます。キューッと縮こまってしまった気持ちを解放してくれるシナモンで、味のバランスを調整します。そこに、見た目もかわいらしいヒースを加えると、気持ちがふわっと軽くなります。リラックスできる香りをまとっているので、自分らしく、自然な状態にさせてくれるはず。

最初は誰でも初心者だし、失敗は想定内。諦めないでやり続ければ、それは失敗にはなりません。やり続ける事でいつしか目標を達成したら、失敗はすべて成功になるんです。こわばっていたからだの力が抜けたら、あとは自分を信じて前に進むだけです。

効果

鎮静、気持ちが明るくなる、強壮

作り方

熱湯360cc〜400ccを目安に
ポットに入れ、3〜5分間蒸らす

分量

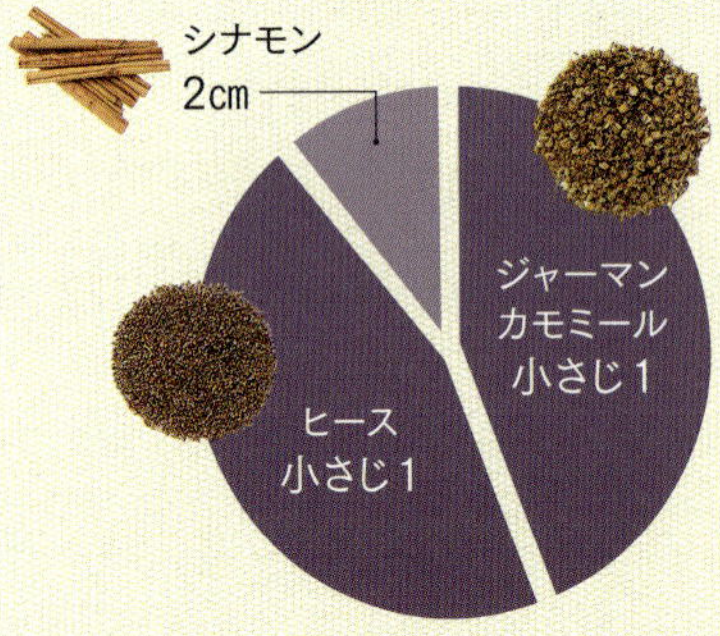

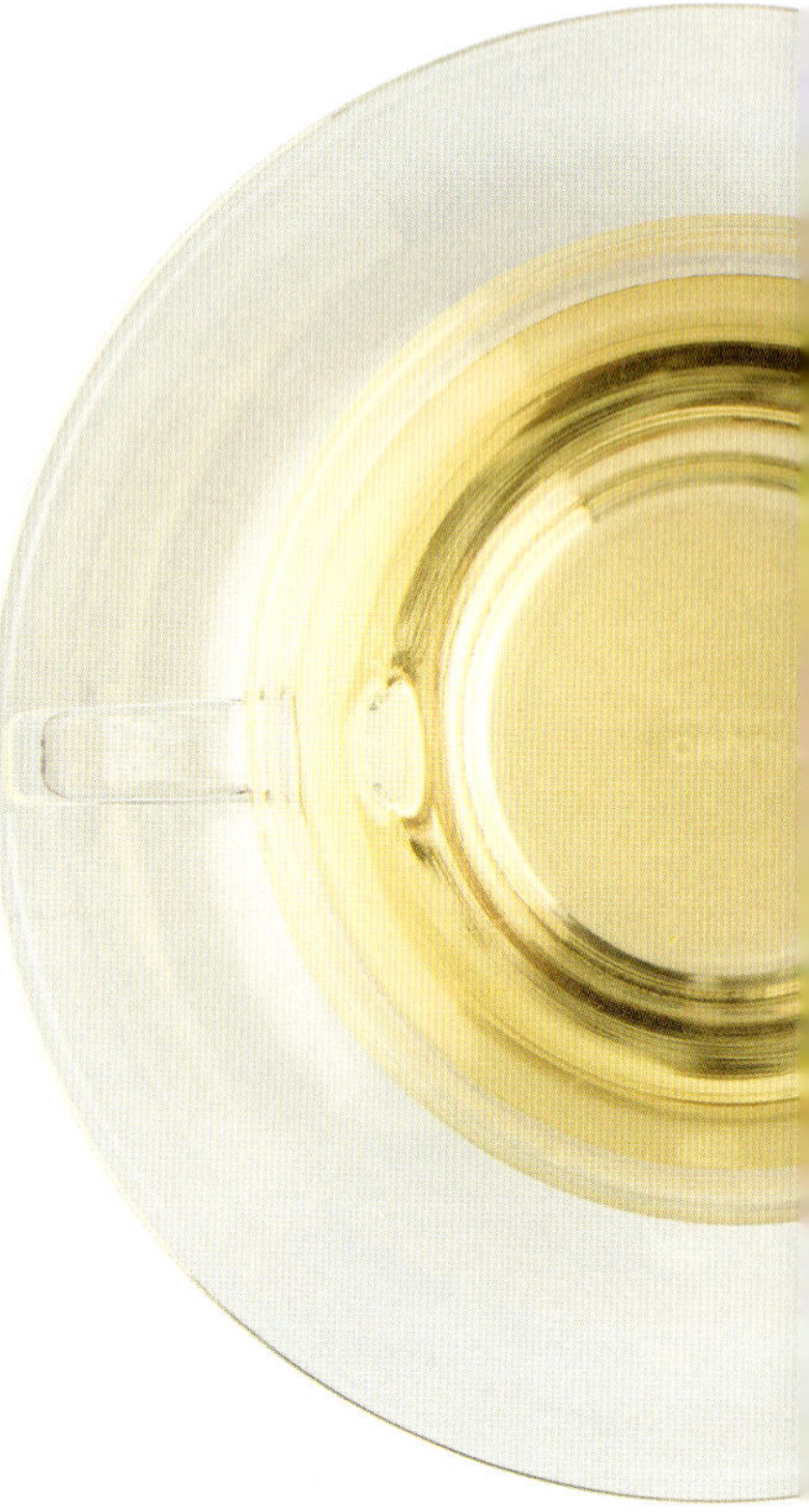

ジャーマンカモミール × ローズ × ハイビスカス × ステビア

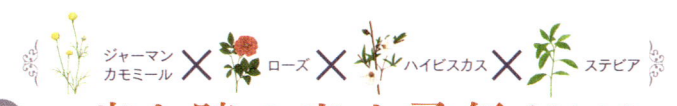

一歩を踏み出す勇気がほしい

穏やかで優しい気持ちになれて コミュニケーション力もアップ

これまでずっと「こんな事を言ったら嫌われちゃうんじゃないかしら……」と自分の意見を飲み込んでしまっていたけれど、きちんと思った事を言えるようになりたいあなたにオススメのブレンドです。

　ローズは、あなたが思っている事を、女性らしく、柔らかい物腰で表現するお手伝いをしてくれます。さらに、ジャーマンカモミールによって気持ちを鎮められるので、穏やかに優しく接する事ができるはず。ほんのり赤色に染めるハイビスカスを見ると、気持ちがアップして勇気が出てくるはず。さらに、ほんの少しステビアを加える事で軽く甘みを出して、味をまとめましょう。

　慌てずゆっくりと相手を思いやる気持ちで、思っている事を伝えてみましょう。きっと、相手もあなたを受け入れて聞いてくれると思います。勇気を出して頑張って！

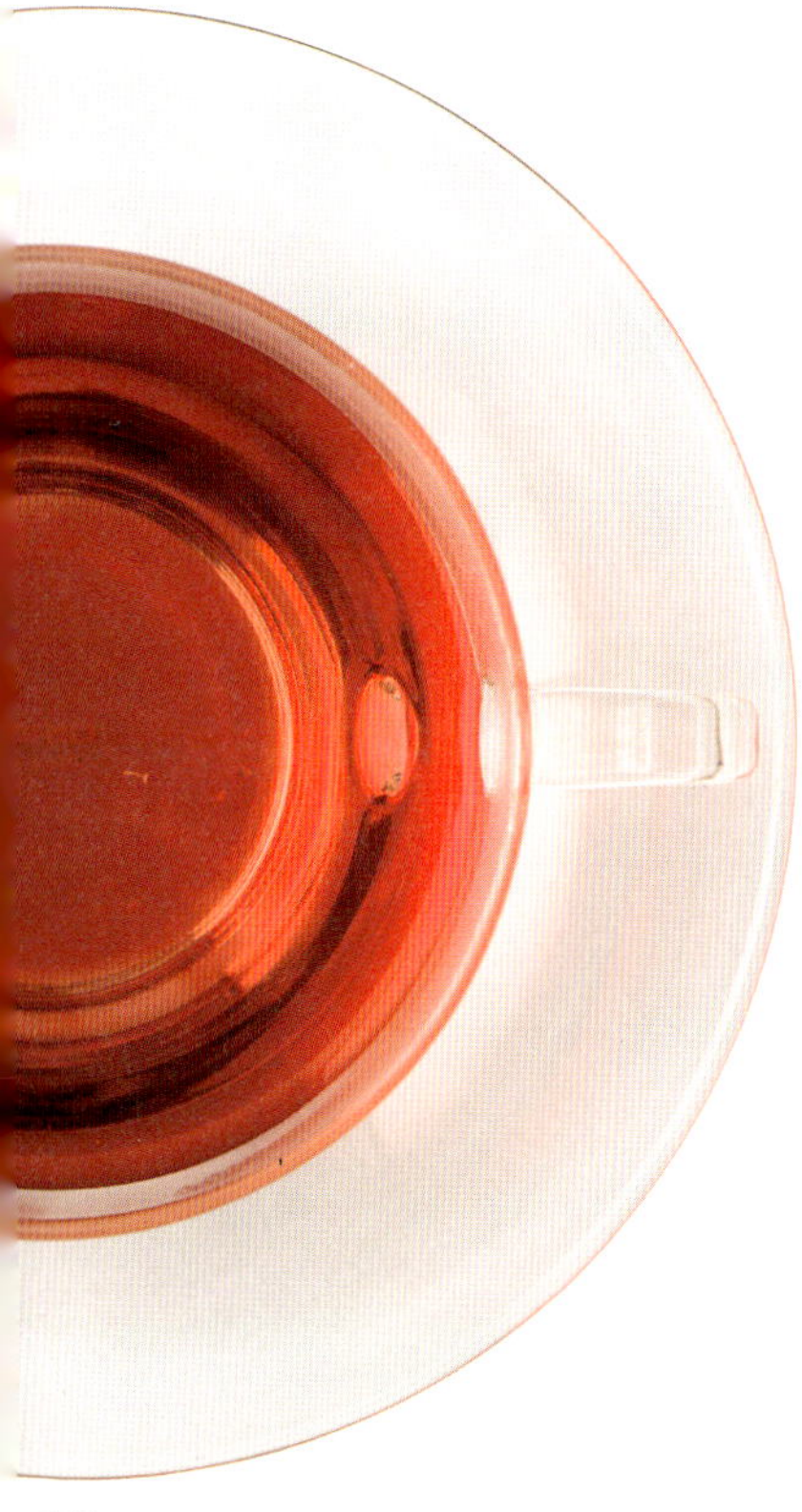

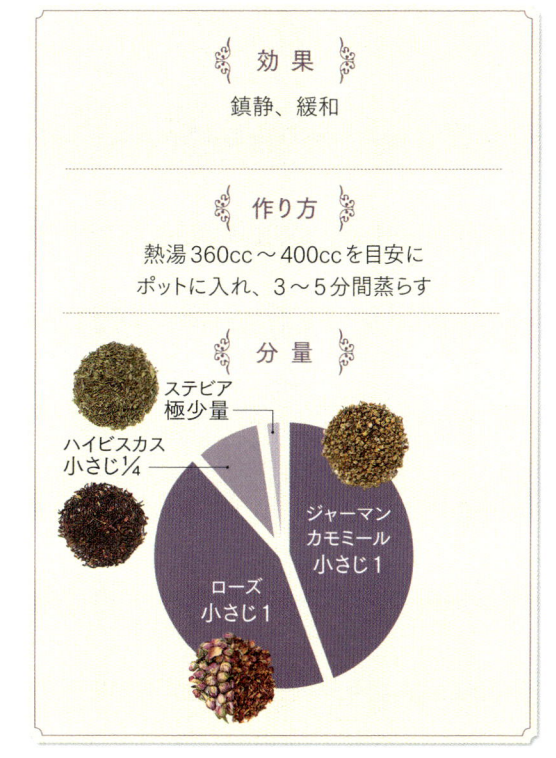

効果

鎮静、緩和

作り方

熱湯360cc～400ccを目安に
ポットに入れ、3～5分間蒸らす

分量

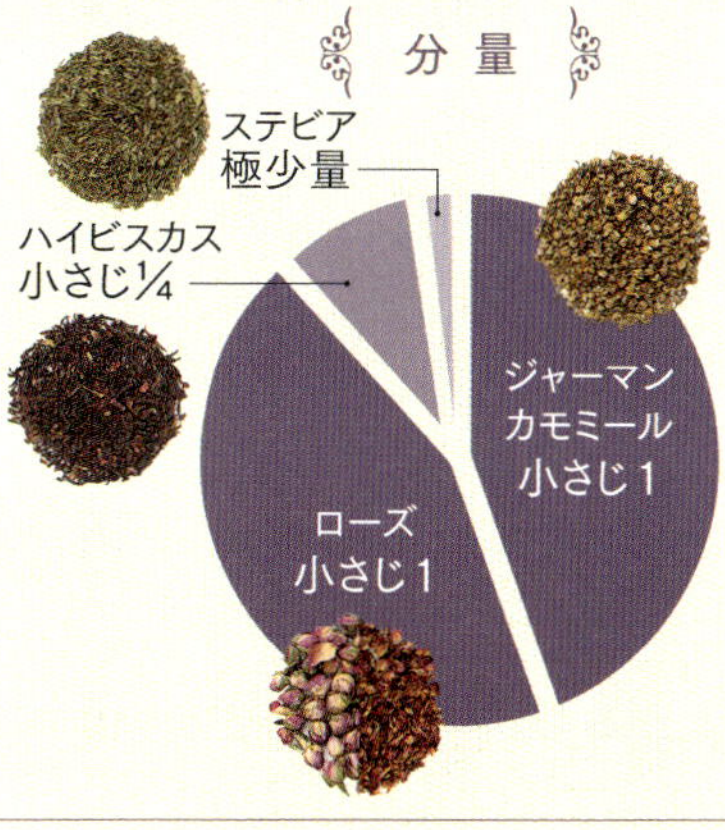

レモングラス × ペパーミント × カルダモン

こころのブロックを外したい

セルフイメージが上がって自然体で過ごせるようになる

あなたは、自分に対して厳しくなりすぎていませんか？　過去の経験や自己肯定感の低さなどを理由に、自分自身のこころにカギをかけて周囲をブロックしてしまったせいで、今になってもなかなかブロックが外れず困っているのであれば、ハーブティーの力を借りるのも良いかもしれません。

レモンに似た爽やかな香りを持つレモングラスが、沈んだ気分をリフレッシュさせてくれます。興奮していて落ち着きたいときには鎮静作用が、気分が沈んでいるときには賦活《ふかつ》作用が働いてくれるペパーミントは、〝ちょうど良い〟状態に整えてくれます。気分を上げてくれるカルダモンで、味も整えましょう。

リラックスする事で徐々にこころのリミッターを解除したら、自然体なあなた自身を信頼して愛してあげましょう。今まで見えなかった視点で、物事が見えるようになるかもしれません。

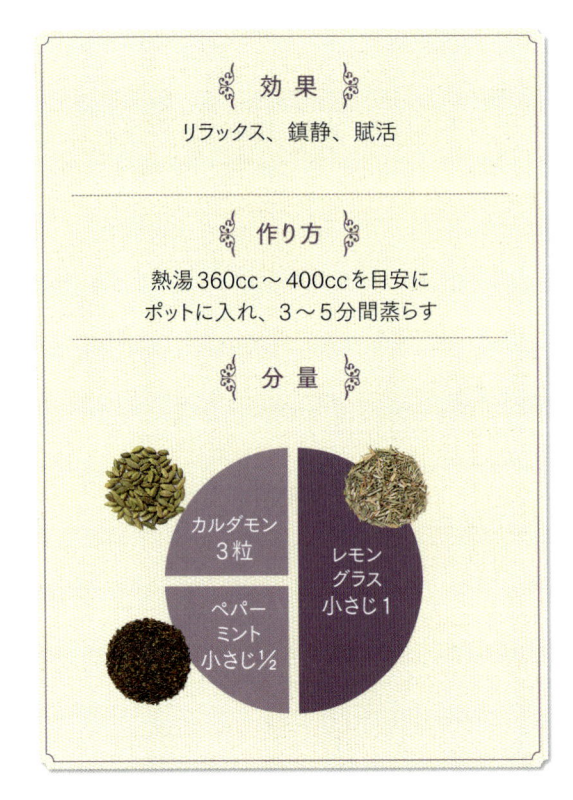

効果

リラックス、鎮静、賦活

作り方

熱湯360cc～400ccを目安に
ポットに入れ、3～5分間蒸らす

分量

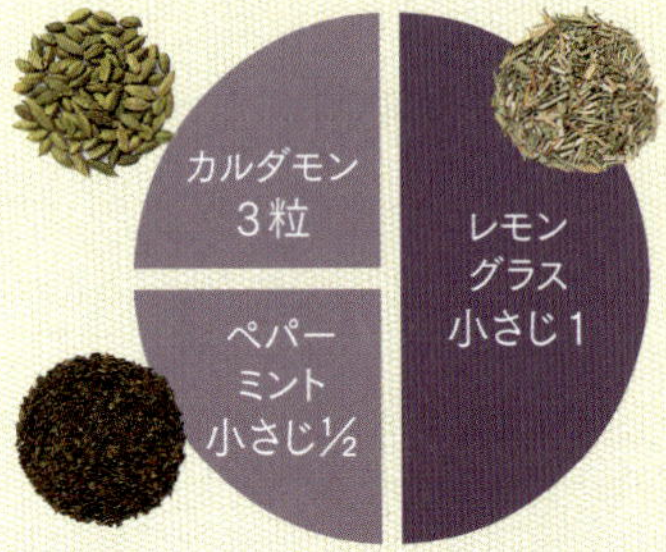
カルダモン
3粒
レモン
グラス
小さじ1
ペパー
ミント
小さじ½

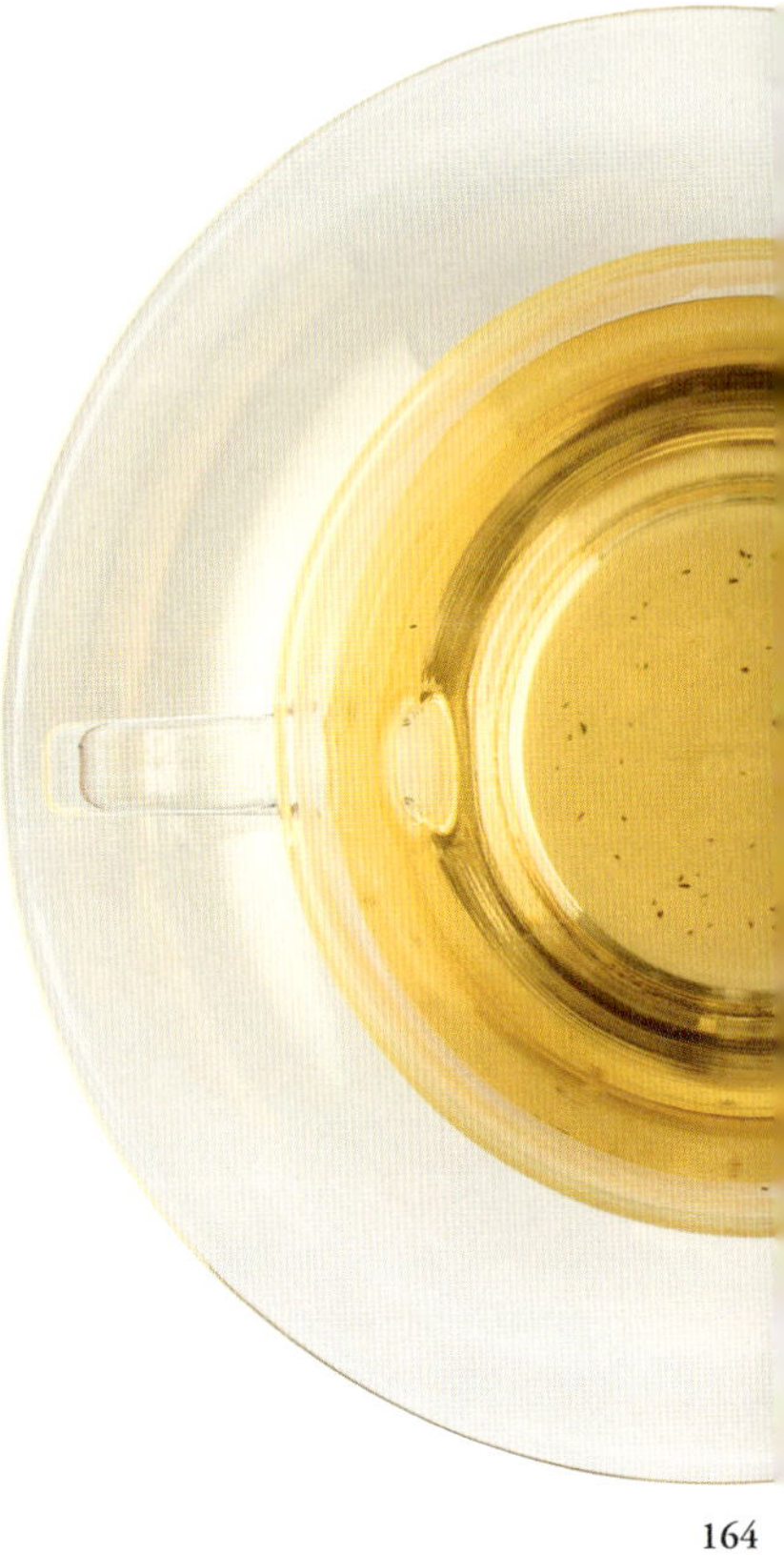

ペパーミント×マルベリー×リンデン×ローズマリー

チームで団結したい

休憩時間にホッと一息 チーム全体の士気も上がる

チームで仕事をしているのであれば、みんなが一致団結する事で良い方向に向かうのは間違いありません。とはいえ、一致団結するというのはなかなか難しいもの。マネジメントの立場の人は、どうすればチームが団結するのか、頭を悩ませているでしょう。

ペパーミントには気持ちを穏やかにしつつ、意欲が湧いてくる作用があります。マルベリーに含まれているGABAは、ストレスを和らげて脳機能を正常化すると言われています。興奮を鎮めて調和が取れる雰囲気を作り出してくれるリンデンも重要な要素。さらに、ローズマリーは抗酸化作用が高いので、ストレスから守ってくれるうえに、集中力も上がります。

意欲的な意見が出るようになったら、チーム全体の意見も取り入れつつ、アイデアを膨らませてみましょう。きっと、チームの団結力が高まるはず。

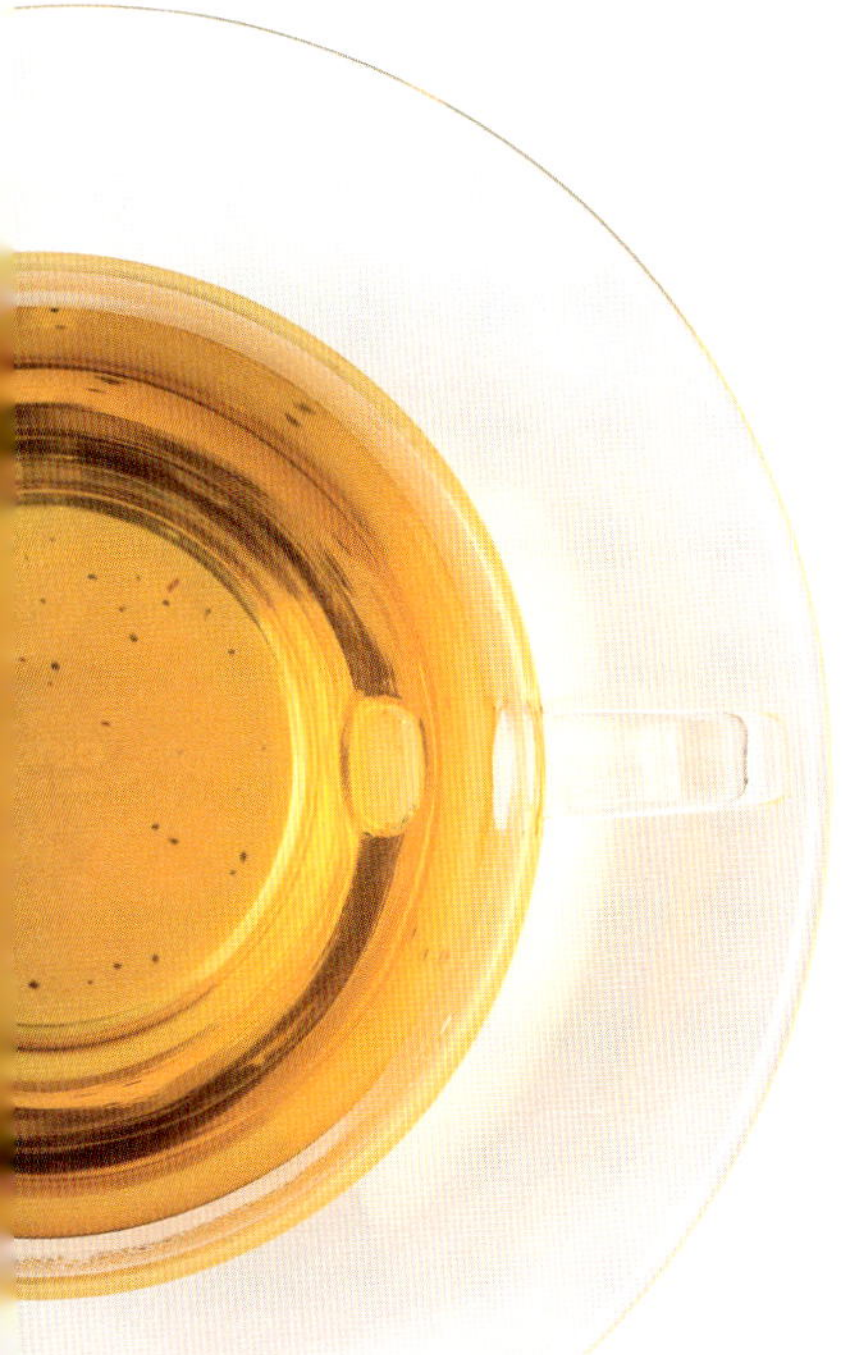

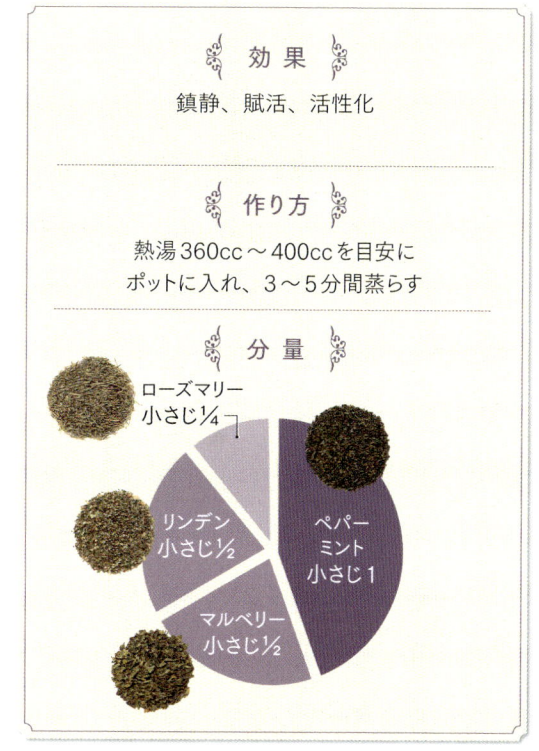

効果

鎮静、賦活、活性化

作り方

熱湯360cc～400ccを目安に
ポットに入れ、3～5分間蒸らす

分量

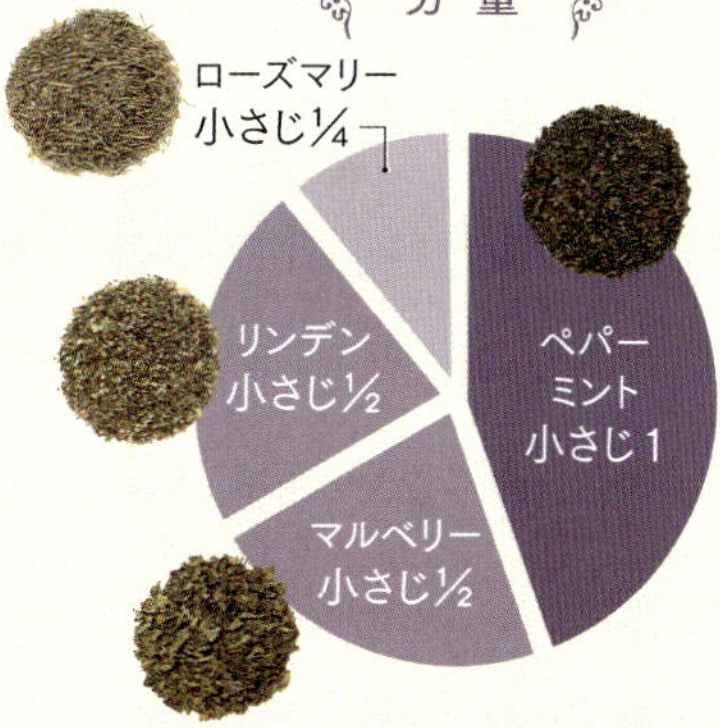

ペパーミント×レモンバーベナ×ジャーマンカモミール

決戦日の朝にそわそわしてしまう

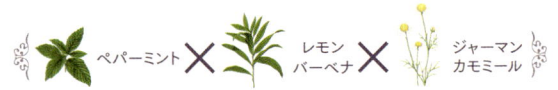

体調が良い状態で挑めて本来の力を発揮できる

昇進試験や資格認定試験、社内プレゼン、イベント当日など「この日のために頑張ってきた！」という大事な日ってありますよね。

一大事な朝にオススメなのは、ペパーミントとレモンバーベナ、そして、ジャーマンカモミールの、消化を助けて頭がスッキリするブレンドです。気持ちを落ち着かせてくれるのはもちろん、やる気アップの効果もあるので、ゲン担ぎの一環としても良いですね。胃腸に負担がかからないように、消化が良い朝食を摂ったあとに飲んでください。気持ちを安定させて、前向きな気持ちにさせてくれます。

また、お子さまのいる人は、入学試験当日の朝に淹れてあげるのもオススメ。きっと意欲が湧いてくるはずですよ。やるだけやったら、自分を信じて力を出しきるだけです！

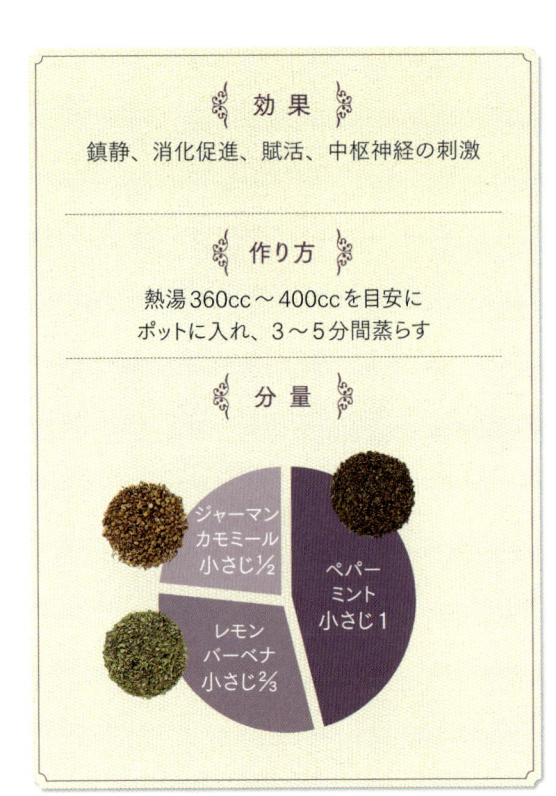

効果

鎮静、消化促進、賦活、中枢神経の刺激

作り方

熱湯360cc～400ccを目安に
ポットに入れ、3～5分間蒸らす

分量

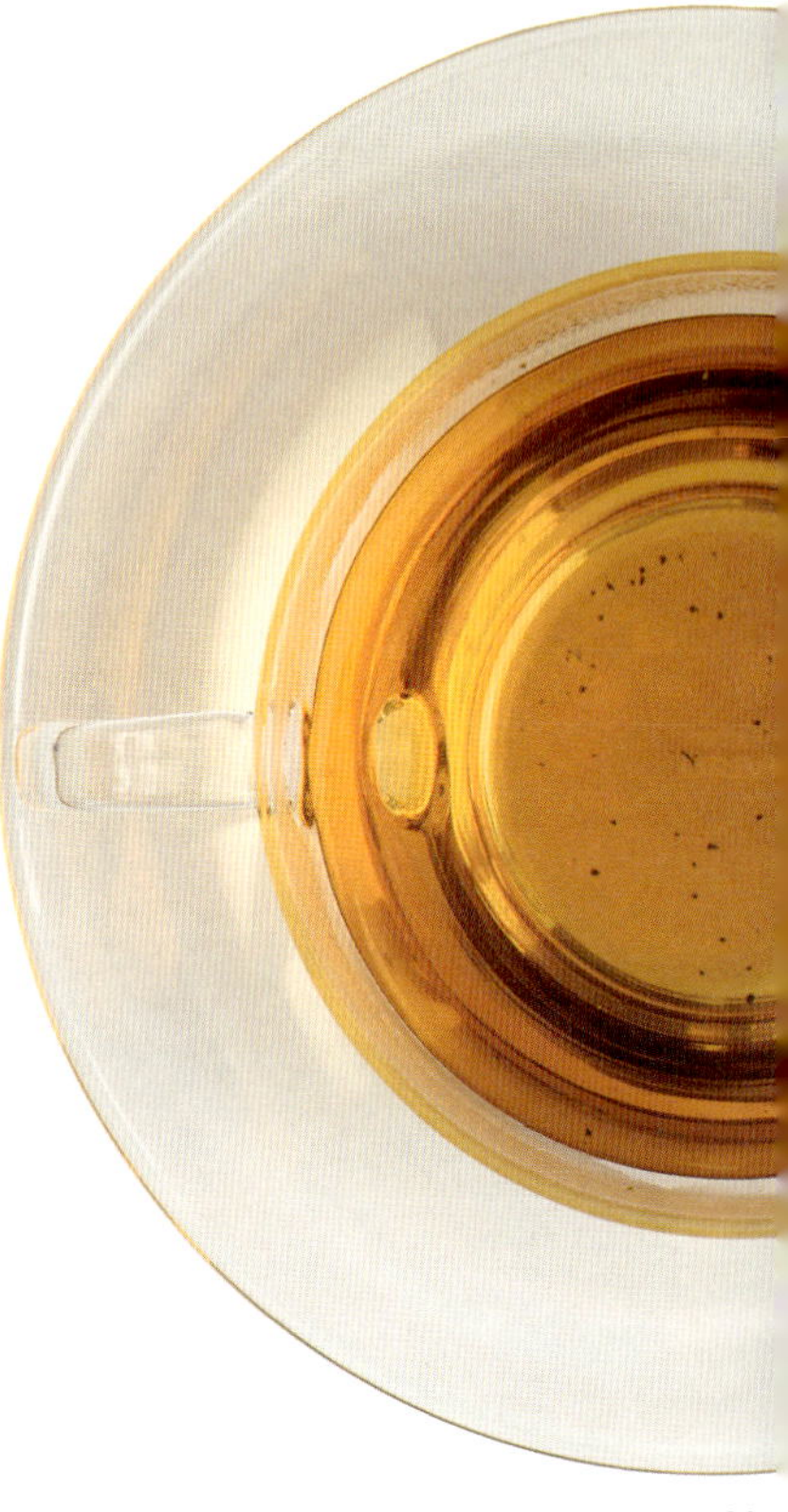

ペパーミント×ルイボス×シナモン×ジンジャー

気力が維持できない

もうひと踏ん張りできるリフレッシュタイムに

やる気を出して集中力を維持するのは難しいですよね。途中で気が散ってミスをしてしまう事もあります。そんなときはリフレッシュタイムを取りましょう。時間が無駄になってしまうと思われがちですが、トータルで見ると、かえって短い時間で作業が進む事もあります。なにより、あなた自身を休ませてあげる事が大切。これは、もうひと踏ん張りしたいリフレッシュタイムにオススメのブレンドです。

シナモンとジンジャーによるスパイシーな香りは、やる気を呼び起こしてくれます。強壮作用も備わっているのが特徴です。ルイボスはスパイスとの相性が良く、美味しく飲める組み合わせ。さらに、気持ちを落ち着かせながら、元気をくれるペパーミントも配合されています。

無理かもしれないと諦めそうになったとき、もう少しだけ、前に進めるようになるかもしれませんよ。

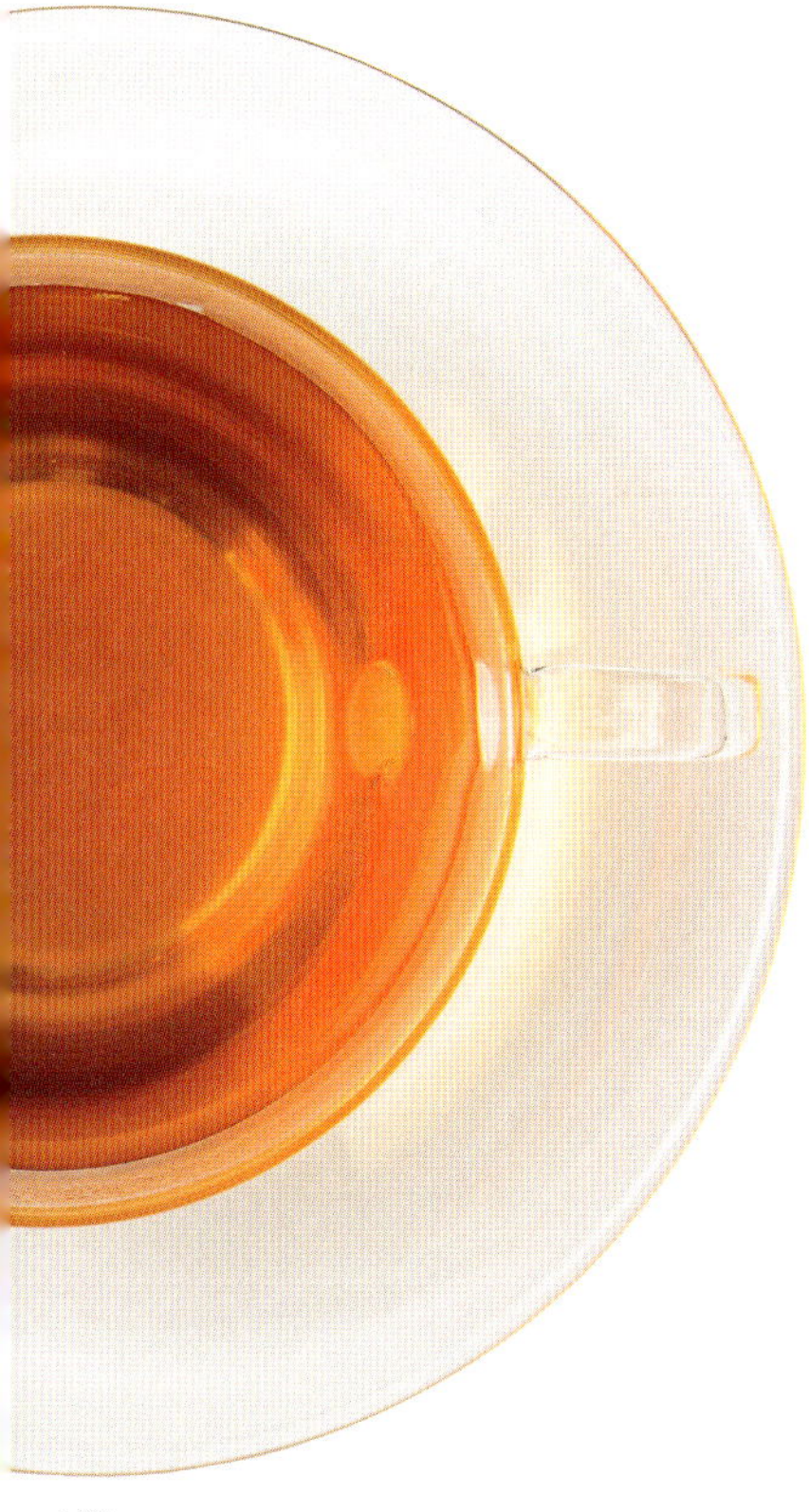

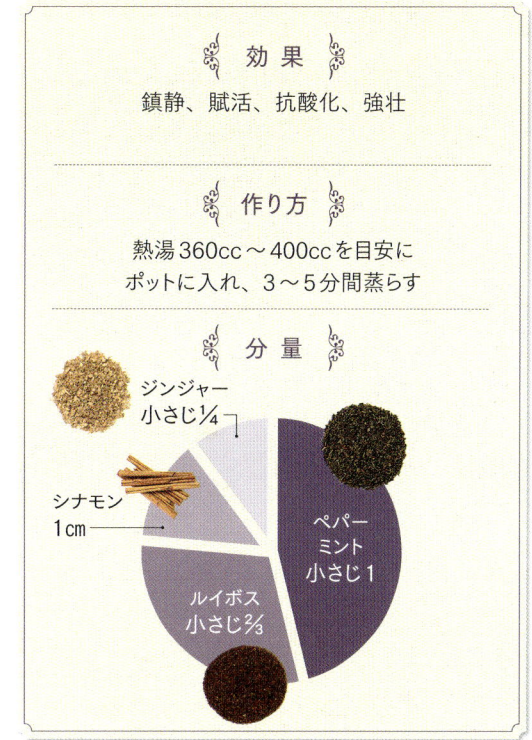

効果

鎮静、賦活、抗酸化、強壮

作り方

熱湯360cc～400ccを目安に
ポットに入れ、3～5分間蒸らす

分量

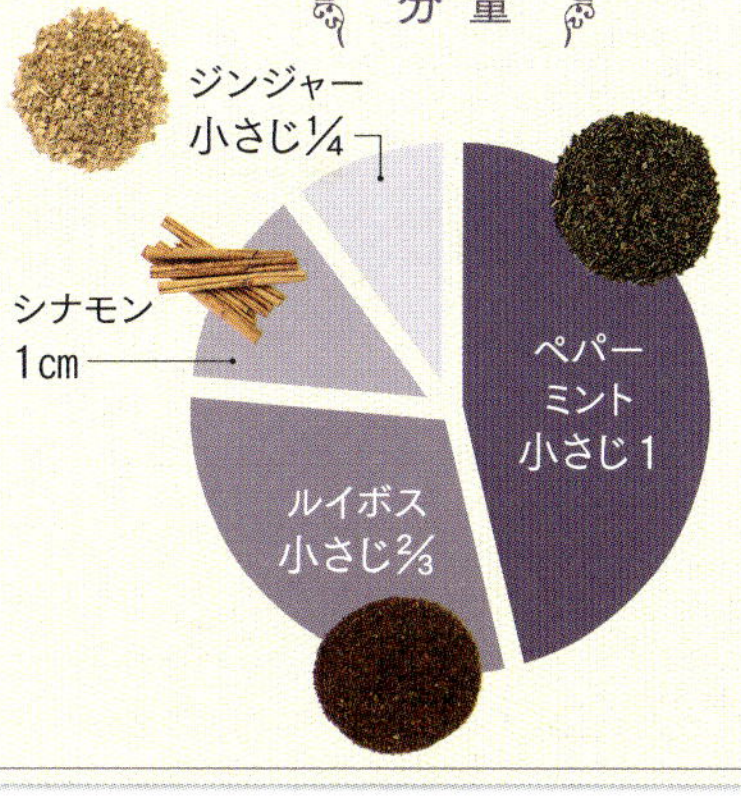

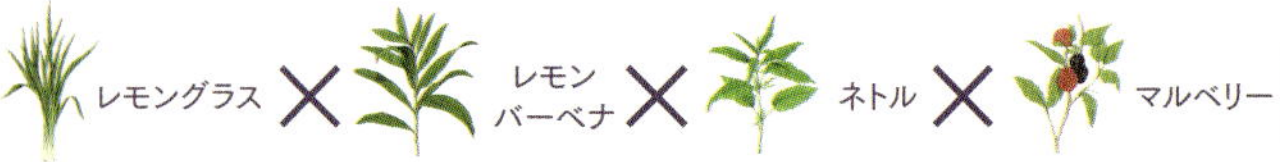

食後にハーブティーを飲みたい

ゆっくり消化を助けながら安眠できるようにいざなう

食後にぴったりなハーブティーは数多くありますが、そのなかでも夕食後にオススメのハーブティーです。消化を助けながらリラックスできて、安眠しやすくなるブレンドです。

マルベリーとネトルは、緑茶のようなうま味を持っているので、お年寄りにも馴染みがあって飲みやすくなっています。ビタミンとミネラルを豊富に含んでいて、食事の補足にもぴったり。どちらもレモンのような香りを持っているレモングラスとレモンバーベナは、合わせる事で微妙な違いが作用するため、ブレンドの香味を複雑にして、さらに味わい深くなります。

このブレンドは、わが家でも定番なんですよ。消化を助けてリラックスさせてくれるので、食後にオススメです。デザートと一緒にこのハーブティーを飲むと、糖分の吸収を抑える働きがあるマルベリーが嬉しい仕事をしてくれます。

効果

ビタミン・ミネラルの補給、リラックス

作り方

熱湯360cc～400ccを目安に
ポットに入れ、3～5分間蒸らす

分量

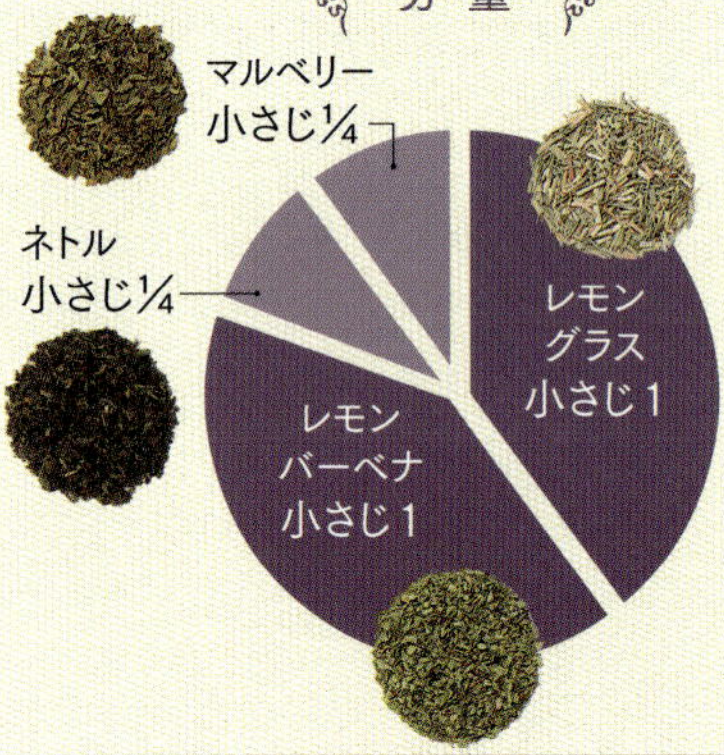

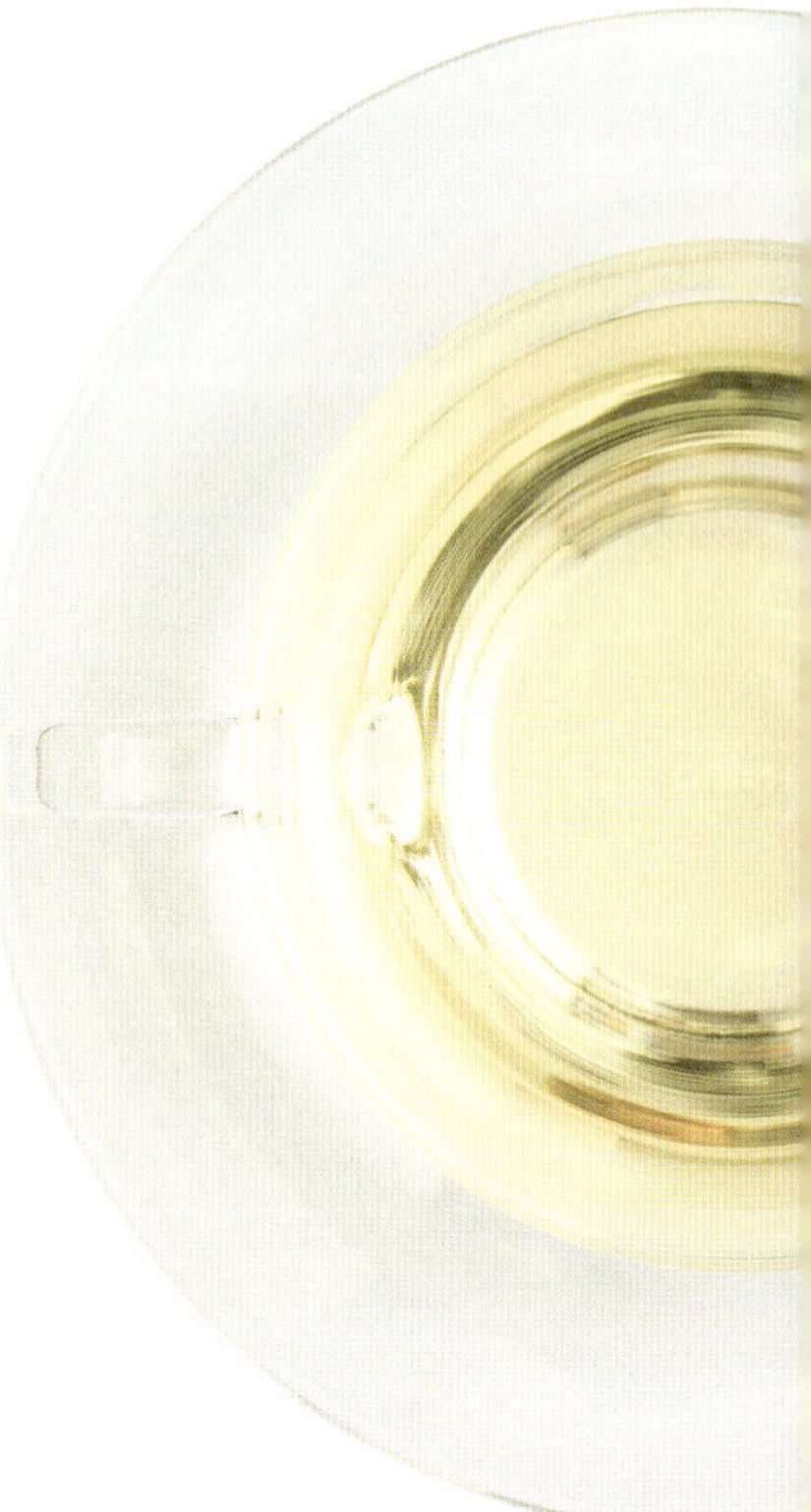

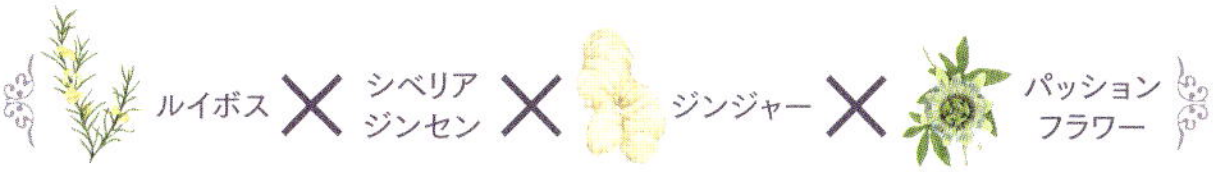
ルイボス
シベリアジンセン
ジンジャー
パッションフラワー

いたわる気持ちを伝えたい

一生懸命なあの人に"癒し"のプレゼント

いつも頑張っているあの人も、泣き言を言わないあの人も、夢を必死で追いかけているあの人も。きっと、それぞれ思い浮かぶ人がいるのではないでしょうか。「お疲れさま」を伝えたいときは、その気持ちとともに、ハーブティーを一緒にプレゼントしてみてください。

過酷な自然界のなかでストレスと闘って生きているルイボスは、一生懸命な人へのプレゼントに欠かせません。強壮作用のあるシベリアジンセンや、「力を抜いて良いんだよ」と言ってくれているようなパッションフラワー。最後に、からだを温め、ゆるめてくれるジンジャーで、味にインパクトも与えましょう。

やや男性向けのブレンドなので、頑張っているお父さんやご主人、ご兄弟に淹れてあげると良いかもしれません。ハーブティーと一緒に感謝の気持ちが伝えられると良いですね。きっとそこには優しさが溢れているはずです。

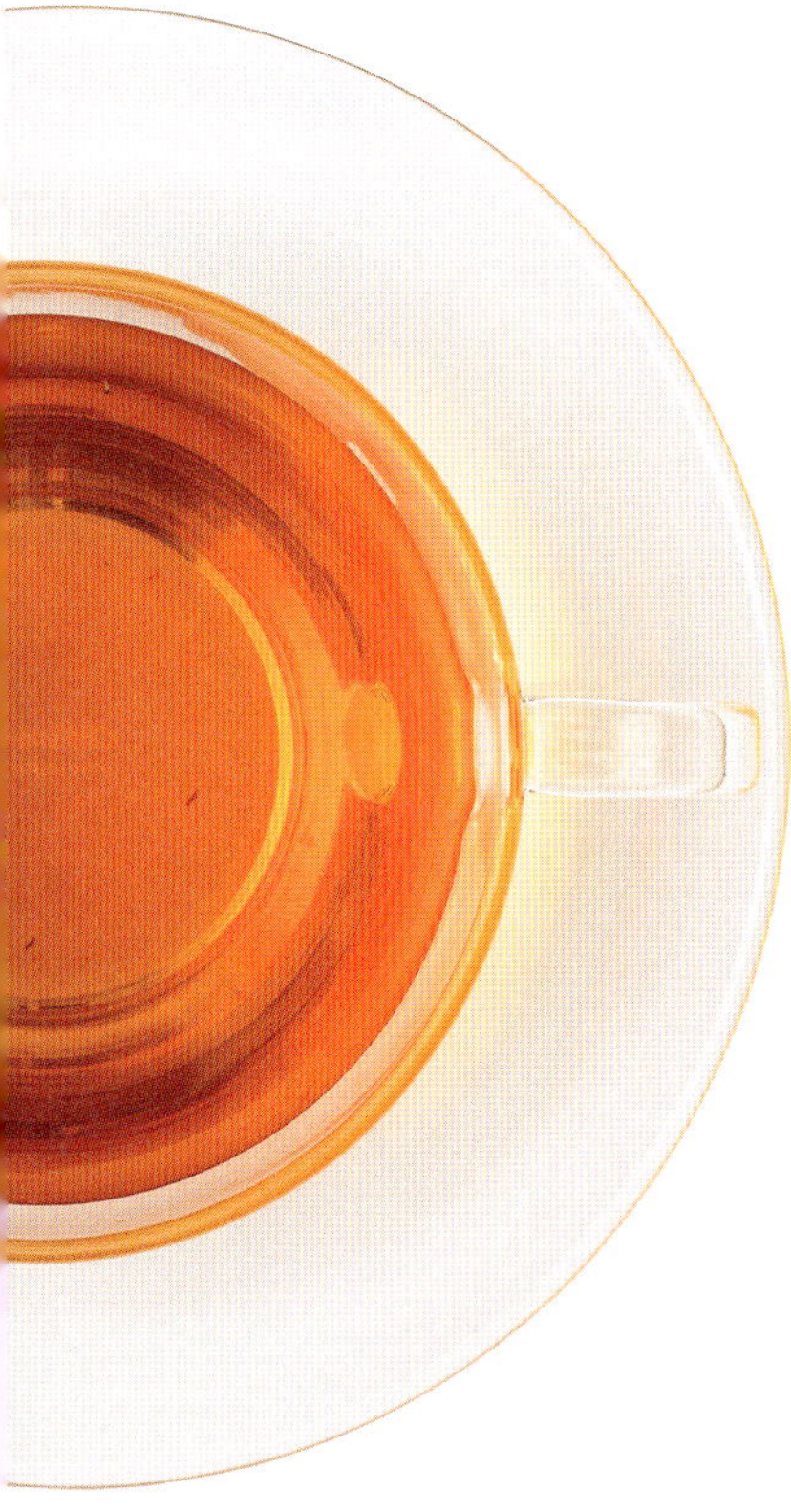

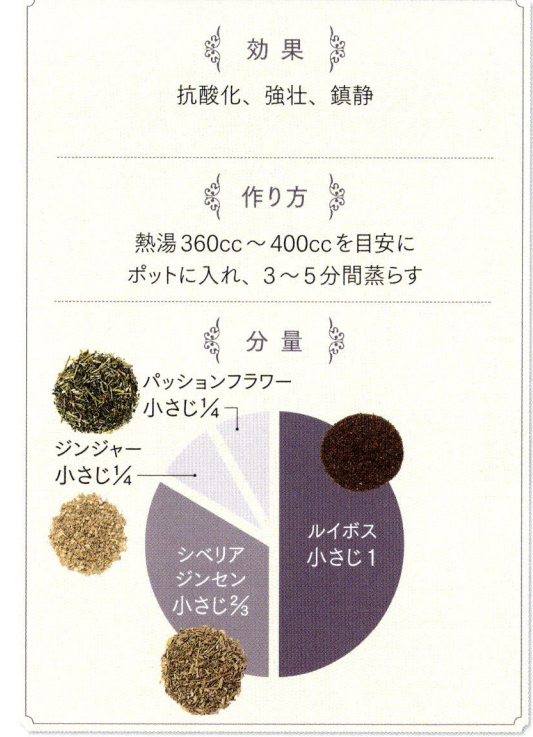

効果

抗酸化、強壮、鎮静

作り方

熱湯360cc～400ccを目安に
ポットに入れ、3～5分間蒸らす

分量

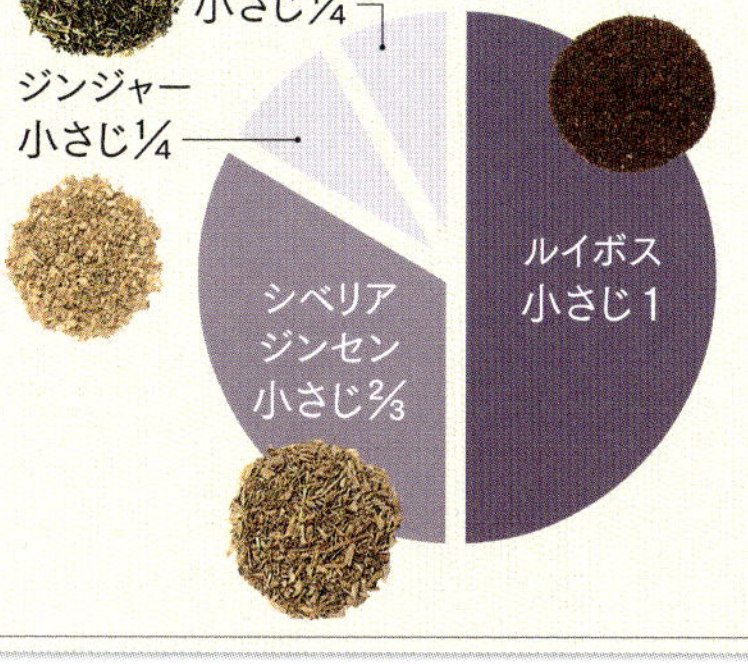

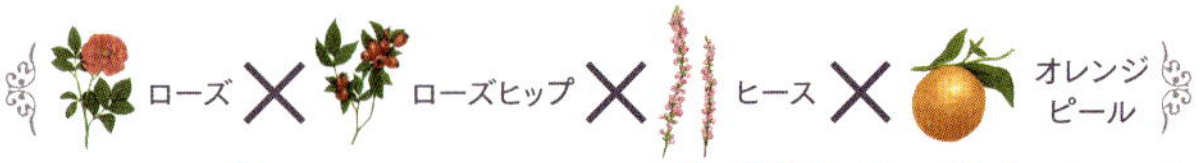

ハーブティーで感謝を伝えたい

日頃の感謝が溢れて嬉しい気持ちが伝わる

あなたには、困ったときに助けてくれる仲間がいますか？　同じ方向を向いて進んでくれたり、応援してくれたりする仲間は、とてもありがたい存在です。そんな仲間と一緒に飲んでもらいたいのがこのブレンド。プレゼントして、感謝の気持ちを伝えても良いですね。

ローズは、気持ちを明るくさせてくれます。その甘く優しい香りは、まるであなたの感謝そのものを表しているよう。甘ずっぱいローズヒップからは、一緒に未来に進んでいき、夢を現実にしていくパワーを感じます。かわいらしいヒースは、ポットのなかで浮かぶ様子から、仲間への素直な感謝の気持ちが溢れているよう。最後に、オレンジピールで香味を引き締め、一つにまとめましょう。

大人になると、なかなかできないのが〝仲間〟です。だからこそ、こころとからだが元気になるハーブティーで、あなたの想いが伝わると良いですね。

効果

気持ちを明るくする、美しさ、楽しさを感じる

作り方

熱湯360cc～400ccを目安に
ポットに入れ、3～5分間蒸らす

分量

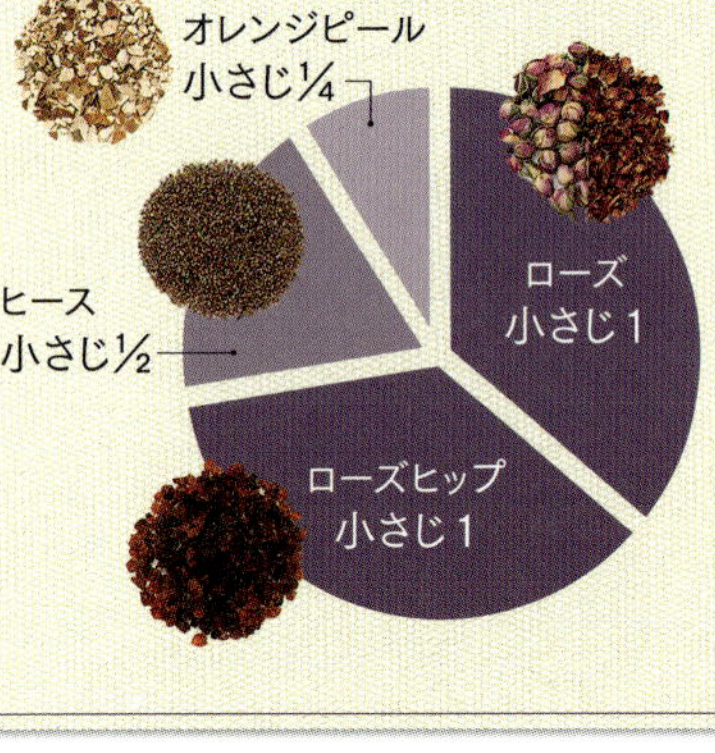

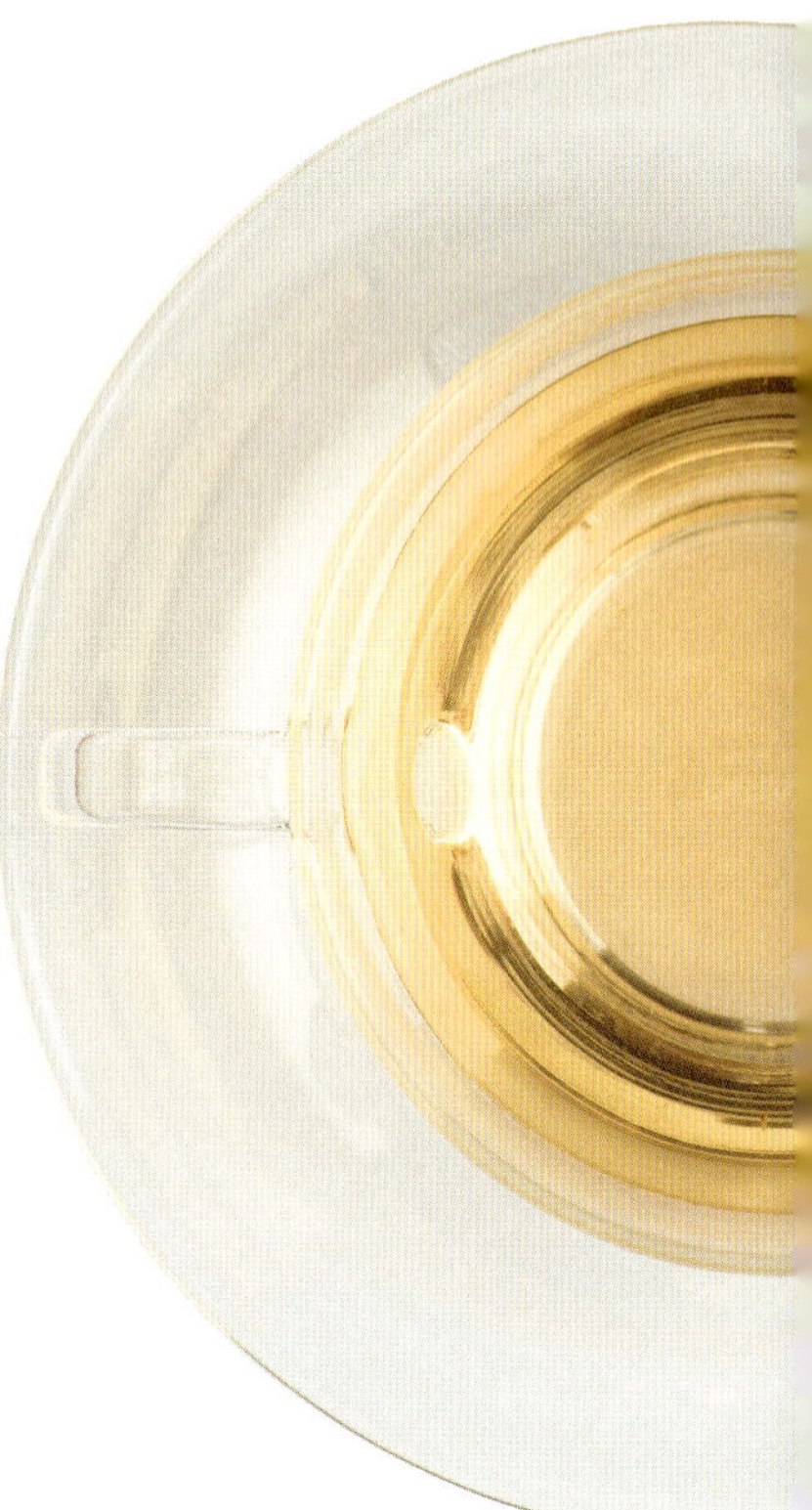

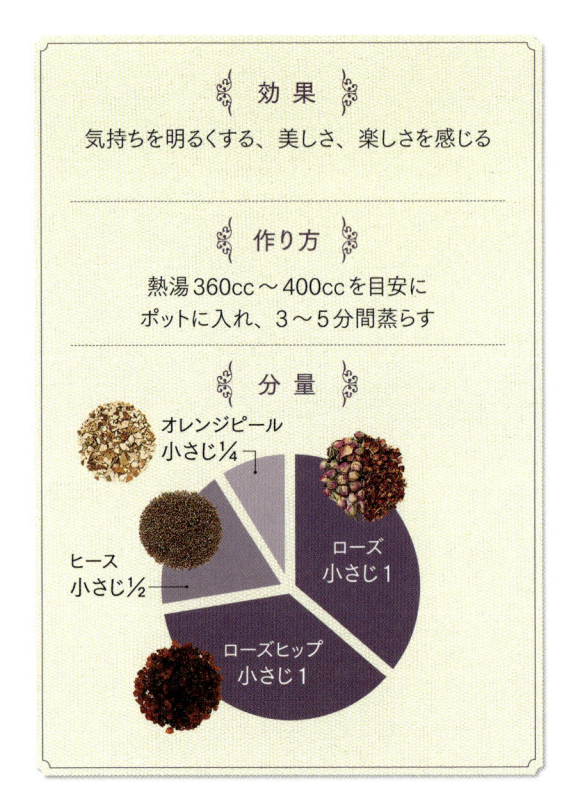

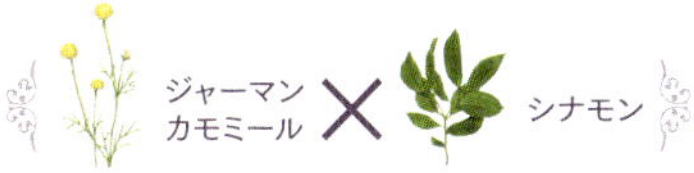

デザートドリンクが飲みたい

感謝の気持ちを伝えられて心身ともに癒し効果も

ジャーマンカモミールは、リンゴのような香味を持っています。さらにはっきりした味覚にするためにアップルジュースを加えたのが、カモミール・リンゴティーです。飲みやすく、美味しさもさらにアップするので、小さなお子さまにもオススメ。

からだを温めて、リラックスさせてくれる効果があります。

カモミール・リンゴティー

作り方

❶水350ccとアップルジュースを小鍋に入れ、沸騰直前まで温めます。
❷ジャーマンカモミールを小鍋に入れて、火を止め、蓋をして3分間蒸らします。
❸茶漉しで濾します。
❹カップに注ぎ、お好みでシナモンパウダーをかけてください。

分量

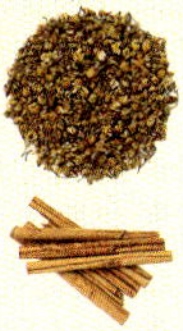

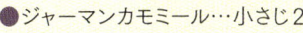

- ジャーマンカモミール…小さじ2
- シナモンパウダー…適量
- 水…350cc
- アップルジュース…60cc

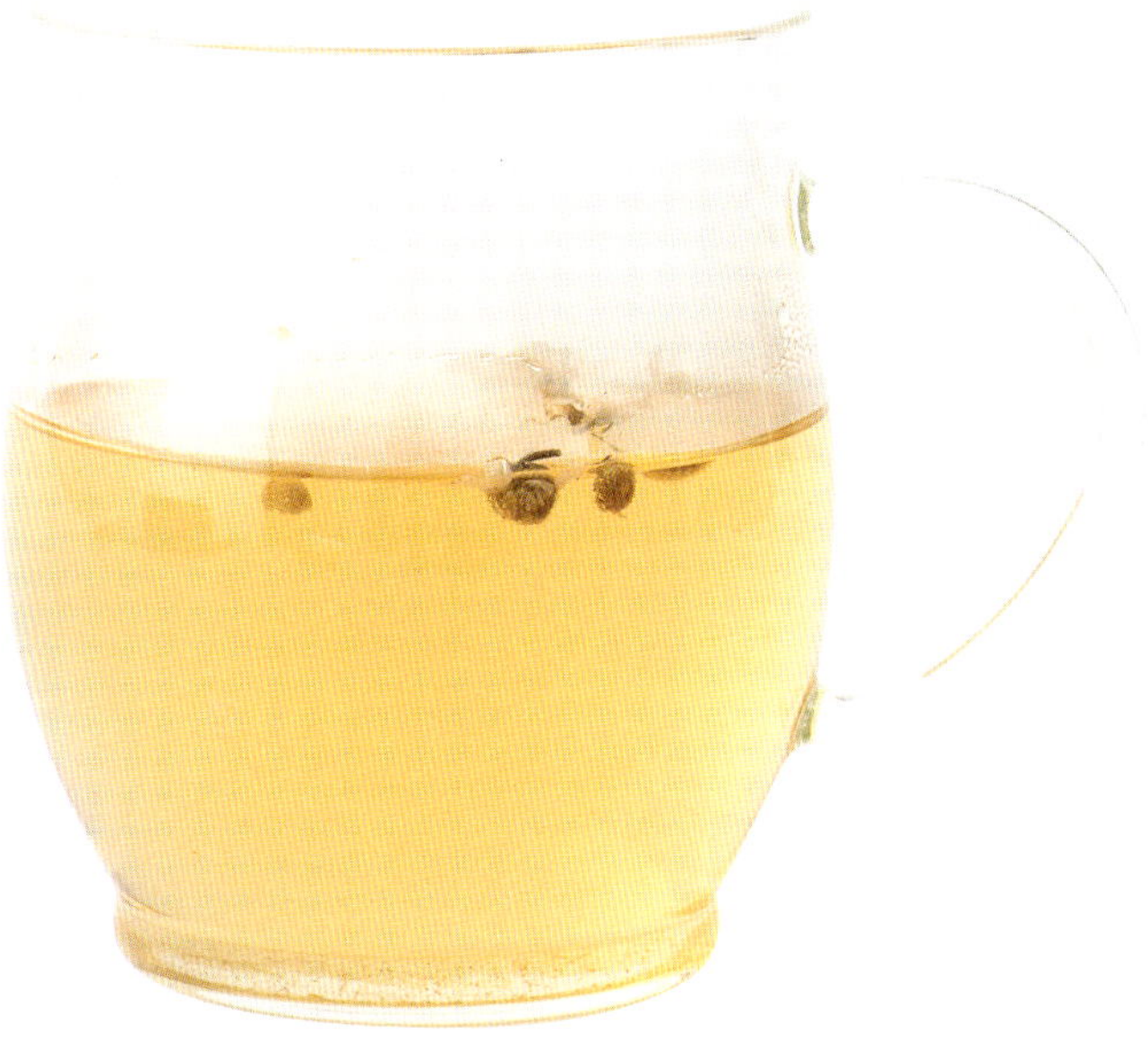

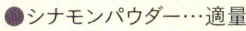

ハイビスカス × ローズヒップ

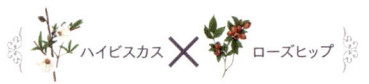

疲れたときに一杯飲みたい

夏の疲労回復にぴったり グラデーションをたのしんで

夏の暑い日にぴったりのアイスハーブティー。アップルジュースを合わせる事ですっぱさがまろやかになるので、小さなお子さまにも喜ばれます。

ハイビスカスの赤とアップルジュースの黄色で二層になったハイビスカス・セパレートティーは、疲労回復の効果はもちろん、見た目でも元気が出てきますね。かき混ぜてお召し上がりください。

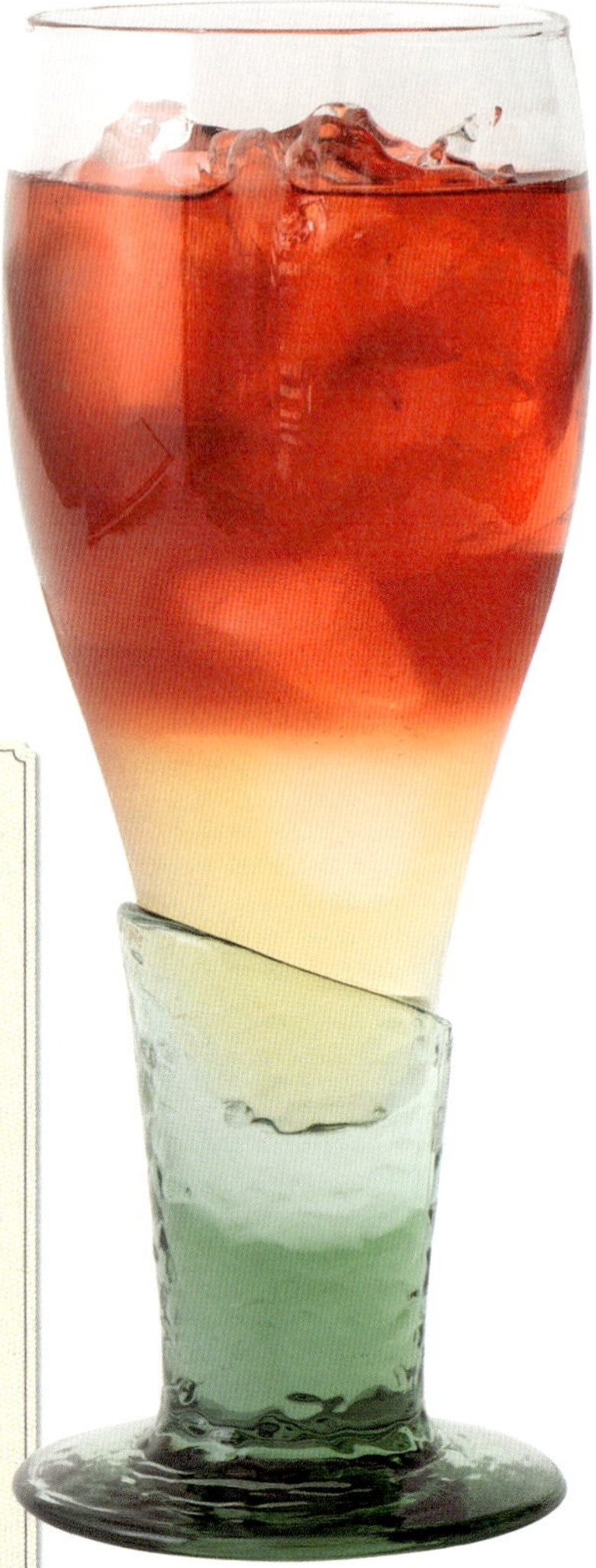

ハイビスカス・セパレートティー

作り方

1. ハイビスカスとローズヒップを入れたポットに、熱湯180cc～200ccを目安に注ぎ、3～5分間蒸らします。
2. グラスのフチまで氷を入れて、アップルジュースを注ぎ入れます。
3. グラスに入れた氷に当たるように、ブレンドハーブティーを静かに注ぎます。

分量

- ハイビスカス…小さじ1
- ローズヒップ…小さじ1
- アップルジュース・約60cc（各グラスに約30ccずつ）
- 熱湯…180cc～200cc
- 氷…適量

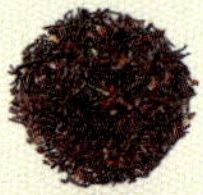

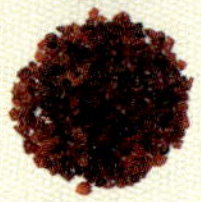

マロウブルー

お客さまにサプライズしたい

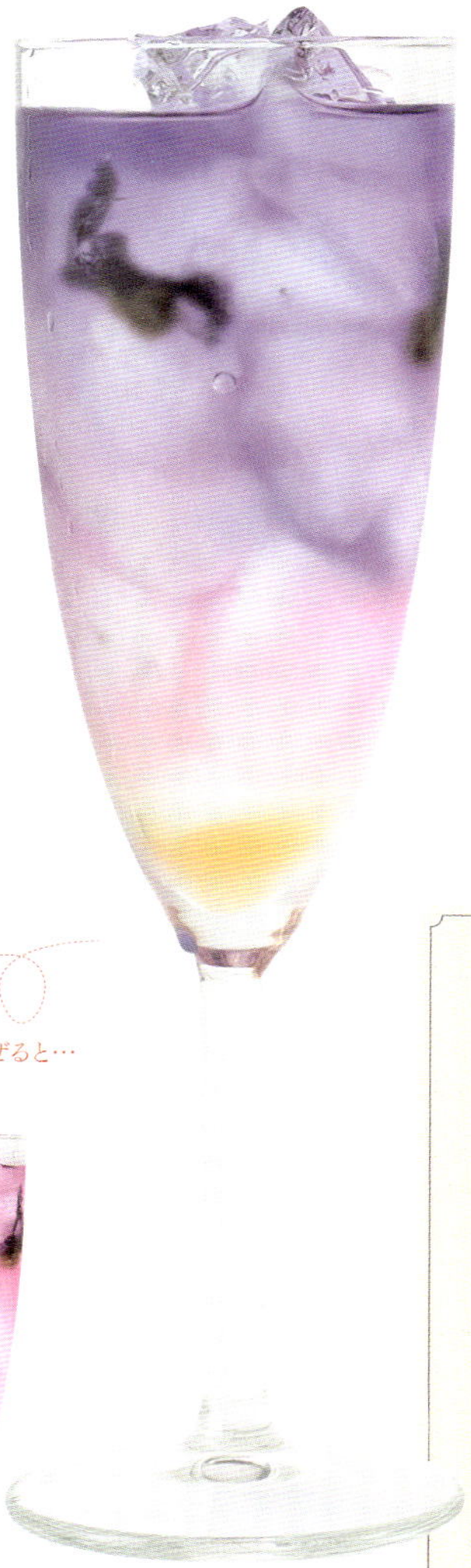

梅シロップの魔法で紫色からピンクに変身

おもてなしとして喜ばれる、梅マロウブルーティー。梅に含まれるクエン酸は、疲労回復にも役立ちます。

始めの色は綺麗な紫色ですが、梅シロップをかき混ぜるとピンク色に変色して、場が盛り上がります。お客さまにお出しするときは梅シロップは入れずに別容器で用意して、色の変化をたのしんでもらうのも良いかもしれませんね。

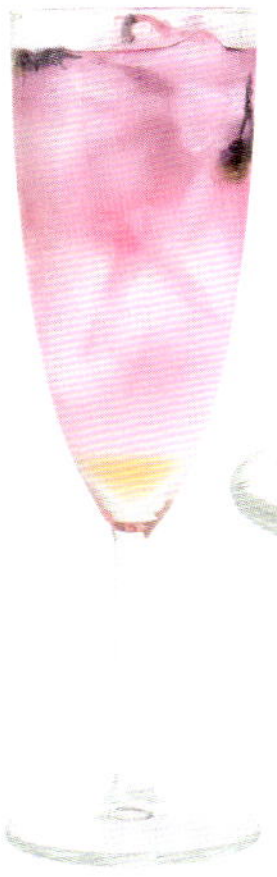
混ぜると…

梅マロウブルーティー

作り方

❶冷水360cc～400ccを目安に、ピッチャーで約5分間、マロウブルーを水出しにします。
❷氷を入れたグラスに❶を注ぎ入れます。
❸そっと梅シロップを注ぐと、色の変化がたのしめます。かき混ぜてお召し上がりください。

分量

- マロウブルー…大さじ2
- 梅シロップ…大さじ2
（各グラスに大さじ1ずつ）
- 冷水…400cc
- 氷…お好みで

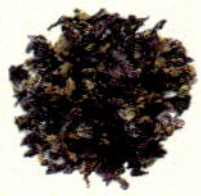

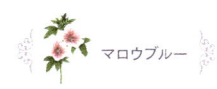

ラベンダー

午後に一息つきたい

ラベンダーティー・ラテ

作り方

❶熱湯360cc～400ccを目安にラベンダーとアールグレイをポットに入れ、3～5分間蒸らします。
❷牛乳80ccをレンジでぬるめに温め、ホイッパーでふわふわに泡立てます。
❸❶をカップに注いで❷を加えたら、トッピングにラベンダーを添えましょう。

分量

- ラベンダー…小さじ¼
- アールグレイ…小さじ2
- 牛乳…80cc
（各カップに約40ccずつ）
- 熱湯…360cc～400cc

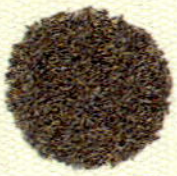

ラベンダーの香りと温かいミルクでほっと一息

ラベンダーティー・ラテは、アールグレイに着香されている柑橘系のベルガモットと、ラベンダーの香りがとても良く合うブレンドハーブティー。さらに、ミルクをふわふわにして加える事で、とても優しくてホッとする味わいになりますよ。

午後からも頑張るために、一息ついて癒されてくださいね。

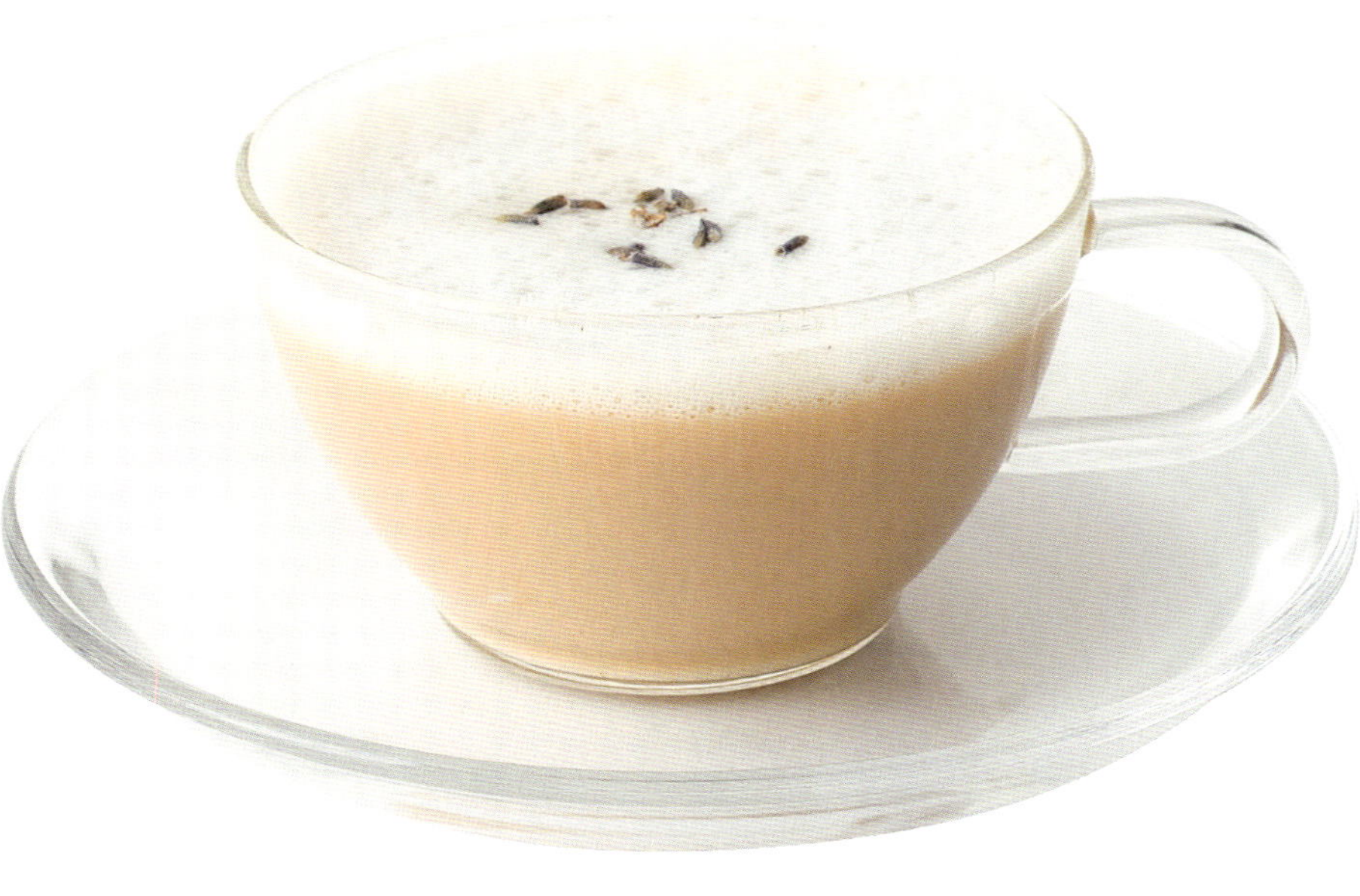

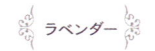

リンデン

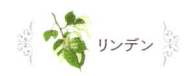

大事なお客さまをもてなしたい

見た目が華やかで美しいフルーツとハーブのコラボ

ポットを二つ使って淹れるフルーツ・ハーブティー。ポットウォーマーでポットの下から温めると保温になります。少々手間がかかりますが、フルーツのエキスによってさらに美味しくなりますし、見た目の美しさもたのしめますよ。

ハーブティーが苦手な人でも、フルーツを加える事でとても飲みやすくなります。

フルーツ・ハーブティー

作り方

❶フルーツは、抽出用の細かいカットと飾り用の少し大きめのカットの2とおり用意する。

❷リンデンと細かくカットしたフルーツと熱湯360cc～400ccを目安にポットに入れ、3～5分間蒸らす。

❸ガラスのポットに飾り用のフルーツを綺麗に飾り入れる。

❹茶漉しで漉しながら、❸に❷のティーを入れる。

分量

- リンデン…小さじ2
- 季節のフルーツ（オレンジ、キウイなど）…適量
- 熱湯…360cc～400cc

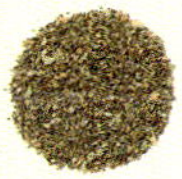

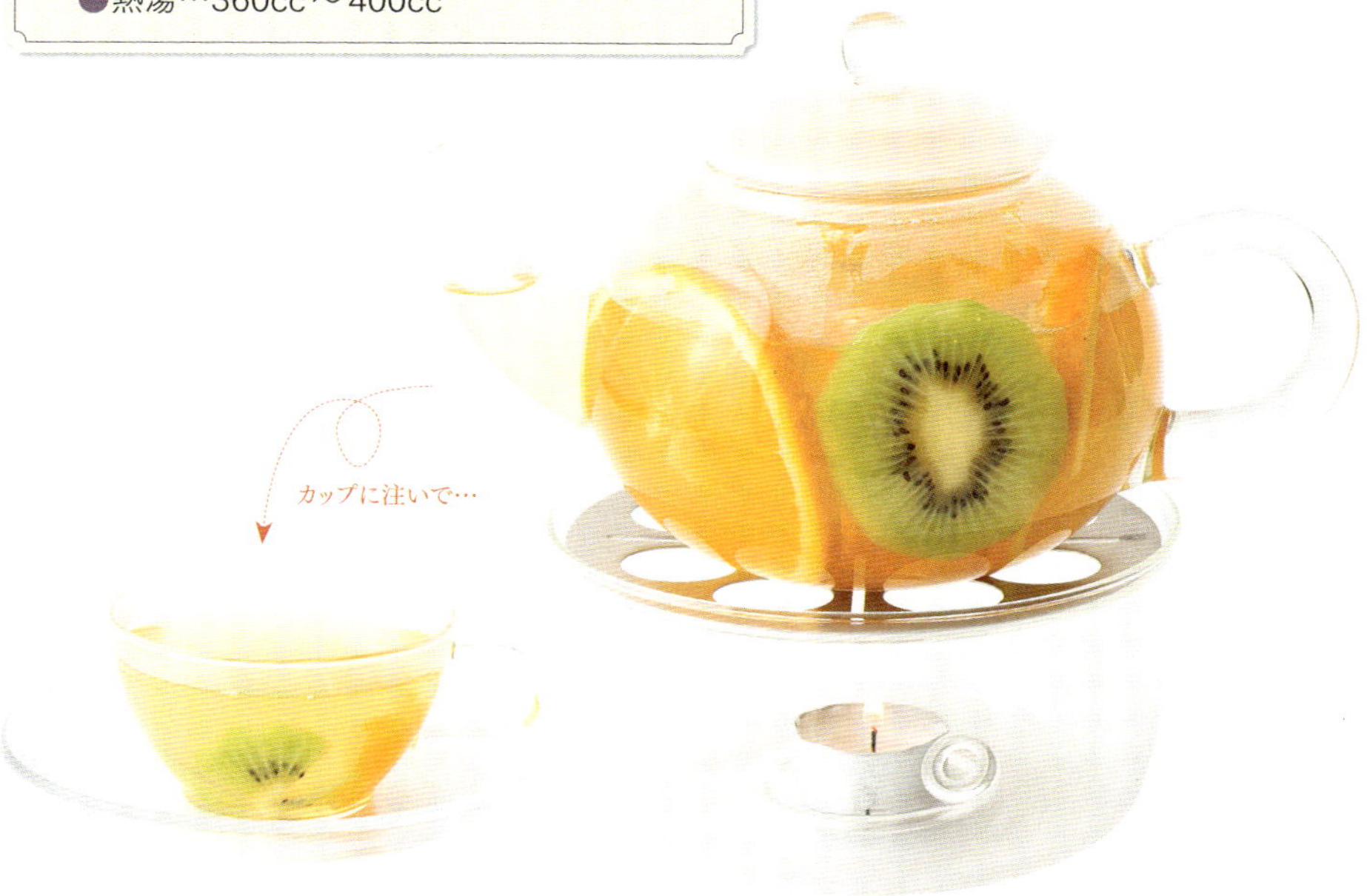

カップに注いで…

Column

犬も飲めるハーブティーって？

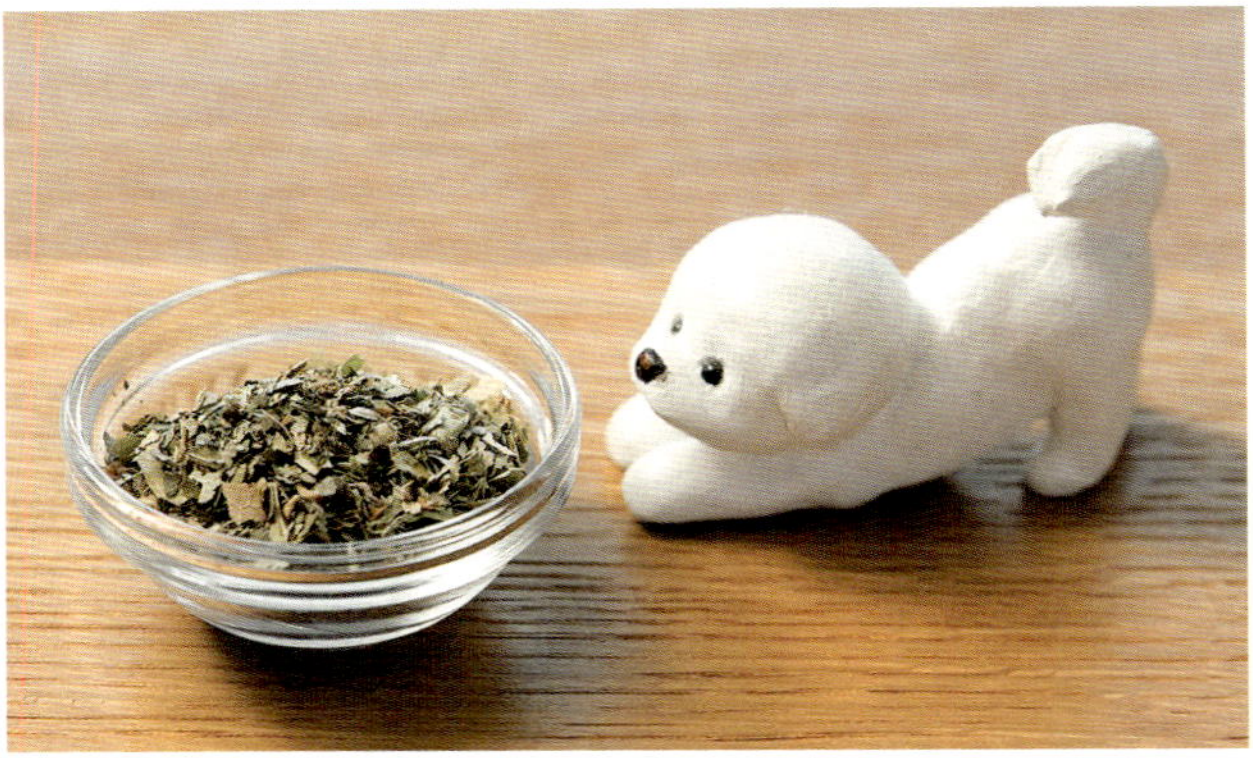

　我が家には、愛犬“ぼたん”がいます。遊ぶのが大好きでおてんばな子ですが、食が細く、胃腸も弱い事が悩みでした。クリニックに行っても、吐き気止めや抗生物質の薬をもらうだけ。そこで、ハーブティーを使ってみる事にしたのです。

「動物にあげて大丈夫なの？」と心配に思う人もいらっしゃるかもしれません。でも、お子さまでも問題なく飲めるハーブを使用していますので、安心してください。胃腸のケアにはジャーマンカモミールやリンデン、旅行などではしゃいだあとはハイビスカスのハーブティーがオススメ。初めての場合や、まだ小さくて不安なときは、10倍ぐらいに薄めても良いでしょう。予防接種を受けたり、フィラリアの薬などを処方されたりしたときは、乳鉢で潰したミルクシスルを、便秘がちなときはローズヒップやダンディライオンルートの出がらしを食べています。さらに、皮膚が荒れているときはジャーマンカモミールの湿布をしています。

　大好きな愛犬の不調は、とてもつらいですよね。ハーブと上手に付き合いながら、愛犬と一緒にハーバルライフをたのしみましょう。

※1 ステビアは禁忌です。誤って口に含まないように注意が必要です。
※2 猫やウサギにハーブを与えると、影響が出てしまう可能性があります。与えないようにしましょう。

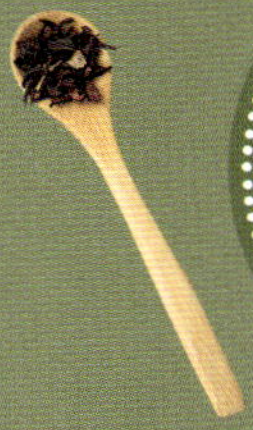

Part

4

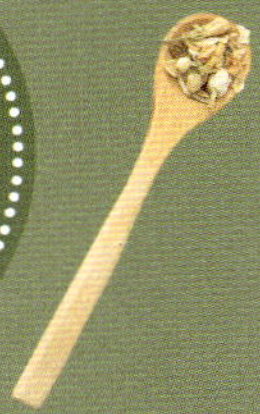

ハーブティー相談室

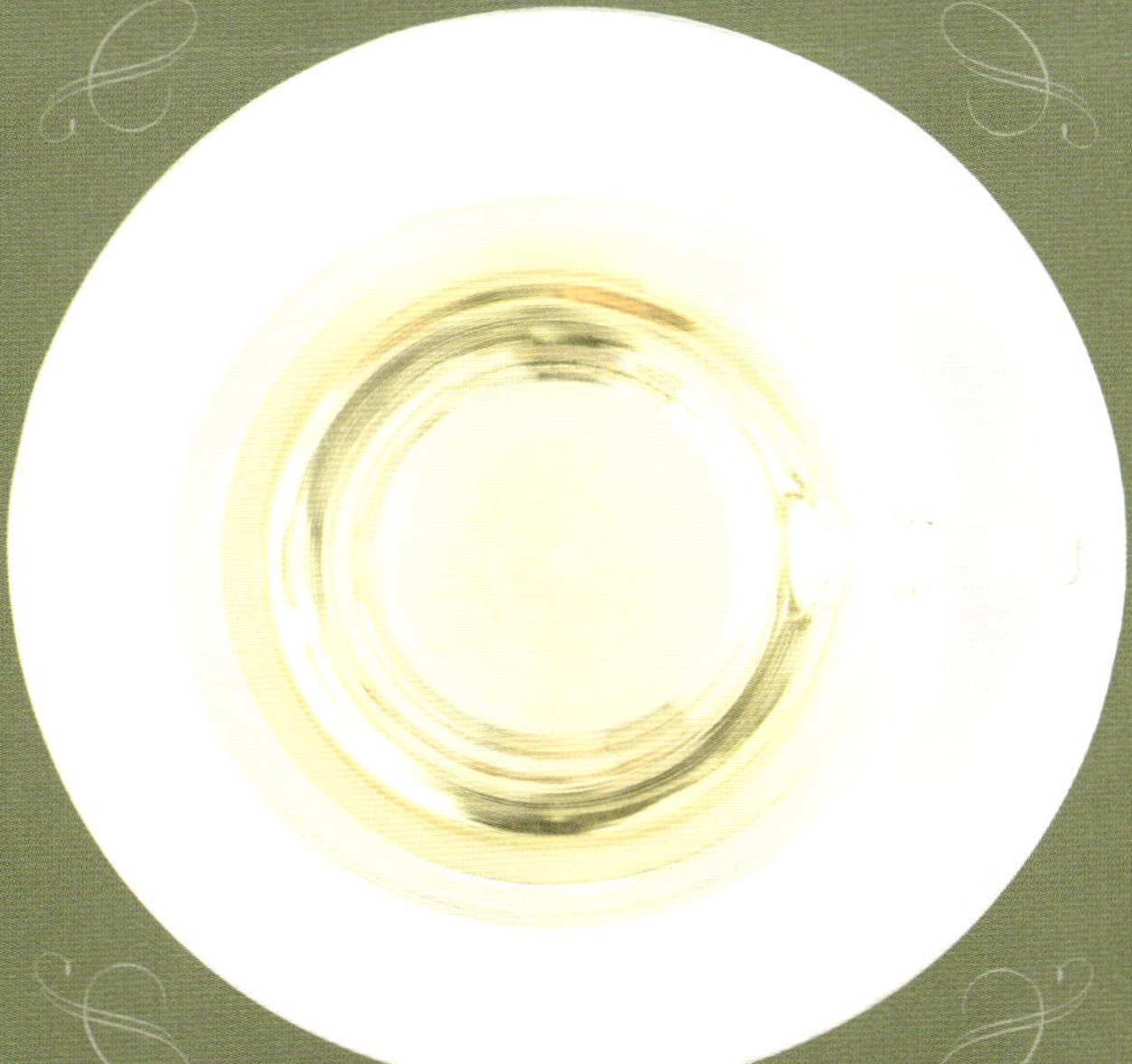

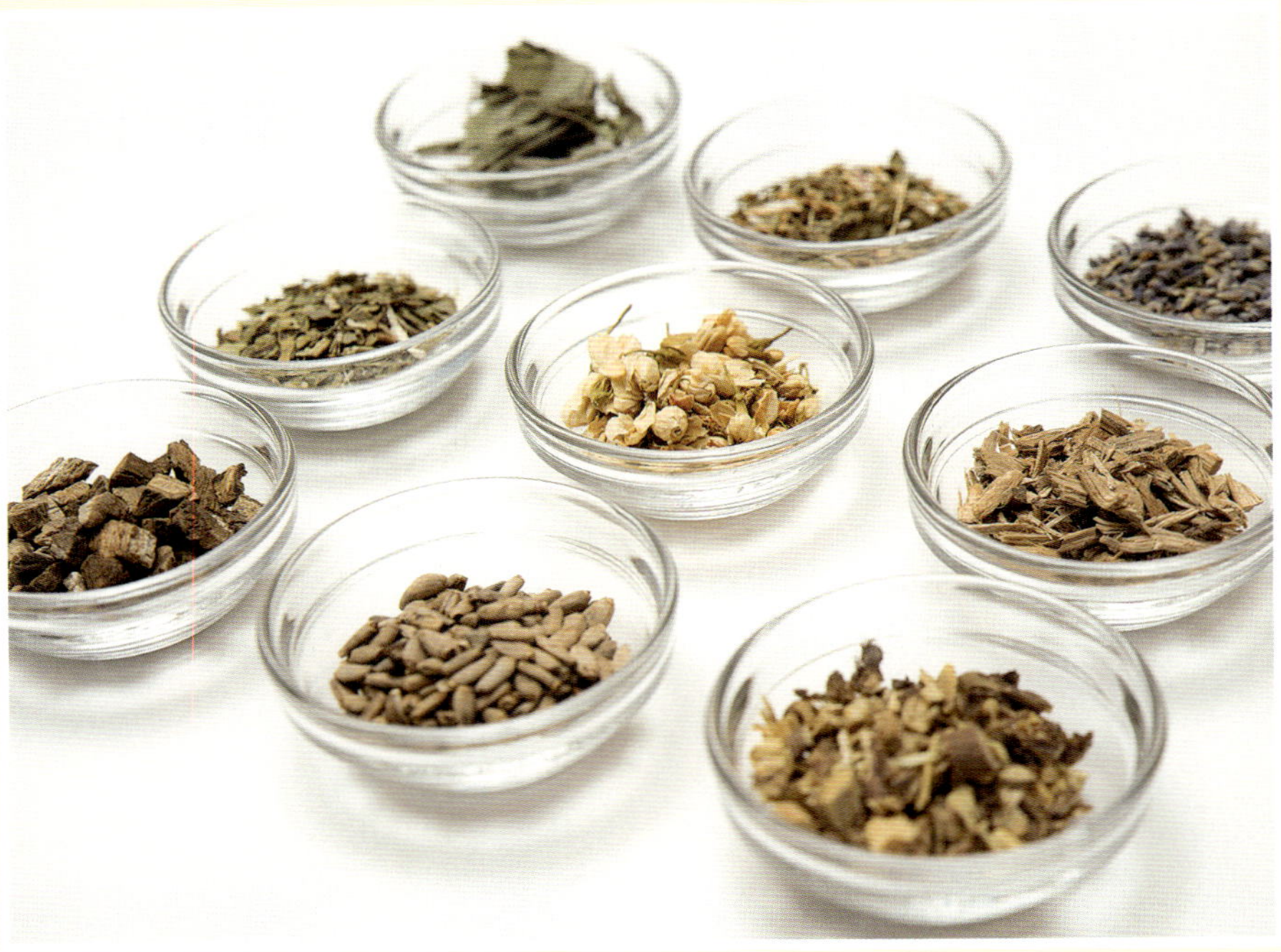

ブレンドハーブティーQ＆A

教室では、生徒のみなさんから質問をいただく事があります。もちろん、ハーブ初心者さんがたくさんいらっしゃるので、寄せられる質問もたくさんあります。そのなかでも、多いものを挙げてみました。

ハーブを最も手軽に取り入れる事ができる方法である、ハーブティー。ハーブをお湯に浸し、その成分を摂り出して飲むという方法は、はるか昔のローマ帝国時代には始まっていて、それが現在も続いています。

ですので、現在使われているハーブに関しては、安心・安全で、からだに良いという事の裏づけだと思っています。美味しいハーブティーで、たのしいハーバルライフをお過ごしください。

ただ、通院中や、薬を処方されている人、妊娠中の人は、かかりつけの医師に相談してくださいね。

Q1 「やってはいけない」という組み合わせはありますか？

A1 基本的にはありません

からだに副作用を及ぼすような影響はないと考えています。薬の場合は、飲み合わせによって効果が変わったり、副作用が強く出たりする事がありますよね。だから、同じような事がハーブの組み合わせで起こらないかと心配されているのだと思います。

ハーブには多様な成分が配合されているので、相乗効果を発揮しつつ、ゆっくり全身に作用する事で、飲み合わせによる影響は避けられます。

ただ、薬とハーブを併用すると影響が出る事があります。薬を処方されている人は、かかりつけの医師に相談してから試してみてくださいね。

また、組み合わせによって美味しくなくなったというものも、ほぼありません。強い味のものは使う量を注意すれば、心配はいらないと思います。

Q2 効果や効能は、どのぐらいの期間で現れますか？

A2 すぐ現れる事もあれば、長期間かかる事も

ハーブティーの成分を食品として摂り入れた場合には、消化器官で吸収されます。ですので腸が弱っている場合や、老廃物が溜まっている状態では、有効な成分が摂り入れられないまま体外に排出されてしまいます。そうすると、いくらからだに良いと思って飲んでいたとしても、あまり吸収されていない事になりますね。

まずは、デトックス作用があるハーブを使って腸を掃除する事をオススメします。吸収しやすいからだが作れたら、そのあとは割と早くから効果が現れるでしょう。

生理痛や冷え対策などの場合は、比較的すぐに効果が出ます。それに対して体質改善となると、少なくても1ヶ月以上はかかると想定しておきましょう。美味しく、長く続けながら、ハーバルライフをたのしめますように。

Q3 作り置きしても大丈夫ですか?

A3 大丈夫です ただ、風味は落ちる事もあります

ハーブティーは、時間が経過すると変色したり、香りが飛んで味が落ちてしまったりする事もあります。

だからといって、毎回淹れたてを飲めるとは限らないですよね。忙しいときは保温ポットに作り置きして、少しずつカップに入れて飲むのも良いですし、マイボトルに入れて会社や学校に携帯するのも良いでしょう。少しずつ飲むと、体内に留まる時間が長くなるのでオススメです。

でも、浄水を強火で沸かし、沸騰したての熱湯を使って美味しく淹れたハーブティーは、香り高く、カップに注いだときの水色《すいしょく》の美しさもたのしめます。ですので、やはり美味しさを存分に味わうには、淹れたてに勝るものはありません。

そのときの状況に合わせて、あなたらしいハーバルライフを!

Q4 砂糖を使っても大丈夫ですか?

A4 構いません ハーブで甘くしても◎

ハーブティーを飲み慣れてくると、だんだん“美味しい”と感じる範囲が広くなってくるように思います。反対に、ハーブティーを飲み始めたばかりだと、少々飲みづらいと感じる事があるかもしれません。

人間の脳は、甘さに対して“美味しい”と感じるようです。その原理を利用して、甘みを加えてみましょう。

通常の白い砂糖を使っても良いのですが、ハーブの“甘み”代表選手であるステビアやリコリスを使う事もオススメです。ハーブティーに少しだけブレンドするだけで、とても甘くなりますよ。

また、はちみつも良いですね。まろやかな甘みとともに、粘膜の保護などにも役立つ成分が含まれているので、ハーブティーとの相性もバッチリ。ジュースを加えるとお子さまでも飲みやすくなります。なるべく自然なもので甘みをつけたい場合にはこれらを使ってみてください。

Q5 飲みすぎたら良くないですか?

A5 注意してほしいハーブもあります

ハーブの成分は体内で代謝され、数時間後には尿として体外に排出されていきます。つまり、有効成分が長時間にわたって体内に留まるという事はないのです。

体質改善などの目的でハーブティーを飲む場合は、体内に長時間留める事が理想です。大体の目安としては、おおよそ決まった時間に、通常の濃度で、一日三回を目安に摂取すると良いと言われています。

不眠改善のためにハーブティーを使う場合、就寝直前は避けましょう。利尿作用を併せ持っているハーブもあるため、寝る前に飲むと、尿意によって睡眠が邪魔されてしまう事があります。

ハーブによっては、長期間飲用する事や多量飲用を注意する必要があるものもありますので、禁忌をチェックしてください。

Q6 カフェインは含まれていますか?

A6 ほとんどありませんが一種類だけあります

カフェインが含まれている植物は、世界で三つあります。

皆さんご存知のコーヒー、そして紅茶などの茶類、そしてマテです。ハーブにカフェインが含まれているものは、マテしかありません。

紅茶教室も主宰している事から、カフェインに関する質問を多くいただきます。紅茶や緑茶、ウーロン茶などにカフェインが含まれているのは、原材料である茶の木(カメリア・シネンシス)にカフェインが含まれているから。お茶は飲みたいけれど、カフェインを摂りたくないというときに、ハーブティーを飲まれる事が多いのだと思います。

職場などで一日に何回もコーヒーを飲む機会が多いという場合は、夜はハーブティーにしてみるのも良いかもしれませんね。ただし、マテ以外で♪

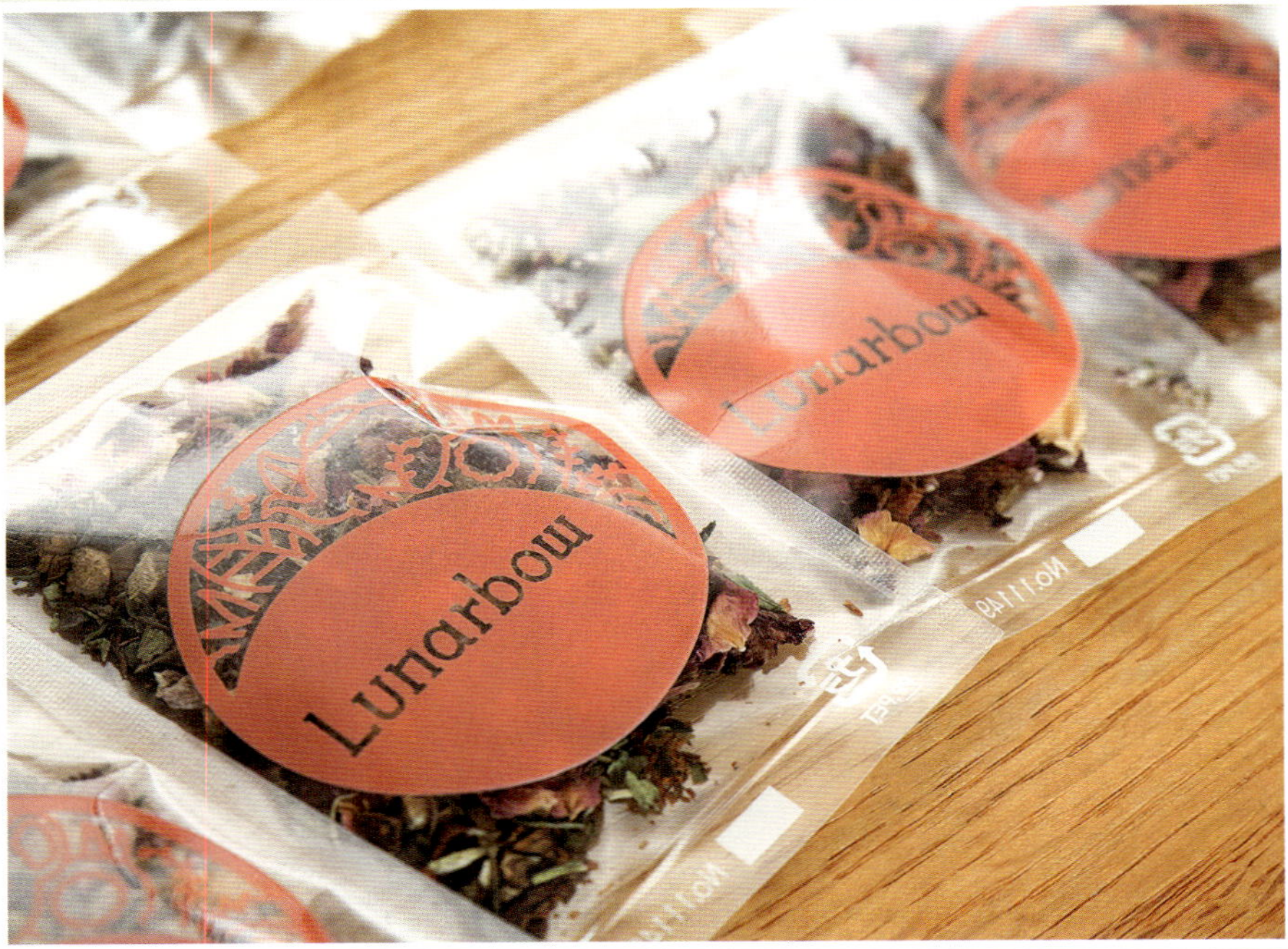

ハーブティーに出会える場所

これまで紹介したみかまる流のブレンドハーブティーをはじめ、ハーブティーと紅茶の魅力を伝えるために埼玉県さいたま市で「るなぼうティーハウス」を開いています。るなぼうのミッションは、健康・美味しい・自然な「カラダ想いの美味しいティー」で、世界中の人を笑顔にする事。

オリジナルブレンドハーブティーの販売はもちろん、カウンセリング後に、その人に合ったブレンドをカスタマイズした「オーダーメイドティー」の販売も行なっています。

もちろん、ご購入いただいたハーブはその場でお召し上がりいただく事ができますので、ゆっくりおくつろぎください。店内ではイベントや茶話会、勉強会なども開催しています。ぜひいらしてくださいね。

【るなぼうティーハウス】
住　　所：HPをご覧ください
営 業 日：毎週月曜日
営業時間：11:00～17:00
H　　P：https://lunarbow.net/
Facebook：https://www.facebook.com/lunarbowteahouse/
Instagram：@lunarbow_micamaru

みかまる流が学べる教室の紹介

ハーブ教室

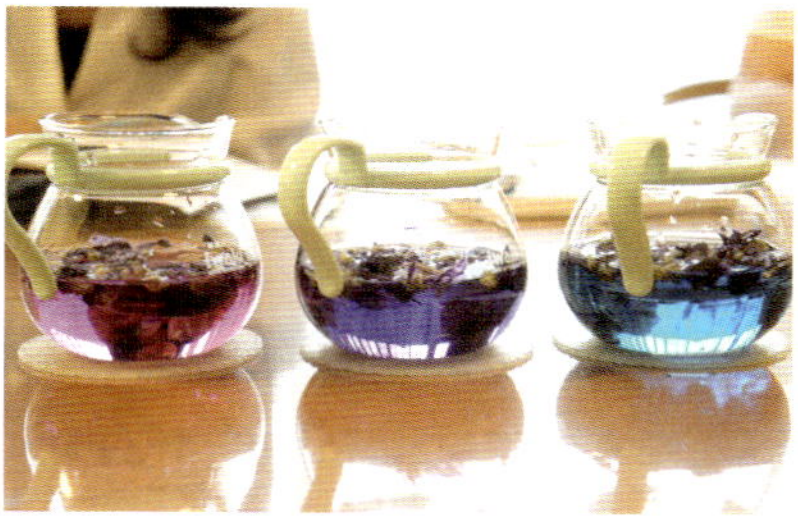

緑のくすり箱レッスン

いろいろな角度から、日常生活にハーブを取り入れていくためのノウハウを学ぶ事ができます。

毎月、季節に寄り添ったテーマをもとに、ハーブティーブレンドを作ります。

ハーバルレッスンベーシック

特に、「健康」に気を遣っている人を対象としたレッスンです。

メディカルハーブの力を借りて、元気な毎日を過ごしてもらえるお手伝いをさせていただきます。

資格取得

ハーブティーブレンドマイスター協会・ハーブティー検定対応講座のクラスを行なっています。

詳しくはP.184をご覧ください。

紅茶教室

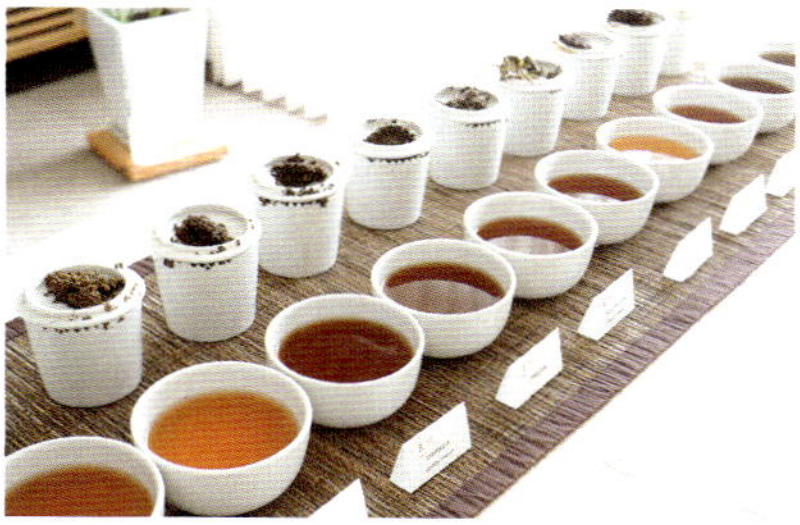

1Day レッスン

クリスマス、季節の茶話会などの行事や、リクエストをいただいた内容を盛り込んだレッスンです。

その季節にちなんだお茶を試飲していただくなど、ちょっと豪華なティータイムをおたのしみいただけます。

チャレンジレッスン

「美味しい紅茶って、どうやって淹れれば良いの?」という紅茶初心者の初めの一歩として、実習を中心に分かりやすくレッスンしています。

ご自宅で、美味しい紅茶をたのしめるようになりますよ。

オープンクラス

チャレンジレッスン修了者を対象に、全10テーマのクラスをご用意しています。クラスでは、実習を中心に、各テーマに沿った基礎から学ぶ事ができます。

レシピからブレンド、お茶会の開き方まで、幅広いレッスンを受けられます。

もっとハーブをたのしむなら

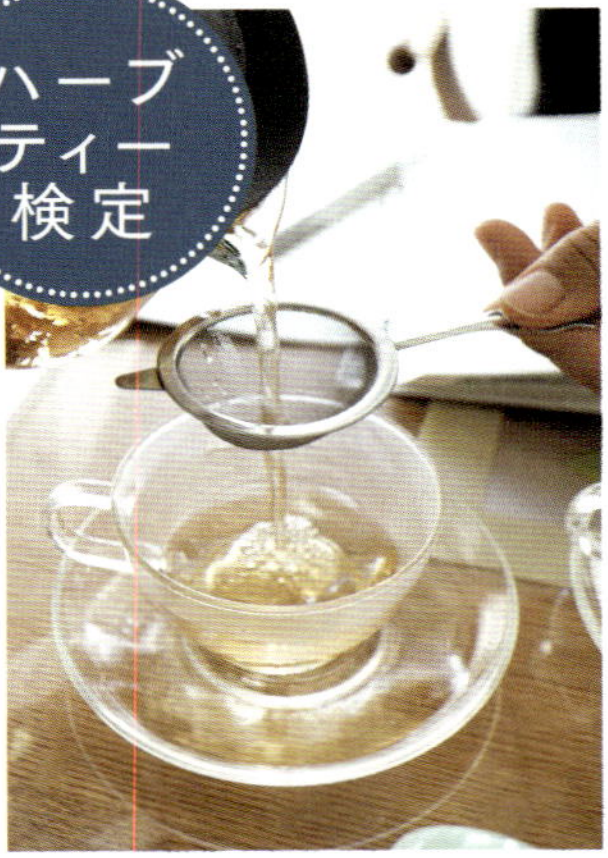

ハーブティー検定は、一般社団法人 ハーブティーブレンドマイスター協会が主宰する資格試験です。取得する事で、ハーブを普段の暮らしに役立てられるようになりますよ。

るなぼうはマイスター校に認定されており、下記二種類の講座をご用意しております。

◎短期集中コース

資格取得を目指し、効率良く勉強したい人にオススメです。

◎ゆっくりじっくりコース

ハーブアレンジドリンクや料理を実際に作り、試食・試飲しながらお茶の時間をたのしめます。

資格制度

- ハーブティーブレンドアドバイザー
- ハーブティーブレンドマイスター
- ハーブティーブレンドシニアマイスター

ハーブティー検定

一般社団法人ハーブティーブレンドマイスター協会
ＨＰ：http://www.herbteamaster.org
商願：2015－70587

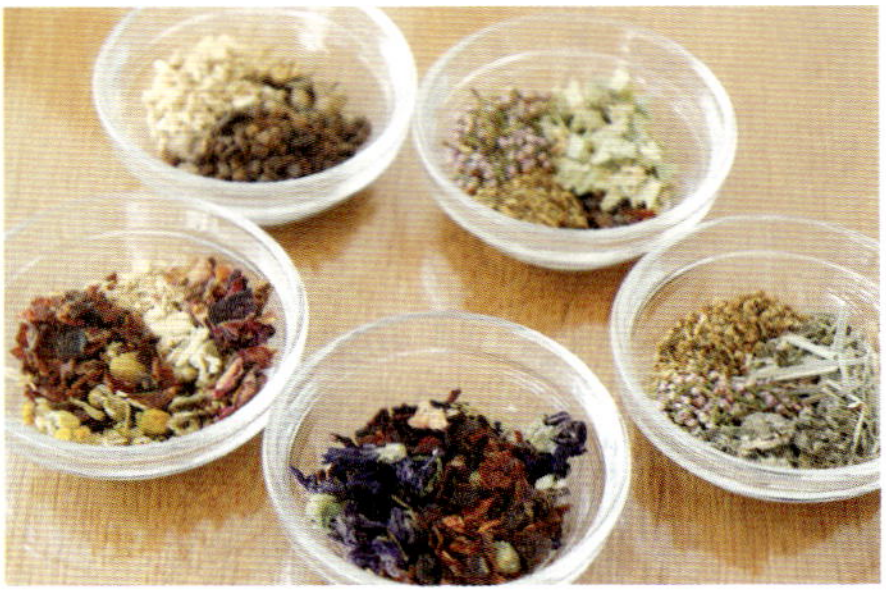

季節に合わせたからだ想いの美味しいティーをご案内。厳選されたワイルドクラフトハーブ※を使用し、自然なものにこだわっています。

お悩み別のブレンドハーブはもちろん、ハーブソルトやふりかけもご用意しています。

本物の味や香りを、ぜひお試しください。

※ワイルドで生産できないものに関しては、オーガニック農法認証が指定されたハーブを使用しています

こちらからアクセス▶

ブレンド100レシピさくいん

P.93 生活習慣病が気になる	P.92 年長者の感情のゆれに戸惑う	P.91 楽に禁煙したい	P.90 カフェインを摂りすぎてしまう	P.89 暴飲暴食で胃もたれ	P.88 飲み会が続いて肝臓が心配	P.87 インフルエンザにかかりたくない	P.86 風邪を引いてしまった	P.85 大事な時期の風邪をケアしたい	P.84 風邪を引きやすい	P.83 胃腸の調子を整えたい	P.82 口内炎ができやすい	P.81 目の疲れからくる痛み	P.80 ゲームに夢中になってしまう	P.79 つらい眼精疲労をどうにかしたい	P.78 疲れがなかなか取れない	P.77 朝の寝起きが悪い	P.76 からだがだるくて動くのが億劫	P.75 どれだけ寝ても眠い	P.74 寝つきが悪い		
				●				●									●		●	ジャーマンカモミール	P.40
		●		●						●	●					●	●			ペパーミント	P.41
		●			●								●			●	●			ローズヒップ	P.42
																				ラズベリーリーフ	P.43
										●				●					●	レモンバーベナ	P.44
												●	●	●	●					ハイビスカス	P.45
					●															ネトル	P.46
	●		●				●											●	●	リンデン	P.47
						●		●	●		●									エキナセア	P.48
						●	●	●	●											エルダーフラワー	P.49
			●																	オレンジピール	P.50
																		●		オレンジフラワー	P.51
			●																	カルダモン	P.52
				●							●									カレンデュラ	P.53
																				シナモン	P.54
																				ジュニパーベリー	P.55
						●	●					●								ジンジャー	P.56
													●							ステビア	P.57
	●																			セントジョンズワート	P.58
							●		●		●									タイム	P.59
		●			●															ダンディライオンルート	P.60
												●						●		パッションフラワー	P.61
																				ヒース	P.62
									●											フェンネル	P.63
●	●																			マルベリー	P.64
														●						マロウブルー	P.65
●		●	●												●					ルイボス	P.66
										●										レモングラス	P.67
															●					ローズ	P.68
●												●				●				ローズマリー	P.69
																				シベリアジンセン	P.70
																				ジャスミン	P.70
																				セージ	P.70
					●															バードック	P.70
																				フィーバーフュー	P.70
																				マテ	P.70
																				ミルクシスル	P.70
																				ラベンダー	P.70
															●					リコリス	P.70

P.114 無理が利かなくなってきた	P.113 昔との見た目のギャップが気になる	P.112 肌がくすんでハリがない	P.111 目に輝きがなくなってきた	P.110 スタミナを維持したい	P.109 運動後の疲れを癒したい	P.108 生活に運動を取り入れたい	P.106 毎日薬を服用しているのが不安	P.105 胃腸の弱い家族が心配	P.104 薬に頼らず頭痛をやりすごしたい	P.103 胃薬の携帯を手放したい	P.102 やや高めの血圧が気になる	P.101 痛みに効果的な応急手当ては？	P.100 花粉の季節がつらい	P.99 ストレスで胃が痛い	P.98 過敏性腸症候群を緩和したい	P.97 咳が止まらない	P.96 腰痛・肩こりがつらい	P.95 喉がイガイガする	P.94 喉を大事にしたい		
								●	●	●		●		●	●			●		ジャーマンカモミール	P.40
						●		●		●		●	●	●	●			●	●	ペパーミント	P.41
●	●	●		●			●													ローズヒップ	P.42
																				ラズベリーリーフ	P.43
								●	●		●									レモンバーベナ	P.44
			●	●																ハイビスカス	P.45
		●											●							ネトル	P.46
			●								●									リンデン	P.47
																				エキナセア	P.48
													●			●	●			エルダーフラワー	P.49
																	●			オレンジピール	P.50
																				オレンジフラワー	P.51
																				カルダモン	P.52
	●																			カレンデュラ	P.53
				●										●						シナモン	P.54
																				ジュニパーベリー	P.55
												●				●	●			ジンジャー	P.56
																				ステビア	P.57
															●					セントジョンズワート	P.58
													●					●		タイム	P.59
					●		●													ダンディライオンルート	P.60
										●										パッションフラワー	P.61
●	●																			ヒース	P.62
																				フェンネル	P.63
											●									マルベリー	P.64
			●													●			●	マロウブルー	P.65
					●												●			ルイボス	P.66
																				レモングラス	P.67
●		●																		ローズ	P.68
						●				●										ローズマリー	P.69
					●															シベリアジンセン	P.70
																				ジャスミン	P.70
																				セージ	P.70
																				バードック	P.70
									●			●								フィーバーフュー	P.70
						●														マテ	P.70
							●													ミルクシスル	P.70
																				ラベンダー	P.70
																●			●	リコリス	P.70

		P.115 食事が偏ってしまう	P.116 元気な赤ちゃんを授かりたい	P.117 母乳で育てたい	P.118 溜まった老廃物をデトックスしたい	P.119 糖質の摂りすぎが気になる	P.120 どうしても甘いものが食べたくなる	P.121 ダイエットに挫折しがち	P.122 日焼けしてしまった	P.123 肌荒れが気になる	P.124 不摂生で肌がボロボロ	P.125 極度の冷え性	P.126 基礎代謝が低い	P.127 むくみが気になる	P.128 慢性的な便秘がつらい	P.129 ナーバスになりがちな思春期の生理	P.130 毎月の重い生理痛が憂鬱	P.131 PMSで生活が不安定になりがち	P.132 ストレスでからだが不調	P.133 更年期が不安	P.134 産後・病後の体力低下
ジャーマンカモミール	P.40		●				●			●	●		●			●	●	●		●	
ペパーミント	P.41						●	●											●		
ローズヒップ	P.42		●						●		●				●						
ラズベリーリーフ	P.43					●										●	●	●	●		
レモンバーベナ	P.44															●					
ハイビスカス	P.45																				
ネトル	P.46	●	●		●								●								●
リンデン	P.47													●							
エキナセア	P.48																				
エルダーフラワー	P.49													●							●
オレンジピール	P.50											●							●		
オレンジフラワー	P.51																				
カルダモン	P.52					●															
カレンデュラ	P.53																				
シナモン	P.54												●								
ジュニパーベリー	P.55				●									●							
ジンジャー	P.56											●		●							●
ステビア	P.57						●														
セントジョンズワート	P.58																			●	
タイム	P.59																				
ダンディライオンルート	P.60			●	●										●						●
パッションフラワー	P.61																	●			
ヒース	P.62								●	●											
フェンネル	P.63			●											●						
マルベリー	P.64	●				●		●													
マロウブルー	P.65																				
ルイボス	P.66								●		●	●	●								
レモングラス	P.67	●																			
ローズ	P.68									●						●			●		
ローズマリー	P.69																				
シベリアジンセン	P.70																				
ジャスミン	P.70																				
セージ	P.70																			●	
バードック	P.70				●																
フィーバーフュー	P.70																				
マテ	P.70																				
ミルクシスル	P.70																				
ラベンダー	P.70																				
リコリス	P.70																				

P.155 気持ちを切り替えたい	P.154 笑顔で暮らしたい	P.153 ミスばかりしてしまう	P.152 日々の奮闘を癒してほしい	P.151 前向きに仕事と向き合えない	P.150 落ち着いて明日を迎えたい	P.149 慌てて失敗してしまう	P.148 仕事の疲れを翌日に引きずる	P.147 こころの疲れが残る	P.146 やる事がたくさんあって忙しい	P.145 朝のドタバタでイライラ	P.144 他人に振り回されて疲れてしまう	P.143 コミュニケーションが苦手	P.142 事実を受け止めて前に進みたい	P.141 想いを伝えられない	P.140 気持ちがそわそわして落ち着かない	P.139 不安に押し潰されそう	P.137 ずっと健康で美しくいたい	P.136 頑張る友人の手助けがしたい	P.135 食事をすると苦しくなる		
			●	●			●	●			●	●	●	●	●	●				ジャーマンカモミール	P.40
●		●		●	●	●			●	●				●	●					ペパーミント	P.41
							●										●	●		ローズヒップ	P.42
																				ラズベリーリーフ	P.43
		●								●										レモンバーベナ	P.44
	●								●									●		ハイビスカス	P.45
																				ネトル	P.46
			●		●		●									●			●	リンデン	P.47
																				エキナセア	P.48
																				エルダーフラワー	P.49
		●													●	●				オレンジピール	P.50
			●											●		●				オレンジフラワー	P.51
				●						●										カルダモン	P.52
																				カレンデュラ	P.53
	●																			シナモン	P.54
																				ジュニパーベリー	P.55
																				ジンジャー	P.56
	●								●									●		ステビア	P.57
												●								セントジョンズワート	P.58
																				タイム	P.59
●																				ダンディライオンルート	P.60
					●								●	●						パッションフラワー	P.61
																				ヒース	P.62
																			●	フェンネル	P.63
			●																●	マルベリー	P.64
																				マロウブルー	P.65
																	●			ルイボス	P.66
						●												●		レモングラス	P.67
	●							●			●						●			ローズ	P.68
									●											ローズマリー	P.69
●																				シベリアジンセン	P.70
						●														ジャスミン	P.70
																				セージ	P.70
																				バードック	P.70
																				フィーバーフュー	P.70
																				マテ	P.70
																				ミルクシスル	P.70
								●					●							ラベンダー	P.70
																				リコリス	P.70

P.175 大事なお客さまをもてなしたい	P.174 午後に一息つきたい	P.173 お客さまにサプライズしたい	P.172 疲れたときに一杯飲みたい	P.171 デザートドリンクが飲みたい	P.170 ハーブティーで感謝を伝えたい	P.169 いたわる気持ちを伝えたい	P.168 食後にハーブティーを飲みたい	P.167 気力が維持できない	P.166 決戦日の朝にそわそわしてしまう	P.165 チームで団結したい	P.164 こころのブロックを外したい	P.163 一歩を踏み出す勇気がほしい	P.162 大きな事にチャレンジするのが不安	P.161 集中力が持続しない	P.160 運動に集中したい	P.159 目標に到達できるか心配	P.158 疲れが取れなくてブルー	P.157 家族がこころを閉ざしてしまった	P.156 子どもの行動についイライラ		
				●					●			●	●					●	●	ジャーマンカモミール	P.40
								●	●	●	●			●	●	●				ペパーミント	P.41
			●		●										●		●			ローズヒップ	P.42
																				ラズベリーリーフ	P.43
							●		●									●		レモンバーベナ	P.44
			●									●			●		●			ハイビスカス	P.45
							●													ネトル	P.46
●										●										リンデン	P.47
																				エキナセア	P.48
																				エルダーフラワー	P.49
					●															オレンジピール	P.50
																				オレンジフラワー	P.51
											●									カルダモン	P.52
																				カレンデュラ	P.53
				●				●					●	●						シナモン	P.54
																				ジュニパーベリー	P.55
						●		●												ジンジャー	P.56
												●								ステビア	P.57
																				セントジョンズワート	P.58
																				タイム	P.59
																				ダンディライオンルート	P.60
						●														パッションフラワー	P.61
					●								●							ヒース	P.62
																				フェンネル	P.63
							●			●										マルベリー	P.64
		●																		マロウブルー	P.65
						●		●												ルイボス	P.66
							●				●					●				レモングラス	P.67
					●							●								ローズ	P.68
										●				●		●	●			ローズマリー	P.69
						●														シベリアジンセン	P.70
																				ジャスミン	P.70
																				セージ	P.70
																				バードック	P.70
																				フィーバーフュー	P.70
															●					マテ	P.70
																				ミルクシスル	P.70
	●																			ラベンダー	P.70
																			●	リコリス	P.70

おわりに

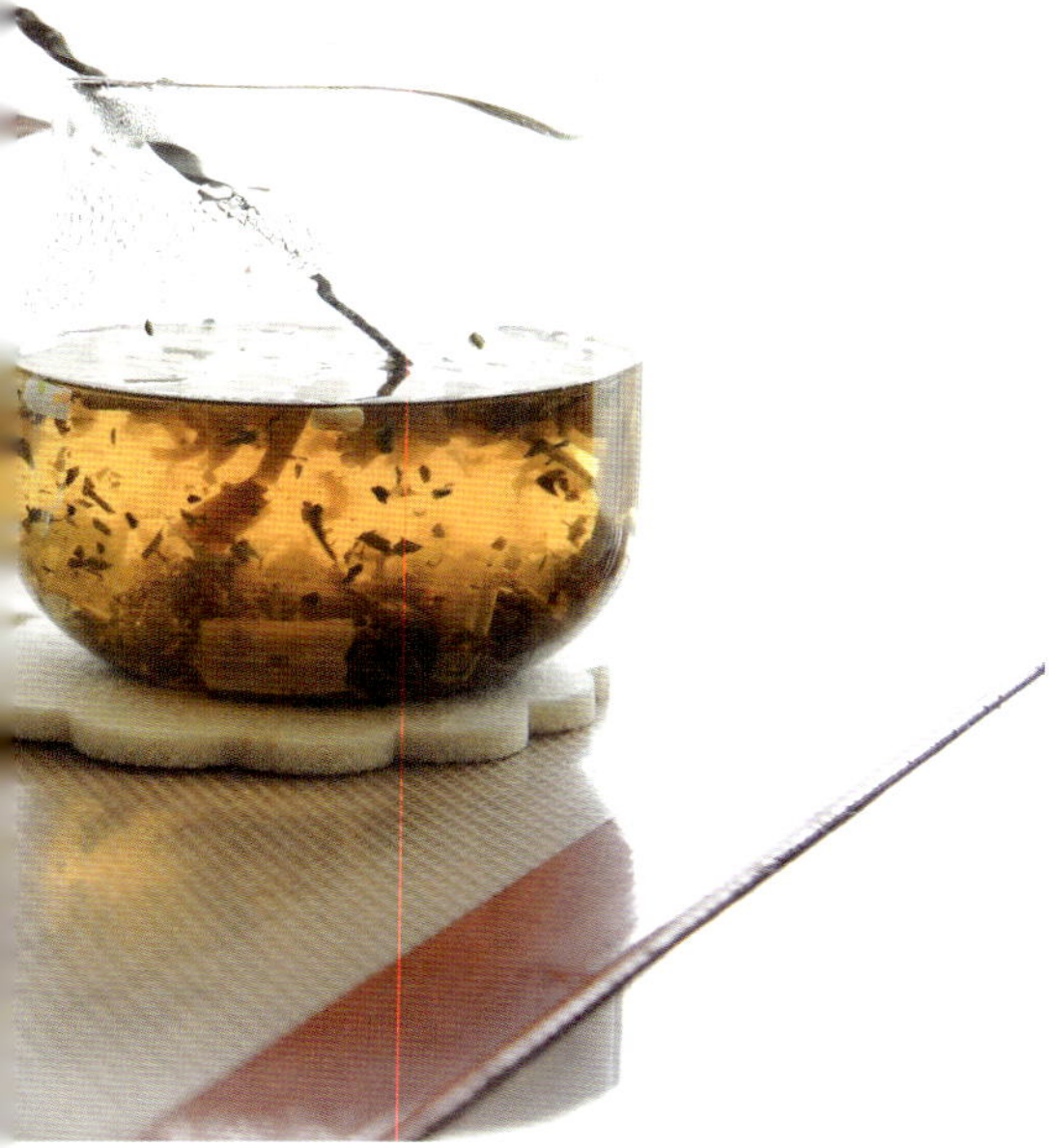

「大好きな事をして生きるためには健康が大事」そう実感しています。

医療が発達し、〃人生120年時代〃と言われるようになりました。でも、私は危惧しているのです。せっかく長生きしても健康でなければ、ただ「生きているだけ」になってしまうのではないか、と。

そんななか、自分の健康に責任を持ち、軽度なからだの不調を、自身や家族のために手当てする「セルフメディケーション」という取り組みが注目を集めています。

話題になったのは最近ですが、取り組みとしてはずっと昔からありました。俗に言う〃おばあちゃんの知恵袋〃ですね。やけどをしたときには庭先のアロエを摘んで傷に当ててくれたり、喉が痛いときには、ショウガ湯を作ってくれたり……。喉にネギを当ててくれたという人もいるかもしれませんね。なんだか懐かしく感じますが、これも「セルフメディケーション」の一環なんですよ。

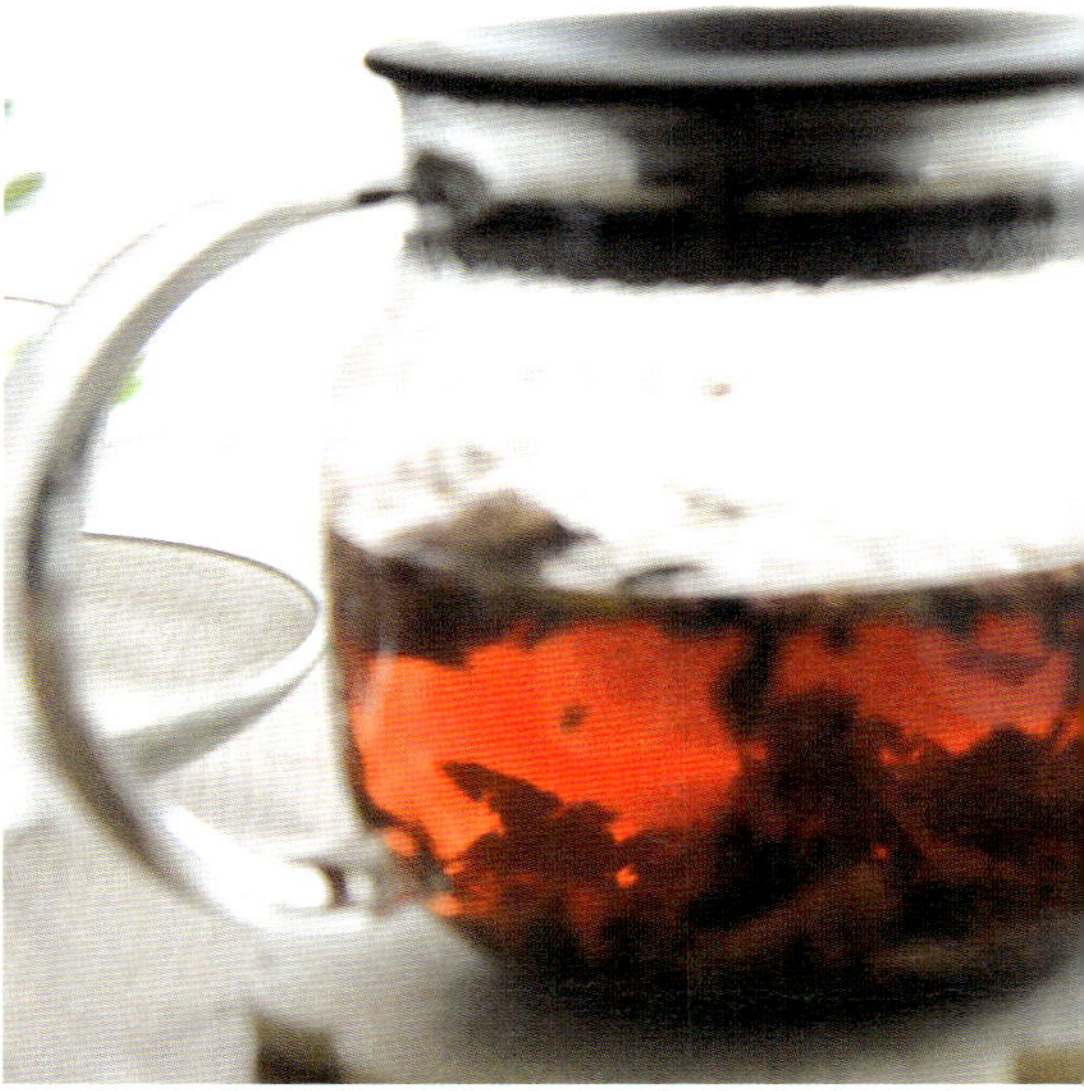

もちろん、ハーブティーもそのうちのひとつ。病院に行くほどではないけれど、なんとなく調子が悪い。そのような不調時に自分のからだの声を聞いて、ハーブでケアをしてあげる事で、自分にとっての「調子の良い状態」でいられます。
調子の良い状態でいられたら、趣味の合う仲間と集まったり、好きな事に没頭できたり、誰かの役に立ったりできるのです。
保存性のあるドライハーブが各家庭に常備され、自分自身や、家族の不調時にハーブティーを淹れて手当てをする。そんな優しい世の中だったら、今よりもっと優しい気持ちでいられると思いませんか？

こころとからだが整う事で「幸せのスパイラル」は描かれ始めます。
ぜひあなたも、毎日の生活にハーブティーを取り入れて、安心で、健康的な生活をお過ごしください。

しばた　みか

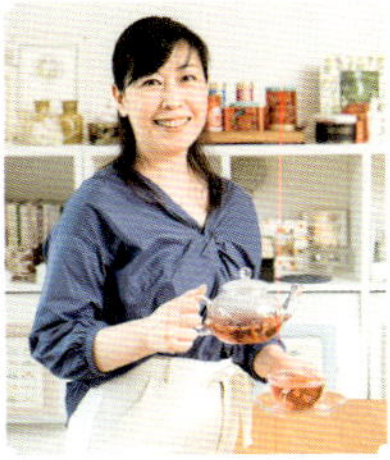

しばた みか

ティーデザイナー。一般社団法人ハーブティーブレンドマイスター協会理事。長年インテリアの仕事に携わったのち、紅茶の世界に飛び込む。2011年に教室を立ち上げ、生徒の延べ人数は現在3,000名を超える。夫の病をきっかけにハーブと出会い、模索を続けるなかでハーブティーの力を実感。ハーブの魅力を多くの人に伝えるためにレッスンを開始し、2015年には一般社団法人ハーブティーブレンドマイスター協会を共同設立。「大好きなことをやって生きる人を応援する」という理念のもと、美味しさも追求した“みかまる流”のブレンドメソッドを体系化。現在“健康で、美味しい、自然なハーブティー”を普及するために、るなぼうブランドを立ち上げ奔走中。海外にも活躍の場を広げている。

装丁・本文デザイン	田中小百合（osuzudesign）
イラスト	小林達也（Miltata）
写真	中川文作
編集	株式会社ナイスク　http://naisg.com/ 松尾里央　高作真紀　鈴木里菜 岡山泰史（山と溪谷社）

参考文献

日本メディカルハーブ協会 ハーバルセラピストテキスト
ハーブティー大事典（学研パブリッシング）
いちばんわかりやすいハーブティー大事典（ナツメ社）
メディカルハーブ安全性ハンドブック（東京堂出版）

お悩み別 こころとからだを癒すレシピ

ハーブティーブレンド100

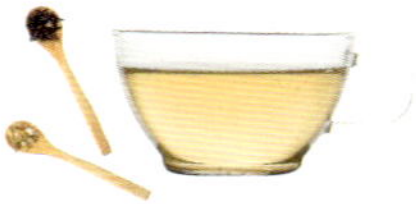

2018年10月30日　初版第1刷発行

著　者　しばた みか
発行人　川崎深雪
発行所　株式会社山と溪谷社
　　　　〒101-0051　東京都千代田区神田神保町1丁目105番地
　　　　http://www.yamakei.co.jp/
印刷・製本　株式会社　光邦

◉乱丁・落丁のお問合せ先
山と溪谷社自動応答サービス　TEL.03-6837-5018
受付時間／10:00～12:00、13:00～17:30（土日、祝祭日を除く）

◉内容に関するお問合せ先
山と溪谷社　TEL.03-6744-1900（代表）

◉書店・取次様からのお問合せ先
山と溪谷社受注センター
TEL.03-6744-1919　FAX.03-6744-1927

＊定価はカバーに表示してあります。
＊乱丁・落丁などの不良品は、送料当社負担でお取り換えいたします。

Printed in Japan
ISBN978-4-635-45030-0